转移性脊柱肿瘤诊疗指南

Metastatic Spine Disease
A Guide to Diagnosis and Management

[美] 雷克斯·A.W.马尔科
Rex A.W. Marco, MD   主编   吴敏飞   主译

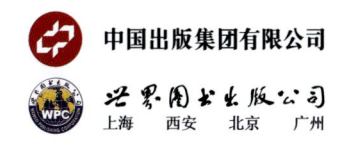

图书在版编目(CIP)数据

转移性脊柱肿瘤诊疗指南 /(美)雷克斯·A.W.马尔科主编；吴敏飞译. —上海：上海世界图书出版公司，2023.6
　　ISBN 978-7-5232-0276-0

　　Ⅰ.①转… Ⅱ.①雷… ②吴… Ⅲ.①脊柱-肿瘤转移-诊疗-指南 Ⅳ.①R738.1-62

中国国家版本馆CIP数据核字(2023)第054288号

First published in English under the title
Metastatic Spine Disease: A Guide to Diagnosis and Management edited by Rex A. W. Marco
Copyright　Springer International Publishing AG, part of Springer Nature, 2018
This edition has been translated and published under licence from
Springer Nature Switzerland AG.

书　　名	转移性脊柱肿瘤诊疗指南 Zhuanyixing Jizhu Zhongliu Zhenliao Zhinan
主　　编	[美]雷克斯·A.W.马尔科
主　　译	吴敏飞
责任编辑	芮晴舟
出版发行	上海世界图书出版公司
地　　址	上海市广中路88号9-10楼
邮　　编	200083
网　　址	http://www.wpcsh.com
经　　销	新华书店
印　　刷	杭州锦鸿数码印刷有限公司
开　　本	889 mm × 1194 mm　1/16
印　　张	20
字　　数	400千字
印　　数	1-1700
版　　次	2023年6月第1版　2023年6月第1次印刷
版权登记	图字09-2021-1039号
书　　号	ISBN 978-7-5232-0276-0/R·660
定　　价	300.00元

版权所有　翻印必究
如发现印装质量问题，请与印刷厂联系
(质检科电话：0571-88855633)

译者名单

主译
吴敏飞

审阅
赵建武

副主译
周昊函　于　同　矫健航

译者
（按姓氏笔画排序）

王中汉　王　洋　公绪强　曲　扬　刘师贤
孙映川　张　瀚　姜炜博　贾国梁

编者名单

A.卡里姆·艾哈迈德（A. Karim Ahmed），理学士，美国，马里兰州，巴尔的摩，约翰霍普金斯大学神经外科

赛义德·欧宰尔·艾哈迈德（Syed Uzair Ahmed），医学博士，加拿大，萨斯喀彻温大学神经外科

克里斯托弗·皮尔逊·埃姆斯（Christopher Pearson Ames），医学博士，美国，加州大学旧金山分校神经外科

阿德达约·O.阿沙纳（Adedayo O. Ashana），医学博士，宾夕法尼亚州OSS健康脊柱外科

马克·比尔斯基（Mark Bilsky），医学博士，美国，纽约，纪念斯隆·凯特林医院癌症中心神经外科

贾斯汀伯爵（Justin Earl Bird），医学博士，美国，德克萨斯州，休斯顿MD安德森癌症中心，骨肿瘤科

斯特凡诺·博里亚尼（Stefano Boriani），医学博士，意大利，英国皇家医学科学院米兰骨科研究所GSpine4脊柱外科组

约瑟夫·布林迪西（Joseph Brindise），骨科医学博士，美国，德克萨斯州，休斯顿卫理公会医院骨科与运动医学系

雅各布·M.布乔斯基（Jacob M. Buchowski），医学博士，理学硕士，美国，密苏里州，华盛顿大学圣路易斯分校医学院，BJC卫生研究所骨科

拉斐尔·查雷斯特-莫兰（Raphaële Charest-Morin），医学博士，加拿大皇家外科医学院院士，加拿大，魁北克大学医学中心骨科

斯科特·E.达特（Scott E. Dart），医学博士，美国，北卡罗来纳州，夏洛特市卡罗来纳医学院骨科

戴夫·东（David Dong），理学士，德克萨斯州，美国休斯顿卫理公会医院骨科和运动医学系

1

本杰明·D.埃德（Benjamin D. Elder），医学博士，哲学博士，美国，明尼苏达州，罗切斯特梅奥医院神经外科

吉斯贝托·伊万杰利斯蒂（Gisberto Evangelisti），医学博士，意大利，博洛尼亚，里佐利骨科研究所肿瘤与退行性脊柱科

查尔斯·G.费舍尔（Charles G. Fisher），医学博士，利兹大学健康科学硕士，加拿大皇家外科医学院院士，加拿大，不列颠哥伦比亚省，温哥华海岸健康中心神经外科和骨科脊柱联合项目骨科脊柱部

达里尔·R.富尔内（Daryl R. Fourney），医学博士，加拿大皇家外科医学院院士，美国外科医生学院院士，加拿大，萨斯喀彻温大学萨斯卡通皇家大学医院神经外科

贾里德·费里德利（Jared Fridley），医学博士，美国，普罗维登斯，布朗大学沃伦·阿尔珀特学院神经外科学系

史蒂夫·H.冯（Steve H. Fung），医学博士，美国，德克萨斯州，休斯顿卫理公会医院休斯顿卫理公会研究所，威尔康奈尔医院放射科

亚历山德罗·加斯巴里尼（Alessandro Gasbarrini），医学博士，意大利，博洛尼亚，里佐利骨科研究所肿瘤与退行性脊柱科

里卡尔多·盖尔曼迪（Riccardo Ghermandi），医学博士，意大利，博洛尼亚，里佐利骨科研究所肿瘤与退行性脊柱科

马可·吉罗拉米（Marco Girolami），医学博士，意大利，博洛尼亚，里佐利骨科研究所肿瘤与退退行性脊柱科

齐亚·L.戈卡斯兰（Ziya L. Gokaslan），医学博士，加拿大皇家外科医学院院士，美国外科医生学院院士，美国，普罗维登斯，布朗大学Warren Alpert医学院神经外科，罗德岛医院和米里亚姆医院神经外科

C.罗里·古德温（C. Rory Goodwin），医学博士，哲学博士，美国，北卡罗来纳州，杜克大学医疗中心神经外科学系

瓦卡尔·哈克（Waqar Haque），医学博士，美国德克萨斯州，休斯顿CHI圣卢克健康

约翰·H.希利（John H. Healey），医学博士，美国，纽约纪念斯隆·凯特琳癌症中心医院外科

查尔斯·G·费舍尔（Charles A. Hogan），医学博士，美国，德克萨斯州，休斯敦卫理公会医院骨科

编者名单

石田涉（Wataru Ishida），医学博士，美国，马里兰州，巴尔的摩约翰霍普金斯医院神经外科

雅各布·M.布乔斯基（Jack W. Jennings），医学博士，哲学博士，美国，密苏里州圣路易斯犹太医院，华盛顿大学医学院放射学研究所放射科

安德鲁·B.凯（Andrew B. Kay），医学博士，美国，德克萨斯州，休斯敦卫理公会医院骨科

迈克尔·J.克莱布克（Michael J. Klebuc），医学博士，美国，德克萨斯州，休斯顿威尔康奈尔医学院卫理公会医院重建外科研究所

达里尔·劳（Darryl Lau），医学博士，美国，加州大学旧金山分校神经外科学系

伊利亚·劳弗（Ilya Laufer），医学博士，美国，纽约，纪念斯隆·凯特林癌症中心医院神经外科

丹尼尔·P.利厄斯（Daniel P. Leas），医学博士，美国，北卡罗来纳州，夏洛特市卡罗来纳医学院骨科

雷克斯A. W.马尔科（Rex A. W. Marco），医学博士，德克萨斯州，休斯顿卫理公会医院骨科

罗伯特·F.麦克莱恩（Robert F. McLain），医学博士，美国，俄亥俄州，克利夫兰，圣文森特慈善机构医疗中心脊柱和骨科研究所

埃胡德·门德尔（Ehud Mendel），医学博士，工商管理硕士，美国外科医生学院院士，美国，哥伦布詹姆斯癌症医院，俄亥俄州立大学韦克斯纳分校医疗中心

艾哈迈德·莫耶尔丁（Ahmed Mohyeldin），医学博士，哲学博士，美国，俄亥俄州，哥伦布市威克斯纳大学医学中心，俄亥俄州立大学神经外科

帕特里克·穆迪（Patrick Moody），医学博士，美国，北卡罗来纳州，夏洛特市卡罗来纳医学院骨科

汉娜·莫尔豪斯（Hannah Morehouse），医学博士，美国，德克萨斯州，休斯顿卫理公会医院骨科

约瑟夫·A.奥索里奥（Joseph A. Osorio），医学博士，哲学博士，美国，加利福尼亚州，加州大学旧金山分校骨科

阿德托昆博·奥耶莱塞（Adetokunbo Oyelese），医学博士，哲学博士，FANNS，美国，布朗大学沃伦·阿尔珀特医学院神经外科

约书亚·C.帕特（Joshua C. Patt），医学博士，公共卫生硕士，美国，北卡罗来纳州，夏洛特市卡罗来纳医学院骨科，莱文癌症研究所

瓦莱里奥·皮波拉（Valerio Pipola），医学博士，意大利，博洛尼亚，里佐利骨科研究所肿瘤与退行性脊柱科

约瑟夫·H.施瓦布（Joseph H. Schwab），医学博士，美国，马萨诸塞州，波士顿，哈佛医学院

丹尼尔·M.休巴（Daniel M. Sciubba），医学博士，美国，马里兰州，巴尔的摩约翰霍普金斯大学神经外科

桑杰·K.辛格（Sanjay K. Singh），医学博士，美国，德克萨斯州，休斯顿卫理公会医院放射科

吉塞普·特德斯科（Guiseppe Tedesco），意大利，博洛尼亚，里佐利骨科研究所肿瘤与退行性脊柱科

宾·S.泰赫（Bin S. Teh），医学博士，美国，德克萨斯州，休斯顿卫理公会医院放射肿瘤科

亚历山大·特罗吉斯（Alexander Theologis），医学博士，美国，加州大学旧金山分校骨科

赞恩·特姆恰克（Zane Tymchak），医学博士，加拿大，萨斯卡通，皇家大学医院

马克斯·韦恩鲁布（Max Vaynrub），医学博士，美国，纽约，纪念斯隆·凯特林癌症中心医院神经外科

让-保尔·沃林斯凯（Jean-Paul Wolinsky），医学博士，美国，伊利诺斯州，芝加哥西北大学神经外科

德米特里·扎福林（Dmitry Zavlin），医学博士，美国，德克萨斯州，休斯顿卫理公会医院重建外科研究所

佐耶·张（Zoe Zhang），医学博士，美国，俄亥俄州，哥伦布市，詹姆斯癌症医院，俄亥俄州立大学Wexner医疗中心神经外科学系

斯科特·L.朱克曼（Scott L. Zuckerman），医学博士，公共卫生硕士，美国，田纳西州，纳什维尔的范德比尔特大学医学中心神经外科

前 言

转移性脊柱肿瘤(下文简称脊柱转移瘤)的治疗是骨骼肌肉系统肿瘤的学科前沿。当代的临床医生运用多学科协作诊疗模式推动了该领域的发展。通过大量的肿瘤学和脊柱外科学的临床实践，外科医生在面对脊柱转移瘤时比以往更加自信和从容。多学科协作是现代脊柱转移瘤治疗的基本策略，这一点在本书的各章节中均有所体现。过去，外科医生只是从三维层面上理解神经—血管—骨骼的解剖关系，这对于转移瘤的研究来说是不够的。脊柱是骨转移瘤最常见的部位，也是转移性癌痛的好发部位，因此也对内科治疗提出了巨大挑战。20世纪，一些肿瘤学的研究进展奠定了脊柱转移瘤治疗的理论和技术基础，这使得当前的治疗手段疗效显著，我们能够权衡治疗的风险和收益，进而实施更合理的干预措施。个体化的内科治疗、放射治疗和外科治疗已取得了显著的成效，这是现代肿瘤学中最令人兴奋的进步之一，借此我们能够降低脊柱肿瘤的发病率并改善患者的预后。

想要更好地了解这种进步背后的原因，就需要回顾几项重要的研究进展和学科发展趋势。

首先，血管解剖学的发展极大地促进了脊柱转移瘤治疗方法的改进和完善。动脉方面，Adamkowitz动脉(根动脉)被证明存在较大变异：它最常发自T9～T12水平的后肋间动脉，但也可能在L1～L5的任一节段发出，虽然原则上应尽可能保留这根血管，但是在临床实践中发现，在某些特定的情况下(肿瘤侵犯)，可以结扎该血管，与此同时避免严重的神经损伤，这使得肿瘤的治疗更为科学。

静脉方面，吉尔伯特·布雷舍特最初于1832年描述了"脊柱前纵大静脉"，但一直未受到学者们的关注，直到1940年，奥斯卡·巴特森才在尸体研究和猕猴实验中再次发现并报道了它。随后，有研究发现，这些无瓣膜结构的椎旁静脉形成静脉窦，促进肿瘤的转移和扩散。这使得医生能够更好地理解肿瘤的转移过程。这些重要的解剖学发现对于开展当前的脊柱肿瘤诊疗模式至关重要。

骶神经解剖学的发展使得骶骨手术预后更具可预测性。S3神经根的作用以及保留单侧S2、S3神经根对括约肌功能的保护作用也逐渐得到重视。

影像学，尤其是磁共振成像在脊柱转移瘤诊疗中发挥着不可或缺的作用。如果没有影像学技术的发展，手术和放疗的精准规划就无从谈起。高水平的影像学技术是本书中描述的所有诊疗技术进步的基础。放射科医师在指导脊柱转移瘤诊疗方面也发挥着重要的作用。

瑞典的贝蒂尔·斯特纳和比约恩·冈特伯格以及日本的富田等外科医生在脊柱转移瘤的研究领域做出了卓越的贡献。本书也将介绍他们的研究成果。

脊柱转移瘤的治疗经过漫长的发展时期，具有深远的历史渊源和社会背景。时任美国总统尼克松在1971年12月23日的国情咨文中宣布"向癌症开战"，这被认为是他执政生涯中最伟大的政策之一，当时在美国，死于癌症的人数超过了整个第二次世界大战期间美国的死亡人数。近年来，随着个体化医疗模式的形成，以及奥巴马的"癌症登月计划"的启动，人们开始重新关注癌症问题。虽然离根治癌症的目标尚远，但现代基因组学、靶向治疗和免疫学的进步正在促使转移瘤向慢性疾病转变，这也改变了医疗现状：临床医生不再局限于姑息性手术、放射治疗或者麻醉性疼痛管理。现在，为原发性肿瘤患者开发的诊疗技术正在服务于转移瘤患者。

在这种背景下，笔者汇集了生物学、手术和重建方面最新研究进展和诊疗理念，为专注于脊柱转移瘤诊疗的学者提供帮助。提高患者的生活质量将是抗癌的下一场战役。

约翰·H.希里
医学博士
美国，纽约

序 言

转移性脊髓压迫（metastatic spinal cord compression，MSCC）让患者和医生都感受到了压力。这些患者通常饱受剧痛折磨，还面临瘫痪的可能。他们一般体质虚弱，生活质量差，急需快速有效的治疗。MSCC是一种急症，患者需及时治疗以减轻疼痛并挽救神经功能，然而，既往医生在诊疗过程中，往往忽略了对MSCC的详细分析，恰巧后者是制定治疗计划的关键。若医生急于治疗，可能会依赖于现有的文献、专著、数据库或上级医生的建议，还可能会结合临床经验，或者根据最新的前瞻性随机临床实验的结果制定治疗计划，但对患者的评估往往缺乏系统性，以上是导致治疗失败的潜在因素。

个体化治疗是转移瘤重症患者获得最佳疗效的关键。MSCC是一种急症，但在定制治疗方案前，必须仔细评估患者的身体和精神状况、肿瘤生物学特性、肿瘤对辅助治疗的反应、疾病的自然病程、是否适合姑息治疗、患者的神经系统状态、脊髓受压程度、脊柱的稳定性，以及手术与非手术治疗方案的风险和收益。此外，最佳的MSCC的治疗过程需要由肿瘤科医生、放射科医生、脊柱肿瘤外科医生、神经放射科医生、内科医生和理疗师组成的多学科团队共同参与。他们都扮演着重要的角色，根据患者的具体情况来决策最佳的治疗方案。

医生给患者的第一份服务是尊重，常怀恻隐之心。本书的所有贡献者都是高效、专业的多学科团队的成员，积累了丰富的经验。这些团队共同努力为所有MSCC患者提供最佳的医疗服务。最重要的是，每个贡献者都亲身经历过治疗MSCC过程中的喜怒哀乐。本书适用于任何一个希望紧跟MSCC诊疗前沿的多学科团队成员。作者们不仅陪伴和治疗了许多MSCC患者，还投入了大量时间和精力来开发更好的技术和方法，争取获得最佳结果。

值得一提的是，每位作者都强调辩证性地评估现有文献，并提供以患者为中心的治疗方案，不仅考虑患者，还考虑家庭、医护人员和整个社会。微创技术联合化疗和放疗，能够显著减小创口，从而大大降低患者的身体负担。此外，本书有一章阐述了一种新的系统性创口治疗技术，采用整形重建技术进行软组织覆盖，来促进手术创口的愈合。本书的一个独特之处在于，章节以脊柱节段为索引，突出各节段MSCC治疗的特点。各节段独特的解剖结构也是这些章节阐述的重点。

我们希望这本书能够为投身肿瘤治疗领域的医务工作者提供帮助，让他们在面对MSCC患者时能够提供最佳的个体化医疗服务。

雷克斯A.W.马尔科

医学博士

美国,德克萨斯州,休斯敦

致　谢

　　我要感谢所有支持我职业发展的人。我在肿瘤学研究方面的第一个导师是史蒂芬·罗森伯格博士,他和理查德·亚历山大博士激发了我对癌症研究的兴趣,约翰·瑞安博士和马克·希尔博士教会了我如何成为一名外科医生。加州大学戴维斯分校的教职员工就像我的家人,在这段美好时光中为我提供支持。我父亲与癌症的斗争让我开始了解这种疾病所带来的生理和心理上的痛苦。我想利用骨科知识帮助转移瘤患者减轻痛苦,过上更好的生活,并挽救原发性恶性骨与软组织肿瘤患者的生命。约翰·希利博士教我如何以同理心和同情心应用这些知识。他教导我对患者进行个体化处理,并像对待爱人那样照顾他们。罗纳德·L.德瓦尔德博士和霍华德·安博士指导我学习脊柱重建手术中的伦理道德准则,重建脊柱结构以达到PASS标准［椎管通畅(patency)、脊柱序列整齐(alignment)、前方支撑性(supported anteriorly)和后方稳定性(stabilized posteriorly)］,从而减少患者的痛苦。马克·比尔斯基博士和齐亚·戈卡斯兰博士帮助我了解脊柱及其周围内脏、神经和血管结构复杂的解剖关系。杰西·迪克森博士帮助我学习复杂脊柱手术技术。感谢我的同事达雷尔·汉森博士、维韦克·库什瓦哈博士和克里斯·梅耶博士,他们也帮助我进一步拓展知识和技能。

　　在生活上,我非常感谢我的父母,他们在我的童年、成长过程以及职业生涯中支持和鼓励我。我很感谢埃米纳,给予我长久的陪伴和支持,同时还是我最好的老师之一。我感谢我的孩子们,他们让我理解什么是无条件的爱,我们正在学习找到内心的平静和幸福。我感谢杰里·布赫特和埃斯梅拉达·萨里纳斯,他们陪伴我度过了我事业和生活中的起起落落。我感谢伊斯坦布尔大学才华横溢的神经外科医生、哥伦比亚大学友爱的工作人员以及西奈山卢克斯罗斯福医院的医护们,是他们给了我们第二次机会。我还要感谢布拉德利博士，他教会我在医患交流中学会共情，感谢戴维·穆尔教会我不要妄自菲薄。感谢格里和马戈·戴伊，他们教会了我如何怀有正义感去做出每一个决定，以获得内心的安宁。也很感谢布兰登和米基·法恩，他们教会我活在当下。感谢罗杰和阿尔比纳·里皮帮助我在巴普蒂斯特规定的40天内完成了概述。感谢TAFS的康复团队、康复委员会。你们都对我产生了潜移默化的影响，教会了我如何成为更好的父母、更好的人。我很感激身边的人在不断地提醒我要善良、慈悲、谦逊、包容、诚实、负责、守信、豁达、充满爱心和耐心。我很荣幸有机会运用我的专业知识来编辑本书并为本书做出贡献，我感谢编辑玛丽亚·甘珀特和施普林格（Springer）出版集团，他们相信我能够完成这个项目。我希望这本书能够改善MSCC患者的治疗。

目 录

1. **MOSS：以患者为中心的诊治**
   雷克斯·A. W. 马尔科，约瑟夫·布林迪西和戴夫·东 1

2. **脊柱转移瘤的放疗敏感性**
   瓦卡尔·哈克和宾·S. 泰赫 21

3. **对化疗、激素和免疫的敏感性**
   马克斯·韦恩鲁布和约翰·H. 希利 29

4. **NOMS**
   斯科特·L. 朱克曼，伊利亚·劳弗和马克·比尔斯基 41

5. **脊柱转移瘤所致脊柱不稳**
   约书亚·C. 帕特和丹尼尔·P. 利厄斯 55

6. **脊柱转移瘤的影像学检查**
   桑杰·K. 辛格，史蒂夫·H. 冯 69

7. **转移瘤性脊髓压迫症的治疗（非立体定向放疗和靶向辅助化疗）**
   亚历山德罗·加斯巴里尼，吉斯贝托·伊万杰利斯蒂，里卡尔多·盖尔曼迪，马可·吉罗拉米，吉塞普·特德斯科，瓦莱里奥·皮波拉和斯特凡诺·博里亚尼 91

8. **脊柱转移瘤：对当前文献的辩证性评价**
   阿德达约·O. 阿沙纳，安德鲁·B. 凯和贾斯汀伯爵 107

9. **脊柱转移瘤全脊椎整块切除术的适应证**
   拉斐尔·查雷斯特—莫兰，查尔斯·G. 费舍尔 117

10. **枕颈交界区和上颈椎转移瘤**
    贾里德·弗里德利，阿德托昆博·奥耶莱塞和齐亚·L. 戈卡斯兰 127

vii

11	颈椎中段转移瘤 赛义德·欧宰尔·艾哈迈德,赞恩·特姆恰克和达里尔·R.富尔内	135
12	颈胸交界处脊柱转移瘤 达里尔·劳,约瑟夫·A.奥索里奥和克里斯托弗·皮尔逊·埃姆斯	147
13	胸椎转移瘤的手术治疗 罗伯特·F.麦克莱恩	159
14	胸腰段转移瘤 查尔斯·A.霍根,罗伯特·F.麦克莱恩	175
15	胸腰椎前路切除重建术的适应证和技术要点 本杰明·D.埃德,石田涉和让-保尔·沃林斯凯	189
16	腰椎转移瘤 斯科特·E.达特,帕特里克·穆迪和约书亚·C.帕特	203
17	转移瘤的椎体重建 佐耶·张,艾哈迈德·莫耶尔丁和埃胡德·门德尔	215
18	腰骶交界部转移瘤 安德鲁·B.凯,雷克斯·A.W.马尔科	227
19	骶骨转移瘤 A.卡里姆·艾哈迈德,C.罗里·古德温和丹尼尔·M.休巴	237
20	脊柱转移瘤的放射治疗 瓦卡尔·哈克和本·S.泰赫	247
21	皮瓣修复重建 德米特里·扎夫林和迈克尔·J.克莱布克	259
22	并发症 汉娜·莫尔豪斯和阿德达约·O.阿沙纳	271
23	经皮射频消融术治疗脊柱转移瘤 亚历山大·特洛吉斯,杰克·詹宁斯和雅各布·M.布乔斯基	283
24	脊柱微创手术治疗脊柱转移瘤 约瑟夫·H.施瓦布	295

1 MOSS：以患者为中心的诊治

雷克斯·A. W. 马尔科，约瑟夫·布林迪西和戴夫·东

背景

脊柱转移瘤患者的身体状况通常较差，其生存期可能仅有几个月，因此，脊柱转移瘤的治疗充满挑战。当前脊柱转移瘤的主要治疗方式是姑息治疗，旨在改善症状，减少和避免并发症的发生。

近年来，各种评分或决策系统被制定，以帮助脊柱外科医生决定是否手术以及手术时机。然而不幸的是，所有这些决策系统都存在重大缺陷：这些系统可能会引导医生对某些更适合非手术治疗的患者进行手术干预。缺陷体现在很多方面，首先是无法准确地判断手术的必要性，其次是无法准确地为特定的患者推荐治疗方案。脊柱转移瘤患者逐年增加，却只能使用过时的系统进行评估。近年来许多新的非手术治疗手段可以在特定的病例中较好地替代手术治疗，但是，旧系统并未针对这些新的治疗手段进行更新。基于所有上述原因，我们制定了一个新的决策系统，该系统更适合对脊柱转移瘤患者进行评估。我们的决策系统考虑了多个变量，其中最重要的是患者的身体状况。它还纳入了当前所有可行的手术和非手术治疗手段，并充分衡量了它们在特定病例中的优缺点。根据笔者的经验，这种综合分析可以指导医生选择创伤最小、疗效最好的治疗方法。

传统方法

随着时间的推移，转移性脊髓压迫（metastatic spinal cord compression，MSCC）的治疗方法发生了显著的变化。在放疗出现之前，椎板切除术是治疗MSCC唯一有效的方法[1]。然而，随着放疗的出现，治疗方案发生了根本性改变。但椎板切除术联合放疗，或者单纯放疗孰优孰劣也引起了激烈的讨论。针对这一问题还开展了几项小样本的回顾性研究，结果表明，相对于单纯放疗，联合治疗在缓解MSCC方面并无优势[2,3]。

1980年，杨等人首次发表了针对这一问题的前瞻性随机研究，该研究探讨了两种治疗方法的优缺点。作者发现，联合治疗组在疼痛缓解、行走和括约肌功能等方面均优于单纯放疗组[4]。但医生仍然相信

单纯椎板切除术足以满足减压和控制疼痛的目的。然而当时没有意识到这种手术的另一个问题：到中期随访时，由于椎板切除术切除了脊柱支撑结构，许多患者的脊柱发生塌陷。这再次引发了关于椎板切除术的讨论。随着脊柱内固定器械的发展，多数医生认为在椎板切除术或椎体切除术的基础上，结合脊柱内固定术，可以更好地保存术后功能，特别是在相对健康且预期寿命更长的患者中[5]。

2005年，帕特切尔等人发表了一项具有里程碑意义的随机试验研究，结果表明，MSCC患者中接受手术治疗比仅接受放疗有更好的临床预后[6]。有趣的是，这些研究人员发现，与放疗联合类固醇治疗相比，通过环形减压内固定手术联合放疗以及类固醇治疗，更有助于维持患者的行走功能，并在治疗后保持更长时间的行走能力。此外，那些丧失行走功能不超过48 h的患者，接受治疗后恢复了行走能力，并且手术治疗组患者对皮质类固醇和阿片类止痛药的需求要少得多。由此作者得出结论：转移性脊髓压迫的最佳治疗方法是手术后放疗。这一研究推动了手术治疗在MSCC中的应用。

然而，这项研究存在明显的不足，影响了研究结果的推广和普及。例如，非手术组患者的临床结局明显比以往研究中单独放疗患者的更差[7-15]。此外，尽管有许多大的医学中心参与这项研究，但招募患者的速度特别缓慢，有的中心在10年内仅招募1名患者。为何在大型医学中心符合纳入标准的患者寥寥无几？背后的原因可能正是影响研究结果推广和普及的关键因素。一个可能的原因是：纳入标准规定患者须为单发脊柱受累，以及完全截瘫不超过48 h。此外，该研究中接受非手术治疗的18/51（35%）患者出现脊柱不稳。也许这些患者更应该接受内固定治疗以提高脊柱稳定性，而不是减压手术，甚至不应首先考虑放射治疗。帕特切尔研究的另一个问题是，研究中随机分配患者时没有考虑肿瘤组织学类型。手术组和非手术组中相当数量患者的中位生存期只有3～4个月，因此，该研究结论的应用范围也较为局限。希等人对这项研究还提出一个问题[16]：他们进行亚组分析以确定年龄对临床结局的影响，结果显示，随着患者年龄的增加，联合治疗的收益会逐渐减小。事实上，到65岁时，两组之间在临床结局方面没有明显差异。考虑到超过60%的癌症患者年龄在65岁以上，手术在治疗转移性硬膜外压迫的老年患者中的作用可能更加有限。

2008年，乔治等人讨论了一项Cochrane综述的结果[17]，该综述也质疑了帕特切尔研究结果的适用性。该综述的主要目标是确定放疗、手术和皮质类固醇治疗MSCC患者的有效性。具体而言，作者评估了6项关于放疗、手术和皮质类固醇的随机对照试验的质量，并以95%的置信区间计算了所需的相对危险度和样本量。他们发现高剂量类固醇比中等剂量类固醇产生更严重的不良反应。此外，脊柱稳定的患者可以只接受放射治疗，并且仍能保持行走能力。手术对如下两类患者有益：① 有行走能力但对放疗不敏感的肿瘤患者；② 无行走能力、孤立性、对放疗不敏感、截瘫时间小于 48 h 且预期寿命超过 3 个月的肿瘤患者。

现在，随着技术的进步和治疗方案的改进，综合的、多学科的决策系统也在被不断地开发和改进，以确定 MSCC 患者的最佳治疗方案。其中最受欢迎的是 15 年前由斯隆凯特琳癌症中心开发的神经学、肿瘤学、生物力学和全身状况（NOMS）决策系统[18,19]。

NOMS 的目标是提供一个动态决策，为患者确定最佳的治疗方案。它通过整合 4 个方面（即神经学、肿瘤学、生物力学和全身状况）来指导放射治疗、手术和（或）全身治疗的类型和程度。尽管该系统行之有效，但它并非没有缺点。

例如，NOMS 系统的神经学方面基于 MRI 影像评价脊髓压迫程度[19]，并将其分为重度压迫或轻度压迫。然后进行肿瘤学评估，并将肿瘤分为放疗敏感或放疗不敏感。然而，该决策系统的评价方式决定了其最适用于在患有轻度脊髓压迫的患者中，指导非手术治疗方案的制定，以及在严重脊髓压迫的放疗不敏感的肿瘤患者中，指导手术治疗方案的制定。

此外，NOMS 系统通常将肾细胞癌（renal cell carcinoma，RCC）、肺癌和肉瘤视为放疗不敏感肿瘤。因此，根据 NOMS 原则，患有肾细胞癌和严重硬膜外压迫的患者应该接受手术治疗。但我们认为这些患者可以从抗血管生成类化疗药物（如舒尼替尼、索拉非尼和帕唑帕尼）中获益更多，这些药物提供足够的局部控制，延缓肿瘤进展，并可能使肿瘤对放射治疗敏感，使得这些患者免于手术相关的风险和并发症[20,21]。同样，对于一些非小细胞肺癌和小细胞肺癌患者，尽管存在严重的脊髓压迫，仍然可以接受化疗（如厄洛替尼）联合立体定向放疗。NOMS 系统的另一个问题是，该系统将肉瘤定义为放疗耐受性肿瘤，而实际上，尤因肉瘤、平滑肌肉瘤、肺泡软部肉瘤、黏液样脂肪肉瘤和滑膜肉瘤等多种肉瘤是相对放疗敏感的肿瘤。

无论如何，自从 NOMS 系统应用于临床以来，行之有效的非手术治疗方案使用频率逐年增加，脊柱转移瘤患者的治疗现状也发生了巨大变化。图像引导下高剂量放射治疗的不断发展更进一步改变了当前的格局，提高了治疗效果，改善了预后。其中一种新的放射疗法是立体定向放射（stereotactic radiosurgery，SRS），它可以在脊髓周围实现高剂量照射，同时避免脊髓和其他相邻重要结构受高剂量辐射威胁。多数情况下，无论病理学结果、脊髓受压程度以及过去对常规放疗的反应如何，SRS 可以实现持久的局部控制。据报道，该治疗技术可使患者的临床缓解率超过 85%，部分或完全疼痛缓解率达到 85%～92%[22-26]。

尽管取得了这些重大进展，比尔斯基等人[19]仍然认为 SRS 的应用指征应限制在轻度硬膜外压迫的放射不敏感的肿瘤患者中。他们主张对那些具有严重压迫的放疗不敏感肿瘤患者进行手术干预。

这种评估过分依赖 MRI 影像以确定患者是否需要手术，忽略了其他有效的微创治疗手段。

此外，比尔斯基等人基于帕特切尔的研究结论，对严重硬膜外压迫患者的治疗效果进行了评价，结果表明，与单纯接受放疗的患者相比，接受手术的患者预后更好。然而在该研究中，患者接受的是分离手术，而不是帕特切尔等人实施的减压和减瘤手术。分离手术的目的是最低程度地切除肿瘤以分离肿瘤与脊髓，使两者之间的距离大于 2 mm，因此，残留的肿瘤需要接受放射治疗。此外，在帕特切尔的研究中，实施的是常规放射治疗（conventional radiotherapy，CRT），这与比尔斯基等人使用的 SRS 有很大不同。某一项研究的治疗结果并不适用于所有脊柱肿瘤，我们需要保持警惕，换言之，它只是在当时取得了良好的治疗效果，一些支持采用新疗法的学者提出虽然这些新的治疗策略与传统的疗法类似，但在性质和有效性上却大不相同。

基于当前研究，NOMS 系统还有其他不可忽略的缺点，进一步降低了其可靠性。脊柱肿瘤学研究小组（Spine Oncology Study Group，SOSG）提出了脊柱力学评估系统，即脊柱肿瘤不稳定性评分（The Spine Instability Neoplastic Score，SINS），该评分根据临床和影像学指标来评估脊柱的不稳定性[27]。SINS 包含 6 个变量：病变节段、疼痛类型、脊柱序列、病变性质（溶骨性、混合性或成骨性）、椎体塌陷程度和椎体附件受累情况。在该系统中，每个变量都对应一个分数，分数相加得到一个总分。低分（0～6）表示脊柱相对稳定，不需要手术干预。高分（13～18）表示脊柱不稳定，需要手术干预。中等分数（7～12）表示存在潜在的脊柱不稳定性。尽管 SINS 帮助临床医生判断脊柱不稳定性程度，以决定是否手术干预，但它对于一些特定患者，并不能帮助选择最佳的手术方式。此外，SOSG 对脊柱交界处（枕颈、颈胸、胸腰、腰骶交界处）的转移灶给予了更高的分值，提示这些部位的转移肿瘤应首选手术治疗。而根据临床经验，枕颈和腰骶交界处的肿瘤通常可以行非手术治疗，而且很少导致脊柱不稳定。例如，由于齿状突肿瘤常纵向扩散，它们很少引起脊髓受压或脊柱不稳定。SOSG 还对椎体塌陷 50% 给予高分值。然而，临床经验表明，即使在椎体 100% 塌陷或扁平椎的情况下，脊柱通常也能保持稳定性。

NOMS 系统的最后一个方面是全身状况，即根据全身并发症和肿瘤负荷来评估患者对手术的耐受能力。比尔斯基等人列举了几种预测转移肿瘤患者存活率的评分系统，但他们更推崇多学科医师会诊，并由肿瘤学医生对预期寿命做出判断[27]。由于肿瘤学专家倾向于高估患者的预期寿命，因此只要患者能对手术和放射治疗耐受，他们就倾向于进行手术治疗。然而，一部分患者往往从非手术治疗中获益更大，同时还可避免手术相关的风险和并发症。

总之，NOMS 系统中最后一方面有明显的缺点。与 NOMS 理念截然不同的是，我们认为对全身状况的评估应该放在首位。在NOMS系统中，全身状况被放在最后考虑，并且对最终决策的影响较小。实际上，这样做的结果是弱化了患者全身状况的重要性。最令人担忧的是，无论何时使用NOMS系统进行评估，都会倾向于手术干预。例如，在考虑患者的全身状态之前，NOMS将根据神经压迫和肿瘤学（放疗敏感性）以及脊柱稳定性（例如椎体受累超50%）等方面推荐对一位肺癌脊柱转移患者进行手术干预。但是，如果首先考虑全身状况，那么无论神经受压程度和脊柱不稳定性如何，都不应推荐手术，因为这类患者预期寿命普遍较短，同时术后并发症发生率较高。

好消息是，随着对肿瘤生物学的深入理解，一些可能改变肿瘤非手术治疗现状的新药得到了开发与应用。例如，抗血管生成的酪氨酸激酶抑制剂舒尼替尼、索拉非尼和帕索帕尼等可以使脊柱转移性肾细胞癌体积缩小，从而延长肿瘤进展到椎管的中位时间。这些药物也可能增加上述肿瘤的放疗敏感性。肿瘤缩小、进展缓慢和放射增敏等因素使这些患者更适合非手术治疗[20,21]。同样，其他酪氨酸激酶抑制剂，如靶向表皮生长因子受体（epidermal growth factor receptor，EGFR）突变的厄洛替尼，可能会改善非小细胞肺癌患者的局部控制情况[28-30]。这些药物也因此增加了一种可能性，即仅仅依靠立体定向放射治疗而无须手术即可实现有效的局部控制。即使在那些需要手术的患者中，关注全身状况也会使医生尽可能选择微创手段来解决问题。例如，分离手术与SRS的结合在许多情况下取代了传统切除手术。同样，经皮椎体成形手术已被证明可以很好地减轻脊柱转移瘤所致的疼痛。球囊扩张后凸成形术也被证明在术后短期内具有足够的安全性和有效性。这在肿瘤患者骨折评估研究[31]中也得到了证明，该研究将134名患者随机分配接受后凸成形术和常规治疗。使用罗兰·莫里森残疾问卷（Roland Morris Disability Questionnaire，RMDQ）进行评估，结果显示接受脊柱后凸成形术的患者1个月时的RMDQ变化值为8.4分，而接受常规治疗的患者仅为0.1分。

MOSS，一种以患者为中心的脊柱转移瘤决策系统

如前所述，现在亟须一个全新的决策系统，该系统基于对疾病过程更深刻的认识，更能够满足脊柱转移瘤患者的需求，并且还纳入了更先进的脊柱手术和非手术治疗方法。为了满足这些需求，我们开发了一种新的决策系统（MOSS：生理/心理、肿瘤学、椎管狭窄程度、稳定性）来评估MSCC患者。关于这个系统，临床医生需要关注以下几个重要问题。首先，该系统同样适用于姑息治疗；其次，将患者的全身状态作为首要考虑因素；第三，该系统对所有治疗方式（包括更新的辅助治疗）进行评估，以制定创伤性最小的治疗策略。

根据我们的经验，该系统可显著降低

接受手术治疗的患者比例，这也正是我们的目标，因为大多数患者在接受**创伤性小的治疗**(包括放疗、化疗、新型生物制剂和特定情况下的临终关怀)时能够获得最大的临床收益。

生理/心理

因为转移瘤是系统性疾病，所以应考虑患者生理和心理两方面因素。因此，MOSS首要考虑患者的身体和精神状态，以及预期寿命。在处理初次确诊脊柱转移瘤的患者时，我们首先要了解患者的身体功能、疾病负担、病史和整体健康状况，并重点关注患者是否有可能出现健康恶化或不良临床事件。例如，存在体质虚弱、恶病质以及无法行走等情况的患者，其预期生存期很短，不太可能从手术治疗中获益。对于合并有肺部和肝脏病变的终末期患者也是如此。外科医生应清楚手术不会延长此类患者的预期生存期。同样，对于合并多种内科疾病的患者，外科医生也要考量手术的获益情况。对患有严重主动脉瓣狭窄、慢性阻塞性肺疾病或糖尿病的吸烟患者进行大手术，也是不明智的，因为手术的风险高，且临床获益小。

患者的一般状况可通过简单实用，直观的评价系统进行量化。其与患者的生存情况密切相关，还与患者的护理需求挂钩，因此应作为癌症患者管理的必要内容。它还有助于预测患者对治疗是否耐受。东部肿瘤合作小组(Eastern Cooperative Oncology Group, ECOG)/Zubrod评分是确定功能状态的一种简单有效的方法[32,33]。

ECOG评分为0～5，并与Karnofsky量表相关联。ECOG评分的另一个优势是可以评估患者的各项功能状态，从无症状、活动自如到卧床不起、无法自理等(表1-1)。

表1-1 ECOG评分

ECOG分值	定　　义
0	0 无症状；活动水平正常
1	1 有症状，但能进行正常的日常活动
2	2 有症状；每天卧床时间＜50%；需要一些日常协助
3	3 有症状；每天＞50%的时间卧床
4	4 完全卧床

在此阶段还必须考虑患者的精神状态和治疗偏好。例如，已经接受了多轮治疗的患者可能不愿意再接受手术治疗。对于存在精神障碍，或者对有创治疗的风险无法充分认知和理解的患者，尽量避免手术干预。我们主张对身体机能状态不佳的重症患者进行终末期支持性治疗(作为手术的替代方案)。

基于上述原因，在MOSS系统中身体功能和健康状况的评估优先于其他因素。这样做的好处是，无论是否存在脊髓受压或脊柱不稳，对于患有多种并发症、功能状态差和预后不佳的患者更推荐非手术治疗。根据我们的经验，重症患者从手术治疗中获益非常有限，因此更建议非手术治疗。而且临终治疗的主要目标是提高临终患者的生活质量(图1-1)。

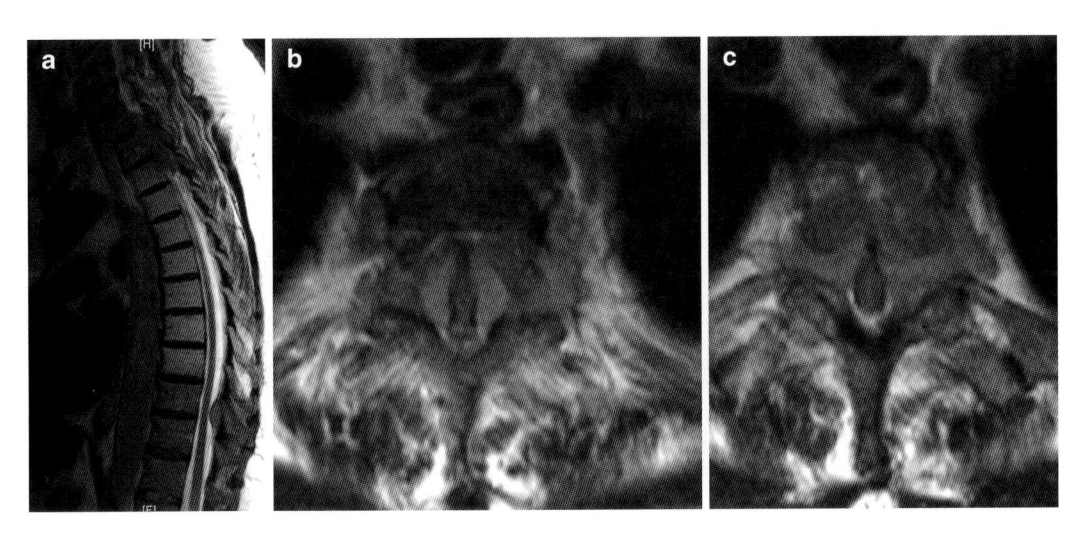

图 1-1 （a～c）矢状位T2加权磁共振成像（a），一位73岁的男性，因转移性肺癌引起的多节段、严重脊髓压迫，出现了少于24 h的完全截瘫，有新发脑转移。轴向T2加权MRI图像显示严重脊髓压迫（b）和双侧硬膜外压迫，与转移性肿瘤突起一致。转移性肿瘤向后突出至后纵韧带（c）。（经许可转载自：Marco R, Ashana D, Kay A: Modern Techniques in the Treatment of Patients with Metastatic Spine Disease）

肿瘤学

MOSS系统中的肿瘤学方面主要考虑肿瘤组织学、分期和预后。根据组织活检结果做出诊断，并通过影像学对肿瘤进行分期。值得注意的是，当出现转移，尤其是内脏转移时，绝大部分患者预后不良，预期生存期较短，从手术中获益较小。其他临床预后较差的肿瘤包括EGFR未突变的非小细胞肺癌，以及结肠癌和肝细胞癌。

肿瘤对常规放疗的反应性是指导非手术治疗的关键指标。尤其是，即使存在高度硬膜外脊髓压迫，那些放疗敏感的脊柱转移瘤通常也可以通过单独放射治疗取得满意效果。例如，淋巴瘤或骨髓瘤造成脊髓压迫的患者几乎总能通过化疗和放疗得到临床缓解。表1-2按照放疗敏感性从高到低的顺序列出了最常见的若干肿瘤[34]。

与其他评估系统不同，MOSS在确定肿瘤放射敏感性时还考虑了所有当前可用的辅助治疗手段。例如，根据对抗血管生成类药物的反应性治疗肾细胞癌。MOSS系统的特殊优势在于，它在考虑手术治疗之前对所有可用的治疗方案进行了全面分析。评估患者对放疗的敏感性和预后会更有助于制定治疗方案。临床医生必须优先对放疗不敏感肿瘤和预期寿命较短的患者进行非手术治疗。事实上，手术在这些患者中作用有限，因为化疗不敏感的非小细胞肺癌患者的预期寿命可能小于3个月。同样，转移性甲状腺癌可能具有相对的放疗耐受性，因为在发现脊柱转移瘤时，一部分患者已经接受了放射性碘治疗。与化疗耐药的非小细胞肺癌患者不同，接受过治疗的甲状腺癌患者的预期寿命通常较长，通常会考虑使用立体定向放

表 1-2　肿瘤放疗敏感性顺序表（根据敏感性从高到低排列）

淋巴瘤
生殖细胞肿瘤
尤因肉瘤
横纹肌肉瘤
小细胞肺癌
新生儿甲状腺滤泡癌
前列腺癌
乳腺癌
未经治疗的甲状腺髓样癌
肌样脂肪肉瘤
滑膜肉瘤
平滑肌肉瘤
具有 EGFR 突变的非小细胞肺癌
突变并对靶向化疗敏感的非小细胞肺癌
使用抗血管生成药物和立体定向放射治疗的肾细胞癌
和立体定向放射外科治疗的肾细胞癌
结肠癌
非小细胞肺癌
不明原因的癌肿
抗放射性碘的甲状腺癌
恶性纤维组织细胞瘤
未用抗血管生成剂治疗的肾细胞癌
黑色素瘤
耐放疗和化疗的肾细胞癌
脊索瘤
骨肉瘤
软骨肉瘤

射或手术。相比之下，滤泡性甲状腺癌和甲状腺髓样癌通常在药物治疗开始之前就对放疗敏感，可以在有或没有常规放射治疗或立体定向放射治疗的情况下用放射性碘进行治疗。

关于预期寿命和疾病负担的评估在决策中至关重要，最理想的是由内科、内科肿瘤学、外科肿瘤学、放射肿瘤学医生组成的多学科团队来确定。然而，特殊情况下需要快速做出临床决策，同时没有条件组建多学科团队时，修订后的 Tokuhashi 评分量表是一种实用的工具，可用于判断预后和指导治疗[35]。无论治疗方式如何，该评分系统对于确定患者的预后都有很大作用。该量表由 6 个部分组成：评估每部分得出一个分数，然后 6 个分数相加得到总分。这 6 个部分包括患者的一般状况、椎外骨转移的数量、椎体转移的数量、主要内脏转移的数量、原发癌以及脊髓神经系统受损的严重程度。总分 0～8 分提示预期寿命少于 6 个月，9～11 分提示预测预期寿命为 6 个月或更长。12～15 分提示预期寿命为 1 年或更长。在对该评分的前瞻性和回顾性研究中，其在预测预后方面的准确率为 86.4% 和 82.5%。我们认为该评分系统较为实用，因为它易于使用、结果准确且对手术和非手术治疗都有指导作用。此外，Tomita 评分系统结合骨转移灶的数量和内脏转移灶的位置，以及组织学，也可提供有用的预后信息[36]。事实证明，当考虑对具有孤立转移灶、预期寿命较长和存在治愈可能的少数患者进行 En-bloc 切除时，这个评分系统尤其实用。

椎管狭窄

MOSS 系统的第三个部分是评估椎管狭窄程度和神经功能的状态。帕特切尔的研究表明，就诊时仍可行走的 MSCC 患者中，即使仅接受常规放射治疗和类固醇治疗，90% 的患者仍能保留行走能力[7-15]。科克兰对放疗、手术和类固醇有效性的随机对照试验得出了类似的结论，即脊柱稳定的患者可以仅接受放疗并仍能保持行走能力。该评价还发现，从手术中能够获益的仅包括放疗耐受的卧床患者，以及单病灶、截瘫时间少于 48 h、预期寿命超过 3 个月、放疗耐受的卧床患者[17]。几乎所有研究者均发现手术仅在极少的情况下才有治疗价值，且不一定与狭窄的程度有关。例如，无论脊髓受压程度如何，患有骨髓瘤或其他放化疗敏感肿瘤的患者应首先常规采用非手术治疗。有些放疗耐受肿瘤，对减压立体定向放射治疗有反应性，并且可以通过更先进的化学疗法进行放射增敏，这些病例也适用常规非手术治疗。此外，前面描述的针对重度脊髓压迫的分离手术仍然是一种侵入性干预，即使其操作简单，也并非没有风险。因此，联合应用分离手术和 SRS，对于重度脊髓压迫并且放疗耐受的患者非常重要。对于能行走的患者，我们根据比尔斯基分级评估脊髓受压程度，然后与患者讨论治疗方案。对于化疗耐药的非小细胞肺癌引起高度椎管狭窄的患者，我们会这样告知：根据 Bilski 分级系统的建议，推荐手术，而根据放射肿瘤学家的建议，推荐减压立体定向放射治疗。我们会进一步向患者解释上述治疗方案各自的风险和益处。这些治疗方案是根据患者临床状态制定的，患者对治疗方案充分知情和理解之后，有足够的时间决定接受非手术还是手术治疗。然而，对于身体状况良好的卧床患者，如果他们的预期寿命超过 3 个月，且肿瘤放疗耐受或脊柱不稳定，应该首选手术治疗。

神经功能迅速恶化，除了深感觉和本体感觉尚存外，运动和浅感觉功能完全丧失，这提示脊髓受压、脊髓前动脉血栓形成并伴有脊髓前部梗死。这些患者在手术减压后不太可能恢复神经功能，因此，除非患者的预期寿命超过 3 个月、肿瘤放疗耐受且脊柱不稳定，否则首选非手术治疗。

脊柱稳定性

在 MOSS 系统评估的最后一方面是脊柱稳定性。在这方面，我们相信 White-Panjabi 对脊柱不稳的定义优于 SINS 评分[27,37]。如前所述，SINS 评分对交界部位的肿瘤和椎体塌陷给出了更高的分值，因此会增加选择手术的倾向。然而，根据我们的经验，交界部位（如枕颈、腰骶交界处）的肿瘤和导致 100% 椎体塌陷的肿瘤通常可以非手术方式治疗，并且保持较高的稳定性。在 White-Panjabi 的定义中，如果脊柱在生理负荷下超出活动范围，那么它在生理上是不稳定的。这时会发生进行性神经功能障碍、进行性畸形和难以控制的疼痛。如果身体状况良好、预期寿命超过 3 个月并且肿瘤对辅助治疗相对耐受，那么脊柱不稳定的患者依然会从手术中受益。

使用MOSS标准,我们能够尽量减少手术干预,最重要的是避免了许多手术风险和并发症,但如果使用其他系统进行评估,如NOMS或SINS,那么将更多地倾向于选择手术方式进行治疗。

总结

脊柱转移肿瘤对大多数医生来说是一项艰巨的挑战,因为需要仔细权衡患者健康状况与疗效之间的关系。在大多数情况下,非手术治疗更合适,这不仅仅是因为手术的风险更大,更重要的是,许多患者的预期寿命有限,他们可能尚未度过围术期便死于癌症。过去提倡手术治疗是因为过分强调手术治疗优势。化学疗法、放射疗法和更先进的生物疗法的重大进展使得许多以前对常规放化疗反应性差的肿瘤患者,也能实现肿瘤良好的局部控制,而无须手术,这是支持非手术或微创治疗的另一个重要原因。

总之,MOSS系统弥补了其他系统的不足。例如,在MOSS中,首先评估患者的身体和精神状态,并赋予其较大的权重。在此之后,评估患者的肿瘤组织学、神经系统状态以及脊柱稳定性。在此过程中的每一步,都应优先考虑是否可以采用非手术或侵入性较小的方法来代替手术。即使没有更好的创伤小的治疗方法,外科医生也应评估手术的必要性。

MOSS的应用:3例病例报告

以下病例报告说明了MOSS如何应用于3名不同的MSCC患者,以及这种方法如何在尊重患者选择的同时减轻MSCC患者的痛苦。

病例1

男性,73岁,患有脊髓压迫症和进行性神经功能障碍,下肢肌力为0/5级,感觉丧失(图1-1a～c)。就诊前可以走动。患者年老,有房颤、帕金森病和脊髓灰质炎病史。患者意识清晰,定向正常,并表达了他对生存的渴望。因其长期卧床,故ECOG评分为4分。在肿瘤学方面,该患者最近被诊断出患有肺癌,最近检查结果显示脑和脊柱的转移灶(图1-2a～d)。埃罗替尼(Ertonolib)是针对该患者唯一的非手术疗法选择,然而,该患者的肿瘤没有EGFR基因突变,因此他不适合使用Ertonolib进行治疗。我们的多学科团队判断该患者的生存期不太可能超过3个月。他的Tokuhashi评分(图1-3)[38]为0分,这表明"保守治疗"是更可取的选择。此外,他的Tomita评分(图1-4)[39]为10分,这表明"支持性治疗"比手术更可取。MOSS使医生能够优先考虑患者的身体状况,而不是狭窄程度、神经症状或脊柱稳定性。在实施正式治疗之前,仅给予皮质类固醇。建议先行放射治疗以进行局部控制。

椎管狭窄/神经系统状态的评估证实患者具有严重脊髓压迫(图1-5)[40],并且他不能走动。根据White-Panjabi评分,他有进行性神经功能障碍,并存在脊柱不稳定。

有些医生可能会认为此时患者脊柱稳

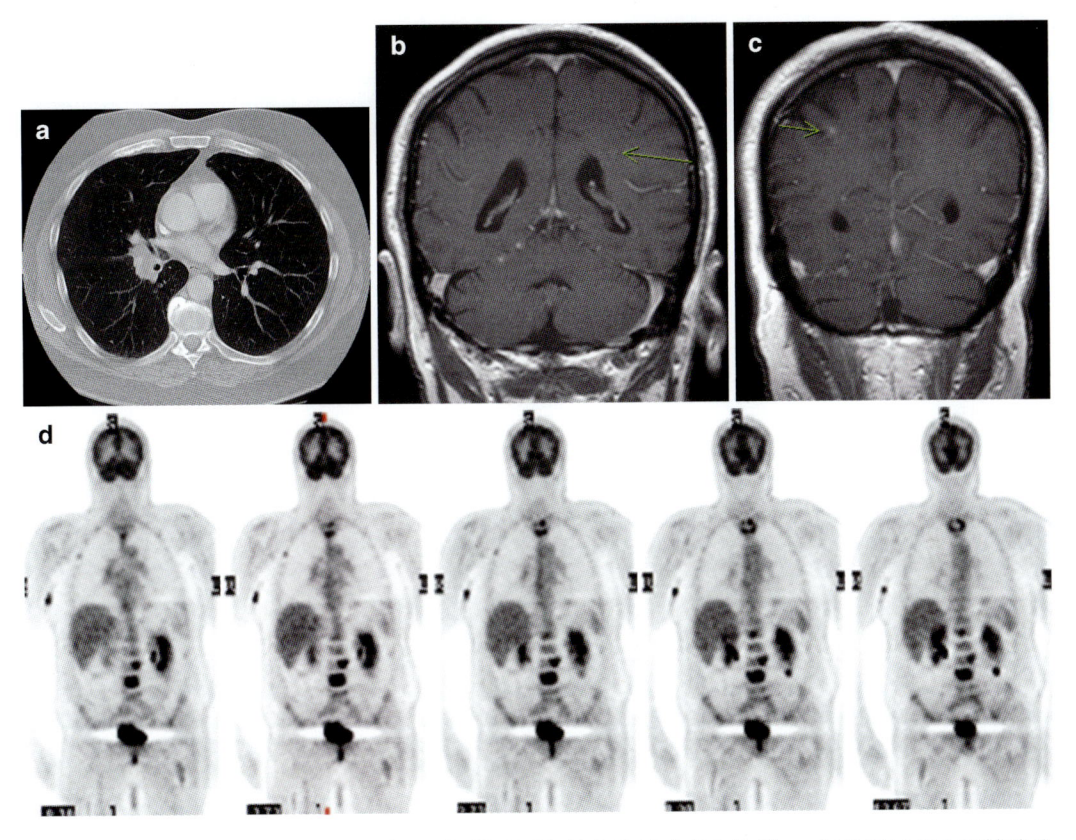

图1-2 （a～d）分期研究显示，胸部CT扫描见原发性右肺门病变（a），脑CT扫描显示多个脑转移灶（b，c），骨扫描显示多个脊柱转移灶（d）

定，因为不可能出现进一步的神经功能缺损，从神经学思维的角度来看，患者脊柱是稳定的。此外，由于他的疼痛得到了控制，进一步表明了脊柱稳定性，但患者的SINS评分（表1-3和表1-4）[41,42]是12分，这表明了存在潜在的不稳定性。

我们的团队根据患者的身体状况和肿瘤性质建议进行非手术治疗。我们相信，这也将确保患者在疾病末期获得更好的生活质量。然而，患者寻求其他治疗方式并决定在没有器械植入的情况下进行减压椎板切除术。遗憾的是，其他团队进行的减压椎板切除术并未显示较传统放疗加类固醇有更好的效果。此外，该手术可能会增加脊柱的不稳定性并使患者容易发生进行性脊柱后凸。最终患者出院接受临终关怀，没有恢复任何神经功能。

值得注意的是，NOMS（神经学、肿瘤学、生物力学和全身状况）的使用也可能导致一些医生倾向于手术干预，包括椎板切除术、分离手术和立体定向放射，因为这种治疗首先评估神经学，该患者为高度狭窄，然后是肿瘤学评估，该患者为非小细胞肺癌（图1-6）[43]。

项目	评分
一般情况 Karnofsky 评分	
差（10%～40%）	0
中等（50%～70%）	1
良好（80%～100%）	2
脊柱外骨转移数量	
≥3	0
1～2	1
0	2
椎体骨转移数量	
≥3	0
2	1
0	2
重要脏器转移	
≥3	0
2	1
0	2
原发癌部位	
肺、胃、骨肉瘤、膀胱、食管、胰腺	0
肝、胆、囊来源不明	1
其他（结肠、卵巢、尿道、黑色素瘤、生殖系统肿瘤、脂肪肉瘤、平滑肌肉瘤）	2
肾、输尿管	3
直肠	4
类癌、甲状腺、乳腺、前列腺	5
脊髓瘫痪	
完全性（Frankel A 或 B）	0
不完全性（Frankel C 或 D）	1
无（Frankel E）	2

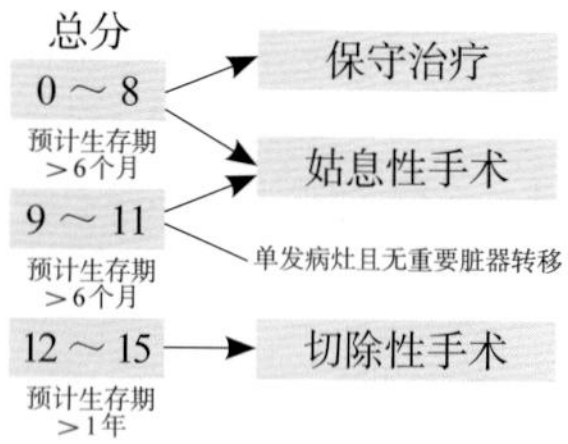

总分 0～8 → 保守治疗（预计生存期 >6 个月）
总分 9～11 → 姑息性手术（预计生存期 >6 个月，单发病灶且无重要脏器转移）
总分 12～15 → 切除性手术（预计生存期 >1 年）

预后评价标准：总分 0～8 分：预计生存期 >6 个月，总分 9～11 分：预计生存期 <6 个月，总分 12～15 分：预计生存期 ≤1 年

图 1-3 基于 Tokuhashi 评分的预后和治疗建议。摘自 Tokuhashi Y, Matsuzaki H, OdaH, Oshima M, Ryu J. A Revised Scoring System for Preoperative Evaluation of Metastatic Spine Tumor Prognosis. Spine. 2005 Oct 1; 30(19)

评分系统			
评分	预后因素		
	原发肿瘤	重要脏器转移	骨转移
1	缓慢生长		单发或孤立性
2	中速生长	可控制	多发
4	快速生长	不可控	

预后评分	治疗目标	术式
2	长期局部控制	整块切除
3		
4	中期局部控制	减瘤术
5		
6	短期姑息	姑息性减压术
7		
8		
9	临终关怀	保守治疗
10		

图 1-4 基于 Tomita 评分的预后评分、治疗目标和手术策略。摘自 Tomita K, Kawahara N, Kobayashi T, Yoshida A, Murakami H, Akamaru T. Surgical Strategy for Spinal Metastases. Spine. 2001 Feb 1; 26(3)

1　MOSS：以患者为中心的诊治　　13

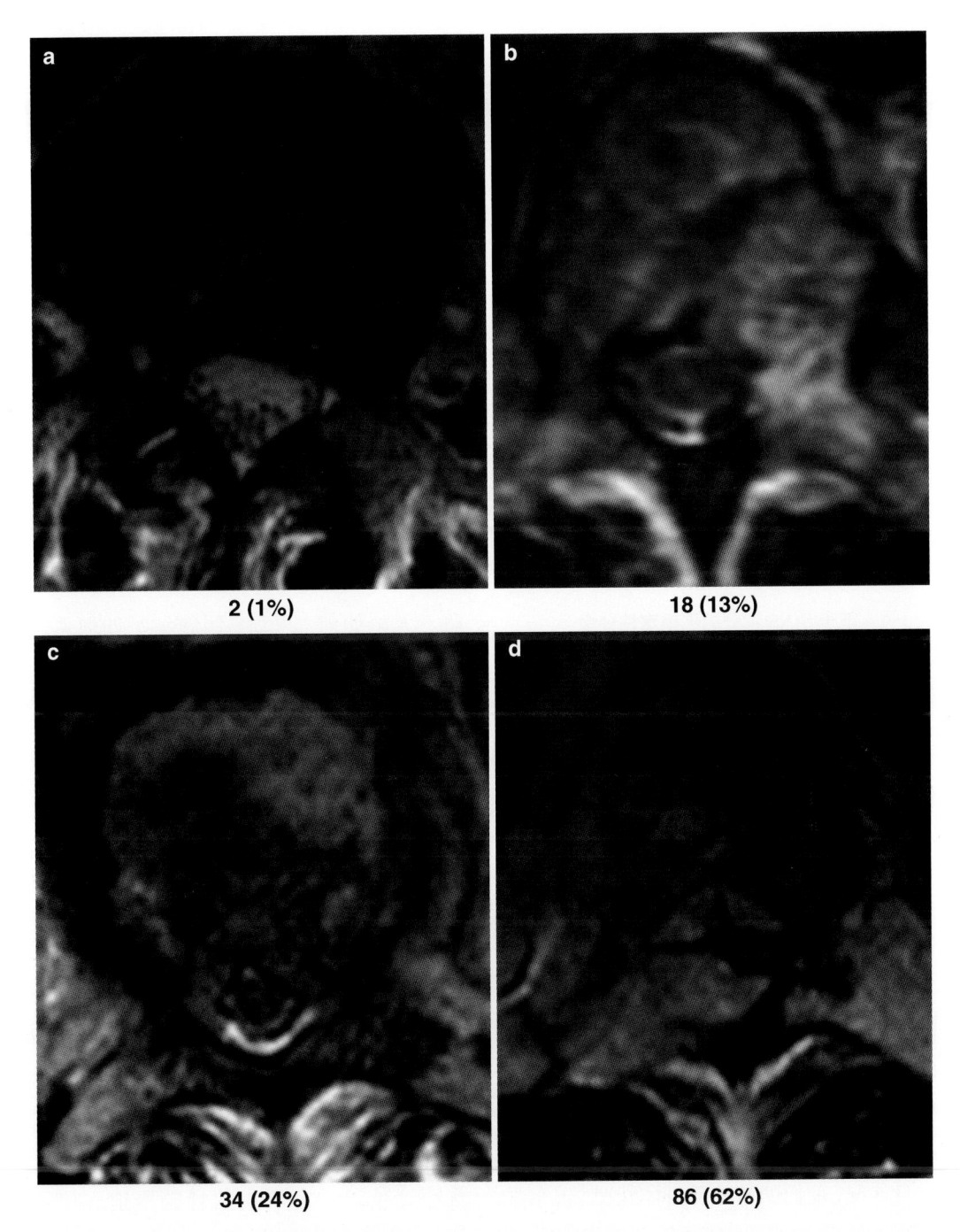

a　2 (1%)
b　18 (13%)
c　34 (24%)
d　86 (62%)

图1-5　基于王等人定义的脊髓压迫狭窄程度分级，使用轴向T2加权的MR图像评估ESCC的程度和SSO的范围。每个ESCC等级的患者数量和百分比。A：ESCC 0级；B：ESCC 1级；C：ESCC 2级；D：ESCC 3级；2级和3级被认为是严重脊髓压迫。摘自Wang JC et al. Single-stageposterolateral transpedicular approach for resectionof epidural metastatic spine tumors involving the vertebralbody with circumferential reconstruction: results in 140 patients. J Neurosurg Spine. 2004 October; 1(3): 287-298

表 1-3　脊柱不稳定评分（SINS）

项　目	3（4）	2	1	0
部位	枕颈部、 C7～T2 T11～L1 L5～S1	活动节段 C3～C6 L2～L4	半固定节段 T3～T10	固定节段 S2～S5
疼痛	有		偶尔，非活动性疼痛	无
骨受累		溶骨性	混合性	成骨性
力学影像	脱位/半脱位（4）	原发畸形 后凸/侧弯		正常
椎体塌陷	＞50%	＜50%	受累＞50% 无塌陷	正常
后外侧结构受累	双侧		单侧	无

表 1-4　基于 SINS 评分的不稳定性分级

稳定	潜在不稳定	不稳定
0～6	7～12	13～18

同样值得注意的是，完全依赖 SINS 评分可能会指导治疗团队推荐手术治疗，因为该患者的评分表明存在脊柱不稳定。我们完全同意脊柱肿瘤学研究组关于 SINS 评分应用的结论[27]，但依然呼吁："在做出手术治疗决策时，稳定性仅为评估过程中的一个组成部分。还必须考虑患者的一般健康状况、肿瘤组织学、预后、神经病学和患者意见。"我们设计的 MOSS 系统与这一立场保持一致，因为它优先关注患者的全身状况、他们的精神和身体状况（首字母缩写词中的"M"），其次是肿瘤组织学状况和预后（"O"）和患者的神经系统状态（"S"）。最后才考虑脊柱稳定性（"S"），以确定手术或非手术干预哪个对患者更有益。无论如何，这个案例展示了如何系统地、以患者为中心地为 MSCC 患者提供最佳治疗方案。

病例 2

一名患有 T5 脊髓压迫的 57 岁女性，表现为双侧下肢无力（4/5 级）和尿潴留（图 1-7a、b）。她患有 2 型糖尿病和高血压，意识清晰，定向正常，她有生存的愿望。她因卧床时间超过 50%，ECOG 评分得分为 3 分。在肿瘤学上，实验室检查和活检提示多发性骨髓瘤。分期研究显示骨髓受累，但没有其他骨骼病变。根据这些发现，她的中位生存时间估计为 5 年。狭窄评估显示有严重的脊髓压迫。尽管如此，患者仍能走动。White-Panjabi 稳定性评估表明，她脊柱稳定，没有进行性畸形、进行性神经功能障碍或生理负荷下持续疼痛的迹象。

1　MOSS：以患者为中心的诊治

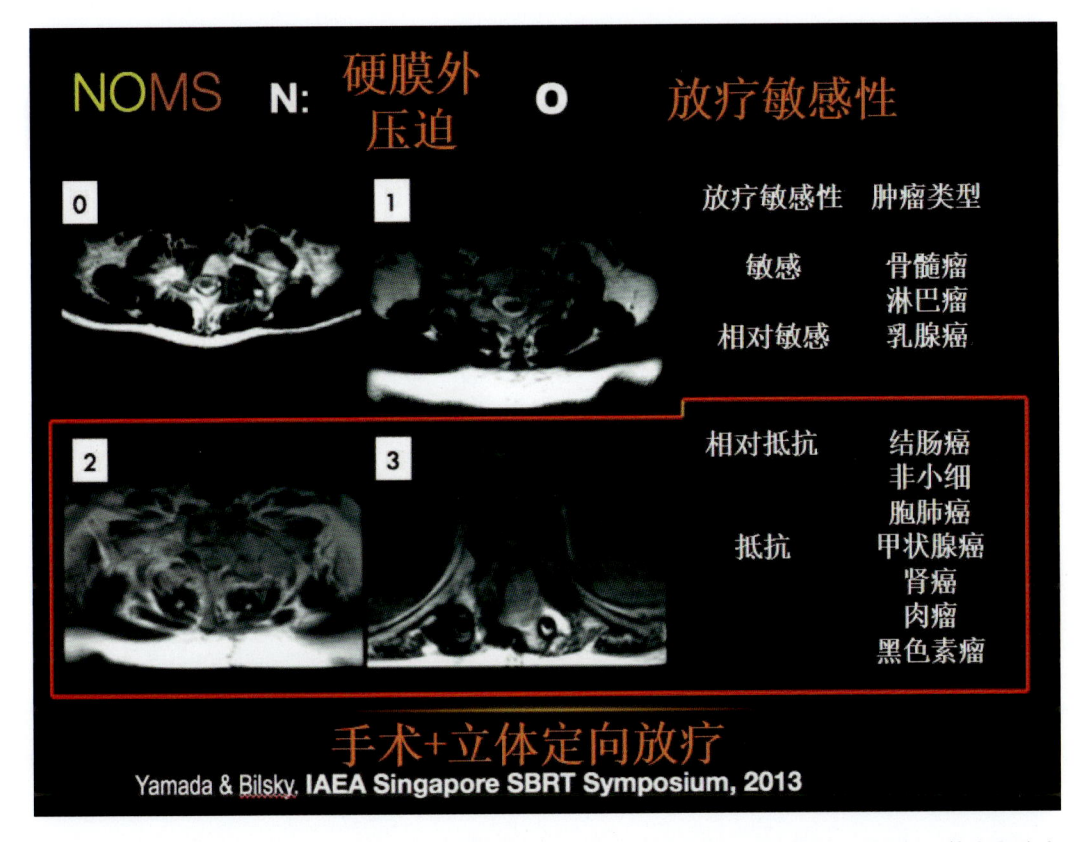

图1-6　山田和比尔斯基在2013年IAEA新加坡SBRT研讨会上根据NOMS提出：手术加立体定向放疗治疗伴有放疗耐受肿瘤的严重脊髓压迫。经Yoshiya (Josh) Yamada许可转载

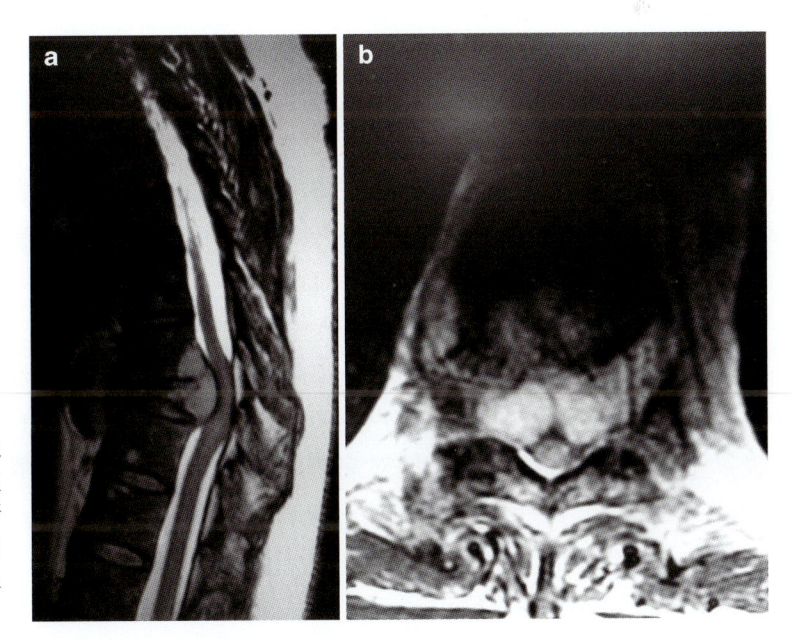

图1-7　(a, b) 矢状位T2加权MRI (a) 显示脊髓压迫，以及多发性骨髓瘤所致完全性椎体塌陷。轴向T1加权增强MRI (b)，显示双侧严重脊髓压迫

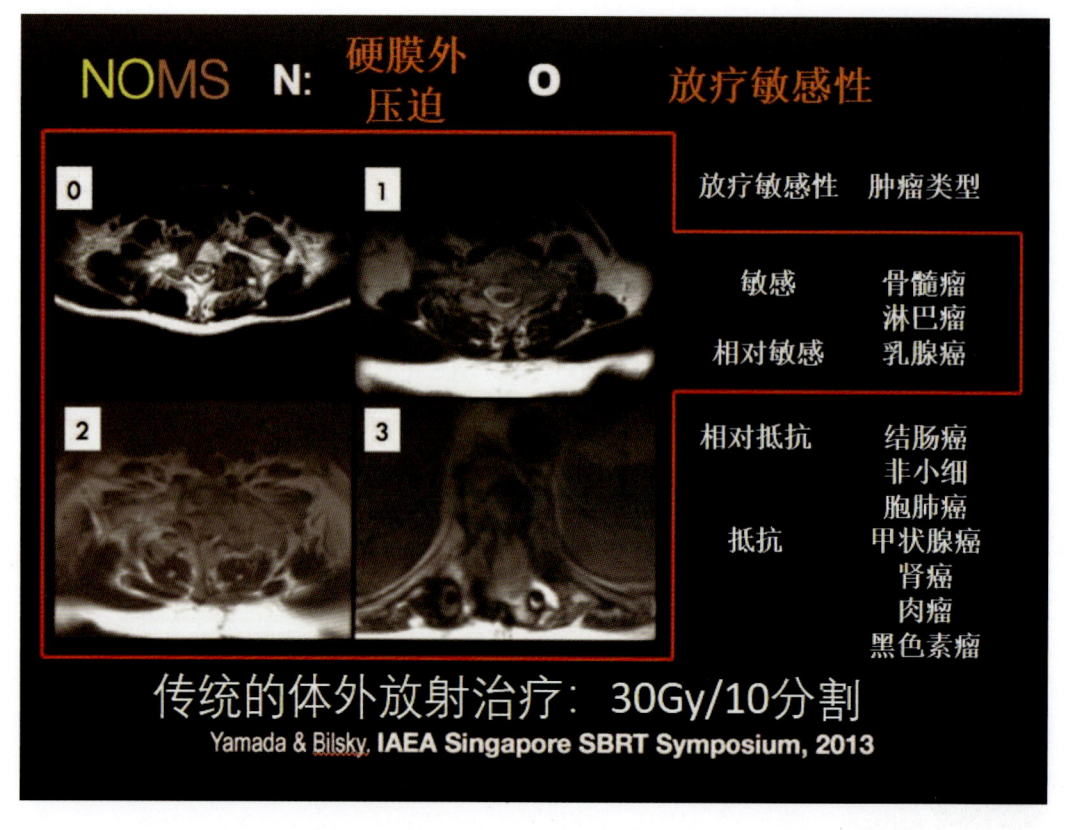

图1-8 山田和比尔斯基在2013年IAEA新加坡SBRT研讨会上基于NOMS建议：常规外照射用于治疗放疗敏感肿瘤相关的严重脊髓压迫。经Yoshiya (Josh) Yamada, MD许可转载

由于多发性骨髓瘤对放疗、类固醇和化疗非常敏感，因此该患者首选非手术治疗。事实上，由于此类患者通常不需要进行侵入性手术，德桥、富田和帕特切尔等人从他们的研究中排除了多发性骨髓瘤患者[6,35,36]。如果对这名患者进行NOMS评估，它可能指导医生进行放射治疗（图1-8）[43]。尽管White-Panjabi的评估表明脊柱稳定，但患者的SINS评分11分，提示不稳定。然而，根据我们对扁平椎（100%椎体塌陷）的评估，脊柱通常在生理上是稳定的，除非在MRI或CT扫描中发现小关节紊乱、分离或半脱位。

基于所有这些研究发现和个人经验，我们的团队推荐非手术治疗，包括皮质类固醇和放射治疗，然后是全身化疗。患者同意这种方法。她保持了脊柱稳定性（图1-9a, b）并完全恢复了下肢力量。

病例3

一名67岁男性出现前列腺癌相关的T11脊髓压迫（图1-10a, b）。患有高血压，意识清晰，定向正常，并且渴望生存。因卧床时间超过50%，其ECOG评分得分为3分。在肿瘤学上，他的肿瘤对激素治疗和放疗耐受。Tokuhashi评分是12分，提示预期生存期约为1年。因此,首先考虑姑息性手术。他的Tomita评分为3分,提示"广泛或边缘切除"。狭窄评估显示严重的脊髓压迫。尽管如此,患者仍能走动。使用怀特·逢加比的标准进行稳定性评估表明,脊柱存在生理性不稳,因为他有难以忍受的疼痛。他的SINS评分为8分同样表明潜在的脊柱不稳定。基于这些,我们的团队进行了经椎弓根肿瘤切除,前柱骨水泥加固,以及后路内固定(图1-11a,b)。患者肌力完全恢复,在最后一次随访时生活质量良好。

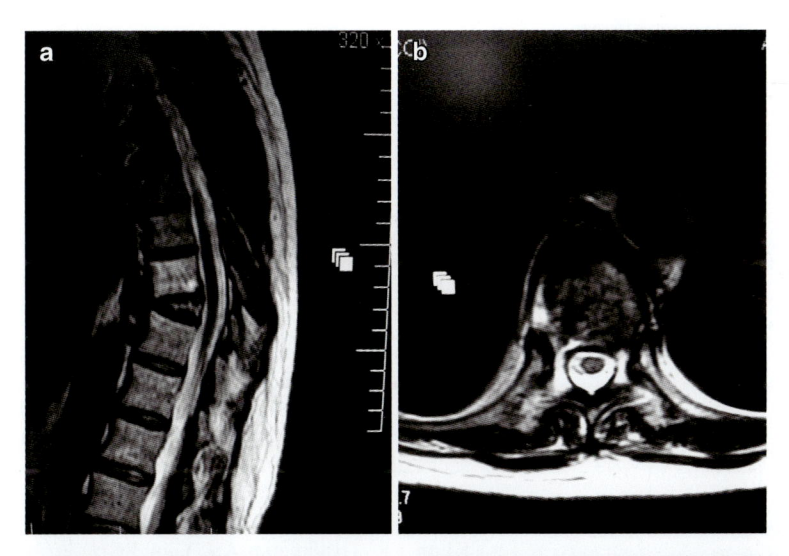

图1-9 (a,b)放射治疗2年后的矢状位(a)和轴位(b)T2加权MRI显示脊髓压迫消除,脊柱序列保持。(经许可转载自:Marco R, Ashana D, Kay A: Modern Techniques in the Treatment of Patients with Metastatic Spine Disease)

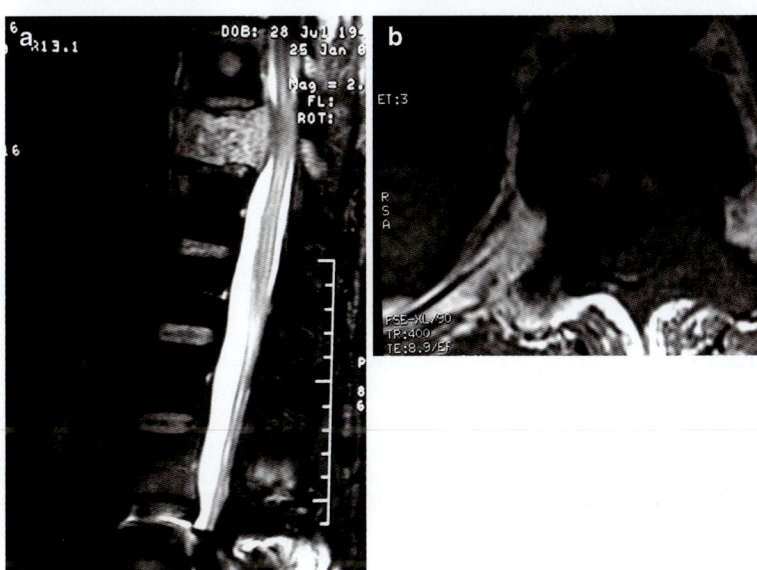

图1-10 (a,b)矢状位T2加权MRI(a)显示,经放疗和激素治疗的前列腺癌复发所致脊髓压迫。轴向T1加权MRI(b)显示严重的双侧脊髓压迫,椎弓根、板层和横突受累

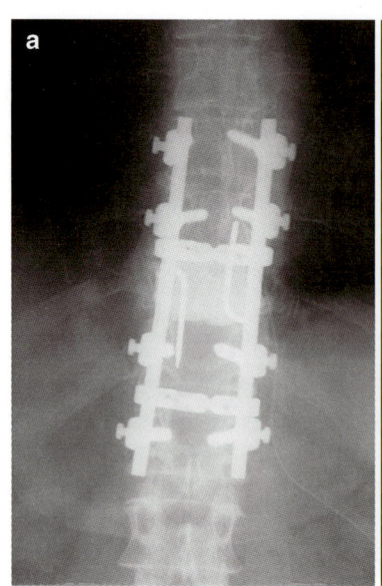

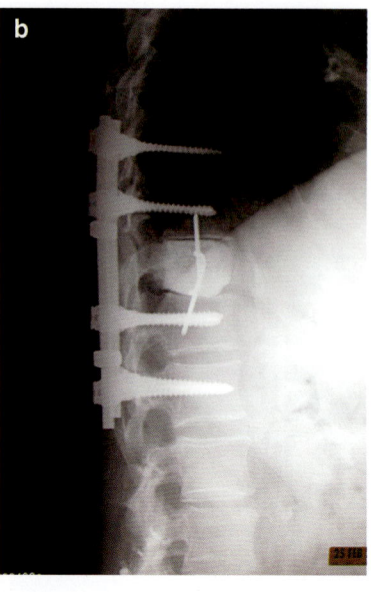

图1-11 （a,b）经椎体切除肿瘤后的胸椎的前后位和侧位片，用骨水泥和斯坦曼针进行前柱重建，用钉棒系统进行后部固定

参考文献

[1] Dunn RC, Kelly WA, Wohns RNW, et al. Spinal epidural neoplasia. J Neurosurg. 1980; 52(1): 47–51. https://doi.org/10.3171/jns.1980.52.1.0047.

[2] Gilbert RW, Kim J-H, Posner JB. Epidural spinal cord compression from metastatic tumor: diagnosis and treatment. Ann Neurol. 1978; 3(1): 40–51. https://doi.org/10.1002/ana.410030107.

[3] Livingston KE, Perrin RG. The neurosurgical management of spinal metastases causing cord and cauda equina compression. J Neurosurg. 1978; 49(6): 839–843. https://doi.org/10.3171/jns.1978.49.6.0839.

[4] Young RF, Post EM, King GA. Treatment of spinal epidural metastases. J Neurosurg. 1980; 53(6): 741–748. https://doi.org/10.3171/jns.1980.53.6.0741.

[5] Rompe JD, Hopf CG, Eysel P. Outcome after palliative posterior surgery for metastatic disease of the spine—evaluation of 106 consecutive patients after decompression and stabilisation with the Cotrel-Dubousset instrumentation. Arch Orthop Trauma Surg. 1999; 119(7–8): 394–400.

[6] Patchell RA, Tibbs PA, Regine WF, et al. Direct decompressive surgical resection in the treatment of spinal cord compression caused by metastatic cancer: a randomised trial. Lancet. 2005; 366(9486): 643–648. https://doi.org/10.1016/s0140-6736(05)66954-1.

[7] Cassady JR, Sagerman RH, Chang CH. Radiation therapy for lymphoma of the spinal canal. Radiology. 1967; 89(2): 313–315. https://doi.org/10.1148/89.2.313.

[8] Friedman M, Kim TH, Panahon AM. Spinal cord compression in malignant lymphoma—treatment and results. Cancer. 1976; 37(3): 1485–1491. https://doi.org/10.1002/1097-0142(197603)37:3<1485::aid-cncr2820370334>3.0.co;2-l.

[9] Khan FR, Glicksman AS, Chu FCH, et al. Treatment by radiotherapy of spinal cord compression due to extradural metastases. Radiology. 1967; 89(3): 495–500. https://doi.org/10.1148/89.3.495.

[10] Martin WE. Radiation therapy for paraplegia due to multiple myeloma. JAMA. 1965; 191(3): 247. https://doi.org/10.1001/jama.1965.03080030091020.

[11] Mones RJ, Dozier D, Berrett A. Analysis of medical treatment of malignant extradural spinal cord tumors. Cancer. 1966; 19(12): 1842–1853. https://doi.org/10.1002/1097-0142(196612)19:12<1842::aid-cncr2820191212>3.0.co;2-v.

[12] Murphy WT, Bilge N. Compression of the spinal cord in patients with malignant lymphoma. Radiology. 1964; 82(3): 495–501. https://doi.org/10.1148/82.3.495.

[13] Raichle ME, Posner JB. The treatment of extradural spinal cord compression. Neurology. 1970; 20(4): 391.

[14] Rubin P, Miller G. Extradural spinal cord compression by tumor. Radiology. 1969; 93(6): 1243–1248. https://doi.org/10.1148/93.6.1243.

[15] Rubin P, Mayer E, Poulter C. Part II: high daily dose experience without laminectomy.

[16] Chi JH, Gokaslan Z, McCormick P, et al. Selecting treatment for patients with malignant epidural spinal cord compression—does age matter? Spine. 2009; 34(5): 431–435. https://doi.org/10.1097/brs.0b013e318193a25b.

[17] George R, Jeba J, Ramkumar G, et al. Interventions for the treatment of metastatic extradural spinal cord compression in adults. Cochrane Database Syst Rev. Wiley; 2008.

[18] Laufer I, Rubin DG, Lis E, et al. The NOMS framework: approach to the treatment of spinal metastatic tumors. Oncologist.2013; 18(6): 744–751. https://doi.org/10.1634/theoncologist.2012-0293.

[19] Bilsky MH, Laufer I, Fourney DR, et al. Reliability analysis of the epidural spinal cord compression scale. J Neurosurg Spine. 2010; 13(3): 324–328. https://doi.org/10.3171/2010.3.spine09459.

[20] Lim ZD, Mahajan A, Weinberg J, et al. Outcome of patients with renal cell carcinoma metastatic to the brain treated with sunitinib without local therapy. Am J Clin Oncol. 2013; 36(3): 258–260. https://doi.org/10.1097/coc.0b013e3182467b9a.

[21] Rousseau B, Kempf E, Desamericq G, et al. First-line antiangiogenics for metastatic renal cell carcinoma: a systematic review and network meta-analysis. Crit Rev Oncol Hematol. 2016; 107: 44–53. https://doi.org/10.1016/j.critrevonc.2016.08.012.

[22] Gerszten PC, Mendel E, Yamada Y. Radiotherapy and radiosurgery for metastatic spine disease. Spine. 2009; 34(22 Suppl): S78–92. https://doi.org/10.1097/brs.0b013e3181b8b6f5.

[23] Gerszten PC, Burton SA, Ozhasoglu C, et al. Radiosurgery for spinal metastases. Spine. 2007; 32(2): 193–199. https://doi.org/10.1097/01.brs.0000251863.76595.a2.

[24] Ryu S, Rock J, Jain R, et al. Radiosurgical decompression of metastatic epidural compression. Cancer. 2010; 116(9): 2250–2257. https://doi.org/10.1002/cncr.24993.

[25] Ryu S, Rock J, Rosenblum M, et al. Patterns of failure after single-dose radiosurgery for spinal metastasis. J Neurosurg. 2004; 101(Suppl 3): 402–405. https://doi.org/10.3171/jns.2004.101.supplement3.0402.

[26] Gerszten PC, Burton SA, Ozhasoglu C, et al. Stereotactic radiosurgery for spinal metastases from renal cell carcinoma. J Neurosurg Spine. 2005; 3(4): 288–295. https://doi.org/10.3171/spi.2005.3.4.0288.

[27] Fisher CG, DiPaola CP, Ryken TC, et al. A novel classification system for spinal instability in neoplastic disease. Spine. 2010; 35(22): E1221–E1229. https://doi.org/10.1097/brs.0b013e3181e16ae2.

[28] Kris MG, Natale RB, Herbst RS, et al. Efficacy of gefitinib, an inhibitor of the epidermal growth factor receptor tyrosine kinase, in symptomatic patients with non-small cell lung cancer. JAMA. 2003; 290(16): 2149. https://doi.org/10.1001/jama.290.16.2149.

[29] Rosell R, Carcereny E, Gervais R, et al. Erlotinib versus standard chemotherapy as first-line treatment for European patients with advanced EGFR mutation-positive non-small-cell lung cancer (EURTAC): a multicentre, open-label, randomised phase 3 trial. Lancet Oncol. 2012; 13(3): 239–246. https://doi.org/10.1016/s1470-2045(11)70393-x.

[30] Paez JG. EGFR mutations in lung cancer: correlation with clinical response to gefitinib therapy. Science. 2004; 304(5676): 1497–1500. https://doi.org/10.1126/science.1099314.

[31] Berenson J, Pflugmacher R, Jarzem P, et al. Balloon kyphoplasty versus non-surgical fracture management for treatment of painful vertebral body compression fractures in patients with cancer: a multicentre, randomised controlled trial. Lancet Oncol. 2011; 12(3): 225–235. https://doi.org/10.1016/s1470-2045(11)70008-0.

[32] Oken MM, Creech RH, Tormey DC, et al. Toxicity and response criteria of the Eastern Cooperative Oncology Group. Am J Clin Oncol. 1982; 5(6): 649–656. https://doi.org/10.1097/00000421-198212000-00014.

[33] Conill C, Verger E, Salamero M. Performance status assessment in cancer patients. Cancer. 1990; 65(8): 1864–1866. https://doi.org/10.1002/1097-0142(19900415)65:8<1864::aid-cncr2820650832>3.0.co;2-u.

[34] Maranzano E, Latini P. Effectiveness of radiation therapy without surgery in metastatic spinal cord compression: final results from a prospective trial. Int J Radiat Oncol Biol Phys. 1995; 32(4): 959–967. https://doi.org/10.1016/0360-3016(95)00572-g.

[35] Tokuhashi Y, Matsuzaki H, Oda H, et al. A revised scoring system for preoperative evaluation of metastatic spine tumor prognosis. Spine. 2005; 30(19): 2186–2191. https://doi.org/10.1097/01.brs.0000180401.06919.a5.

[36] Tomita K, Kawahara N, Kobayashi T, et al. Surgical strategy for spinal metastases. Spine. 2001; 26(3): 298–306. https://doi.org/10.1097/00007632-200102010-00016.

[37] Panjabi MM. Clinical spinal instability and low back pain. J Electromyogr Kinesiol. 2003; 13(4): 371–379. https://doi.org/10.1016/s1050-

6411(03)00044-0.
- [38] Tokuhashi Y, Matsuzaki H, Oda H, et al. A revised scoring system for preoperative evaluation of metastatic spine tumor prognosis. In: Tumors TRESftPoMS, editor. Spine (Phila Pa 1976): Ovid Technologies (Wolters Kluwer Health); 2005. p. Table 2. Revised Evaluation System for the Prognosis of Metastatic Spine Tumors.
- [39] Tomita K, Kawahara N, Kobayashi T, et al. Surgical strategy for spinal metastases. In: metastases FSsfs, editor. Spine: Ovid Technologies (Wolters Kluwer Health); 2001. p. Figure 1. Surgical strategy for spinal metastases.
- [40] Wang JC, Boland P, Mitra N, et al. Single-stage posterolateral transpedicular approach for resection of epidural metastatic spine tumors involving the vertebral body with circumferential reconstruction: results in 140 patients. J Neurosurg Spine. 2004; 1(3): 287−298. Figure 1.
- [41] Fisher CG, DiPaola CP, Ryken TC, et al. A novel classification system for spinal instability in neoplastic disease. Spine: Ovid Technologies (Wolters Kluwer Health); 2010. p. Table 1 The SINS classification according to Fisher et al.
- [42] Fisher CG, DiPaola CP, Ryken TC, et al. A novel classification system for spinal instability in neoplastic disease. Spine: Ovid Technologies (Wolters Kluwer Health); 2010. p. Table 2 SINS scores organized as a total score, three-clinical categories, and binary scale with their corresponding levels of stability where surgical consultation is recommended for a total score >7.
- [43] Yamada Y, Bilsky MH. IAEA Singapore SBRT Symposium. 2013.

2 脊柱转移瘤的放疗敏感性

瓦卡尔·哈克和宾·S.泰赫

脊柱转移瘤是一种常见的临床疾病，见于10%的癌症患者和40%的转移瘤患者[1-3]。脊柱转移瘤的首发症状通常为腰背痛，伴有感觉障碍、放射痛、肌力减弱、尿便功能障碍和瘫痪等其他症状。放射治疗的目的在于缓解症状、抑制肿瘤生长、改善或恢复神经功能、重建脊柱稳定性和改善生活质量[4]。对于不同的患者、不同组织学特点的肿瘤、同一患者内不同的转移性结节，甚至同一肿瘤的不同区域，对外放射治疗（external beam radiation therapy，EBRT）的敏感性存在很大的差异。本章将阐述脊柱转移瘤对放疗的敏感性及其在疾病治疗中的指导意义。

在介绍放疗敏感性之前，有必要简要总结一下EBRT通过光子传递而发挥作用的相关机制。带电粒子实施放疗的作用机制与本文所描述的过程不同。通常而言，线性加速器将高能光子注入组织，继而从原子中释放轨道电子，这个过程被称为电离[5]。电离辐射可以直接损伤DNA，从原子中释放的电子与水分子相互作用产生羟基自由基，从而导致DNA间接损伤。电离辐射诱导的DNA损伤类型包括单链断裂、双链断裂（double-strand breaks，DSBs）、碱基损伤和DNA-蛋白交联，其中DSBs被认为是辐射诱导的肿瘤细胞杀伤的主要方式[6,7]。辐射主要引起有丝分裂细胞死亡，在这个过程中试图阻止有丝分裂细胞的复制，使其因染色体损伤而死亡[7]。辐射也可诱导肿瘤细胞凋亡，这在淋巴细胞和造血细胞肿瘤中更为明显，而在实体肿瘤中很少见[8]。处于M期和G2期的细胞对放射最为敏感，在S期后期的细胞最不敏感，这可能是由于当存在未受损的姐妹染色单体时，DNA能够通过同源重组的方式修复断裂的双链[9,10]。

癌细胞的放疗敏感性也受以下4个因素的影响。第一个是克隆细胞的数量，克隆细胞即保持生殖完整性并能够在肿瘤内无限增殖产生集落的细胞[11]。大量克隆细胞的存在能够增加肿瘤对放射治疗的耐受性。第二，肿瘤内增殖的细胞数量和肿瘤生长动力学可以对EBRT的反应性产生影响。快速分裂的细胞通常对辐射更敏感，因为其修复DNA损伤的可能性较低[11,12]。此外，快速分裂细胞在受到辐射和后续分次放疗时，都有更大的概率处于放疗敏感的细胞周期中。第三，缺氧会对EBRT疗效产生不利影响。由于光子造成的大多数辐射损伤是由含氧自由基介导的，缺氧会限制放射治疗的疗效，因此血供较差的肿瘤往往表现出更强的放疗耐受性[13,14]。第四，不同的肿瘤细胞具有不同程度的修复DNA损伤能力，而这种修复DNA的内在能力对放疗敏感性有显著影响。在一项研究中，研究人员将双链断裂修复基因DNA-PKcs转染到重度联合免疫缺陷小鼠的克隆肿瘤细胞系中，然后将肿瘤移植到同一来源的小鼠中，观察到引入DNA-PKcs能够增加肿瘤细胞的放疗耐受性，由此作者可得出结论：肿瘤细胞的内在生物学特性是决定放疗敏感性的主要因素[15]。

当前有多种评估放疗敏感性的方法，其中一种方法是记录肿瘤细胞暴露在2Gy辐射下的存活率，但是该方法在临床上对头颈部鳞状细胞癌患者预后的判断并没有太大价值[16]。研究人员还试图通过体外实验预测头颈部肿瘤细胞的倍增时间，但也未能成功[17]。有研究显示，治疗前肿瘤细胞的氧合水平可以预测放疗敏感性。在接受放疗的宫颈癌和头颈部癌症患者中，治疗前肿瘤细胞缺氧通常预示着其总生存率、无瘤生存率和局部控制率更低[18,19]。在EBRT的早期进行两次功能性正电子发射断层扫描-计算机断层扫描（positron emission tomography-computerized tomography，PET/CT）成像也可以量化肿瘤对放疗的反应性，进而根据肿瘤的放疗敏感性调整治疗方案[20]。蛋白质组学方法已经揭示了特定的蛋白质生物标志物的存在，可以在开始治疗前预测乳腺癌、结肠癌、直肠癌和前列腺癌的放疗敏感性[21-24]。生物信息学分析表明，某些血浆miRNAs的过表达与非小细胞肺癌患者对EBRT的高反应性相关[25]。

然而，这些方法都没有广泛应用于临床。众所周知肿瘤的放疗敏感性存在差异，但在临床中主要通过组织学类型来评估肿瘤的放疗敏感性[4,26]。放疗敏感的肿瘤包括淋巴瘤、精原细胞瘤和骨髓瘤；放疗不敏感的肿瘤包括黑色素瘤、肾细胞癌、一些肉瘤和胃肠道癌症；放疗中度敏感的肿瘤包括前列腺癌和乳腺癌[4,27]。值得注意的是，这仅仅是一个概述，虽然这种分类确实有助于治疗应用，但特定患者对放疗可能有不同的反应性。例如，研究证明某些肿瘤标志物可以预测乳腺癌的治疗反应性，三阴性患者可能比雌激素受体（estrogen receptor，ER）阳性、孕激素受体（progesterone receptor，PR）阳性患者的放疗敏感性更低[28,29]。

可根据脊柱转移瘤的放疗敏感性来决定治疗方案。传统放射治疗（conventional radiation therapy，CRT）单独应用即可改善某些放疗敏感肿瘤患者的神经功能，在一项研究中，67%放疗敏感的肿瘤患者接受单纯心脏再同步化治疗（cardiac resynchronization therapy，CRT）后恢复了下床活动[30]。日本学者进行的一项回顾性研究表明，受肿瘤放疗敏感性的影响，单纯CRT在不同患者中疗效也存在差异，87%的放疗敏感肿瘤患者对放疗有反应，相比之下，放疗不敏感肿瘤患者的反应率仅有49%[31]。有研究证实，MSCC放疗敏感性决定了其放疗的效果[32,33]。放疗敏感肿瘤的最佳放射剂量和分次治疗方案仍存在争议。虽然有数据显示单次分割放射治疗（single-fraction，SF）或多次分割放射治疗（multi-fraction，MF）疗效相当，但是MF具有更好的长期局部控制，提示MF可能更适合脊柱转移瘤患者[33-35]。最经典的MF方案为分10次接受30 Gy放疗剂量。美国放射肿瘤学会指南建议对大多数状态良好且预期寿命大于3个月的患者进行外科干预，但相关研究表明单纯CRT效果良好，因此部分学者主张对脊柱转移瘤患者均使用单纯CRT[4,36]（图2-1）。

放射不敏感肿瘤对CRT的反应性欠佳，研究表明仅有20%～33%放射不敏感的肿瘤患者对单纯CRT有反应，且进展期

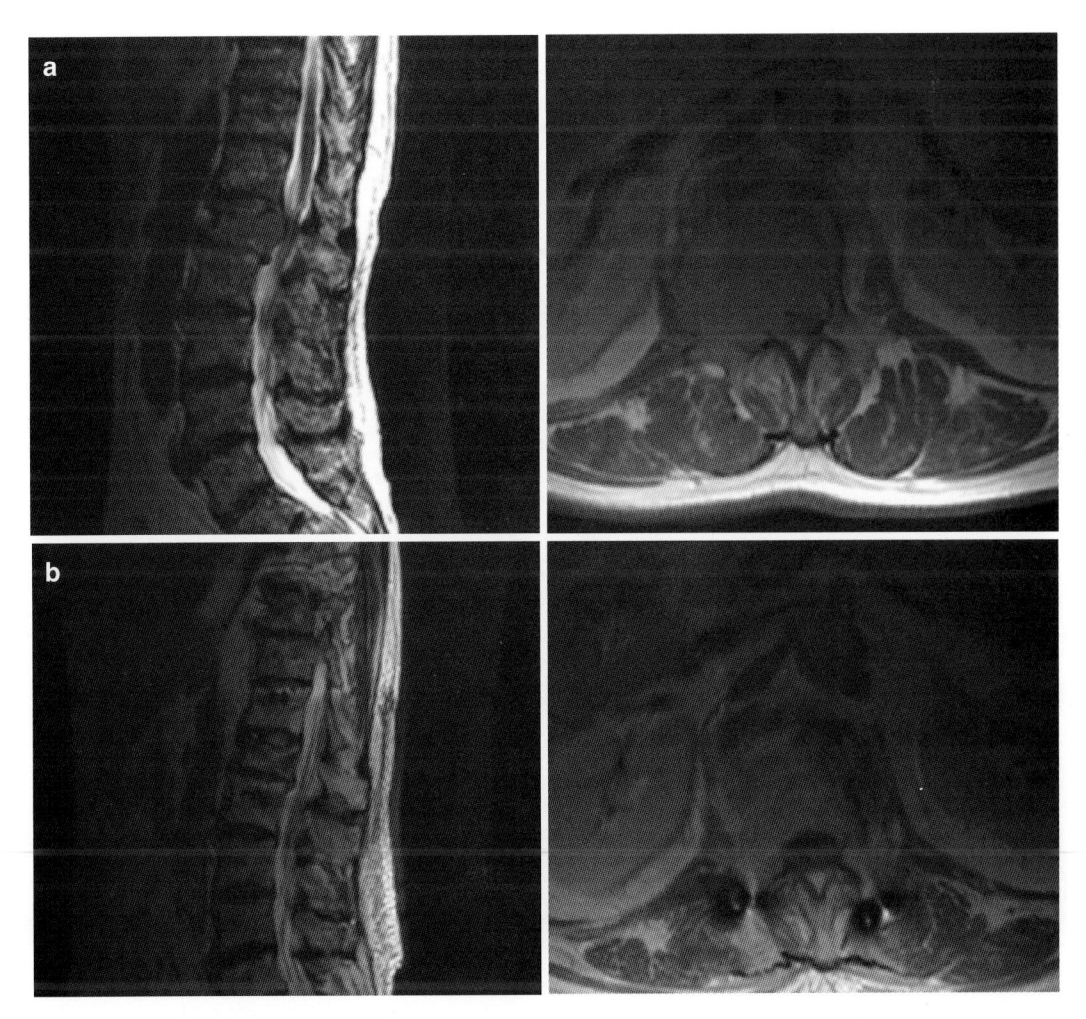

图2-1　一名患者因多发性骨髓瘤在L1处出现脊髓压迫，并在完成常规分割放射治疗11周后压迫完全缓解（来自[4]）

仅为1～3个月[30,31]。其原因可能是CRT的剂量不足以灭活肿瘤，因为脊髓组织和肿瘤所受的辐射剂量相当，所以脊髓辐射耐受剂量限制了CRT的辐射剂量。该问题的解决方案可采用立体定向放射治疗（stereotactic body radiation therapy, SBRT）技术，在限制脊髓照射剂量的同时，加大肿瘤的治疗剂量。放疗技术的进步，包括图像融合技术的应用、更精密的体位固定装置的开发、计算机辅助下治疗手段的应用、图像引导下放射治疗（image-guided radiation treatment, IGRT）和调强放射治疗（intensity-modulated radiation therapy, IMRT）技术的成熟，使得SBRT治疗得以实施[37]（图2-2）。

颅内单分割SBRT已被证实可以治疗放疗不敏感的颅内转移瘤。组织学研究证实放疗不敏感和敏感的肿瘤可以实现等效的局部控制[38-40]。SBRT在放疗不敏感颅内肿瘤的成功，推动了SBRT在放疗不敏感颅外肿瘤中的尝试，并获得了良好的疗效。

在目前样本量最大的脊柱单次SBRT系列研究中，500例脊柱转移瘤患者接受平均剂量为20 Gy的治疗，局部控制率达到90%，84%的患者的神经功能得以改善，且不同组织学的肿瘤结果没有差异[41]。山田等人回顾了103例放疗不敏感且孤立性转移瘤的患者，在接受18～24 Gy脊柱SBRT后，局部控制率达到92%[42]。随后的队列研究发现，更高的剂量会产生更好的局部控制效果，接受24 Gy剂量的患者，3年局部控制率达到97%。由于SBRT对脊柱转移瘤的疗效更好，因此建议无脊髓压迫的放疗不敏感肿瘤患者可以仅接受SBRT[4]。

但对于伴有脊髓压迫的放射耐受肿瘤建议先行减压手术，再接受SBRT[44]。一项回顾性研究分析了186例硬膜外脊髓压迫患者，减压手术后，患者分别接受如下放疗方案：单次分割SBRT的剂量24 Gy，大剂量低分割（3个分割）SBRT 24～30 Gy，低剂量大分割SBRT 18～36 Gy（5～6个分割）。高剂量SBRT组局部进展率为4.1%，而低剂量SBRT组局部进展率为22.6%。放疗敏感和不敏感肿瘤患者的结果相当[45]。另一个回顾性研究显示，脊柱转移瘤患者接受SBRT治疗后1年的局部控制率为84%，尽管各种类型肿瘤患者的预后相当，但是高剂量SBRT（18～26 Gy/1或2个分割）组的局部控制率优于低剂量SBRT（18～40 Gy/3～5个分割）组（表2-1）[46]。

SBRT在放疗不敏感肿瘤中的有效性对脊髓减压手术的策略产生了深远的影响。在SBRT出现之前，手术目标是尽可能切除肿瘤，但这会延长麻醉时间及住院周

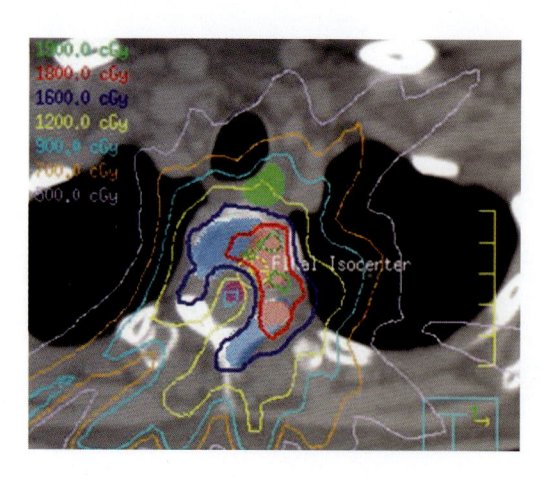

图2-2 SBRT在脊髓周围控制剂量分布的能力。红色部分表示肿瘤（来自[55]）

期，降低生存率[47]。为了在脊髓安全剂量的前提下，给肿瘤递送足够的治疗剂量，肿瘤-脊髓距离应大于 3 mm[48]。SBRT 的出现促进了外科医生实施"分离手术"，其目标是在肿瘤和脊髓之间提供充足的安全距离，以便在脊髓接受安全剂量的同时，为肿瘤递送足够的 SBRT 剂量，研究表明，SBRT 在保证治疗疗效的前提下，可显著减少并发症（表 2-2）[49]。

此外，研究表明，对于有症状的转移瘤硬膜外脊髓压迫的患者，单分割 SBRT 是有效的。吕等人使用单分割 SBRT 治疗肌力为 4/5 及以上[50] 的重度脊髓压迫患者。值得注意的是，罹患黑色素瘤和脊索瘤等放疗不敏感肿瘤的患者被纳入研究，而患有淋巴瘤或骨髓瘤等放疗敏感肿瘤的患者则未被纳入研究。SBRT 后 84% 的患者神经功能得以改善或维持，因此作者得出结论，使用单分割 SBRT 可能实现了硬膜外减压。然而，目前还没有研究对手术和 SBRT 改善脊髓压迫的效果进行比较，手术仍然是治疗的首选。由于在上述研究中的患者神经功能得到了维持或改善，一些学者主张，神经症状轻微的患者可以单独使用 SBRT 进行治疗[51]。

上文中已经介绍了多项放射物理学的研究进展，使得某些放疗不敏感肿瘤也能够获得良好的局部控制。多个成功案例进一步将帮助我们理解 SBRT 在治疗放疗不敏感肿瘤的优越性及其背后的放射生物学原理。如前所述，CRT 的局限性在于递送到肿瘤的放疗剂量受到脊髓耐受剂量的限制。然而，外科医生可通过调整 SBRT 的放射范围，来创建合适的治疗计划，在保证脊髓接受安全照射剂量的前提下，最大程度地增加肿瘤的照射剂量。因此，使用生物有效剂量（biologically effective dose，BED），BED = $n * dx(1 + d/[\alpha/\beta])$，我们可以比较使用 SBRT 和使用 CRT 的 BED，n 是分割的个数，d 是每一分割的剂量，α/β 值代表的是肿瘤组织相对于正常组织更容易被杀伤的程度[52]。黑色素瘤[53] 的 α/β 比值为 7，我们发现，在 30 Gy 10 次分割的 CRT 中，BED 为 42.9 Gy，而在 18 Gy 单分割 SBRT 中，BED 为 64.3 Gy。这种 BED 的增加很可能是 SBRT 优越性的放射生物学解释；也就是说，SBRT 可以增加 BED 从而克服肿瘤放射生物学的不利因素。此外，

表 2-1 符合 SBRT 术后患者的共识指南（改编自 [44]）

适应证	禁忌症
原发病灶放疗不敏感	累及 3 个以上相邻椎体
1～2 个相邻节段患病	脊髓完全损伤 没有运动或感觉功能的保留
有放疗史	脊髓压迫，脊髓周围没有脑脊液信号

表 2-2 基于放疗敏感性的脊柱转移性疾病建议治疗建议（改编自 [4]）

脊髓压迫	放疗敏感性	治疗方案
否	放疗耐受	SBRT
否	放疗敏感	CRT
是	放疗耐受	SBRT 后手术
是	放疗敏感	CRT 后手术

有数据表明，不同于CRT，高剂量SBRT还可能增强抗肿瘤的免疫作用，进一步增强肿瘤杀伤[54]。

前文阐述了肿瘤的放疗敏感性可以影响脊柱转移瘤患者的治疗策略。目前临床上主要根据肿瘤组织学分型确定其放疗敏感性。但其效果并不理想，因为在同一肿瘤组织内部，放疗反应可能存在显著差异[28,29]。随着一些更复杂的技术在临床中推广应用，如蛋白质学组分析或血浆miRNA分析等，能更准确地评估肿瘤的放疗敏感性[21-25]。此外，全身药物可与SBRT联合应用，以进一步控制肿瘤。已有研究证明：酪氨酸激酶抑制剂与脊柱SBRT联合应用可以改善转移性肾细胞癌患者的预后[55,56]。新型靶向药物的研发可能为SBRT的联合应用提供更多的机会。未来，随着放疗敏感性的检测方法或放疗技术的进步，都能进一步推进个性化治疗的发展，根据肿瘤患者独特的放射生物学特征为其量身定制治疗方案，同时也利用全身药物和放疗之间的协同作用来优化治疗方案并改善患者的预后。

参考文献

[1] Fornasier VL, Horne JG. Metastases to the vertebral column. Cancer. 1975; 36: 590-594.

[2] Grant R, Papadopoulos SM, Greenberg HS. Metastatic epidural spinal cord compression. Neurol Clin. 1991; 9: 825-841.

[3] Hatrick NC, Lucas JD, Timothy AR, et al. The surgical treatment of metastatic disease of the spine. Radiother Oncol. 2000; 56: 335-339.

[4] Laufer I, Rubin DG, Lis E, et al. The NOMS frame-work: approach to the treatment of spinal metastatic tumors. Oncologist. 2013; 18: 744-751.

[5] Johns HE, Cunningham JR. The physics of radiology. Springfield: Charles C Thomas; 1969.

[6] Carrano AV. Chromosome aberrations and radiation-induced cell death: II. Predicted and observed cell survival. Mutat Res. 1973; 17: 355-366.

[7] Cornforth MN, Bedford JS. A quantitative comparison of potentially lethal damage repair and the rejoining of interphase chromosome breaks in low passage normal human fibroblasts. Radiat Res. 1987; 111: 385-405.

[8] Williams GT. Programmed cell death: apoptosis and oncogenesis. Cell. 1991; 65: 1097-1098.

[9] Sinclair WK, Morton RA. X-ray sensitivity during the cell generation cycle of cultured Chinese hamster cells. Radiat Res. 1966; 29: 450-474.

[10] Hammond EM, Pires I, Giacca AJ. Chapter 2: DNA damage and repair. In: Libel S, Phillips TL, Hoppe RT, Roach M, editors. Textbook of radiation oncology. Philadelphia: Elsevier; 2010.

[11] Hall EJ, Giaccia AJ. Radiobiology for the radiobiologist. 7th ed. Philadelphia: Lippincott Williams and Wilkins; 2012.

[12] Tubiana M. Repopulation in human tumors. A biological background for fractionation in radiotherapy. Acta Oncol. 1988; 27: 83-88.

[13] Gray LH, Conger AD, Ebert M, et al. The concentration of oxygen dissolved in tissues at the time of irradiation as a factor in radiotherapy. Br J Radiol. 1953; 26: 638-648.

[14] Thomlinson RH, Gray LH. The histological structure of some human lung cancers and the possible implications for radiotherapy. Br J Cancer. 1955; 9: 539-549.

[15] Gerweck LE, Vijayappa S, Kurimasa A, Ogawa K, Chen DJ. Tumor cell radiosensitivity is a major determinant of tumor response to radiation. Cancer Res. 2006; 66: 8352-8355.

[16] Eschwege F, Bourhis J, Girinski T, et al. Predictive assays of radiation response in patients with head and neck squamous cell carcinoma: a review of the Institute Gustave Roussy experience. Int J Radiat Oncol Biol Phys. 1997; 39: 849-853.

[17] Bourhis J, Dendale R, Hill C, et al. Potential doubling time and clinical outcome in head and neck squamous cell carcinoma treated with 70 Gy in 7 weeks. Int J Radiat Oncol Biol Phys. 1996; 35: 471-476.

[18] Höckel M, Vorndran B, Schlenger K, et al. Tumor oxygenation: a new predictive parameter in locally advanced cancer of the uterine cervix. Gynecol Oncol. 1993; 51: 141-149.

[19] Brizel DM, Dodge RK, Clough RW, et al. Oxygenation of head and neck cancer: changes during radiotherapy and impact on treatment outcome. Radiother Oncol. 1999; 53: 113-117.

[20] Brahme A. Biologically optimized 3-dimensional in vivo predictive assay-based radiation therapy using positron emission tomography-computerized tomography imaging. Acta Oncol. 2003; 42: 123–136.

[21] Smith L, Qutob O, Watson MB, et al. Proteomic identification of putative biomarkers of radiotherapy resistance: a possible role for the 26S proteasome? Neoplasia. 2009; 11(11): 1194–1207.

[22] Allal AS, Kähne T, Reverdin AK, et al. Radioresistance-related proteins in rectal cancer. Proteomics. 2004; 4: 2261–2269.

[23] Skvortsova I, Skvortsov S, Stasyk T, et al. Intracellular signaling pathways regulating radioresistance of human prostate carcinoma cells. Proteomics. 2008; 8: 4521–4533.

[24] Ramsamooj P, Kasid U, Dritschilo A. Differential expression of proteins in radioresistant and radiosensitive human squamous carcinoma cells. J Natl Cancer Inst. 1992; 84: 622–628.

[25] Chen X, Xu Y, Liao X, et al. Plasma miRNAs in predicting radiosensitivity in non-small cell lung cancer. Tumour Biol. 2016; 37: 11927–11936.

[26] Rofstad EK. Radiation sensitivity in vitro of primary tumors and metastatic lesions of malignant melanoma. Cancer Res. 1992; 52: 4453–4457.

[27] Gerszten PC, Mendel E, Yamada Y. Radiotherapy and radiosurgery for metastatic spine disease: what are the options, indications, and outcomes? Spine. 2009; 34: S78–92.

[28] Kyndi M, Sørensen FB, Knudsen H, et al. Estrogen receptor, progesterone receptor, HER-2, and response to postmastectomy radiotherapy in high-risk breast cancer: the Danish Breast Cancer Cooperative Group. J Clin Oncol. 2008; 26: 1419–1426.

[29] Nguyen PL, Taghian AG, Katz MS, et al. Breast cancer subtype approximated by estrogen receptor, progesterone receptor, and HER-2 is associated with local and distant recurrence after breast-conserving therapy. J Clin Oncol. 2008; 26: 2373–2378.

[30] Maranzano E, Latini P. Effectiveness of radiation therapy without surgery in metastatic spinal cord compression: final results from a prospective trial. Int J Radiat Oncol Biol Phys. 1995; 32: 959–967.

[31] Katagiri H, Takahashi M, Inagaki J, et al. Clinical results of nonsurgical treatment for spinal metastases. Int J Radiat Oncol Biol Phys. 1998; 42: 1127–1132.

[32] Gilbert RW, Kim JH, Posner JB. Epidural spinal cord compression from metastatic tumor: diagnosis and treatment. Ann Neurol. 1978; 3: 40–51.

[33] Rades D, Fehlauer F, Schulte R, et al. Prognostic factors for local control and survival after radiotherapy of metastatic spinal cord compression. J Clin Oncol. 2006; 24: 3388–3393.

[34] Steenland E, Leer JW, van Houwelingen H, et al. The effect of a single fraction compared to multiple fractions on painful bone metastases: a global analysis of the Dutch Bone Metastasis Study. Radiother Oncol. 1999; 52: 101–109.

[35] Hartsell WF, Scott CB, Bruner DW, et al. Randomized trial of short- versus long-course radiotherapy for palliation of painful bone metastases. J Natl Cancer Inst. 2005; 97: 798–804.

[36] Lutz S, Berk L, Chang E, et al. Palliative radiotherapy for bone metastases: an ASTRO evidencebased guideline. Int J Radiat Oncol Biol Phys. 2011; 79: 965–976.

[37] Sahgal A, Roberge D, Schellenberg D, et al. The Canadian Association of Radiation Oncology scope of practice guidelines for lung, liver and spine stereotactic body radiotherapy. Clin Oncol (R Coll Radiol). 2012; 24: 629–639.

[38] Brown PD, Brown CA, Pollock BE, Gorman DA, Foote RL. Stereotactic radiosurgery for patients with "radioresistant" brain metastases. Neurosurgery. 2002; 51: 656–665.

[39] Yaeh A, Nanda T, Jani A, et al. Control of brain metastases from radioresistant tumors treated by stereotactic radiosurgery. J Neurooncol. 2015; 124: 507–514.

[40] Teh BS, Bloch C, Paulino AC, et al. Pathologic complete response in renal cell carcinoma brain metastases treated with stereotactic radiosurgery. Clin Genitourin Cancer. 2007; 5: 334–337.

[41] Gerszten PC, Burton SA, Ozhasoglu C, et al. Radiosurgery for spinal metastases: clinical experience in 500 cases from a single institution. Spine. 2007; 32: 193–199.

[42] Yamada Y, Bilsky MH, Lovelock DM, et al. High-dose, single-fraction image-guided intensity-modulated radiotherapy for metastatic spinal lesions. Int J Radiat Oncol Biol Phys. 2008; 71: 484–490.

[43] Yamada Y, Cox B, Zelefsky MJ, et al. An analysis of prognostic factors for local control of malignant spine tumors treated with spine radiosurgery. Int J Radiat Oncol Biol Phys. 2011; 81: S132–133.

[44] Redmond KJ, Lo SS, Soltys SG, et al. Consensus guidelines for postoperative stereotactic body radiation therapy for spinal metastases: results of an international survey. J Neurosurg Spine. 2017; 26(3): 299–306.

[45] Laufer I, Iorgulescu JB, Chapman T, et al. Local disease control for spinal metastases following "separation surgery" and adjuvant hypofractionated

or high-dose single-fraction stereotactic radiosurgery: outcome analysis in 186 patients. J Neurosurg Spine. 2014; 18: 207-214.
[46] Al-Omair A, Masucci L, Masson-Cote L, et al. Surgical resection of epidural disease improves local control following postoperative spine stereotactic body radiotherapy. Neuro Oncol. 2013; 15: 1413-1419.
[47] Yang Z, Yang Y, Zhang Y, et al. Minimal access versus open spinal surgery in treating painful spine metastasis: a systematic review. World J Surg Oncol. 2015; 13: 68.
[48] Ryu S, Pugh SL, Gerszten PC, et al. RTOG 0631 phase 2/3 study of image guided stereotactic radiosurgery for localized (1-3) spinal metastases: phase 2 results. Pract Radiat Oncol. 2014; 4: 76-81.
[49] Zuckerman SL, Laufer I, Sahgal A, et al. When less is more: the indications for MIS techniques and separation surgery in metastatic spine disease. Spine (Phila Pa 1976). 2016; 41: S246-253.
[50] Ryu S, Rock J, Jain R, et al. Radiosurgical decompression of metastatic epidural compression. Cancer. 2010; 116: 2250-2257.
[51] Ryu S, Yoon H, Stessin A, et al. Contemporary treatment with radiosurgery for spinal metastasis and spinal cord compression in 2015. Radiat Oncol J. 2015; 33: 1-11.
[52] Fowler JF. A review: the linear quadratic formula and progress in fractionated radiotherapy. Br J Radiol. 1989; 62: 679-675.
[53] Rofstad EK. Radiation biology of malignant melanoma. Review article. Acta Radiol Oncol. 1986; 25: 1-10.
[54] Brown JM, Carlson DJ, Brenner DJ. The tumor radiobiology of SRS and SBRT: are more than the 5 R's involved? Int J Radiat Oncol Biol Phys. 2014; 88: 254-262.
[55] Miller JA, Balagamwala EH, Angelov L, et al. Spine stereotactic radiosurgery with concurrent tyrosine kinase inhibitors for metastatic renal cell carcinoma. J Neurosurg Spine. 2016; 25: 766-774.
[56] Kroeze SGC, Fritz C, Hoyer M, et al. Toxicity of concurrent stereotactic radiotherapy and targeted therapy or immunotherapy: a systematic review. Cancer Treat Rev. 2017; 53: 25-37.

3 对化疗、激素和免疫的敏感性

马克斯·韦恩鲁布和约翰·H.希利

引言

脊柱转移瘤的治疗方法由以下2个因素决定：① 当前疾病状态；② 病变预期病程。第一个因素需要评估病变已经造成的损害。对于能够接受手术治疗的患者来说，无论肿瘤对辅助治疗的敏感性如何，只要出现脊柱生物力学不稳都需要进行手术干预。类似地，除了对放疗敏感的肿瘤外（如淋巴瘤、骨髓瘤和乳腺癌等肿瘤），大多数严重硬膜外肿瘤压迫脊髓的病例都需要及时手术减压。第二个因素更难分析，取决于该种肿瘤的已知化学、激素或免疫敏感性以及患者过去对辅助治疗的反应性。尽管脊柱外科医生不一定决定辅助治疗的具体方案，但为了能对患者的脊柱病变做出合理的治疗决策，患者必须了解辅助治疗预期的治疗结果、治疗时间安排和治疗效果的持久性，以及患者的预期生存期。

治疗效果的评估

要评估恶性肿瘤对系统治理的反应性，就必须对反应性进行明确的定义。实验室生物标记物可以提供有关疾病整体活动的信息，但不能直接量化病变大小。实体瘤反应评估标准（Response Evaluation Criteria in Solid Tumors, RECIST）1.1版[1]是一个被广泛接受的系统，用于对已知的转移性病灶的大小和客观反应进行影像学量化。该标准化的方法是在CT或MRI上最多测量5个病变（每个器官最多2个）的单一最大尺寸，随后对测量尺寸的总和进行分析，病变大小增加20%或减少30%时分别被定义为疾病进展（progressive disease, PD）或部分缓解（partial response, PR）。所有病变测量总和为0时定义为完全缓解（complete response, CR）。值得注意的是，成骨性病变不适用于该评价标准；溶骨性病变只有当软组织成分足够时，才适用于该测量标准。

RECIST 1.1的缺点是通过单一维度进行解剖测量，不能完整体现出肿瘤的实际大小，而且缺乏有关肿瘤活动性数据。CT检查的另一个用途在于评估治疗后溶骨性病变的骨质硬化改变，而溶骨性病灶的增加表明疾病进展。MRI在显示骨髓改变及软组织反应等方面具有优势，但对区分溶骨性和成骨性病变作用有限[2]。骨扫描也

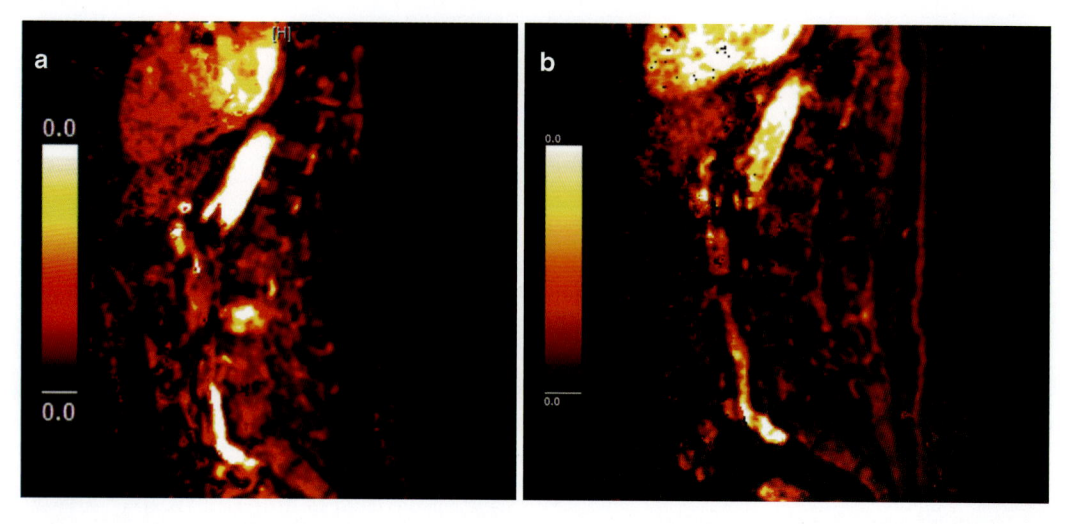

图3-1 MRI可用于评估病变血供。一名64岁男性转移性肾细胞癌患者，L4处病变，在低分割放射治疗前（a）和治疗后10周（b）进行动态对比增强灌注MRI成像。治疗后图像中灌注不足表明病变处于非活动状态

可以提供一些信息，但由于一种治疗后的成骨细胞反应——闪烁现象[3,4]，在治疗的前6个月单独诊断时假阳性率较高。MDA分类结合了骨转移治疗反应的平片、CT、MRI和骨扫描结果，并且已被证明与无进展生存期（progression-free survival，PFS）相关[5-7]。

细胞抑制剂可能会降低肿瘤活性，而不会改变肿瘤在影像学成像上的大小[8]。此外，肿瘤活动性的变化可能比CT上病变的大小或影像学特征的变化能更早地提示反应的情况[2,9]。代谢成像技术的整合促进了在实体瘤中PET反应标准的发展（PET Response Criteria in Solid Tumors，PERCIST）[10]。PERCIST治疗评价体系与RECIST 1.1（κ = 0.689）评估结果基本一致，而PERCIST能够在总体上更好反应的治疗效果[10]。但还需要进一步的研究来证明PERCIST能可靠地显示治疗效果和进展时间。此外，动态对比增强MRI的功能成像，可用于评估全身治疗或放射治疗后目标病变区域的血管灌注情况[11-13]（图3-1）。

组织采集

脊柱转移瘤的活检指征有多种。影像学会显示易于活检的部位[14]，脊柱转移瘤的活检常作为一种计划性手术来确诊癌症。对于出现脊柱不稳或硬膜外压迫症状，明确诊断前可能需要急诊手术，同时进行术中活检。对于已知原发性肿瘤，但并未发现转移者，可通过活检来明确是否存在脊柱转移瘤。

既往已通过活检确定骨转移的患者，在特定情况下，可以再次活检进行遗传学或免疫组化检测，有利于指导后续治疗。影像学无法确诊的压缩性骨折患者，可能需要活检来鉴别脆性骨折和病理性骨折，

3 对化疗、激素和免疫的敏感性　　　　　　　　　　　　　　　　　　　　　　　　　　　　　　　　　　31

进而指导治疗[15]。

活检技术可通过开放或经皮穿刺完成。经皮穿刺活检的并发症发病率低，是首选方法。使用大口径活检针经椎弓根、经肋椎、椎旁、前外侧或经口腔等入路完成穿刺[16]（图3-2）。经椎弓根活检可与椎体成形术、后凸成形术同期完成，从而降低多次手术的并发症发生率[15]。

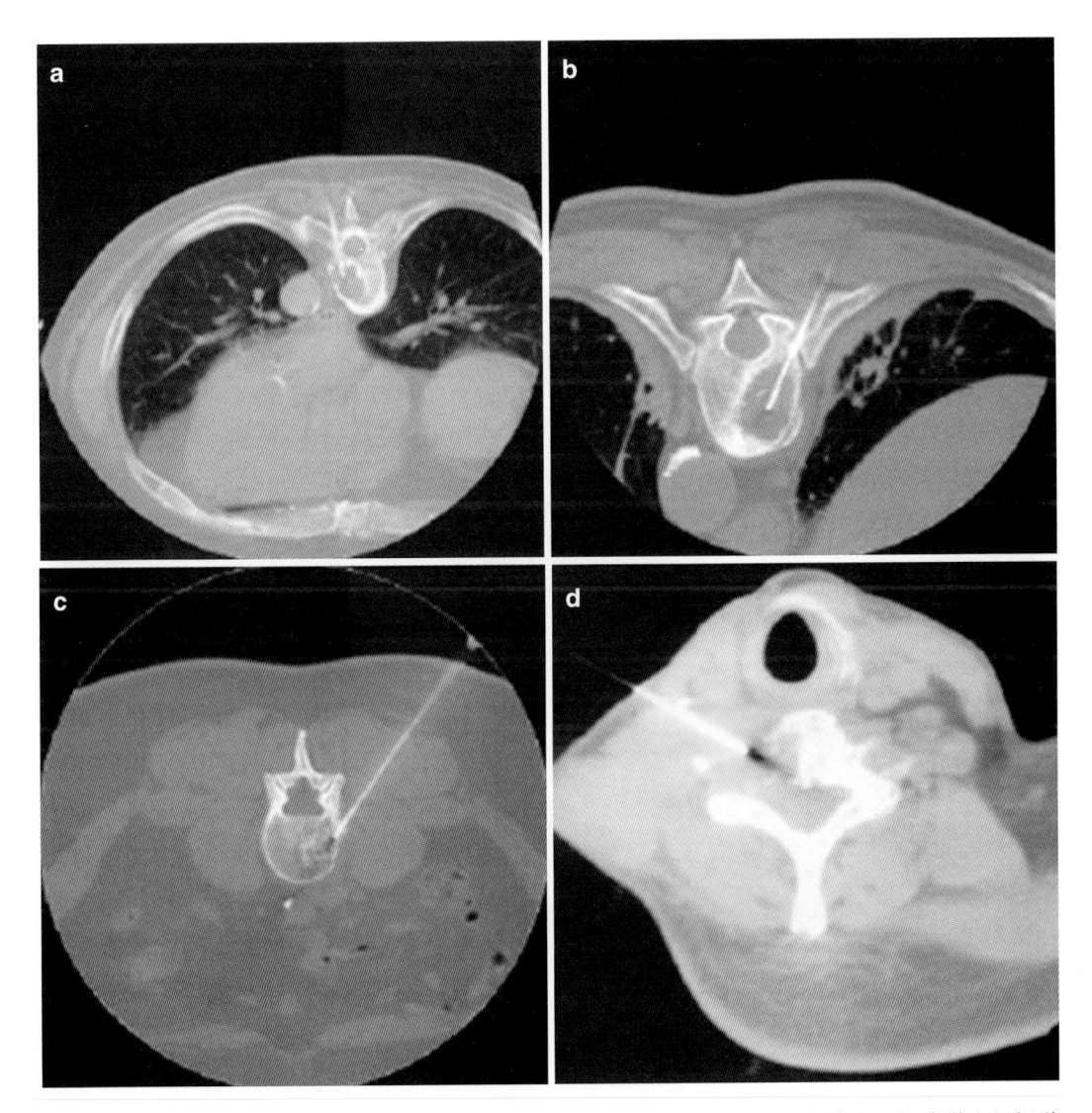

图3-2　轴位CT图像（a）既往无癌症病史的患者经椎弓根入路治疗T6溶骨性病变。细胞学和组织学检查发现大量浆细胞与浆细胞瘤存在（b）。有甲状腺乳头状癌病史的患者经口腔入路治疗T8溶骨性病变。活检证实转移性甲状腺癌。（c）经棘旁入路治疗乳腺癌患者混合性L3病变。活检显示腺癌与乳腺起源一致。（d）有胃癌病史患者C5溶骨性病变的前外侧入路。病理检查与转移性胃癌相一致。图片来源：Lis E, Bilsky MH, Pisinski L, Boland P, Healey JH, O'Malley B, et al. Percutaneous CT-guided biopsy of osseous lesion of the spine in patients with known or suspected malignancy. Am J Neuroradiol. 2004; 25(9): 1589. ©2004 American Society of Neuroradiology. 授权引用

活检需采集足量的样本进行组织学和遗传学检查,因为这对确定系统性治疗至关重要。此外,获得正确的样本组织也非常重要。因此,在进行活检之前,应仔细检查影像学资料,以确定最容易采集病理样本组织的部位。活检时应避免收集到肿瘤中央坏死部分,而是首选周围更活跃的组织。代谢成像,如正电子发射断层扫描(positron emission tomography,PET)在这方面是有用的,可以起到辨别作用。对于病变组织出现硬化或溶解的情况同样需要注意,因为这些因素对样本的易获取性和诊断准确性都有影响。经皮穿刺活检的总体准确率为89%,但硬化性病变的准确率较低,假阴性率达24%[16]。硬化病变可能需要脱钙作为病理分析的一个步骤;在这些病例下,通常建议使用EDTA脱钙(而非盐酸或硝酸),因为EDTA可以最大程度减少遗传物质[17]的降解。

敏感度的多样性

肿瘤对全身系统治疗的敏感性差异很大,不仅在广泛的疾病类别(如肉瘤 vs. 癌)和不同原发器官(如肺腺癌 vs. 乳腺腺癌)之间存在差异,而且在同样组织学亚型的患者之间,甚至同一患者不同病变之间或同一病变在不同时间点之间都存在差异性。其他可以影响敏感性的因素包括突变状态、治疗时间和病变的解剖学位置。

约60%的脊柱转移瘤来源于乳腺癌、肺癌或前列腺癌,转移到脊柱的发生率分别为74.3%、44.9%和90.5%[18]。其他脊柱转移瘤的来源包括肾细胞癌、胃肠道肿瘤、甲状腺癌、淋巴瘤、多发性骨髓瘤或肉瘤。化疗对于淋巴瘤非常敏感,但是对转移性肉瘤和癌的治疗效果不稳定,即使初期显示了较好的效果,但多数只是暂时的。

在考虑敏感性时,疾病的发生和治疗的时间线是非常重要的因素。由于肿瘤存在基因组的不稳定性和一定的自发突变率,肿瘤的侵袭性和耐受性是不断进化的[19]。此外,随着时间的推移,克隆异质性和化疗药物的存在施加的选择性压力(假设有一定数量存活的肿瘤细胞)进一步降低了对全身治疗的敏感[20,21]。因此,早期对某种治疗敏感的肿瘤,在其他时间点对同种药物可能表现出不敏感。

对于不同治疗方案的敏感性,原发性和转移性脊柱肿瘤可能有所不同,同一患者的不同类型脊柱转移之间也可能有所不同。基因谱的克隆差异和转移性病变加倍时间的缩短导致了应答的差异[22]。肿瘤微环境也起着至关重要的作用。解剖位置能够大致决定某些突变是它迁移到外来环境并在该处生存的先决条件。此外,病变的大小、血管密度和活性将影响其代谢和缺氧水平,进而影响到其细胞的有效药物浓度[22,24]。这些因素造成了转移瘤敏感性的差异,我们不能认为对原发性肿瘤有效治疗方法对脊柱转移瘤有相同的治疗效果。例如,原发性和转移性乳腺癌病变之间的激素受体状态不一致,因此,原发性和转移性乳腺癌对激素治疗的敏感性的差异可达10%～50%[25]。基于这个原因,有时需要对已证实有脊柱转移的病变进行活检，因为这些活检结果可能提供额外的治疗指导。以下提到的反应率和相对敏感性在本文出版后是通用的，但在未来几年肯定会改变。医学肿瘤学是一个快速发展的领域，以前被认为对传统抗增殖药物有化疗耐药性的癌症患者现在可以从新型疗法的重大进展中受益。免疫疗法是一个很有前景的领域，即利用患者的免疫系统对肿瘤细胞进行定向和持久性的攻击。这是通过外源性单克隆抗体、癌症疫苗和免疫检查点抑制剂（immune checkpoint inhibitors，ICIs）完成的，ICIs以抑制性受体蛋白为靶点来抑制T细胞对癌症抗原的反应。虽然这一类别中的许多治疗仍处于研究阶段，但有一些已经在临床中使用，并展现出良好的前景[26]。

乳腺癌

雌激素受体（expression of estrogen receptor，ER）、孕激素受体（progesterone receptor，PR）和人表皮生长因子受体2（human epidermal growth factor receptor 2，HER2）的表达对于乳腺癌激素治疗和靶向治疗的敏感性非常关键。ER表达使肿瘤对内分泌治疗更敏感，并且可在未行常规化疗的情况下进行初步治疗。内分泌治疗包括卵巢的化学抑制或手术切除，前者如选择性雌激素受体调节剂（selective estrogen receptor modulators，SERMs），如他莫昔芬；芳香化酶抑制剂，如阿那曲唑；雌激素受体拮抗剂，如氟维司汀和其他药物[27]。药物的选择取决于绝经状态和之前对特定内分泌治疗反应。当内分泌治疗出现多重耐药性时，则提示应开始进行常规化疗。HER2受体在肿瘤表面过表达的特点，使得靶向该受体的单克隆抗体（包括曲妥珠单抗和帕妥珠单抗）治疗变得更敏感[28,29]。

受体情况不仅可以预测对激素治疗的反应，还可以预测对传统化疗（如阿霉素和环磷酰胺）的敏感性。值得注意的是，预后和对激素治疗反应最好的基因亚型包括luminal A，ER+，HER2-和低增殖型，它们对化疗最不敏感。这些亚型转移或复发的发生率低，但是一旦出现转移或复发，这类患者对化疗反应可能是最差的。相反，在被称为"三阴性悖论"的情况下，缺乏激素受体表达（ER-，PR-，HER2-）的肿瘤对化疗最敏感，但其中未达到完全缓解的患者的生存期最短[31,32]。

众所周知，乳腺癌的基因图谱可以评估预计生存期和对激素治疗或化疗的敏感性[30,33,34]。乳腺癌组织的基因表达谱，特别是迁移细胞的基因表达谱，可以预测临床疾病的进展[35]。BRCA1和BRCA2突变可预测患者生存期和对各种化疗的反应，包括铂类药物、蒽环类药物、紫杉类药物和PARP抑制剂[36-39]。BRCA1和BRCA2携带者对蒽环类药物的敏感性增加，而CHEK2突变对该治疗的敏感性低[36,40]。然而，不同药物的治疗效果并不完全一致；在激素受体阴性表达的乳腺癌患者中，BRCA1突变提示对紫杉烷反应性较差[37]。

肺癌

长期以来，肺癌一直被认为是一种不

断恶化进展的疾病,其预后很差。尽管5年生存率仍约为15%,最近基因检测和靶向治疗在一定程度上改善了肺癌患者的预后。大量吸烟与以下肺癌亚型有关:① 鳞状细胞肺癌;② 小细胞肺癌;③ 大细胞肺癌,这些亚型的T53突变率高,而且没有可供靶向的肿瘤基因突变。然而,肺腺癌可表现出表皮生长因子受体(epidermal growth factor receptor, EGFR)、间变性淋巴瘤激酶(anaplastic lymphoma kinase, ALK)和其他几个致癌基因的突变,这些基因突变为靶向治疗提供了选择[41]。

EGFR突变见于15%～40%的肺腺癌,在亚洲人和无吸烟史者中更常见[42,43]。与传统含铂药物的化学疗法相比,酪罗替尼和阿伐他尼可产生更高的客观缓解率(objective response rates, ORR);吉非替尼治疗改善了EGFR突变(TKI)患者的总体生存率[43,44]。在肺腺癌中,3%～6%患者可见ALK重排,在无吸烟史者中更普遍。在这些患者中,克唑替尼一线靶向治疗(小分子TKI)的ORR为74%,PFS为10.9个月[45]。目前为止,EGFR和ALK被认为是最有效的靶点,出现在一小部分肺癌患者中。正在进行的包括其他靶点的实验,包括MET、ROS1以及KRA,可能在未来产生更大的治疗反应率。

前列腺癌

在前列腺癌的治疗中最重要的是雄激素剥夺疗法(androgen deprivation therapy, ADT),包括药物和手术去雄。药物ADT的一种方法是持续给药促黄体生成素释放激素(luteinizing hormone-releasing hormone, LHRH),因垂体脱敏导致停止分泌雄激素。对脊柱外科医生来说,特别重要的是,在开始治疗后的前7～10天,有可能出现肿瘤复发。因为在激素脱敏之前,睾丸激素的释放会受到刺激[46]。因此,在此期间联合使用抗雄激素治疗对于具有硬膜外脊髓压迫风险的患者尤其重要。此外,皮质类固醇有降雄激素和抗炎作用,常用于缓解肿瘤相关症状[47]。

80%～90%的晚期前列腺癌患者对ADT治疗初期的敏感性很高,但在治疗后1～3年会进展为去势抵抗前列腺癌(castration resistant prostate cancer, CRPC)[48]。在去势抵抗发生之前或之后可以使用多西紫杉醇来延长患者生存期。随着治疗技术的进行,出现了一些免疫疗法可供选择,如树突状细胞疫苗西普吕塞尔-T和ICI-依普利单抗[49]。

肾细胞癌

最近,转移性肾细胞癌的系统治疗取得了重大进展。靶向血管内皮生长因子受体的TKIs(舒尼替尼和帕唑帕尼)的ORR为25%～31%,PFS为10.2～10.5个月[50]。干扰素或白细胞介素的细胞因子治疗能使ORR上升至25%,PFS为4.2个月,但也有高毒性的缺点[51]。随着抗血管生成治疗的进展,ICIs,如纳武单抗,已证明ORR为25%,PFS为4.6个月,这比已被认可的二线治疗方法(mTOR抑制剂,依维莫司)更有效[52]。ICIs与其他药物联合使用,治疗效果更好[49]。

淋巴瘤

淋巴瘤性脊柱病变主要是弥漫性大B细胞淋巴瘤（diffuse large B-cell lymphoma，DLBCL）。单发性脊柱病变的病因（无内脏病变）可能是原发性骨淋巴瘤（ⅠE或ⅡE期），而多发性脊柱病变可能是多灶性骨病变淋巴瘤（ⅣE期），或更常见的是播散性全身淋巴瘤伴继发性骨受累（Ⅳ期）。尽管这三类患者的初始治疗方案相似，但有效率和总体预后有明显差异[53]。值得注意的是，对治疗的反应可能很难通过影像学来判断，因为普通X线片可能显示骨质结构的持续改变，而PET影像学可能显示治疗后继发的骨质重塑活动。

一线治疗药物包括R-CHOP（环磷酰胺、阿霉素、长春新碱、泼尼松，以及单克隆抗体利妥昔单抗）[54]。缓解率从继发性骨淋巴瘤（Ⅳ期）的65%完全缓解（CR）到原发性骨淋巴瘤（ⅠE或ⅡE期）的95%完全缓解（CR）不等[55]。鉴于骨性DLBCL对化疗、免疫治疗、类固醇和放射治疗的高度敏感性，除了活检或重建脊柱稳定性外，脊柱的弥漫性大B细胞淋巴瘤很少需要手术治疗。另一个手术指征是对重度脊髓压迫进行减压。但是，目前尚不清楚淋巴瘤减压手术的效果是否优于化疗和放疗[56]。

骨髓瘤

本节主要讨论活动性多发性骨髓瘤，不包括孤立性浆细胞瘤、郁积型多发性骨髓瘤和尚未确定的发病机理的单克隆丙种球蛋白病，因为这些疾病本身通常不需要系统治疗。活动性骨髓瘤的系统治疗是先对配型成功的患者进行造血细胞移植（hematopoietic cell transplantation，HCT），再用硼替佐米、沙利度胺/来那度胺和皮质类固醇类药物进行化疗，而配型不成功的患者只能接受维持性化疗[57]。

治疗方法的选择和预期的敏感性或进展时间受到风险分层模型的影响，这些模型是基于对已知易位的FISH分析、基因表达谱、血清乳酸脱氢酶水平以及对先前治疗的反应[58]。一般情况下，患者最初通常对上述治疗方案表现出良好的敏感性，但那些高风险的患者可能在8～18个月内出现疾病进展，而标准风险的骨髓瘤患者则需要25～36个月[59,60]。早期疾病进展的其他风险因素包括：年龄＞65岁、白蛋白＜30 g/L、血清β2微球蛋白＞40 mg/L、血红蛋白＜100 g/L、血小板＜150/mm^3，以多发病灶（3个以上受骨骼）[61]。

肉瘤

脊柱的转移性肉瘤病变相对较少，其全身和局部的治疗也有争议。然而，黏液样脂肪肉瘤确实表现出脊柱转移的倾向，因此，值得在此背景下进行讨论。黏液样脂肪瘤发生脊柱转移和骨转移的发生率分别为8%～14%和82%～83%[62,63]。MRI检查是进行筛查的有效方法[64]。治疗方法通常选择姑息性治疗，也有学者采用En-bloc切除获得长期控制[65]。与其他脂肪肉瘤亚型相比，黏液样脂肪肉瘤对常规化疗方案相对敏感，包括阿霉素联合/不联合异环磷酰胺，其部分缓解率为48%。尽管如此,其PFS中位数却仅为4个月[66]。据报道,曲贝定是一种很有前景的二线治疗方法,它对易位相关的肉瘤显示出特异性疗效,并已被证实,对使用阿霉素治疗无反应的黏液样脂肪肉瘤患者,曲贝定的PFS可达7.3个月[67]。

抗骨吸收疗法

谈到脊柱转移性疾病,必须提及抗骨吸收疗法,即双膦酸盐和地诺单抗。其作用包括:① 尽量减少因治疗引起的BMD下降而导致的椎体脆性骨折风险;② 降低转移性脊柱病变引起的骨相关不良事件(skeletal-related events, SRE)的发生率;③ 有效减少疾病复发率。

抗肿瘤治疗可打破激素平衡而导致骨量流失(如乳腺癌的芳香化酶抑制剂或前列腺癌的LHRH)[68,69];给予外源性皮质激素(如淋巴瘤的泼尼松)、骨髓移植[70]或化疗可引起卵巢衰竭[71,72]。化疗引起的过早绝经对机体影响最大,可导致1年后椎体BMD下降7.7%,而正常绝经的下降率为2.0%[71,73,74](图3-3)。有趣的是,他莫昔芬有防止绝经后患者BMD下降的作用,但对仍处于绝经前的患者有害[75]。地诺单抗60mg皮下注射,每6个月1次,这种疗法已经FDA批准用于脊柱肿瘤治疗引起的骨质疏松[76],双膦酸盐也是有效治疗方法[77,78]。相反,特立帕肽不推荐用于有骨恶性肿瘤或有骨辐射史的患者,因为理论上增加了继发性骨肉瘤的风险[79]。抗骨吸收治疗是缓解疼痛、改善生活质量、预

男女患者接受与不接受治疗骨质流失率

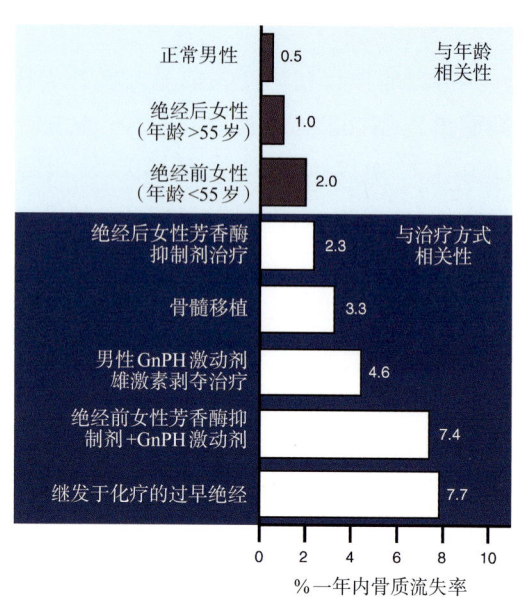

图3-3 男女性一年骨质流失率。接受癌症治疗患者骨质流失多于常人[68-72][74]。GnRH,促性腺激素释放激素

防或推迟脊柱转移瘤发生骨相关不良事件(skeletal-related events, SRE)的基础[80,81]。SRE是指需要手术或放疗干预的疼痛,椎体病理性压缩性骨折或脊髓压迫。地诺单抗120mg皮下注射,每4周1次;唑来膦酸4mg静脉注射,每3~4周1次,上述治疗方案均已获得FDA批准,用于预防实体瘤源性骨转移瘤的SRE[82,83]。对于乳腺癌和前列腺癌源性脊柱转移瘤患者,地诺单抗在预防SRE的作用优于双膦酸盐[84,85]。对于其他实体瘤来源的脊柱转移瘤患者,地诺单抗在预防SRE的作用不差于唑来膦酸[86]。抗骨质吸收药物除了有抑制BMD减少、降低SRE发生率外,还有抗肿瘤移活的作用。体外和动物研究表明,抗骨质疏松药具有促肿瘤细胞凋亡作用,也改变

了扩散的肿瘤细胞与骨微环境的相互作用[73]。最近一项关于乳腺癌来源的脊柱转移瘤Meta分析中，与对照组相比，绝经后乳腺癌患者服用双膦酸盐药物组的总体生存率和无瘤生存率均有所改善[87]。

结论

脊柱转移瘤的手术决策在很大程度上取决于系统治疗方案。系统治疗方案首先是选择正确的活检时机、穿刺位置、穿刺方法和入路。组织学和分子分析有利于肿瘤科医生评估预期治疗的反应率、反应周期以及患者预期生存期。系统治疗效果差的恶性肿瘤需要更积极的手术或放疗干预，而系统治疗效果良好的恶性肿瘤不需要有创伤性干预。预期生存期长的患者需要脊柱稳定性的重建，而对于生存期短的患者，则应尽量减少手术并发症和术后恢复时间。系统治疗对骨密度的影响，需要考虑强化骨质的药物，以最大程度减少骨质疏松性骨折的风险。掌握了这些知识，脊柱外科医生才能制定适合患者的最佳的姑息性治疗方案。

参考文献

[1] Eisenhauer EA, Therasse P, Bogaerts J, et al. New response evaluation criteria in solid tumours: revised RECIST guideline (version 1.1). Eur J Cancer. 2009; 45(2): 228–247.

[2] Vassiliou V, Andreopoulos D, Frangos S, et al. Bone metastases: assessment of therapeutic response through radiological and nuclear medicine imaging modalities. Clin Oncol (R Coll Radiol). 2011; 23(9): 632–645.

[3] Vogel CL, Schoenfelder J, Shemano I, et al. Worsening bone scan in the evaluation of antitumor response during hormonal therapy of breast cancer. J Clin Oncol. 1995; 13(5): 1123–1128.

[4] Coleman RE, Mashiter G, Whitaker KB, et al. Bone scan flare predicts successful systemic therapy for bone metastases. J Nucl Med. 1988; 29(8): 1354–1359.

[5] Hamaoka T, Costelloe CM, Madewell JE, et al. Tumour response interpretation with new tumour response criteria vs the World Health Organisation criteria in patients with bone-only metastatic breast cancer. Br J Cancer. 2010; 102(4): 651–657.

[6] Hayashi N, Costelloe CM, Hamaoka T, et al. A prospective study of bone tumor response assessment in metastatic breast cancer. Clin Breast Cancer. 2013; 13(1): 24–30.

[7] Woolf DK, Padhani AR, Makris A. Assessing response to treatment of bone metastases from breast cancer: what should be the standard of care? Ann Oncol. 2015; 26(6): 1048–1057.

[8] Costelloe CM, Chuang HH, Madewell JE, et al. Cancer response criteria and bone metastases: RECIST 1.1, MDA and PERCIST. J Cancer. 2010; 1: 80–92.

[9] Du Y, Cullum I, Illidge TM, et al. Fusion of metabolic function and morphology: sequential [18F] fluorodeoxyglucose positron-emission tomography/computed tomography studies yield new insights into the natural history of bone metastases in breast cancer. J Clin Oncol. 2007; 25(23): 3440–3447.

[10] Min SJ, Jang HJ, Kim JH. Comparison of the RECIST and PERCIST criteria in solid tumors: a pooled analysis and review. Oncotarget. 2016; 7(19): 27848–27854.

[11] Bauerle T, Merz M, Komljenovic D, et al. Drug-induced vessel remodeling in bone metastases as assessed by dynamic contrast enhanced magnetic resonance imaging and vessel size imaging: a longitudinal in vivo study. Clin Cancer Res. 2010; 16(12): 3215–3225.

[12] Lecouvet FE, Larbi A, Pasoglou V, et al. MRI for response assessment in metastatic bone disease. Eur Radiol. 2013; 23(7): 1986–1997.

[13] Chu S, Karimi S, Peck KK, et al. Measurement of blood perfusion in spinal metastases with dynamic contrast-enhanced magnetic resonance imaging: evaluation of tumor response to radiation therapy. Spine (Phila Pa 1976). 2013; 38(22): E1418–1424.

[14] Rose PS, Buchowski JM. Metastatic disease in the thoracic and lumbar spine: evaluation and management. J Am Acad Orthop Surg. 2011; 19(1): 37–48.

[15] Mukherjee S, Thakur B, Bhagawati D, et al.

[15] Utility of routine biopsy at vertebroplasty in the management of vertebral compression fractures: a tertiary center experience. J Neurosurg Spine. 2014; 21(5): 687–697.

[16] Lis E, Bilsky MH, Pisinski L, et al. Percutaneous CT-guided biopsy of osseous lesion of the spine in patients with known or suspected malignancy. Am J Neuroradiol. 2004; 25(9): 1583–1588.

[17] Singh VM, Salunga RC, Huang VJ, et al. Analysis of the effect of various decalcification agents on the quantity and quality of nucleic acid (DNA and RNA) recovered from bone biopsies. Ann Diagn Pathol. 2013; 17(4): 322–326.

[18] Klimo P Jr, Schmidt MH. Surgical management of spinal metastases. Oncologist. 2004; 9(2): 188–196.

[19] Goldie JH, Coldman AJ. A mathematic model for relating the drug sensitivity of tumors to their spontaneous mutation rate. Cancer Treat Rep. 1979; 63(11–12): 1727–1733.

[20] Foo J, Michor F. Evolution of acquired resistance to anti-cancer therapy. J Theor Biol. 2014; 355: 10–20.

[21] Gerlinger M, Swanton C. How Darwinian models inform therapeutic failure initiated by clonal heterogeneity in cancer medicine. Br J Cancer. 2010; 103(8): 1139–1143.

[22] Dexter DL, Leith JT. Tumor heterogeneity and drug resistance. J Clin Oncol. 1986; 4(2): 244–257.

[23] Hanahan D, Weinberg RA. Hallmarks of cancer: the next generation. Cell. 2011; 144(5): 646–674.

[24] Mumenthaler SM, Foo J, Choi NC, et al. The impact of microenvironmental heterogeneity on the evolution of drug resistance in cancer cells. Cancer Inform. 2015; 14(Suppl 4): 19–31.

[25] Rossi S, Basso M, Strippoli A, et al. Hormone receptor status and HER2 expression in primary breast cancer compared with synchronous axillary metastases or recurrent metastatic disease. Clin Breast Cancer. 2015; 15(5): 307–312.

[26] Martin-Liberal J, Ochoa de Olza M, Hierro C, et al. The expanding role of immunotherapy. Cancer Treat Rev. 2017; 54: 74–86.

[27] Barrios C, Forbes JF, Jonat W, et al. The sequential use of endocrine treatment for advanced breast cancer: where are we? Ann Oncol. 2012; 23(6): 1378–1386.

[28] National Comprehensive Cancer Network. NCCN Clinical Practice Guidelines in Oncology (NCCN Guidelines(R)): breast cancer. Version 2.2016 (5/6/2016). Fort Washington: National Comprehensive Cancer Network; 2016. https://www.nccn.org/professionals/physician_gls/pdf/breast.pdf.

[29] Taghian A, El-Ghamry MN, Merajver SD. Overview of the treatment of newly diagnosed, non-metastatic breast cancer. UpToDate. New York: Wolters Kluwer; 10 Aug 2016. https://www.uptodate.com/contents/overview-of-the-treatment-of-newly-diagnosed-non-metastatic-breast-cancer. Accessed 5 Apr 2017.

[30] Kim SR, Paik S. Genomics of adjuvant therapy for breast cancer. Cancer J. 2011; 17(6): 500–504.

[31] Bhargava R, Beriwal S, Dabbs DJ, et al. Immunohistochemical surrogate markers of breast cancer molecular classes predicts response to neoadjuvant chemotherapy: a single institutional experience with 359 cases. Cancer. 2010; 116(6): 1431–1439.

[32] Carey LA, Dees EC, Sawyer L, et al. The triple negative paradox: primary tumor chemosensitivity of breast cancer subtypes. Clin Cancer Res. 2007; 13(8): 2329–2334.

[33] van de Vijver MJ, He YD, van't Veer LJ, et al. A gene-expression signature as a predictor of survival in breast cancer. N Engl J Med. 2002; 347(25): 1999–2009.

[34] Gupta A, Mutebi M, Bardia A. Gene-expression-based predictors for breast cancer. Ann Surg Oncol. 2015; 22(11): 3418–3432.

[35] Patsialou A, Wang Y, Lin J, Whitney K, et al. Selective gene-expression profiling of migratory tumor cells in vivo predicts clinical outcome in breast cancer patients. Breast Cancer Res. 2012; 14(5): R139.

[36] Kriege M, Seynaeve C, Meijers-Heijboer H, et al. Sensitivity to first-line chemotherapy for metastatic breast cancer in BRCA1 and BRCA2 mutation carriers. J Clin Oncol. 2009; 27(23): 3764–3771.

[37] Kriege M, Jager A, Hooning MJ, et al. The efficacy of taxane chemotherapy for metastatic breast cancer in BRCA1 and BRCA2 mutation carriers. Cancer. 2012; 118(4): 899–907.

[38] Smith KL, Isaacs C. BRCA mutation testing in determining breast cancer therapy. Cancer J. 2011; 17(6): 492–499.

[39] Bayraktar S, Gluck S. Systemic therapy options in BRCA mutation-associated breast cancer. Breast Cancer Res Treat. 2012; 135(2): 355–366.

[40] Pfeifer W, Sokolenko AP, Potapova ON, et al. Breast cancer sensitivity to neoadjuvant therapy in BRCA1 and CHEK2 mutation carriers and non-carriers. Breast Cancer Res Treat. 2014; 148(3): 675–683.

[41] Sholl LM. The molecular pathology of lung cancer. Surg Pathol Clin. 2016; 9(3): 353–378.

[42] Paez JG, Janne PA, Lee JC, et al. EGFR mutations in lung cancer: correlation with clinical response

to gefitinib therapy. Science. 2004; 304(5676): 1497–1500.
[43] Korpanty GJ, Graham DM, Vincent MD, et al. Biomarkers that currently affect clinical practice in lung cancer: EGFR, ALK, MET, ROS-1, and KRAS. Front Oncol. 2014; 4: 204.
[44] Greenhalgh J, Dwan K, Boland A, et al. First-line treatment of advanced epidermal growth factor receptor (EGFR) mutation positive non-squamous non-small cell lung cancer. Cochrane Database Syst Rev. 2016; (5): CD010383.
[45] Solomon BJ, Mok T, Kim DW, et al. First-line crizotinib versus chemotherapy in ALK-positive lung cancer. N Engl J Med. 2014; 371(23): 2167–2177.
[46] National Comprehensive Cancer Network. NCCN Clinical Practice Guidelines in Oncology (NCCN Guidelines(R)): prostate cancer. Version 2.2017 (02/21/17). Fort Washington: National Comprehensive Cancer Network; 2017. https://www.nccn.org/professionals/physician_gls/pdf/prostate.pdf. Accessed 20 Mar 2017.
[47] Dorff TB, Crawford ED. Management and challenges of corticosteroid therapy in men with metastatic castrate-resistant prostate cancer. Ann Oncol. 2013; 24(1): 31–38.
[48] Hellerstedt BA, Pienta KJ. The current state of hormonal therapy for prostate cancer. CA Cancer J Clin. 2002; 52(3): 154–179.
[49] Hurwitz ME, Sokhn J, Petrylak DP. Cancer immunotherapy: new applications in urologic oncology. Curr Opin Urol. 2016; 26(6): 535–542.
[50] Motzer RJ, Hutson TE, Cella D, et al. Pazopanib versus sunitinib in metastatic renal-cell carcinoma. N Engl J Med. 2013; 369(8): 722–731.
[51] McDermott DF, Cheng SC, Signoretti S, et al. The high-dose aldesleukin "select" trial: a trial to prospectively validate predictive models of response to treatment in patients with metastatic renal cell carcinoma. Clin Cancer Res. 2015; 21(3): 561–568.
[52] Motzer RJ, Escudier B, McDermott DF, et al. Nivolumab versus everolimus in advanced renal-cell carcinoma. N Engl J Med. 2015; 373(19): 1803–1813.
[53] Messina C, Christie D, Zucca E, et al. Primary and secondary bone lymphomas. Cancer Treat Rev. 2015; 41(3): 235–246.
[54] National Comprehensive Cancer Network. NCCN Clinical Practice Guidelines in Oncology (NCCN Guidelines (R)): B-cell lymphomas. Version 2.2017 (02/21/17). Fort Washington: National Comprehensive Cancer Network; 2017. https://www.nccn.org/professionals/physician_gls/pdf/b-cell.pdf. Accessed 20 Mar 2017.
[55] Pellegrini C, Gandolfi L, Quirini F, et al. Primary bone lymphoma: evaluation of chemoimmunotherapy as front-line treatment in 21 patients. Clin Lymphoma Myeloma Leuk. 2011; 11(4): 321–325.
[56] McDonald AC, Nicoll JA, Rampling RP. NonHodgkin's lymphoma presenting with spinal cord compression; a clinicopathological review of 25 cases. Eur J Cancer. 2000; 36(2): 207–213.
[57] National Comprehensive Cancer Network. NCCN Clinical Practice Guidelines in Oncology (NCCN Guidelines(R)): multiple myeloma. Version 3.2017 (11/28/16). Fort Washington: National Comprehensive Cancer Network; 2017. https://www.nccn.org/professionals/physician_gls/pdf/myeloma.pdf. Accessed 20 Mar 2017.
[58] Ooi MG, de Mel S, Chng WJ. Risk stratification in multiple myeloma. Curr Hematol Malig Rep. 2016; 11(2): 137–147.
[59] Gertz MA, Lacy MQ, Dispenzieri A, et al. Clinical implications of t(11; 14)(q13; q32), t(4; 14)(p16.3; q32), and -17p13 in myeloma patients treated with high-dose therapy. Blood. 2005; 106(8): 2837–2840.
[60] Kapoor P, Kumar S, Fonseca R, et al. Impact of risk stratification on outcome among patients with multiple myeloma receiving initial therapy with lenalidomide and dexamethasone. Blood. 2009; 114(3): 518–521.
[61] Durie BG, Jacobson J, Barlogie B, et al. Magnitude of response with myeloma frontline therapy does not predict outcome: importance of time to progression in southwest oncology group chemotherapy trials. J Clin Oncol. 2004; 22(10): 1857–1863.
[62] Schwab JH, Boland P, Guo T, et al. Skeletal metastases in myxoid liposarcoma: an unusual pattern of distant spread. Ann Surg Oncol. 2007; 14(4): 1507–1514.
[63] Moreau LC, Turcotte R, Ferguson P, et al. Myxoid\round cell liposarcoma (MRCLS) revisited: an analysis of 418 primarily managed cases. Ann Surg Oncol. 2012; 19(4): 1081–1088.
[64] Schwab JH, Boland PJ, Antonescu C, et al. Spinal metastases from myxoid liposarcoma warrant screening with magnetic resonance imaging. Cancer. 2007; 110(8): 1815–1822.
[65] Kato S, Kawahara N, Murakami H, et al. Multi-level total en bloc spondylectomy for solitary lumbar metastasis of myxoid liposarcoma. Orthopedics. 2010; 33(6): 446.
[66] Jones RL, Fisher C, Al-Muderis O, et al. Differential sensitivity of liposarcoma subtypes to chemotherapy. Eur J Cancer. 2005; 41(18): 2853–

2860.
- [67] Kawai A, Araki N, Sugiura H, et al. Trabectedin monotherapy after standard chemotherapy versus best supportive care in patients with advanced, translocation-related sarcoma: a randomised, open-label, phase 2 study. Lancet Oncol. 2015; 16(4): 406−416.
- [68] Eastell R, Hannon RA, Cuzick J, et al. Effect of an aromatase inhibitor on bmd and bone turnover markers: 2-year results of the Anastrozole, Tamoxifen, Alone or in Combination (ATAC) trial (18233230). J Bone Miner Res. 2006; 21(8): 1215−1223.
- [69] Maillefert JF, Sibilia J, Michel F, et al. Bone mineral density in men treated with synthetic gonadotropin-releasing hormone agonists for prostatic carcinoma. J Urol. 1999; 161(4): 1219−1222.
- [70] Lee WY, Cho SW, Oh ES, et al. The effect of bone marrow transplantation on the osteoblastic differentiation of human bone marrow stromal cells. J Clin Endocrinol Metab. 2002; 87(1): 329−335.
- [71] Shapiro CL, Manola J, Leboff M. Ovarian failure after adjuvant chemotherapy is associated with rapid bone loss in women with early-stage breast cancer. J Clin Oncol. 2001; 19(14): 3306−3311.
- [72] Gnant M, Mlineritsch B, Luschin-Ebengreuth G, et al. Adjuvant endocrine therapy plus zoledronic acid in premenopausal women with early-stage breast cancer: 5-year follow-up of the ABCSG-12 bonemineral density substudy. Lancet Oncol. 2008; 9(9): 840−849.
- [73] Gralow JR, Biermann JS, Farooki A, et al. NCCN Task Force Report: bone health in cancer care. J Natl Compr Canc Netw. 2013; 11(Suppl 3): S1−50; quiz S1.
- [74] Kanis JA. Determinants of skeletal mass and strength [chapter 4]; causes of osteoporosis [chapter 5]. In: Kanis JA, editor. Textbook of osteoporosis. Oxford and Cambridge: Blackwell Science; 1996. p. 106−199.
- [75] Vehmanen L, Elomaa I, Blomqvist C, et al. Tamoxifen treatment after adjuvant chemotherapy has opposite effects on bone mineral density in premenopausal patients depending on menstrual status. J Clin Oncol. 2006; 24(4): 675−680.
- [76] Prolia(R) (denosumab) Injection [package insert]. Thousand Oaks: Amgen Inc.; 2011. https://www.accessdata.fda.gov/drugsatfda_docs/label/2011/125320s5s6lbl.pdf.
- [77] Ellis GK, Bone HG, Chlebowski R, et al. Randomized trial of denosumab in patients receiving adjuvant aromatase inhibitors for nonmetastatic breast cancer. J Clin Oncol. 2008; 26(30): 4875−4882.
- [78] Van Poznak C, Hannon RA, Mackey JR, et al. Prevention of aromatase inhibitor-induced bone loss using risedronate: the SABRE trial. J Clin Oncol. 2010; 28(6): 967−975.
- [79] Canalis E, Giustina A, Bilezikian JP. Mechanisms of anabolic therapies for osteoporosis. N Engl J Med. 2007; 357(9): 905−916.
- [80] Wong MH, Stockler MR, Pavlakis N. Bisphosphonates and other bone agents for breast cancer. Cochrane Database Syst Rev. 2012; (2): CD003474.
- [81] Lipton A. Efficacy and safety of intravenous bisphosphonates in patients with bone metastases caused by metastatic breast cancer. Clin Breast Cancer. 2007; 7(Suppl 1): S14−20.
- [82] ZOMETA(R) (zoledronic acid) Injection [package insert]. East Hanover: Novartis Pharmaceuticals Corporation; 2014. https://www.accessdata.fda.gov/drugsatfda_docs/label/2014/021223s028lbl.pdf.
- [83] XGEVA(R) (denosumab) Injection [package insert]. Thousand Oaks: Amgen Inc.; 2013. https://www.accessdata.fda.gov/drugsatfda_docs/label/2013/125320s094lbl.pdf.
- [84] Fizazi K, Carducci M, Smith M, et al. Denosumab versus zoledronic acid for treatment of bone metastases in men with castration-resistant prostate cancer: a randomised, double-blind study. Lancet. 2011; 377(9768): 813−822.
- [85] Martin M, Bell R, Bourgeois H, et al. Bone-related complications and quality of life in advanced breast cancer: results from a randomized phase III trial of denosumab versus zoledronic acid. Clin Cancer Res. 2012; 18(17): 4841−4849.
- [86] Henry DH, Costa L, Goldwasser F, et al. Randomized, double-blind study of denosumab versus zoledronic acid in the treatment of bone metastases in patients with advanced cancer (excluding breast and prostate cancer) or multiple myeloma. J Clin Oncol. 2011; 29(9): 1125−1132.
- [87] Ben-Aharon I, Vidal L, Rizel S, et al. Bisphosphonates in the adjuvant setting of breast cancer therapy—effect on survival: a systematic review and meta-analysis. PLoS One. 2013; 8(8): e70044.

4 NOMS

斯科特·L.朱克曼,伊利亚·劳弗和马克·比尔斯基

脊柱是肿瘤骨转移最常见的部位[1,2]。30%～50%的癌症患者会发生肿瘤脊柱骨转移。常见脊柱转移瘤包括乳腺癌、前列腺癌、肾癌和肺癌[3,4]。肿瘤通过动脉系统,硬膜外静脉丛,脑脊液(cerebrospinal fluid,CSF),或直接浸润进行扩散。椎体受累引发疼痛,转移性硬膜外脊髓压迫(epidural spinal cord compression,ESCC)导致神经系统损害,引起继发症状[5]。随着治疗手段的进步和完善,脊柱转移瘤带瘤生存患者以及接受治疗的患者数量也相应地增长[6-8]。脊柱转移瘤患者的治疗很复杂,因为经常接受化疗或放疗,他们全身情况较差且营养不良。这些因素都需要在实施外科手术时予以考虑。通常需要与肿瘤科医生合作,制定总体治疗策略。随着癌症治疗技术的快速发展,脊柱外科医生的角色也在迅速变化。手术治疗已经从简单的稳定性重建发展[9]到有创切除[10]和分离手术[11,12]。当今的脊柱外科医生必须了解脊柱微创技术和新的放疗手术方案。

NOMS(neurologic oncological mechanical and systemic, NOMS)框架由4项决策内容组成,用于指导脊柱转移瘤患者的治疗。NOMS框架包括神经学、肿瘤学,生物力学和系统状况方面的考虑,并灵活地对新疗法进行纳入和考量。我们所描述的NOMS框架特别强调了外科医生的作用。下面是一些重要的概念和案例。

NOMS框架

NOMS决策系统通过4项决策内容指导治疗方案的制定(图4-1)。

神经学

该决策点包括神经系统检查和ESCC严重程度的评估。ESCC严重程度通过影像学进行评估,分为轻度或重度,而脊髓病变通过体格检查进行评估,根据神经功能障碍的部位分为脊髓病或神经根病。神经评估的标准化至关重要(因为没有充分的术前准备和沟通,就没有良好的手术治疗效果)。神经系统检查的重要性不言而喻,应首先详细了解病史,注意具体症状(持物困难,系扣困难,使用餐具困难,或计数钱币困难,步态不平衡,或尿、便功能障碍)和体征(反射亢进,阵挛,直

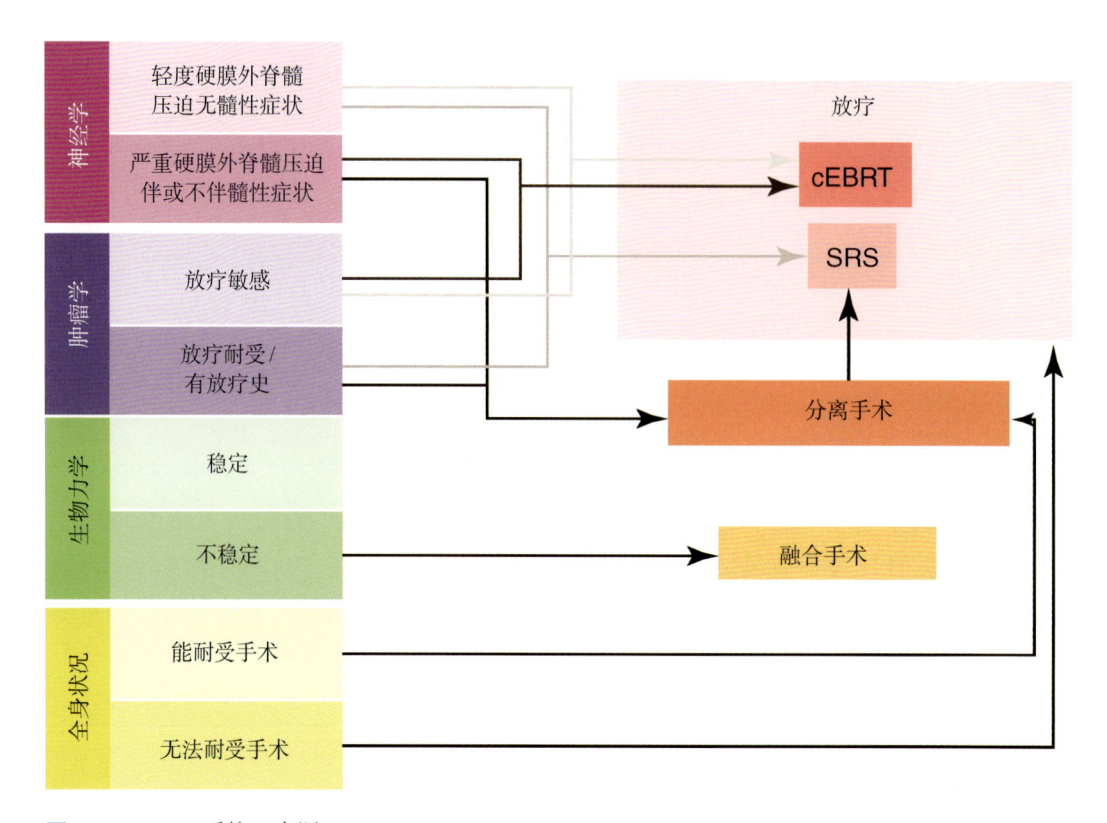

图4-1 NOMS系统。来源：Laufer et al., The NOMS Framework: Approach to the Treatment of Spinal Metastatic Tumors. Oncologist. 2013 Jun; 18(6): 744-51. doi:10.1634/theoncologist. 2012-0293. Epub 2013 May 24

肠张力减弱，或者霍夫曼征、巴宾斯基征、闭目难立征、压头试验或直腿抬高试验阳性）。运动或感觉障碍可以通过几种常用的分级量表来评估。通常采用美国脊髓损伤（American Spinal Injury Association，ASIA）分级量表，其范围从正常（E）到完全性损伤（A）[13]，是Frankel分级的一种改进版。而Nurick量表和Ranawat量表比较古老，也稍微复杂一些，但仍然可以用来评估功能障碍的程度。脊髓病特异性量表包括McCormick量表[14]和Aminoff-Logue量表[15]，McCormick量表评估运动、感觉和步态，最初用于硬膜内肿瘤，Aminoff-Logue量表评估步态和排尿，最初用于脊柱动静脉畸形。转移性硬膜外脊髓压迫最好的影像学评价方法是由以前的4点分级量表[17]发展而来的6点分级量表[16]。6点分级量表包括仅骨性结构受累（0）、硬膜外受累但未变形（1a）、硬膜囊变形但未压迫脊髓（1b）、硬膜囊变形并压迫脊髓（1c）、脊髓受压但脑脊液未中断（2）、脑脊液中断（3）（图4-2）。

在一项研究中，对25名颈椎和胸椎肿瘤患者进行MRI扫描，每次间隔2周进行了3次检查，由7名脊柱外科医生根据6点分级量表进行阅片，并统计同类相关性系

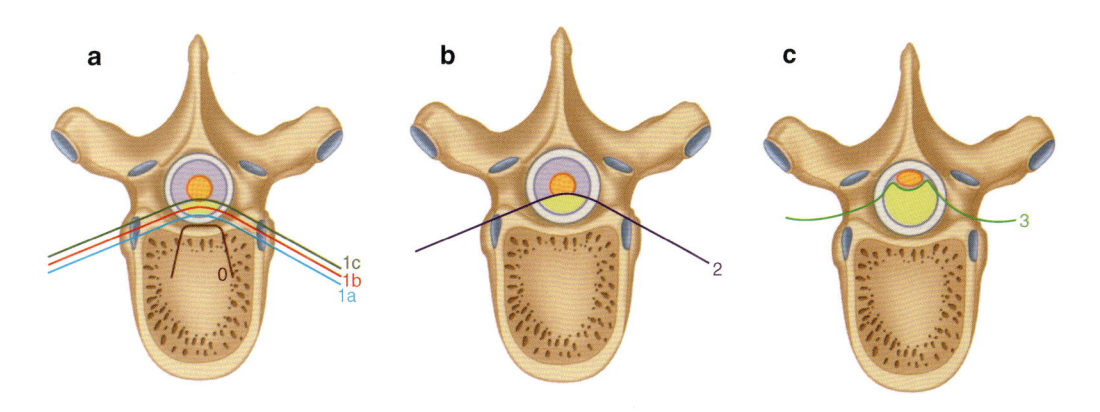

图4-2 （a～c）ESCC量表。来源：Bilsky et al., Reliability Analysis of the Epidural Spinal Cord Compression Scale. Journal of Neurosurgery: Spine. 2010 Sep; 13(3): 324-328

数（intraclass correlation coefficient，ICC），结果显示，在T2加权图像上表现出了良好的评分者间信度（ICC 0.701～0.782）和评分者内信度（ICC 0.619～0.819），显著优于T1加权图像[16]。NOMS框架将0级和1a-c级的硬膜外脊髓压迫定义为轻度，2～3级定义为重度。据此，在没有任何力学不稳的情况下，无论放射敏感性如何，轻度脊髓压迫都应该首选放疗。重度脊髓压迫，无论有无神经功能缺陷，均应进行分离手术，当肿瘤对放疗敏感时，还应追加放疗。如前所述，有时难以准确对1c型进行判定，其判定更多取决于患者的神经功能状态。如果肿瘤侵袭或炎症导致神经功能障碍，手术治疗是更好的选择。然而，如果患者神经功能正常，可以进行低分割放疗而无须手术。在神经学评估中，神经缺陷的时间和严重程度至关重要。神经系统受损在急诊和门诊都会遇到，必须迅速确定其严重程度。在实体瘤压迫脊髓导致神经功能障碍的情况下，手术是最快速和可靠的脊髓减压手段。劳弗等人的一项系统综述[18]，探究了与术后神经功能改善相关的术前指标，并发现症状的持续时间和严重程度都会影响预后，有5篇文章支持此项结论，其中2篇文章对此进行了讨论。这2个因素是影响神经功能恢复的最关键因素。该研究小组包括AO Spine论坛肿瘤组的32名成员（94%外科医生，6%放射肿瘤学医生，中位执业时间为8年，范围1～38年）[18]。满意的手术结果为，69%的医生认为是运动能力的改善，而90%医生的认为是在不需要行走的情况下保留了尿便功能。他们一致认为，在决定手术时应考虑瘫痪的持续时间；但也有41%的医生表示，并不会将瘫痪的时间作为手术唯一的判定因素。在具体时间方面，13%的医生认为瘫痪超过24 h者不应再手术，69%的医生认为瘫痪超过48 h者恢复运动功能的可能性很小。94%的医生还将患者肌力减弱程度作为一个考虑因素。40%的医生表示，下肢肌力为0级时不需再进行手术，23%的医生认为肌力为1级时不需再进行手术。

肿瘤学

肿瘤学评估考虑到了肿瘤对现有治疗的敏感性，主要考虑放疗。放疗是肿瘤局部控制手段中侵入性最小和成功率最高的。然而，化疗和免疫疗法也日趋成熟。因此，肿瘤学的评估主要取决于原发肿瘤的放疗敏感性，但也要根据化疗和免疫治疗的疗效进一步完善。

放疗

目前主要的放疗方法包括传统定向放射治疗（conventional External Beam Radiation Therapy，cEBRT）和立体定向放射治疗（stereotactic radiosurgery，SRS）。cEBRT以持续的低分割方式将两个相反的辐射束传送到一大片区域。3 Gy/10分割，总计30 Gy是脊柱中最常用的cEBRT剂量。随着放疗技术的进步，可以利用图像制导以高度聚焦和适形的方式传送辐射。这种SRS技术能够向肿瘤传递高剂量辐射，同时保护周围的易受累器官（organs at risk，OAR）。

放疗敏感性：最近的一篇综述表明，肿瘤的组织学类型决定了对cEBRT的敏感性（表4-1）。通常，淋巴瘤、精原细胞瘤和骨髓瘤对放疗敏感。直观的体现是，这些非实体肿瘤很少需要手术治疗，并对放疗有良好的反应。在实体瘤中，乳腺癌和前列腺癌也是放疗敏感的肿瘤。1995年，玛兰扎诺和拉蒂尼[20]进行了一项前瞻性试验，结果显示，放疗敏感的肿瘤（骨髓瘤、乳腺癌、前列腺癌）预示更高的中位反应时间和生存率。最新的研究也证实了这一点。拉德什及其同事回顾性分析了238名继发于骨髓瘤的ESCC患者[21]，发现97%的患者对单独使用cEBRT具有良好的反应——其中53%患者运动功能改善，另外44%运动功能障碍不再恶化。这一团队还治疗了29例淋巴瘤导致ESCC的患者，发现72%

表4-1 不同肿瘤对放疗的反应性[19]

	淋巴瘤 精原细胞瘤 骨髓瘤	乳腺癌	前列腺癌	肉瘤	黑色素瘤	胃肠肿瘤	非小细胞肺癌	肾癌
吉尔伯特	F	F	U	U	U	U	U	U
玛兰扎诺	F	F	F	U	U	U	U	U
拉德什	F	I	I	I	U	I	U	I
拉德什	F	F	F	U	U	U	U	U
卡塔基里	F	F	F	U	U	U	U	U
玛兰扎诺	F	F	F	U	U	U	U	U
拉德什	F	I	I	I	U	I	U	I

治疗效果：F有效，I不明确，U无效

的患者运动功能改善，28%的患者在单独使用cEBRT时病情保持稳定[22]。在4名患有精原细胞瘤的年轻男性中也有良好的治疗反应[23]。即使剂量超过30 Gy，放疗敏感性肿瘤对增加的辐射剂量也有更好的反应[24]。NOMS框架指出，对于放疗敏感性肿瘤，即使是重度压迫，cEBRT也可用于局部肿瘤控制[25]。然而，在有症状的脊髓压迫病例中，首选手术治疗。即使是放疗敏感的恶性实体肿瘤，手术仍然起着重要作用。

放疗耐受性：另一方面，许多实体瘤具有很强的放疗耐受性。一些常见肿瘤，如肾细胞癌（renal cell carcinoma，RCC）、胃肠道肿瘤（gastro intestinal，GI）和非小细胞肺癌（non-small cell lung cancer，NSCLC）对cEBRT的反应较小。SRS的杀伤机制不同于cEBRT，因此SRS克服了肿瘤对cEBRT的耐受性。轻度压迫且无神经功能障碍的放疗耐受肿瘤可以用SRS治疗，并且不需要手术。最近凯特琳癌症中心（Memorial Sloan Kettering Cancer Center，MSKCC）的一项单中心大样本临床试验使用NOMS标准，由多学科团队评估了657名接受SRS一线治疗的患者[26]。在811个病灶中，665个（82%）具有放疗耐受性，最常见的是RCC（170），肉瘤（113）和NSCLC（102）。共28例治疗失败，平均进展时间为26个月，有趣的是，预测局部控制失败的最主要因素是辐射剂量，而非病理类型。作者得出结论：单次高剂量SRS在放疗耐受肿瘤中具有持久的局部控制效果。通过SRS可以无须减瘤手术，即可有效地控制肿瘤[27-29]。因此脊柱肿瘤学研究组（Spine Oncology Study Group，SOSG）建议在没有神经受损的ESCC患者中，对放疗耐受性（抵抗）的肿瘤进行放射治疗[30]。

然而，在重度神经受压的情况下，对于放疗耐受性肿瘤（对有重度受压放疗耐受性肿瘤的ESCC患者），手术减压和重建稳定性后放疗通常可以更好地改善功能（功能恢复效果更好）。帕切尔等人进行了一项具有里程碑意义的前瞻性随机对照研究，其结果对当前的研究现状具有指导意义[9]，其中101名脊柱转移瘤患者随机接受手术和放疗，或者是单独放疗。

该研究因单纯手术即达到满意效果而提前终止，与放疗组相比，手术组患者在术后能够行走的概率是放疗组的6倍以上。手术组下床活动更早，使用阿片类药物或皮质类固醇的时间更短。这篇文章的结论是，通过手术减压和稳定性重建改善了脊柱转移瘤患者的神经系统预后。SOSG目前对重度压迫患者的建议是先手术减压，然后放疗[30]。

此外，虽然SRS具有良好的肿瘤局部控制效果，但它必须在不损伤肿瘤周围的重要结构（例如，脊髓）的情况下进行。经验表明，为避免局部复发，向整个肿瘤输送的剂量至少为15 Gy。然而，当肿瘤紧邻脊髓时，这样做是不安全的。由于SRS具有精准度高的特点，肿瘤和脊髓之间2～3 mm的间隔就足以保证脊髓安全。因此，在脊柱肿瘤SRS时代，重度压迫患者需要先进行减压手术，以分离肿瘤与脊髓，为SRS提供有利条件。

化疗和免疫治疗

新型化疗和免疫治疗方案已经显著改变了癌症治疗的趋势。在这里，我们简要地举一些常见的例子。BRAF突变的黑色素瘤往往预后较差，已经开发出靶向抗体疗法来抑制BRAF突变细胞的增殖。基于细胞因子的疗法，如干扰素和IL-2，以及免疫检查点阻断疗法等取得了良好的治疗效果。黑色素瘤脊柱转移的治疗决策系统中的常见药物包括易普利姆玛、维莫菲尼、达拉非尼和曲美替尼[31]。乐伐替尼被用于治疗甲状腺癌，它是一种抑制多靶点酪氨酸激酶的抗体，其广泛的抗肿瘤活性取得了良好的疗效[32]。用表皮生长因子受体（epidermal growth factor receptor，EGFR）靶向药物治疗非小细胞肺癌已经越来越成功，例如，厄洛替尼、吉非替尼和阿法替尼。这些靶向药物显示出优于单独细胞毒性药物化疗的效果[33]。卡博替尼是一种用于肾细胞癌的口服酪氨酸激酶抑制剂，与西罗莫司机械靶蛋白（mechanistic target Of Rapamycin，mTOR）抑制剂依维莫司相比显示出更高的生存率[34]。根据以往经验，肿瘤骨转移对全身治疗的反应非常有限，需要通过手术和（或）放疗进行局部治疗。而新的全身疗法在骨转移瘤中却表现出显著的效果。外科医生、放射科医生和肿瘤科医生需要密切合作来决定是否需要手术或放疗。

生物力学

脊柱不稳是手术重建稳定性的独立指征。虽然放疗是一种强大的肿瘤控制手段，但它不能解决脊柱的生物力学问题——不稳定的骨折不能通过放疗变得稳定。无论肿瘤组织学类型或放疗敏感性如何，不稳定的脊柱都需要手术干预使其稳定。需要结合临床和影像学检查判断生物力学状况。

脊柱生物力学的主要评分系统是脊柱肿瘤学研究组（Spinal Oncology Study Group，SOSG）开发的脊柱不稳定肿瘤评分（spinal instability neoplastic score，SINS）（表4-2）[36]。该评分方案结合临床和影像学资料，每个参数都对不稳定的程度进行分级，以最终确定脊柱的稳定性。最终评分将患者分为稳定组（0～6）、不稳定组（13～18）或中间组（7～12）组。在颈胸段、胸腰段和腰骶段所发生的病变往往会造成明显的疼痛，因此该区域的评分更高。还需要衡量骨性病变的类型（溶骨性、成骨性或混合性），最好通过X线或CT来确定。还需判断是否累及后外侧关节。也许SINS最大的价值是不同领域的专家可以通过其进行沟通，而不仅仅是外科医生的一家之言。以前，肿瘤学家可能只能依靠放射学报告来确定稳定性，如今SINS能够帮助我们从多学科角度理解脊柱稳定性。

需要仔细根据患者的疼痛类型来判断脊柱稳定性。3种不同类型的疼痛代表不同的临床过程——静息痛（Biologic pain）、神经痛和轴向痛。静息痛与运动或轴向负荷无关，通常在夜间持续发作或加重，可以通过类固醇和放疗缓解[25]。从病理生理学角度来看，静息痛是由肿瘤分泌的炎症

表 4-2 SINS[35]

SINS 评价内容		得分
病变部位	交界部位(枕骨~C2, C7~T2, T11~L1, L5~S1)	3
	高活动度部位(C3~C6, L2~L4)	2
	低活动度部位(T3~T10)	1
	固定部位(S2~S5)	0
疼痛	存在	3
	阵发性非机械性疼痛	1
	无痛性病变	0
骨性病变	溶骨性	2
	混合性	1
	成骨性	0
脊柱序列	脱位、半脱位	4
	后凸、侧凸畸形	2
	序列正常	0
椎体塌陷	塌陷>50%	3
	塌陷<50%	2
	椎体受累>50%但无塌陷	1
	无上述情况	0
侧后方病变	双侧	3
	单侧	1
	无上述情况	0
总分	稳定	0~6
	不确定稳定性	7~12
	不稳定	13~18

介质引起，由于内源性类固醇水平在夜晚降低，疼痛会在夜间或清晨表现出来，通常可以通过外源性类固醇和放疗进行治疗。神经性疼痛是脊髓、马尾或神经根受压的结果，可表现为麻木或肌力减弱。轴向痛是脊柱不稳的一个标志，在轴向负荷或运动时发生。在临床，对脊柱转移瘤的住院患者进行疼痛评估是很重要的。在记录病史时，患者已经卧床数日，因此他们会否认疼痛。此时必须让患者行走，观察他们从坐着到仰卧和站立的疼痛变化。并询问他们在家里或行走时的疼痛情况；否则有可能遗漏需要治疗的脊柱不稳。

重建脊柱稳定性主要通过骨水泥强化或侧块、椎弓根螺钉固定来实现。虽然本章并没有对固定技术进行综述，但下文将简要介绍经皮骨水泥强化技术。然而，值得注意的是，有些病变可以通过简单的骨水泥增强来治疗，因为大量的证据表明，骨水泥可以减少轴向痛，改善活动能力和恢复前柱高度[37-41]。椎体后凸成形术(percutaneous kyphoplasty，PKP)是一种经皮手术，术中给椎体内的球囊充气，为不透射线(射线屏蔽)的骨水泥(polymethyl methacrylate，PMMA)注入椎体创造空间[37,42]。椎体成形术是一种类似的、无球囊膨胀的经皮手术，在透视下将骨水泥注射到椎体[43]。对于转移瘤引起的脊柱骨折，仅有癌症患者骨折评估(Cancer Patient Fracture Evaluation，CAFE)的研究，对PKP与非手术治疗的预后进行了比较，并提供了Ⅰ类证据[39]。这是一项随机、多中心试验，评估了65例接受PKP治疗的患者和52例非手术治疗的患者，发现PKP组的疼痛、活动度、镇痛需求和生活质量有统计学意义的改善，而非手术组无明显改善。

对于有脊柱不稳风险的患者，放疗通

常不能缓解症状并会导致不良事件。于斯曼等人[44]通过将对放疗有反应却治疗失败的38例患者与76例未失败的进行对比,研究了脊柱不稳导致的机械性背部疼痛。他们的结果显示,低SINS是放疗失败的独立预测因素(OR1.3,95%CI1.1～1.5,P=0.01),结论是显著的脊柱不稳定增加了放疗失败的风险,而与其他变量无关。拉姆等人[45]研究了299例接受cEBRT治疗的无硬膜外脊髓压迫的脊柱转移瘤患者。脊柱不稳常导致椎体骨折、疼痛住院、神经功能障碍或需要进行手术。多变量分析显示,SINS ≥ 11时,上述不良事件的发生率显著增加(HR2.5,95%CI1.3～4.9,P=0.007)。

全身情况

手术决策必须考虑患者的整体健康和预后。如果忽视了全面的评估,可能会出现意想不到的病状,而这是可以避免的。NOMS框架基于患者的手术耐受能力,该决策基于两个组成部分:① 精准术前评估和② 预期生存时间。

精准的术前评估是肿瘤学专家和麻醉师一起进行的。即使存活率很高,化疗的不良反应也会使手术延期。对于恶病质和营养不良的患者,还应评估其营养状况。在一项对4310名接受腰椎融合术的非癌症患者的研究中,发现低白蛋白血症是伤口裂开、感染和再入院的独立危险因素[46]。在一项对161例脊柱转移瘤手术患者的研究中也得出了同样的结论[47]。经过多变量逻辑回归分析,白蛋白 < 3.5 g/dL是术后1年死亡的独立预测因子。

预期生存期取决于肿瘤组织学、转移瘤负担的程度、并发症和对全身治疗的总体反应。一些预后评分系统已经被开发出来,包括Tokuhashi评分[48]或Tomita[49]评分系统。然而,在一个系统治疗快速发展和癌症患者生存预期不断延长的时代,这些评分过分依赖原发肿瘤组织学来预测生存期,因此可能不准确。最近,佩雷拉等人[50]开发并验证了一个预后评分系统,其降低了原发肿瘤类型的权重。通过研究来自两个三级中心的649名患者,建立了一个模型和评分系统,并通过多因素cox回归揭示了以下预测生存的因素,包括年龄较大、一般情况较差、原发癌类型、不止一个脊柱转移灶、肺/肝转移、脑转移、全身治疗、高白细胞计数和低血红蛋白。脊柱转移瘤的手术可以缓解局部症状,即使在预期生存期较短的情况下,如果症状严重,也可行手术。

手术注意事项

分离手术

在SRS时代,转移瘤性硬膜外脊髓压迫(metastatic epidural spinal cord compression, MESCC)的手术目标发生了变化。由于SRS可有效地控制任何大小和组织学类型的肿瘤,因此不再需要肿瘤的广泛切除。如上所述,手术的主要目标是充分分离肿瘤和脊髓,以便安全地进行SRS并保证脊柱稳定。分离手术是一种将肿瘤与脊髓分离以便使放射线投送至肿瘤部位的手术[12]。恢复脑脊液间隙,以便在肿瘤和脊髓之间产生足够的距离(2～3 mm),因此可以安全地启动SRS而无须担心围手术期脊髓压迫加重或脊髓用药过量[51]。充分的环形脊髓减压对手术的成功至关重要[11,52]。减压通常通过椎板切除术、双侧关节面切除术和椎弓根切除术来实现，以进入腹侧硬膜外腔。由于大多数硬膜外转移瘤起源于椎体，后纵韧带（posterior longitudinal ligament，PLL）的切除对于接近硬膜外肿瘤并确保脊柱充分减压以及脊髓和硬膜囊的重建至关重要。

虽然为了稳定前柱可能会进行椎板切除术，但独立的后柱结构已被证明可以提供充分的稳定性，且内固定失败的风险较低。阿曼库勒等报告说[53]，仅使用后路节段性固定进行分离手术的患者中，出现有症状的内固定失败（需要再次手术）的比例非常低（2.8%）。少数（17.4%）患有严重的前柱损伤的患者使用了前柱内固定。在最近一篇关于MIS和分离手术的综述中，3项研究报告了他们使用开放入路进行分离手术的经验。平均局部失败率为17.1%，平均局部复发时间为13.6个月。一项调查总体生存（OS）率的研究发现，SRS后接受全身治疗的患者的1年生存率为78%，而未接受全身治疗的患者1年生存率为56%（$P=0.02$）。研究发现有几个因素可以改善肿瘤控制和延长生存期，包括更高剂量的多分割SRS、联合全身系统治疗和较低的硬膜外脊髓压迫分级[11,53]。

然而，新技术正在发展。也许最值得注意的是使用激光诱导间质热疗（laser interstitial thermal therapy，LITT）将肿瘤与硬膜充分分离。辰井等人发表了一项对11名接受LITT继以SRS的患者进行的探索性分析。在术中MRI引导下，将激光探头放置到受累的硬膜外腔中，然后激光热疗法消融侵袭性肿瘤。病灶组织内的热量强度和扩散情况可以通过术中MRI实时观测。另一项对19名患者进行长期随访（10～64周）的研究显示出很好的结果。对所有在3个月时疼痛和功能显著改善的患者继续全身治疗。该报告涉及8名需要减压和重建脊柱稳定性的患者，其说明了LITT也可以与经皮固定联合使用[56]。

手术重建稳定

在生物力学评估中，主要决策点是确定患者是否需要重建脊柱稳定性。事实上，重建稳定性的方法有很多，从骨水泥到开放手术植入内固定物。先前引用的CAFÉ研究证明，椎体压缩性骨折患者适合选用椎体成形术或椎体后凸成形术。在骨折涉及后柱结构时，需要经皮椎弓根钉内固定术以恢复稳定性。对于更广泛的骨折，可能需要开放手术重建稳定性。开放手术和经皮内固定在重建稳定性和缓解疼痛上的作用大致相同，选择何种技术取决于外科医生的偏好。然而，经皮内固定手术后伤口并发症的风险可能会降低。据报道，MESCC开放手术后伤口并发症的发生率为12%～26%[57-59]，术前放疗可能是伤口并发症的最大危险因素[59,60]。另一方面，减少手术的侵入性可以使患者更早恢复放疗或全身治疗，甚至传统的分次放疗可以在手术后1周或2～3天内开始[61]。

我们的做法是在进行短节段稳定时利

用螺钉的骨水泥增强。辅助治疗、手术并发症和营养不良破坏了骨性融合的良好生物学环境,并且使得患者在生命的剩余岁月(临终前)中严重依赖内固定物。沿椎弓根螺钉通道进行骨水泥强化可以增加抗拔出强度[62],也已被证明可以降低骨质疏松患者假关节的发生率[63]。螺钉脱出或椎弓根骨折后果非常严重,尤其是在与邻近肿瘤浸润部位的短节段融合中。2011~2014年,我们报告了44名接受短节段骨水泥增强经皮脊柱内固定治疗脊柱不稳定的肿瘤患者。患者疼痛明显减轻,没有围术期并发症,只有2名患者需要随后减压[64]。其他3项大型研究报告了类似的积极结果[65-67]。一项研究还报道了经皮置入髂骨螺钉治疗腰骨盆不稳定[68]。经皮螺钉也可用于小切口减压术或椎体切除术[69,70]。

案例插图

案例#1 图4-3

一位62岁女性食管腺癌患者因运动加剧腰痛。影像学显示L3溶解性转移,椎体高度丢失<50%[脊柱不稳定评分(Spine Instability Neoplastic Score,SINS)评分为11]和低度硬膜外肿瘤压迫(a,b,c)。患者接受后凸成形术(d)和单分割24 Gy立体定向放射外科治疗(e)。

病例#2 图4-4

一名76岁女性,患有肺鳞状细胞癌,表现为胸背痛。影像学显示T6转移伴高度脊髓压迫(ESCC 3)(a,b)。患者接受了分离手术,用于脊髓减压(c)和脊柱内固定(d)。随后接受了低分割放疗。

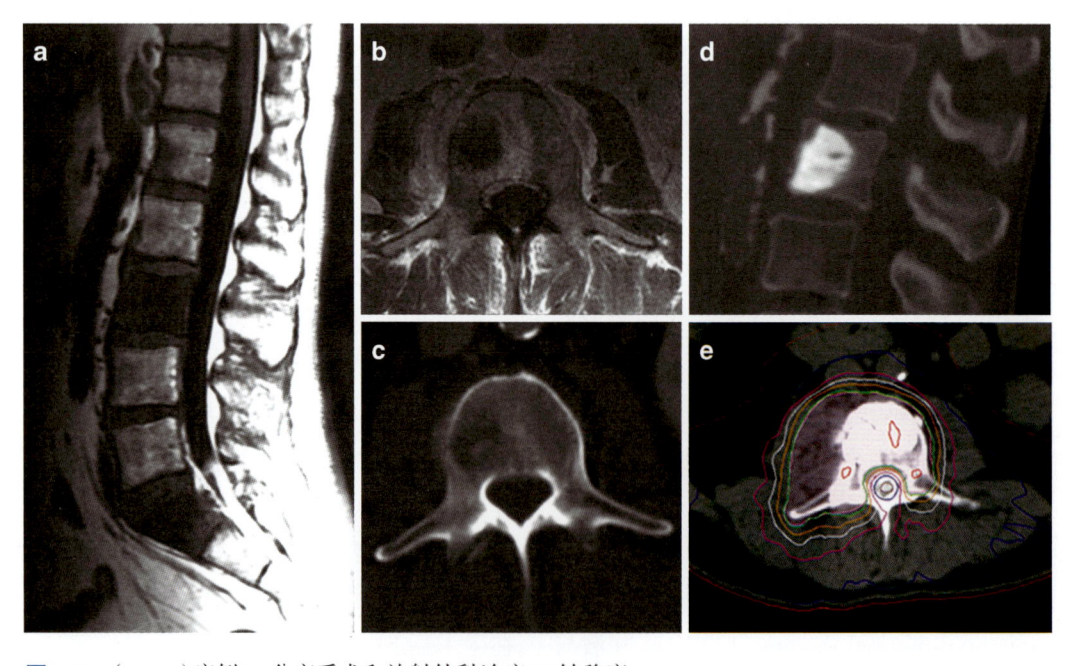

图4-3 (a~e)病例1:分离手术和放射外科治疗T6转移瘤

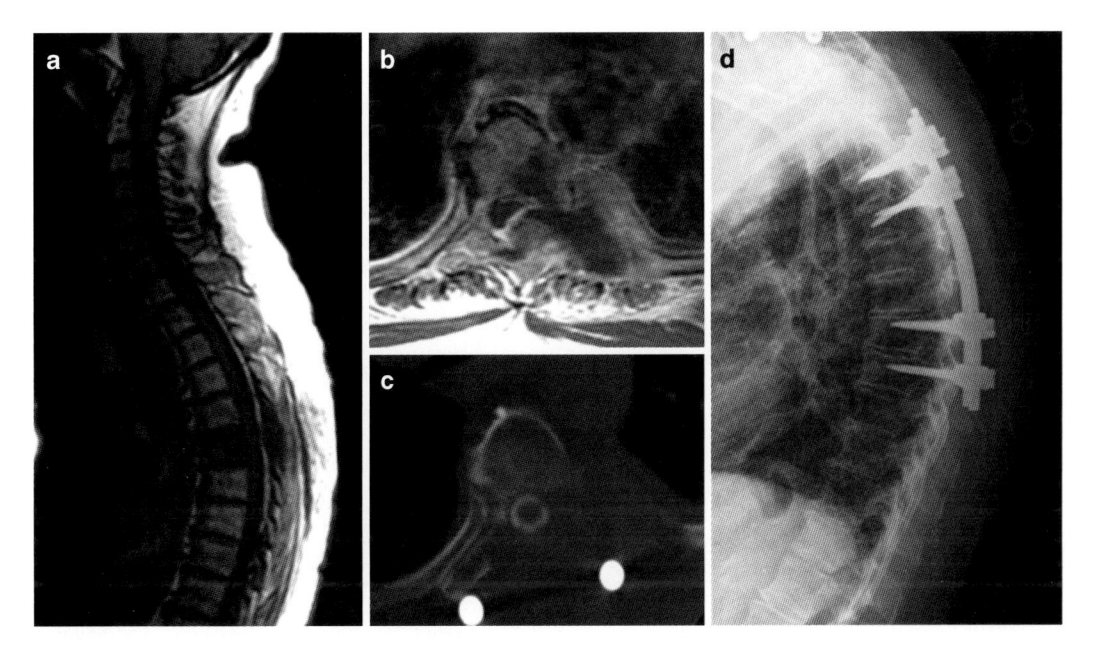

图4-4 （a～d）案例2：分离手术和放射外科治疗T6转移

参考文献

[1] Hatrick NC, Lucas JD, Timothy AR, et al. The surgical treatment of metastatic disease of the spine. Radiother Oncol. 2000; 56(3): 335-339.

[2] Ortiz Gomez JA. The incidence of vertebral body metastases. Int Orthop. 1995; 19(5): 309-311.

[3] Jacobs WB, Perrin RG. Evaluation and treatment of spinal metastases: an overview. Neurosurg Focus. 2001; 11(6): e10.

[4] Steinmetz MP, Mekhail A, Benzel EC. Management of metastatic tumors of the spine: strategies and operative indications. Neurosurg Focus. 2001; 11(6): e2.

[5] Harel R, Angelov L. Spine metastases: current treatments and future directions. Eur J Cancer. 2010; 46(15): 2696-2707.

[6] Choi D, Crockard A, Bunger C, et al. Review of metastatic spine tumour classification and indications for surgery: the consensus statement of the Global Spine Tumour Study Group. Eur Spine J. 2010; 19(2): 215-222.

[7] Fehlings MG, Nater A, Holmer H. Cost-effectiveness of surgery in the management of metastatic epidural spinal cord compression: a systematic review. Spine (Phila Pa 1976). 2014; 39(22 Suppl 1): S99-S105.

[8] Yoshihara H, Yoneoka D. Trends in the surgical treatment for spinal metastasis and the in-hospital patient outcomes in the United States from 2000 to 2009. Spine J. 2014; 14(9): 1844-1849.

[9] Patchell RA, Tibbs PA, Regine WF, et al. Direct decompressive surgical resection in the treatment of spinal cord compression caused by metastatic cancer: a randomised trial. Lancet. 2005; 366 (9486): 643-648.

[10] Yao KC, Boriani S, Gokaslan ZL, et al. En bloc spondylectomy for spinal metastases: a review of techniques. Neurosurg Focus. 2003; 15(5): E6.

[11] Laufer I, Iorgulescu JB, Chapman T, et al. Local disease control for spinal metastases following "separation surgery" and adjuvant hypofractionated or high-dose single-fraction stereotactic radiosurgery: outcome analysis in 186 patients. J Neurosurg Spine. 2013; 18(3): 207-214.

[12] Moussazadeh N, Laufer I, Yamada Y, et al. Separation surgery for spinal metastases: effect of spinal radiosurgery on surgical treatment goals. Cancer Control. 2014; 21(2): 168-174.

[13] American Spinal Injury Association. International standards for neurological classification of spinal cord injury (ISNCSCI). 2016. http://asia-spinalinjury.org/wp-content/uploads/2016/02/International_Stds_Diagram_Worksheet.pdf.

[14] McCormick PC, Torres R, Post KD, et al. Intramedullary ependymoma of the spinal cord. J

[15] Aminoff MJ, Logue V. Clinical features of spinal vascular malformations. Brain. 1974; 97(1): 197-210.

[16] Bilsky MH, Laufer I, Fourney DR, et al. Reliability analysis of the epidural spinal cord compression scale. J Neurosurg Spine. 2010; 13(3): 324-328.

[17] Bilsky MH, Boland PJ, Panageas KS, et al. Intralesional resection of primary and metastatic sarcoma involving the spine: outcome analysis of 59 patients. Neurosurgery. 2001; 49(6): 1277-1286.

[18] Laufer I, Zuckerman SL, Bird JE, et al. Predicting neurologic recovery after surgery in patients with deficits secondary to MESCC: systematic review. Spine (Phila Pa 1976). 2016; 41(Suppl 20): S224-S230.

[19] Gerszten PC, Mendel E, Yamada Y. Radiotherapy and radiosurgery for metastatic spine disease: what are the options, indications, and outcomes. Spine (Phila Pa 1976). 2009; 34(22S): S78-92.

[20] Maranzano E, Latini P. Effectiveness of radiation therapy without surgery in metastatic spinal cord compression: final results from a prospective trial. Int J Radiat Oncol Biol Phys. 1995; 32(4): 959-967.

[21] Rades D, Conde-Moreno AJ, Cacicedo J, et al. Excellent outcomes after radiotherapy alone for malignant spinal cord compression from myeloma. Radiol Oncol. 2016; 50(3): 337-340.

[22] Rades D, Conde-Moreno AJ, Cacicedo J, et al. Radiation therapy alone provides excellent outcomes for spinal cord compression from vertebral lymphoma. Anticancer Res. 2016; 36(6): 3081-3083.

[23] Bolm L, Janssen S, Bartscht T, et al. Radiotherapy alone for malignant spinal cord compression in young men with seminoma. Anticancer Res. 2016; 36(4): 2033-2034.

[24] Rades D, Panzner A, Rudat V, et al. Dose escalation of radiotherapy for metastatic spinal cord compression (MSCC) in patients with relatively favorable survival prognosis. Strahlenther Onkol. 2011; 187(11): 729-735.

[25] Laufer I, Rubin DG, Lis E, et al. The NOMS framework: approach to the treatment of spinal metastatic tumors. Oncologist. 2013; 18(6): 744-751.

[26] Yamada Y, Katsoulakis E, Laufer I, et al. The impact of histology and delivered dose on local control of spinal metastases treated with stereotactic radiosurgery. Neurosurg Focus. 2017; 42(1): E6.

[27] Chang EL, Shiu AS, Mendel E, et al. Phase I/II study of stereotactic body radiotherapy for spinal metastasis and its pattern of failure. J Neurosurg Spine. 2007; 7(2): 151-160.

[28] Moussazadeh N, Lis E, Katsoulakis E, et al. Five-year outcomes of high-dose single-fraction spinal stereotactic radiosurgery. Int J Radiat Oncol Biol Phys. 2015; 93(2): 361-367.

[29] Ghia AJ, Chang EL, Bishop AJ, et al. Single-fraction versus multifraction spinal stereotactic radiosurgery for spinal metastases from renal cell carcinoma: secondary analysis of Phase I/II trials. J Neurosurg Spine. 2016; 24(5): 829-836.

[30] Bilsky MH, Laufer I, Burch S. Shifting paradigms in the treatment of metastatic spine disease. Spine (Phila Pa 1976). 2009; 34(22 Suppl): S101-107.

[31] Caruso JP, Cohen-Inbar O, Bilsky MH, et al. Stereotactic radiosurgery and immunotherapy for metastatic spinal melanoma. Neurosurg Focus. 2015; 38(3): E6.

[32] Wang E, Karedan T, Perez CA. New insights in the treatment of radioiodine refractory differentiated thyroid carcinomas: to lenvatinib and beyond. Anticancer Drugs. 2015; 26(7): 689-697.

[33] Greenhalgh J, Dwan K, Boland A, et al. First-line treatment of advanced epidermal growth factor receptor (EGFR) mutation positive non-squamous non-small cell lung cancer. Cochrane Database Syst Rev. 2016; (5): CD010383.

[34] Choueiri TK, Escudier B, Powles T, et al. Cabozantinib versus everolimus in advanced renal cell carcinoma (METEOR): final results from a randomised, openlabel, phase 3 trial. Lancet Oncol. 2016; 17(7): 917-927.

[35] Fisher CG, DiPaola CP, Ryken TC, et al. A novel classification system for spinal instability in neoplastic disease: an evidence-based approach and expert consensus from the Spine Oncology Study Group. Spine (Phila Pa 1976). 2010; 35: E1221-1229.

[36] Fourney DR, Frangou EM, Ryken TC, et al. Spinal instability neoplastic score: an analysis of reliability and validity from the spine oncology study group. J Clin Oncol. 2011; 29(22): 3072-3077.

[37] Burton AW, Mendoza T, Gebhardt R, et al. Vertebral compression fracture treatment with vertebroplasty and kyphoplasty: experience in 407 patients with 1,156 fractures in a tertiary cancer center. Pain Med. 2011; 12(12): 1750-1757.

[38] Dalbayrak S, Onen MR, Yilmaz M, et al. Clinical and radiographic results of balloon kyphoplasty for treatment of vertebral body metastases and multiple myelomas. J Clin Neurosci. 2010; 17(2): 219-224.

[39] Berenson J, Pflugmacher R, Jarzem P, et al. Balloon kyphoplasty versus non-surgical fracture management for treatment of painful vertebral body compression fractures in patients with cancer: a multicentre, randomised controlled trial. Lancet Oncol. 2011; 12(3): 225–235.

[40] Tseng YY, Lo YL, Chen LH, et al. Percutaneous polymethylmethacrylate vertebroplasty in the treatment of pain induced by metastatic spine tumor. Surg Neurol. 2008; 70 Suppl 1: S1: 78–83; discussion S1: 83–84.

[41] Mendel E, Bourekas E, Gerszten P, et al. Percutaneous techniques in the treatment of spine tumors: what are the diagnostic and therapeutic indications and outcomes? Spine. 2009; 34(22 Suppl): S93–100.

[42] Gerszten PC. Spine metastases: from radiotherapy, surgery, to radiosurgery. Neurosurgery. 2014; 61(Suppl 1): 16–25.

[43] Jensen ME, Kallmes DE. Percutaneous vertebroplasty in the treatment of malignant spine disease. Cancer J. 2002; 8(2): 194–206.

[44] Huisman M, van der Velden JM, van Vulpen M, et al. Spinal instability as defined by the spinal instability neoplastic score is associated with radiotherapy failure in metastatic spinal disease. Spine J. 2014; 14(12): 2835–2840.

[45] Lam TC, Uno H, Krishnan M, Lutz S, et al. Adverse outcomes after palliative radiation therapy for uncomplicated spine metastases: role of spinal instability and single-fraction radiation therapy. Int J Radiat Oncol Biol Phys. 2015; 93(2): 373–381.

[46] Bohl DD, Shen MR, Mayo BC, et al. Malnutrition predicts infectious and wound complications following posterior lumbar spinal fusion. Spine (Phila Pa 1976). 2016; 41(21): 1693–1699.

[47] Goodwin CR, Schoenfeld AJ, Abu-Bonsrah NA, et al. Reliability of a spinal metastasis prognostic score to model 1-year survival. Spine J. 2016; 16(9): 1102–1108.

[48] Tokuhashi Y, Matsuzaki H, Oda H, et al. A revised scoring system for preoperative evaluation of metastatic spine tumor prognosis. Spine. 2005; 30(19): 2186–2191.

[49] Tomita K, Kawahara N, Kobayashi T, et al. Surgical strategy for spinal metastases. Spine. 2001; 26(3): 298–306.

[50] Paulino Pereira NR, Janssen SJ, van Dijk E, et al. Development of a prognostic survival algorithm for patients with metastatic spine disease. J Bone Joint Surg Am. 2016; 98(21): 1767–1776.

[51] Bilsky MH, Laufer I, Matros E, et al. Advanced lung cancer: aggressive surgical therapy vertebral body involvement. Thorac Surg Clin. 2014; 24(4): 423–431.

[52] Bate BG, Khan NR, Kimball BY, et al. Stereotactic radiosurgery for spinal metastases with or without separation surgery. J Neurosurg Spine. 2015; 22(4): 409–415.

[53] Amankulor NM, Xu R, Iorgulescu JB, et al. The incidence and patterns of hardware failure after separation surgery in patients with spinal metastatic tumors. Spine J. 2014; 14(9): 1850–1859.

[54] Tatsui CE, Stafford RJ, Li J. Utilizaiton of laser interstitial thermotherapy guided by real-time thermal MRI as an alternative to separation surgery in the management of spinal metastases. J Neurosurg Spine. 2015; 23(4): 400–411.

[55] Tatsui CE, Lee SH, Amini B, et al. Spinal laser interstitial thermal therapy: a novel alternative to surgery for metastatic epidural spinal cord compression. Neurosurgery. 2016; 79(Suppl 1): S73–82.

[56] Tatsui CE, Belsuzarri TA, Oro M, et al. Percutaneous surgery for treatment of epidural spinal cord compression and spinal instability: technical note. Neurosurg Focus. 2016; 41(4): E2.

[57] Jansson KA, Bauer HC. Survival, complications and outcome in 282 patients operated for neurological deficit due to thoracic or lumbar spinal metastases. Eur Spine J. 2006; 15(2): 196–202.

[58] Itshayek E, Yamada J, Bilsky M, et al. Timing of surgery and radiotherapy in the management of metastatic spine disease: a systematic review. Int J Oncol. 2010; 36(3): 533–544.

[59] Ghogawala Z, Mansfield FL, Borges LF. Spinal radiation before surgical decompression adversely affects outcomes of surgery for symptomatic metastatic spinal cord compression. Spine (Phila Pa 1976). 2001; 26(7): 818–824.

[60] Sundaresan N, Rothman A, Manhart K, et al. Surgery for solitary metastases of the spine: rationale and results of treatment. Spine. 2002; 27(16): 1802–1806.

[61] Disa JJ, Smith AW, Bilsky MH. Management of radiated reoperative wounds of the cervicothoracic spine: the role of the trapezius turnover flap. Ann Plast Surg. 2001; 47(4): 394–397.

[62] Burval DJ, McLain RF, Milks R, et al. Primary pedicle screw augmentation in osteoporotic lumbar vertebrae: biomechanical analysis of pedicle fixation strength. Spine (Phila Pa 1976). 2007; 32(10): 1077–1083.

[63] Sawakami K, Yamazaki A, Ishikawa S, et al. Polymethylmethacrylate augmentation of pedicle screws increases the initial fixation in osteoporotic

spine patients. J Spinal Disord Tech. 2012; 25(2): E28–35.

[64] Moussazadeh N, Rubin DG, McLaughlin L, et al. Short-segment percutaneous pedicle screw fixation with cement augmentation for tumor-induced spinal instability. Spine J. 2015; 15(7): 1609–1617.

[65] Versteeg AL, Verlaan JJ, de Baat P, et al. Complications after percutaneous pedicle screw fixation for the treatment of unstable spinal metastases. Ann Surg Oncol. 2016; 23(7): 2343–2349.

[66] Kwan MK, Lee CK, Chan CY. Minimally invasive spinal stabilization using fluoroscopic-guided percutaneous screws as a form of palliative surgery in patients with spinal metastasis. Asian Spine J. 2016; 10(1): 99–110.

[67] Zairi F, Vielliard MH, Bouras A, et al. Long-segment percutaneous screw fixation for thoracolumbar spine metastases: a single centre experience. J Neurosurg Sci. 2017; 61(4): 365–370.

[68] Liu G, Hasan MY, Wong HK. Minimally invasive iliac screw fixation in treating painful metastatic lumbosacral deformity: a technique description and clinical results. Eur Spine J. 2016; 25(12): 4043–4051.

[69] Lau D, Chou D. Posterior thoracic corpectomy with cage reconstruction for metastatic spinal tumors: comparing the mini-open approach to the open approach. J Neurosurg Spine. 2015; 23(2): 217–227.

[70] Miscusi M, Polli FM, Forcato S, et al. Comparison of minimally invasive surgery with standard open surgery for vertebral thoracic metastases causing acute myelopathy in patients with short- or mid-term life expectancy: surgical technique and early clinical results. J Neurosurg Spine. 2015; 22(5): 518–525.

5 脊柱转移瘤所致脊柱不稳

约书亚·C.帕特和丹尼尔·P.利厄斯

引言

大部分脊柱转移瘤患者不需要任何干预。总体来讲,脊柱转移瘤患者的预后很差。在考虑干预之前,应尽量了解这些患者的疾病负担、一般状况和期望生存期。应经过全面的多学科讨论后,再选择合理的干预方式。另外,主治医生必须确定患者是否有手术指征。

帕特切尔等人的研究表明,对于放疗不敏感肿瘤引起的硬膜外脊髓压迫患者,若出现了急性行走能力丧失或即将出现行走能力丧失,则手术干预具有显著优势,这也是被引用次数最多和有循证医学证据的手术指征[1]。帕特切尔等人的研究主要关注了脊髓的压迫情况。而脊髓末端大约位于L1水平,因此该研究并不能常规用于指导腰椎转移瘤的治疗。腰椎转移瘤引起急性神经功能障碍很少见,治疗时也应充分考虑患者的个体化差异。此外,帕特切尔等人的研究还存在许多不足之处,我们将单独用一个章节进行深入讨论,见"对现有文献结果的辩证性评价"。

脊柱不稳是脊柱转移瘤患者需进行干预的另一个指征。在一项重要研究中,旁遮普省和怀特等人定义了脊柱不稳[2],该研究有助于学者理解维持脊柱稳定所需的基本条件,特别是医源性和创伤性脊柱不稳。随后,出现了多个评价脊柱稳定性的评分系统,我们将在下文进行详细介绍。最近,多机构研究团队提出了脊柱肿瘤不稳定评分(SINS),用于评估肿瘤所致的脊柱不稳。在本章中,我们将重点介绍关于脊柱稳定性的几个分型系统,最后介绍SINS评分系统的内容和应用价值(特别在腰椎方面)。

初步评估

临床评估

临床中脊柱不稳与以下3个关键因素有关:① 脊柱骨性结构本身;② 脊柱周围的椎旁肌肉和韧带;③ 中枢神经系统调控运动功能。以上3个因素中,任何一方面病变都可出现脊柱不稳[3-5]。

疼痛是脊柱转移瘤患者最常见的症状[6],其主要原因是脊柱在生理负荷下无法维持正常的解剖关系(这表明在生理负荷下脊柱已无法维持其正常的生理结构)[2-7]。

首诊脊柱转移瘤患者时，应进行详细的病史采集和全面的体格检查。重要的是，要考虑到一些患者已经明确肿瘤诊断或正在接受肿瘤治疗的情况，还有部分患者是为了评估疼痛或神经功能障碍情况从社区卫生院或急诊转诊而来。了解患者的基本情况将有助于建立融洽的医患关系，并提高双方在整个就诊过程中的沟通效果。

仔细询问临床症状的特征和持续时间，有利于详细了解患者情况和进行初步鉴别诊断，也有助于判断症状是否会恶化。疼痛的经典描述，如活动性疼痛、夜间痛或长期疼痛并持续加重，提示患者脊柱可能无法承受生理负荷，并存在应力性损伤的风险。此外，还需关注神经功能障碍，如精细运动障碍或平衡障碍均提示脊髓病变；疼痛提示神经根性病变；甚至紧急的情况下可出现尿便障碍，则提示马尾综合征。

影像学评估

研究脊柱转移瘤的影像学之前，有必要先了解一下骨质破坏引起的脊柱不稳。阿布米等人[8]在尸体研究中发现脊柱后方附件结构的缺损会导致脊柱渐进性失稳，他们逐层显露两个节段腰椎，然后分层次切除椎体，顺序如下：分离后方韧带复合体、单侧内侧关节突切除术、双侧内侧关节突切除术、单侧全关节突切除术联合对侧内侧关节突切除术以及双侧全关节突切除术，在矢状位方向施加压力来观察脊柱内在稳定性丧失的情况，结果发现，随着骨性结构的切除量增加，腰椎相对活动度也逐渐增大。其中在屈曲、侧弯和轴向旋转时，活动度的相对增加量存在显著差异，这表明骨性结构破坏会导致脊柱失稳。

X线片

当怀疑疼痛症状是由脊柱转移瘤引起时，首选脊柱站立位X线片检查。站立位正侧位X线片可清楚显示骨性结构，且病变与相邻正常结构会形成明显对比[9]。站立位或重力应力状态下的X线片（有没有专有名词）是检查脊柱应力情况的最简单方法。"眨眼猫头鹰"征是一个非常有趣的标志，主要是通过后方关节突结构评估脊柱稳定性。图示病例中，脊柱正位X线片可见一侧椎弓根受累，导致其类圆形的骨皮质边缘缺失（图5-1）。

无论是首诊，还是随后复诊评估病情

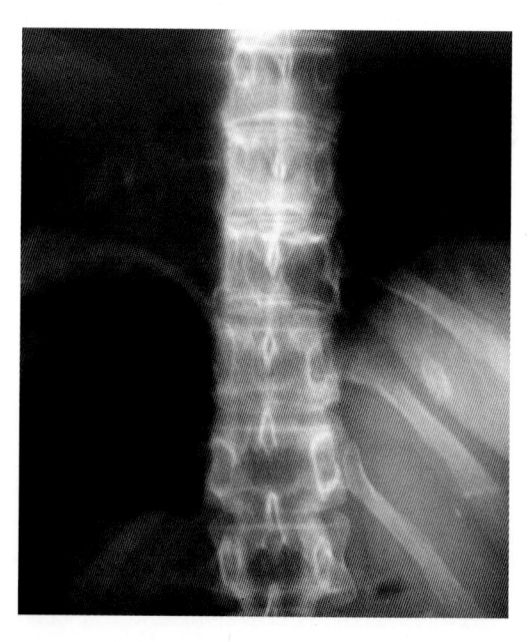

图5-1 胸腰段正位X线片。该患者诊断为脊柱转移瘤，X线片见T10左侧椎弓根破坏。与相邻节段相比，该节段左侧椎弓根骨皮质边缘缺失，呈"眨眼猫头鹰"征

进展情况，脊柱X线片都是门诊的主要检查方法。在站立位或侧卧位的过伸、过屈位X线片中偶尔可见脊柱不稳。一些学者推荐侧卧位，因为侧卧位时椎旁肌处于放松状态，更有助于发现脊柱不稳。伍德等人研究发现，50名受试者中有31人在过伸和过屈位X线中出现脊柱不稳，但是在侧卧位检查时，这31名受试者中仅发现18人脊柱不稳[10]，这表明过伸过屈位X线片能增加检查的灵敏性，但是也增加了假阳性率。

尼扎德等人强调了动力位X线片的许多缺点。首先，功能性动态研究在患者中很难重复。

即使成像方向和患者体位出现轻微偏差，也会导致10%～15%的偏移量。其次，尽管文献中报道过影像学的标记点的方法，但是目前尚无统一标准的拍片技术对所有脊柱转移瘤患者进行影像学检查。最后，由于缺乏诊断脊柱不稳的"金标准"[11]，任何用传统放射学获得的研究都只能提供整体情况的一部分（都只能提供参考）。

遗憾的是，即便进行了定期的、连续的X线片检查，脊柱转移瘤的病程仍可悄悄地进展（仍然有可能无法及时发现脊柱转移瘤的进展）。在埃德斯廷等人的早期研究中，沿矢状面逐层切开尸体的腰椎标本，然后分步切除椎体内的松质骨，并分别进行透视[12]。他们发现切除椎体的松质骨小于60%时，侧位X线片中不会有明显变化，只有切除椎体全部骨皮质时，正位X线片才有变化。所以，早期的脊柱破坏，单纯通过X线片检查可能漏诊，需要其他更灵敏的影像学方法来检查脊柱转移瘤。

虽然站立位的正侧位和动力位X线片有许多缺点，但与仰卧位影像学检查相比（X线，CT和MRI），冠状位和矢状位塌陷所造成的序列改变仍是判断脊柱稳定性的主要方法，尤其是在患者出现强迫性体位伴疼痛症状时。

核素骨扫描

核素骨扫描是鉴别脊柱转移瘤的重要方法，但是对于评估脊柱稳定性以及接下来是否进行脊柱内固定手术还缺乏临床指导意义。因此，核素骨扫描通常作为骨转移瘤的补充性检查手段。同时核素骨扫描还能诊断许多软组织肿瘤，如乳腺癌、肺癌、前列腺癌、甲状腺癌、肾癌以及其他肿瘤。在一些病例中，核素骨扫描可以比其他影像学检查方法提前3～18个月出现阳性结果[13]。

CT

CT一直是评价骨性结构的金标准，可通过矢状位、冠状位以及轴位影像观察骨性结构。在评估病灶大小和性质时，CT可提供所有与骨性结构相关的信息。

轴位像可清楚地观察关节面走行方向（尤其是腰椎）。关于退行性腰椎滑脱的研究表明，随着关节面的矢状位排列越来越陡直，生理负荷下小关节对滑脱椎体的约束力越小。随着病程的进展，这些小关节可能会增加早期脊柱不稳的风险（图5-2）。

仰卧位时，矢状位和冠状位影像都能够测量单节段椎体的位移。椎间隙不对称是小关节破坏和单侧椎体塌陷的早期征象。最后，矢状位影像还可以显示棘突间

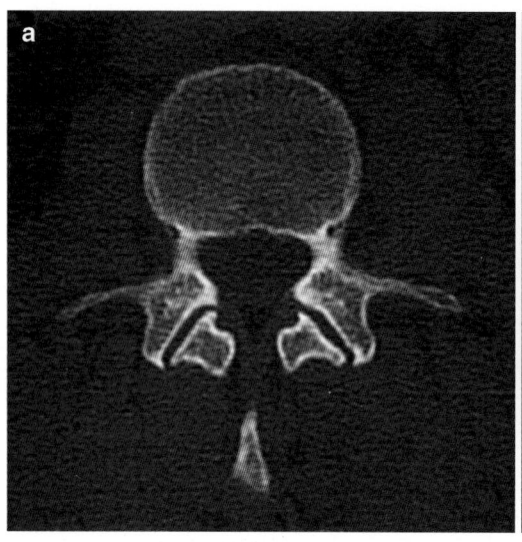

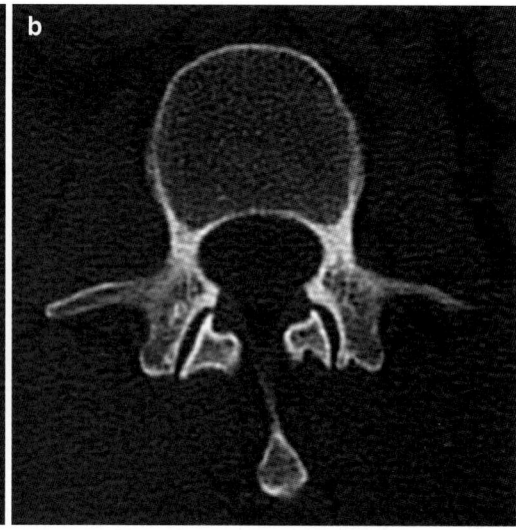

图5-2 图(a,b)是一位脊柱不稳伴背痛患者相邻节段的2个CT轴位像。图(a)为典型的腰椎关节突关节面的走行方向。图(b)示关节突关节面几乎沿矢状面走行,在X线片中患者的脊柱序列也呈现不稳。这个患者已接受内固定融合术

隙不对称,这常提示后方韧带复合体有损伤或肿块。

MRI

磁共振成像(MRI)在节段性不稳定中的应用仍处于早期阶段。众所周知,MRI在评估脊柱病变方面具有一定的优势,不仅能显示软组织和液体的特征,还可进一步了解特定肿瘤的组织特征以及评估潜在脊髓压迫、受累的风险。日益普及的站立位以及过伸、过屈位MRI在理论上可以提供一些关于肿瘤性疾病稳定性的信息;然而,目前只在退行性病变中报道过[14]。

关节囊内见增强的液体信号提示该节段活动过大。该领域的数据主要集中在退行性颈椎和腰椎疾病中。轴位T2WI可见在关节囊内较暗的骨结构和明亮的液体之间形成强烈对比(图5-3)。在退行性疾病

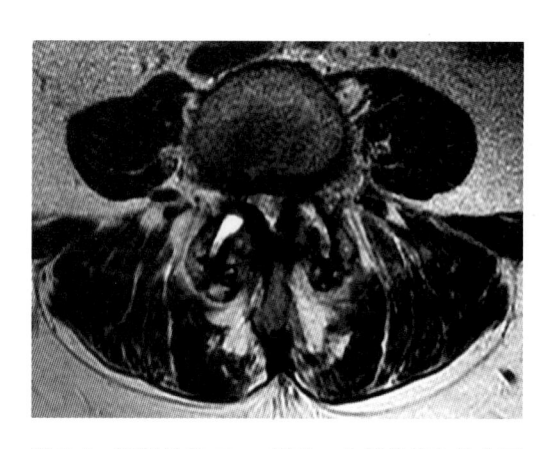

图5-3 腰椎轴位T2WI图像。右侧关节突关节可见高密度液体影,与左侧形成鲜明对比

患者的仰卧位MRI中,关节突关节之间出现间隙液体增多,其中间隙超过1.5 mm是脊柱不稳的早期征象[15-19]。

评分系统

许多作者基于临床和影像学特征对脊

柱不稳的风险进行定量和定性研究。本章节将概述几个评价系统，最后讨论脊柱转移瘤不稳定评分（SINS）。

Denis 分型

弗朗西斯·凡尼斯（Francis Denis）提出的 Denis 分型在脊柱创伤中广泛应用。他们将脊柱按从前向后分为三柱，并介绍了一柱或多柱损伤的表现[20,21]。

丹尼斯分析了400多例脊柱损伤的影像学特征，并把脊柱分为3个独立的损伤区域，即前柱、中柱和后柱。前柱：前纵韧带、椎体的前1/2和纤维环的前1/2；中柱：椎体的后1/2、纤维环的后1/2和后纵韧带；后柱：椎弓根、黄韧带、椎板、棘突、棘间韧带和棘上韧带（图5-4）。

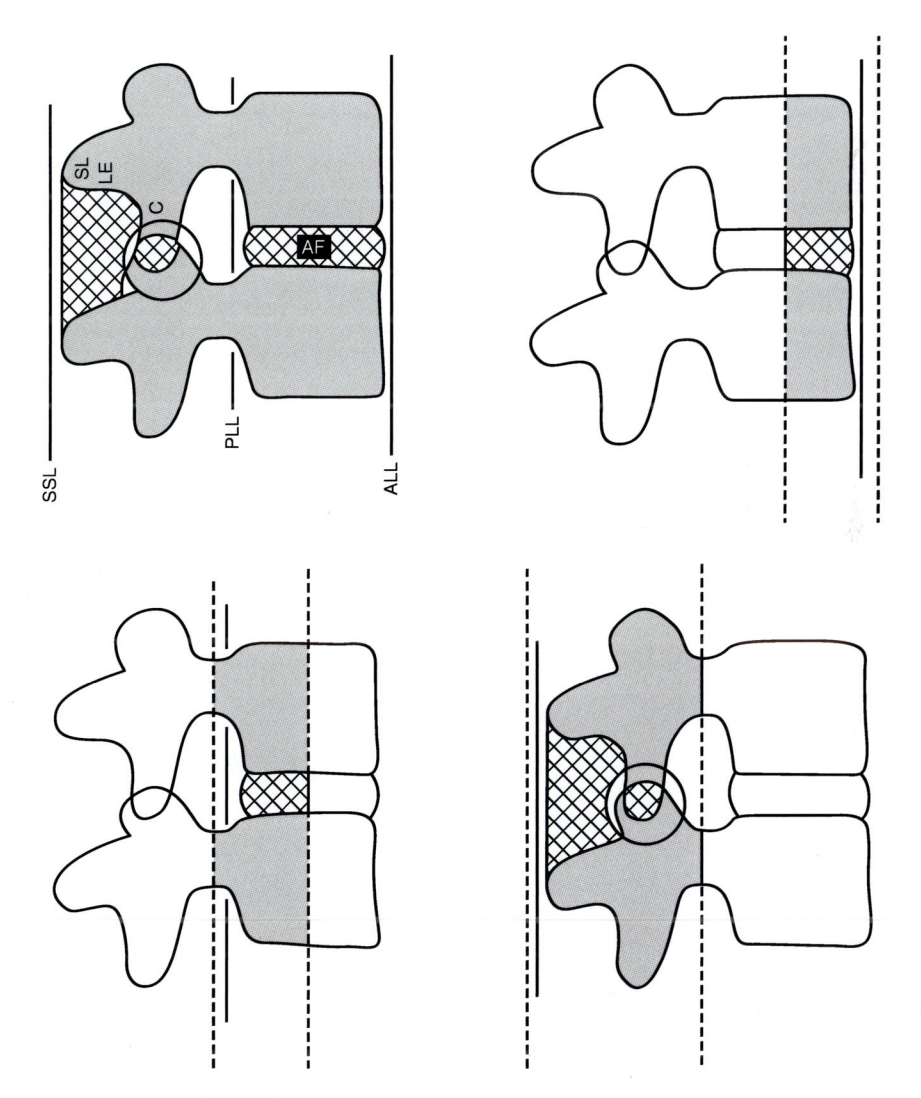

图5-4 Denis三柱理论分型。来源：Francis Denis, The Three Column Spine and Its Significance in the Classification of Acute Thoracolumbar Spinal Injuries, Spine, 1983 Jan 1; 8(8)

丹尼斯回顾性分析了创伤引起的脊柱损伤类型，并对累及某一柱损伤的情况进行总结。例如，后柱破坏可能存在屈曲和旋转不稳。理论上，前柱破坏会因前纵韧带不完整而无法完成后伸运动。以此为基础，如果把丹尼斯的研究成果纳入将来更详细的分类系统中，有利于进一步完成脊柱分型。

Taneichi 分型

在对转移瘤所致胸腰椎椎体塌陷的风险因素的全面评估中，种市（Taneichi）等人研究了100个发生溶骨性病变的胸、腰椎的影像学特征，包括肿瘤大小（占椎体的百分比）、椎弓根破坏、后方附件结构破坏和肋椎关节破坏。1990年，阿布米经尸体生物力学研究后发现，椎弓根破坏、后方附件结构破坏和肋椎关节破坏与脊柱不稳有关[8]。

多变量逻辑回归模型研究表明，肿瘤大小和肋椎关节破坏是胸椎不稳的危险因素，肿瘤大小和椎弓根破坏也是胸腰段不稳的危险因素。通过CT检查可以很好地观察骨性结构，评估上述指标，进而判断脊柱稳定性。

最终，以下情况被定义为脊柱塌陷的危险因素[22]：

胸椎：

孤立性病灶累及椎体50%～60%

肋椎关节受累20%～25%

胸腰段、腰椎：

孤立性病灶累及椎体35%～40%

后方附件结构受累20%～25%

Asdourian 分型

阿斯杜里亚（Asdourian）等人在一个乳腺癌来源的脊柱转移瘤患者的系列研究中，制定了一个脊柱不稳的评估标准，并根据该标准制定相应的治疗方案[23,24]。他们研究了27名患者的31个MRI特征，以确定脊柱稳定性评估标准和相应治疗方案的可行性。

阿斯杜里亚等人将脊柱转移瘤引起的椎体畸形分为4型。通过将病椎与相邻节段正常椎体相比来评估病椎受累百分比和畸形严重程度。Ⅰ型为无椎体塌陷，ⅠA：椎体部分受累；ⅠB：椎体完全受累；Ⅱ型为有椎体塌陷（仅终板塌陷），ⅡA：一端终板塌陷；ⅡB：两端终板塌陷；ⅡA和ⅡB均可同时伴有部分骨髓被肿瘤组织浸润；Ⅲ型为终末期椎体塌陷合并完全性骨质破坏，ⅢA：后凸型椎体塌陷；ⅢB：对称型椎体塌陷；Ⅳ型：椎体塌陷导致脊柱脱位，定义为Ⅳ型的5位患者中，随疾病进展都有后方附件结构受累的表现（图5-5）。

然后，使用这些分型来评估脊柱稳定性，具体如下：

即将发生轴向不稳：ⅠA型或ⅠB型

轴向不稳：Ⅱ型或Ⅲ型

即将发生脊柱脱位（椎体滑脱）：Ⅱ型或Ⅲ型合并后方附件结构受累

脊柱脱位：Ⅳ型

最后，作者对每一种分型分别制定了相应的治疗方案：

即将发生轴向不稳，但无脊髓压迫：

放疗/化疗

图5-5 阿斯杜里亚等人提出了椎体塌陷的4种分型。来源：Asdourian PL, Mardjetko S, Rauschning W, Jónsson H Jr, Hammerberg KW, Dewald RL, An Evaluation of Spinal Deformity in Metastatic Breast Cancer, Clin Spine Surg, 1990, Jan 1; 3(2)

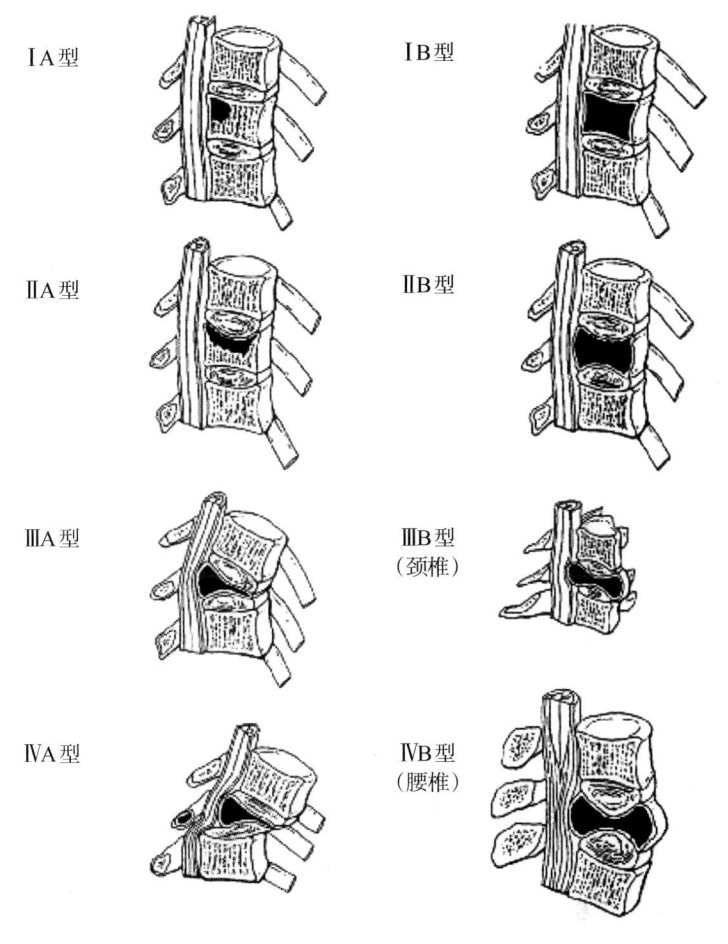

ⅠA型　ⅠB型
ⅡA型　ⅡB型
ⅢA型　ⅢB型（颈椎）
ⅣA型　ⅣB型（腰椎）

即将发生轴向不稳，伴有脊髓压迫：放疗/化疗，如果放疗不敏感则行手术减压

轴向不稳：单节段病变则前路固定，多节段病变则后路固定

即将发生脊柱脱位：前路或前后联合入路固定

脊柱脱位：后路固定联合后外侧减压或前路减压。

怀特和逄加比

1990年，怀特和逄加比定义了脊柱不稳，即脊柱在生理负荷下失去维持正常脊柱活动、预防原发性或继发性神经损伤、严重畸形和剧烈疼痛的能力[2]。另外，他们还列出一系列评价指标作为评估脊柱不稳的"检查清单"。

最初，他们研究了颈椎尸体模型的生物力学特征，发现颈椎的韧带和骨性结构可以防止其过度活动[25-27]。他们采用特定方式对标本进行连续切片，先是从前到后，然后是从后到前。再对这些切面施加形变应力，并测量位移。他们对自己的研究结果进行回顾性分析，然后提出脊柱的稳定性是由骨骼和韧带维持的，并不依赖于颈部肌肉的主动控制[28]。此外，他们还强调了这个概念：前方结构能限制脊柱过度后伸，而后方结构可以限制脊柱过度前屈。

总之，通过采用被动生物力学对脊柱稳定性进行系统性研究，为制定下颈椎和腰椎检查清单奠定了基础[2,29]。在临床实践中，累积得分达到5分可高度怀疑脊柱存在节段性不稳定（表5-1和表5-2）。

表 5-1　腰椎检查表

评　估　项　目	
前方结构破坏或功能不全	2
后方结构破坏或功能不全	2
X线片评价指标	4
动力位X线片	
侧位片见椎体平移＞4.5 mm或15%	2
侧方旋转	
L1～L2,L2～L3,L3～L4 15°	2
L4～L5 20°	2
L5～S1 25°	2
普通X线片	
侧位片见椎体平移＞4.5 mm或15%	2
矢状面成角＞22°	2
马尾神经损伤	3
预期危险的负重	1

来源：White A, Panjabi, M, Clinical Biomechanics of the Spine, 2nd ed., Wolters Kluwer, 1990

表 5-2　颈椎检查表

评　估　项　目	
前方结构破坏或功能不全	2
后方结构破坏或功能不全	2
牵拉试验阳性	2
X线片评价指标	4
动力位X线片	
侧位片见椎体平移＞3.5 mm或20%	2
侧方旋转＞20°	2
普通X线片	

续表

评估项目	
侧位片见椎体平移＞3.5 mm或20%	2
矢状面成角＞11°	2
椎间隙异常狭窄	1
发育性椎管狭窄	
矢状径＜13 mm	1
Pavlov's比值＞0.8	1
脊髓损伤	2
神经根损伤	1
预期危险的负重	1

经许可转载自：White AA III, Panjabi MM: Update on the Evaluation of Instability of the Lower Cervical Spine, in: Griffin PP (ed): Instructional Course Lectures 36. Rosemont, IL, American Academy of Orthopaedic Surgeons, 1987, pp. 513-520

编者采用怀特和逄加比提出的脊柱不稳的定义来评估患者是否存在脊柱不稳以及是否需要进行内固定。与Asdourian分型和SINS相比，此定义的实用性在于它提出了对称的终末期椎体塌陷。Asdourian分型和SINS认为这是脊柱不稳的表现。编者治疗过许多相似患者，但是他们并没有表现出生理性不稳，且未出现进行性畸形、进行性神经功能障碍或药物难以控制的顽固性疼痛。这些患者在接受放疗以及皮质类固醇治疗后即可维持脊柱稳定性。我们也接诊过两例椎体完全塌陷、关节面序列分离或脱位的患者，他们的确表现出生理性不稳。编者认为，怀特和逄加比对生理性不稳的定义有助于诊断脊柱不稳。

SINS

2010年，脊柱肿瘤研究小组全面总结了相关文献，并结合自身专业经验以及德尔菲技术，对委员们提出的关于肿瘤进展过程中脊柱不稳相关危险因素的观点进行评价。随后，这些观点与现有的文献基础相结合，形成了脊柱肿瘤不稳定性评分（SINS）[30]。

在研究组修订之前，多个指标已被提出，包括疼痛性质、病变部位和骨骼受累情况，然后评分系统调整如表5-3。

SINS系统涵盖了以前分类系统中的许多特征，并为每个类别进行赋分，以评估相应的症状。随着患者病情进展，得分也越来越高，脊柱不稳定风险也随之增加。

作为概括评分系统的结论，作者阐述了分值与脊柱不稳的关系，以期能辅助指导肿瘤学专家和外科医生进行后续治疗。SINS评分为0～6分，表示脊柱稳定，无须手术重建脊柱稳定性，可考虑系统性治疗和（或）放疗；评分为7～12分，表示存在潜在的脊柱不稳，任何评分＞7分的患者

表 5-3　脊柱肿瘤不稳定性评分（SINS）

大项	小项	分值
位置	固定椎（S2～S5）	0
	中半固定椎（T3～T10）	1
	移动椎（C3～C6,L2～L4）	2
	结合部位（枕骨～C2,C7～T2,T11～L1,L5～S1）	3
疼痛	无	0
	偶尔，但不是活动痛	1
	有	3
骨病损	成骨型	0
	混合型	1
	溶骨型	2
脊柱力线的放射学	正常	0
	脊柱后突，侧弯	2
	半脱位	4
椎体塌陷	无	0
	无塌陷，但椎体侵犯	1
	<50%	2
	≥50%	3
脊柱后外侧受累情况	无	0
	单侧	1
	双侧	3

都应结合个体情况，考虑是否手术治疗；评分为13～18分，提示存在脊柱不稳，如果患者能够耐受手术，则进行手术治疗。

在采用SINS评分系统时，需要注意，随时间推移和疾病进展，患者SINS评分可由低变高，因此，需要动态观察SINS评分。此外，此评分系统仅适用于评估单节段病变的脊柱稳定性，并不适用于非连续的多节段病变，也无法评估神经症状。

2011年，研究小组对SINS评分系统进行了临床验证，其中30名患者被单独分派给研究组成员[31]。对每个亚类得分和最终的稳定、可疑不稳定和不稳定的分类进行分析，并对观察者间和观察者内的可靠性进行评估（并评估观察者之间和观察者内部的可靠性）。SINS总分与观察者间和观察者内的可信度分别为0.846和0.886，具有近乎完美的相关性。SINS评分系统的灵敏度和特异性分别为95.7%和79.5%。此外，可能最重要的是没有将"不稳定"的患者归类到"稳定"组中。

利用SINS系统进行独立的评估和验证。肿瘤放射科医生进行了一个验证实验，他们发现研究者与大量观察者间和观察者内的可信度都非常高。重要的是，研究者发现没有"不稳定"被归类到"稳定"组中[32]。肿瘤学专家的另一项评估表明，患者平均SINS评分逐渐下降，如果提高对相关临床标准的认识，可以早期了解脊柱不稳的相关危险因素，并进行及时转诊[33]。加拉斯科等人指出，许多患者尽管存在脊柱不稳的症状，但是仍延误了就诊时机（但未得到及时的诊治），这表明对提供转诊的下级医院的医生进行培训是非常重要的[34]。

结论

脊柱转移瘤所致的脊柱不稳很难进行量化，但是有许多评分系统能够辅助临床医生合理地评估患者风险，并指导医生选择最佳治疗方案。

患者治疗的基本情况,仔细询问病史和体格检查,仍是诊断和治疗的基础。常规和先进的影像学检查有助于临床诊断和决策。应始终采用X线片进行基础的影像学检查,以便对疾病的发生、进展过程进行全面评估。其他影像学检查方法有费用高、便捷性差的缺点。然而,CT和MRI检查应是首诊检查的一部分,以帮助医生更好地了解患者病情。

纪念斯隆·凯特林癌症中心结合临床和病理标准来辅助制定脊柱肿瘤的治疗方案。他们最重要的贡献之一是制定了神经病学、肿瘤学、生物力学和全身系统(NOMS)治疗决策框架。这个框架在制定治疗方案时,考虑到了脊柱肿瘤的生物力学影响,充分理解脊柱不稳是我们为患者提供优质治疗的关键步骤[35](图5-6)。

多个评价系统可以帮助临床医生制定临床决策,帮助患者了解脊柱不稳的危害,以及肿瘤(包括良性和恶性)引起脊柱不稳的潜在风险。临床中,根据工作需要可能同时应用多个评价系统,因此充分理解这些评价脊柱稳定性的评分系统对临床医生来说至关重要,有助于为不同的患者选择适宜的治疗方案(手术治疗或非手术治疗)。

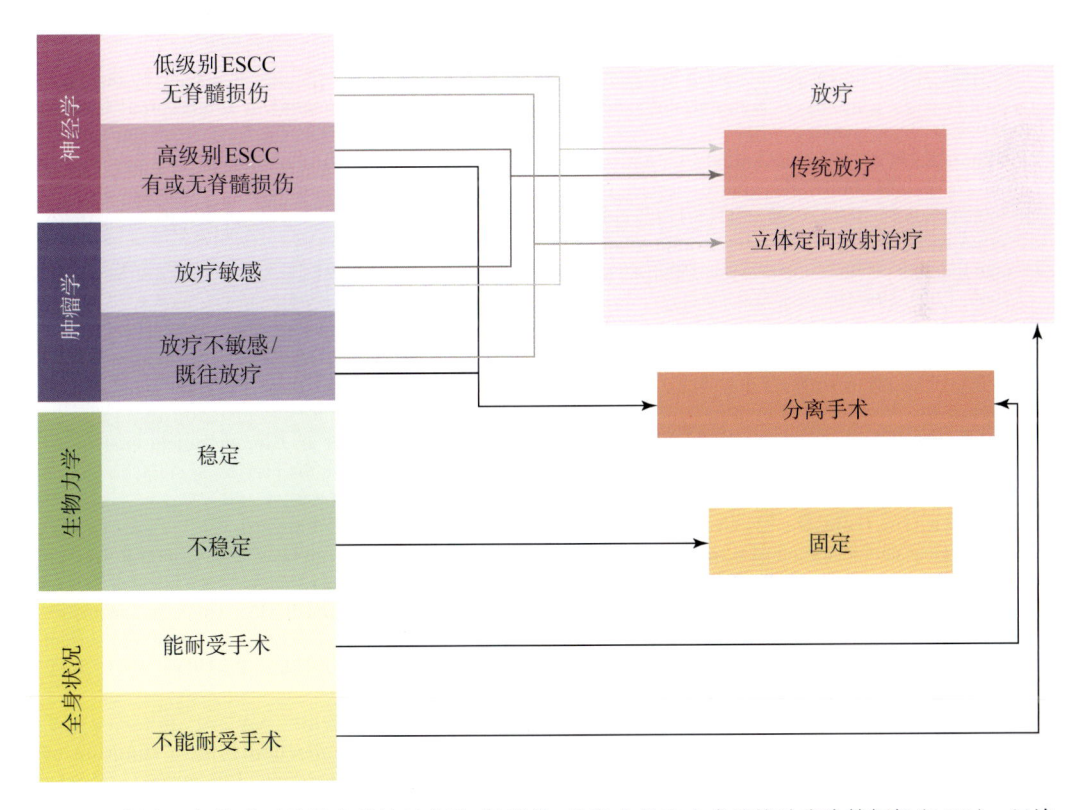

图5-6 斯隆·凯特琳医院提出的神经病学、肿瘤学、生物力学和全身系统治疗决策框架(2013)。经许可转载自文献 John Wiley and Sons, from Laufer I, Rubin DG, Lis E, Cox BW, Stubblefield MD, Yamada Y, Bilsky MH, The NOMS framework: approach to the treatment of spinal metastatic tumors, Oncologist, 2013 Jun; 18(6): 744−751

参考文献

[1] Patchell RA, et al. Direct decompressive surgical resection in the treatment of spinal cord compression caused by metastatic cancer: a randomised trial. Lancet. 2005; 366(9486): 643-648.

[2] White AA, Panjabi MM. Clinical biomechanics of the spine. 2nd ed. Philadelphia: Lippincott; 1990. xxiii, 722 p.

[3] Demoulin C, et al. Lumbar functional instability: a critical appraisal of the literature. Ann Readapt Med Phys. 2007; 50(8): 677-684, 669-676.

[4] Posner I, et al. A biomechanical analysis of the clinical stability of the lumbar and lumbosacral spine. Spine (Phila Pa 1976). 1982; 7(4): 374-389.

[5] Panjabi MM. The stabilizing system of the spine. Part I. Function, dysfunction, adaptation, and enhancement. J Spinal Disord. 1992; 5(4): 383-389; discussion 397.

[6] Fourney DR, et al. Use of pedicle screw fixation in the management of malignant spinal disease: experience in 100 consecutive procedures. J Neurosurg. 2001; 94(1 Suppl): 25-37.

[7] Panjabi MM. Clinical spinal instability and low back pain. J Electromyogr Kinesiol. 2003; 13(4): 371-379.

[8] Abumi K, et al. Biomechanical evaluation of lumbar spinal stability after graded facetectomies. Spine (Phila Pa 1976). 1990; 15(11): 1142-1147.

[9] Salvo N, et al. The role of plain radiographs in management of bone metastases. J Palliat Med. 2009; 12(2): 195-198.

[10] Wood KB, et al. Radiographic evaluation of instability in spondylolisthesis. Spine (Phila Pa 1976). 1994; 19(15): 1697-1703.

[11] Nizard RS, Wybier M, Laredo JD. Radiologic assessment of lumbar intervertebral instability and degenerative spondylolisthesis. Radiol Clin North Am. 2001; 39(1): 55-71, v-vi.

[12] Edelstyn GA, Gillespie PJ, Grebbell FS. The radiological demonstration of osseous metastases. Experimental observations. Clin Radiol. 1967; 18(2): 158-162.

[13] Tatsui H, et al. Survival rates of patients with metastatic spinal cancer after scintigraphic detection of abnormal radioactive accumulation. Spine (Phila Pa 1976). 1996; 21(18): 2143-2148.

[14] Alyas F, Connell D, Saifuddin A. Upright positional MRI of the lumbar spine. Clin Radiol. 2008; 63(9): 1035-1048.

[15] Chaput C, et al. The significance of increased fluid signal on magnetic resonance imaging in lumbar facets in relationship to degenerative spondylolisthesis. Spine (Phila Pa 1976). 2007; 32(17): 1883-1887.

[16] Rihn JA, et al. Does lumbar facet fluid detected on magnetic resonance imaging correlate with radiographic instability in patients with degenerative lumbar disease? Spine (Phila Pa 1976). 2007; 32(14): 1555-1560.

[17] Cho BY, Murovic JA, Park J. Imaging correlation of the degree of degenerative L4-5 spondylolisthesis with the corresponding amount of facet fluid. J Neurosurg Spine. 2009; 11(5): 614-619.

[18] Schinnerer KA, Katz LD, Grauer JN. MR findings of exaggerated fluid in facet joints predicts instability. J Spinal Disord Tech. 2008; 21(7): 468-472.

[19] Snoddy MC, et al. Can facet joint fluid on MRI and dynamic instability be a predictor of improvement in back pain following lumbar fusion for degenerative spondylolisthesis? Eur Spine J. 2016; 25(8): 2408-2415.

[20] Denis F. The three column spine and its significance in the classification of acute thoracolumbar spinal injuries. Spine (Phila Pa 1976). 1983; 8(8): 817-831.

[21] Denis F. Spinal instability as defined by the three-column spine concept in acute spinal trauma. ClinOrthopRelat Res. 1984; (189): 65-76.

[22] Taneichi H, et al. Risk factors and probability of vertebral body collapse in metastases of the thoracic and lumbar spine. Spine (Phila Pa 1976). 1997; 22(3): 239-245.

[23] Asdourian PL, et al. An evaluation of spinal deformity in metastatic breast cancer. J Spinal Disord. 1990; 3(2): 119-134.

[24] Asdourian PL, et al. The pattern of vertebral involvement in metastatic vertebral breast cancer. Clin Orthop Relat Res. 1990; (250): 164-170.

[25] White AA 3rd, et al. Biomechanical analysis of clinical stability in the cervical spine. Clin Orthop Relat Res. 1975; (109): 85-96.

[26] White AA 3rd, Panjabi MM. The clinical biomechanics of scoliosis. Clin Orthop Relat Res. 1976; (118): 100-112.

[27] White AA 3rd, Panjabi MM. The basic kinematics of the human spine. A review of past and current knowledge. Spine (Phila Pa 1976). 1978; 3(1): 12-20.

[28] Panjabi MM, White AA 3rd, Johnson RM. Cervical spine mechanics as a function of transection of components. J Biomech. 1975; 8(5): 327-336.

[29] White AA 3rd, Panjabi MM. Update on the evaluation of instability of the lower cervical spine. Instr Course Lect. 1987; 36: 513-520.

[30] Fisher CG, et al. A novel classification system

for spinal instability in neoplastic disease: an evidence-based approach and expert consensus from the Spine Oncology Study Group. Spine (Phila Pa 1976). 2010; 35(22): E1221-1229.

[31] Fourney DR, et al. Spinal instability neoplastic score: an analysis of reliability and validity from the spine oncology study group. J Clin Oncol. 2011; 29(22): 3072-3077.

[32] Fisher CG, et al. Reliability of the Spinal Instability Neoplastic Score (SINS) among radiation oncologists: an assessment of instability secondary to spinal metastases. Radiat Oncol. 2014; 9: 69.

[33] Versteeg AL, et al. The effect of introducing the spinal instability neoplastic score in routine clinical practice for patients with spinal metastases. Oncologist. 2016; 21(1): 95-101.

[34] Galasko CS, Norris HE, Crank S. Spinal instability secondary to metastatic cancer. J Bone Joint Surg Am. 2000; 82(4): 570-594.

[35] Laufer I, et al. The NOMS framework: approach to the treatment of spinal metastatic tumors. Oncologist. 2013; 18(6): 744-751.

6 脊柱转移瘤的影像学检查

桑杰·K.辛格,史蒂夫·H.冯

背景

脊柱可分为前方和后方结构,前方结构包括椎体、椎间盘,后方结构包括椎弓根、关节突关节、椎板、横突和棘突。脊柱外科医生把脊柱分为三柱[1],前柱:前纵韧带、椎体的前1/2和椎间盘的前1/2;中柱:后纵韧带、椎体的后1/2及椎间盘的后1/2;后柱:黄韧带、棘间韧带和棘上韧带。

脊柱肿瘤,包括其他器官原发肿瘤来源的转移瘤,可根据侵袭部位进行分类(表6-1和表6-2)[2]。

90%～95%的脊柱转移瘤发生在硬膜外,且多数为骨性转移,可延伸至硬膜外间隙,也可引起椎体病理性骨折压迫硬膜囊[3,4]。单纯硬膜外转移且不累及骨性结构、硬膜内髓外(软脑膜)以及髓内的转移瘤比较少见。实际上,脊柱是最常见的骨骼转移部位,且椎体是最常受累的结构。学者推测肿瘤可能经血源性传播,即通过血运丰富的巴特森(Batson)静脉丛将盆腔深静脉和胸腔静脉连接汇入椎体内静脉丛[5],并受肿瘤细胞的分子特征所调控[6,7]。约80%的骨转移瘤起源于乳腺癌、前列腺癌、甲状腺癌、肾癌和肺癌,其中,70%～90%的乳腺癌或前列腺癌患者和30%～40%的甲状腺癌、肾癌以及肺癌患者在死后尸检时可发现骨转移瘤[8-10]。多发性骨髓瘤、霍奇金淋巴瘤和非霍奇金淋巴瘤也可广泛累及脊柱[11]。在脊柱转移瘤中,胸椎的发病率占60%～80%,腰椎占15%～30%,颈椎不足10%[4]。

根据骨吸收(破骨细胞活性增加)和骨形成(成骨细胞活性增加)异常,将骨转移瘤分为溶骨性和成骨性肿瘤[12,13]。尽管分为2类,但大多数肿瘤都同时存在骨吸收和骨形成异常,因此会表现为不同程度的溶骨性和成骨性混合病灶(表6-3)。溶骨性转移瘤比成骨性转移瘤更常见,溶骨性脊柱转移瘤通常来源于乳腺癌、肺癌、肾癌、甲状腺癌和多发骨髓瘤;而成骨性脊柱转移瘤最常源于前列腺癌,15%～20%的乳腺癌,以及骨硬化性骨髓瘤、POEMS综合征*[12-14]。

---

* 多发周围神经病变、脏器肿大、内分泌异常、单克隆球蛋白和皮肤病变。

表 6-1　根据脊柱病变部位进行鉴别诊断

硬膜外	髓外硬膜内	髓内
脊椎病	肿瘤	肿瘤
间盘膨出或突出	周围神经鞘瘤	星形细胞瘤
骨质增生	神经鞘瘤	髓内室管膜瘤
关节突肥大	神经纤维瘤	神经节神经胶质瘤
滑膜或腱鞘囊肿	脑膜瘤	成血管细胞瘤
韧带肥厚	软脑膜转移瘤	髓内转移瘤
肿瘤	脂肪瘤,皮样、上皮样病变	淋巴瘤
骨和硬膜外转移瘤	髓外室管膜瘤	脱髓鞘病变、脊髓炎
原发脊柱/椎旁肿瘤扩张,见表6-2	淋巴瘤	多发性硬化症
多发骨髓瘤、浆细胞瘤	其他	视神经脊髓炎
淋巴瘤		急性播散性脑脊髓炎
其他	格林巴利综合征	全身性红斑狼疮
类风湿关节炎	慢性炎症	海鸥综合征
类风湿性关节炎/齿状赘生物	脱髓鞘	感染/感染后
血清阴性脊柱关节病	多神经性	脊髓炎
转移性疾病	蛛网膜囊肿	病毒性感染
Paget病	蛛网膜炎/脑膜炎	细菌感染
肾性骨营养不良、棕色瘤	结节病	接种疫苗后骨髓炎
椎体骨折	动静脉瘘、畸形	副瘤综合征
转移癌性病理骨折		结节病
骨质疏松症		特发性横贯性脊髓炎
外伤		其他
硬膜外脓肿		脊髓空洞积水症
化脓感染		亚急性联合变性
结合感染		脊髓挫伤
硬膜外血肿		脊髓梗死
硬膜外脂肪瘤		动静脉畸形
结节病		

表 6-2　脊柱肿瘤的组织来源和部位的鉴别诊断

组织来源	椎　体	后方附件结构
成骨性	恶性	良性
骨岛/骨质增生	转移瘤[b]	骨样骨瘤
骨样骨瘤	多发性骨髓瘤/浆细胞瘤[b]	成骨细胞瘤[c]
成骨细胞瘤	淋巴瘤[b]	骨软骨瘤
骨肉瘤	脊索瘤	动脉瘤样骨囊肿[c]
成软骨性	良性	恶性
骨软骨瘤	血管瘤	肉瘤
成软骨细胞瘤	朗格汉斯细胞组织细胞增多症	软骨肉瘤[c]
软骨肉瘤	巨细胞瘤[b]	骨肉瘤[c]
成纤维源性		尤因肉瘤[c]
纤维结构不良		
良性纤维组织细胞瘤[a]		
恶性纤维组织细胞瘤[a]		
血管源性		
血管瘤		
副神经节瘤[a]		
血管内皮瘤、血管肉瘤[a]		
血管外皮细胞瘤[a]		
造血的		
多发性骨髓瘤、浆细胞瘤		
淋巴瘤		
白血病		
朗格汉斯细胞组织细胞增生症		
尤因肉瘤		
脊索		
脊索瘤		
其他		
动脉瘤性骨囊肿		
巨细胞瘤		

修订自 Rodallel et al. 2008
[a] 脊柱中少见
[b] 可累及后方附件结构
[c] 可累及椎体

表 6-3　骨转移瘤的典型影像学表现

溶骨性为主	成骨性为主	溶骨和溶骨混合
乳腺癌（可混合或成骨）	前列腺癌（最常见）	乳腺癌（常混合或溶骨）
非小细胞肺癌（可混合）	乳腺癌（15%～20%成骨细胞）	肺癌（常溶骨）
肾细胞癌	小细胞肺癌	前列腺癌（常成骨）
甲状腺癌	移行细胞癌	宫颈癌
黑色素瘤	类癌	睾丸癌
肝细胞瘤	成髓细胞瘤	胃肠道癌
尤因肉瘤	成神经细胞瘤	鳞状细胞癌
多发性骨髓瘤	霍奇金淋巴瘤	
非霍奇金淋巴瘤	骨硬化性骨髓瘤、POEMS综合征	

大多数脊柱转移瘤患者表现为无症状或轻微症状，其最常见的首发症状包括局部疼痛、神经放射痛伴麻木、痛觉过敏、感觉异常、肌无力和反射消失[15]。脊柱转移瘤可导致脊髓压迫（malignant spinal cord compression,MSCC），并引起一系列严重并发症。MSCC的定义是肿瘤硬膜外转移或椎体病理性骨折造成脊髓和（或）马尾神经受压。MSCC的症状除了疼痛以外，还包括肌无力和受此神经支配的远端肢体感觉功能减弱，进行性脊髓病变，自主功能障碍，例如尿潴留、大小便失禁以及阳痿[10,15]。MSCC是一种肿瘤学急症，需立即接受皮质类固醇、放疗和（或）手术治疗，以避免永久性神经功能损伤[11,16]。

影像学注意事项

影像学检查在以下方面发挥着至关重要的作用：① 肿瘤患者的诊断和分期；② 鉴别脊柱良恶性病变（如脊椎病和感染）；③ 评估受累部位的病理性骨折和MSCC；④ 随访中的治疗反应；⑤ 评估并发症。尽管许多影像学方法可用于筛查脊柱转移瘤，但肿瘤学专家更应关注采用何种方法检查某种转移瘤时最准确、最经济，同时为脊柱转移瘤患者制定出一套个体化的影像学检查方案。

对于怀疑或已确诊的肿瘤患者，当出现明显的背痛时，应尽早行脊柱增强磁共振图像（magnetic resonance images, MRI），这有助于判断症状是由脊柱转移瘤、急性骨折、脊柱滑脱还是其他原因引起的。对于脊柱转移瘤，MRI可显示转移灶累及范围、病理性骨折、肿瘤硬膜外扩散、MSCC以及脊柱不稳。普通MRI检查经济、省时且无辐射，其T1和T2加权像能提供充足的信息来评估肿瘤。

计算机断层扫描（computed tomography, CT）能提供完整的骨骼结构信息，包括脊柱序列、骨折、后方结构损伤以及骨转移瘤引起的溶骨性、成骨性或混合性病变。对于体内有植入医疗耗材或金属假体而无法接受MRI检查的患者,应行CT(伴或不伴脊髓造影)检查。

以下篇幅将对评估脊柱转移瘤的其他影像学方法进行总结。

X线片

X线片具有费用低、应用范围广以及检查便捷等优点,因此常作为有新发症状的脊柱患者的首选检查。X线片是X线照射到身体上产生的投影,当X线透过人体不同组织结构时,因密度不同而射线吸收衰减的程度也不同,所以就形成明暗或黑白对比不同的影像[17]。在X线图像上,高密度结构(如骨骼,呈白色)比低密度结构(如软组织,呈灰色)更能吸收衰减X线,空气(呈黑色)的密度最低,对X线束的吸收衰减最小。为了充分评估脊柱解剖结构,通常需拍摄脊柱正侧位片,以评估脊柱序列、骨骼完整性、椎间隙高度以及周围软组织情况。

尽管出现脊柱症状的患者会首选X线检查,但由于组织器官重叠且分辨率差,X线片检查脊柱转移瘤的灵敏度很低(44%～50%),所以,骨转移瘤的检查通常不首选X线片[18]。

溶骨性转移瘤通常表现为松质骨(也称小梁骨)中正常骨小梁消失或密度减低,松质骨病变相比于皮质骨病变的亮度更低。当椎体受累＞50%,骨密度减低30%～75%时,X线片才会出现异常影像。因此,X线片诊断溶骨性转移瘤时容易漏诊[18]。

成骨性病变通常表现为病变区密度增高,或密度高低不均的混合性病变(需要讨论,或在硬化边缘表现出溶骨性)。

虽然在骨转移瘤的筛查方面存在局限性。但是,X线片在椎体骨折,脊柱畸形,脊柱序列改变,脊柱滑脱,溶骨性或成骨性病变以及较大的软组织肿块等方面仍是很有价值的检查手段。当X线检查发现可疑椎体骨折或脊柱不稳时,都应进一步行MRI和(或)CT检查。

CT

CT是通过探测器阵列和X射线来构建人体图像。CT检查经济、便捷,且几乎没有禁忌证。同时,还能够检查钙化灶以及脊柱肿块中的骨性成分[19]。与普通X线片相比,CT并不受组织器官重叠所影响。与MRI相比,CT的空间分辨率更高,但对比度更低[20]。与X线片相似,CT对皮质骨溶骨性变化更敏感,而对松质骨的变化不敏感。CT检查对骨转移瘤的总体敏感度约为73%[21]。

蛛网膜下腔造影有助于评估神经根、硬膜囊和脊髓的受压情况。脊髓CT造影还有助于鉴别MSCC的病因:是肿瘤延伸至硬膜外间隙还是病理性骨折的骨折块向后压迫脊髓。

MRI

MRI是利用射频脉冲对磁场中含有的组织的氢原子(质子)发生共振,对产生的信号进行图像重建的一种成像技术。可根据不同的MRI序列来观察不同组织间的质量差异。在T1WI中，正常脂肪组织（如黄骨髓）为高信号，显示高强化的明亮影像，水（如脑脊液和水肿）为低信号，显示低强化的灰暗影像。在T2WI中，含水量高的组织（如脑脊液和水肿）呈高信号。蛋白质和血液在T1WI和T2WI中的信号强度主要取决于蛋白质浓度和受检者年龄（高铁血红蛋白在T1WI中下呈高信号）。相比其他影像学技术（如CT），MRI的T1WI和T2WI中对不同密度的组织灵敏度和特异性更高。

MRI的缺点是检查用时长。脊柱MRI检查用时20～30 min，而CT检查仅需1～2 min。最新的MRI扫描利用快速自旋回波（fast spin-echo，FSE）技术，可显著缩短检查时间，在T2WI FSE影像中正常脂肪的信号更高。因此，正常含脂肪的组织（如黄骨髓）在T1WI和T2WI的FSE影像上都呈高信号。脂肪抑制技术（short tau inversion recovery，STIR）在T2WI中呈脂肪抑制影像，用于评估骨髓水肿（如急性骨折或肿瘤浸润骨髓），在STIR序列上骨髓水肿呈明亮的高信号，而正常的黄骨髓呈灰暗的低信号。

MRI血管造影检查一般采用含钆（Gd）顺磁造影剂，在T1WI上产生缩短效应。因此在T1WI上，造影剂集中的区域（如新生血管和毛细血管通透性增加的区域）会呈稍高信号（增强）。由于正常脂肪组织在普通T1WI上呈高信号，因此抑制脂肪的T1W1增强影像可评估脊柱MRI的强化程度。

MRI筛查脊柱肿瘤比其他影像技术更有优势。正常成人骨髓（黄骨髓）在T1WI上呈稍高信号，而绝大多数肿瘤是低T1信号和高T2信号（如溶骨性肿瘤），因此很容易识别肿瘤组织。当肿瘤浸润骨髓时，在STIR序列上呈高T2信号，如上所述，肿瘤可以通过脂肪抑制的T1W1增强影像来确定。蛛网膜下隙在T2WI上呈明亮的高信号，由于脊髓在明亮的脑脊液中呈低信号，因此可以清楚地分辨出来。

在肿瘤患者中，MRI对骨转移瘤具有高度的敏感性（90.6%）和特异性（96%）[21]。

骨显像

骨显像（骨扫描）具有风险低、应用广和易检查的特点。骨显像主要利用^{99m}锝标记的双磷酸盐。该化合物在骨骼中的蓄积量与血流和新骨生成的速率有关[22]。转移瘤通常表现为溶骨性，机体会防御性地增强成骨细胞活性，从而促进新骨生成。在侵袭性肿瘤（如多发性骨髓瘤）中存在着大量的溶骨性破坏，但是这类肿瘤一般对放射性核素的摄取量很小，且体内成骨细胞活性比破骨细胞活性更低，因此骨显像检查的灵敏度不高[23]。

骨显像在肿瘤筛查方面的优势在于能够全身显像，且对骨转移瘤的灵敏度约为78%[24]。其假阳性结果主要见于良性骨肿瘤、退行性疾病或骨折。在骨转移瘤的治疗过程中，可出现短暂的成骨细胞活性增加，出现"耀斑征"，这可能是被误诊为恶性转移瘤的原因。

常规骨显像是将平面探测器获取的信号与解剖结构进行重叠。单光子发射计算机断层成像术（SPECT）是在横断面上获得骨显像，能够更好地显示放射性示踪剂在体内的分布情况。该技术将核素骨显像对骨转移瘤的灵敏度提高到87%[24]。

正电子发射断层成像

正电子发射断层成像（positron-emission tomography，PET），通过湮没辐射和正电子准直（或光子准直）技术，从体外监测PET显像剂或其代谢物分子在机体内的空间分布、数量及其动态变化，从而获得高分辨率的断层影像。正电子是某些化合物中特定放射性同位素衰变的结果。18F-氟脱氧葡萄糖（18F-fluorodeoxyglucose，18F-FDG）和18F-NaF是用于骨骼评估的放射性化合物。与传统的骨显像相似，18F-NaF正电子发射断层成像在成骨细胞活跃处显影。FDG是一种葡萄糖的类似物，在葡萄糖代谢高的区域，FDG代谢水平也会增高。由于大多数肿瘤具有葡萄糖代谢高的特征，因此18F-FDG PET/CT常用于肿瘤成像。与^{99m}锝和18F-NaF骨扫描不同，FDG扫描可以对骨骼中的癌细胞进行直接成像。18F-FDG PET/CT筛查骨转移瘤的灵敏度较高（89.7%）[21]。PET可以与常规CT相结合。18F-FDG PET/CT可以分析解剖结构以及代谢活性异常的结构。据报道，18F-FDG PET/CT筛查骨转移瘤的灵敏度高达97%[25]。

脊柱肿瘤的评估方法

脊柱肿瘤的影像学诊断首先是精准定位。脊髓肿瘤需要与硬膜内髓外的其他肿瘤相鉴别。在脊柱的影像学研究中，硬膜外病变最常见。硬膜外肿块位于硬膜囊外，可累及骨（如骨转移）、椎间盘（如椎间盘突出）或硬膜外间隙（如硬膜外脓肿）。硬膜外肿块可压迫硬膜囊、脊髓和神经根。硬膜内髓外肿块位于脊髓外，但在硬膜囊内，包括肿瘤性病变（如周围神经鞘瘤、脑膜瘤、软脑膜转移瘤）和非肿瘤性病变（如蛛网膜囊肿、蛛网膜炎、动静脉瘘）。硬膜内髓外病变倾向于向蛛网膜下腔延伸，避免了脊髓和神经根受累。髓内病变常累及脊髓，包括肿瘤性病变（如星形细胞瘤、室管膜瘤和罕见的脊髓转移瘤）和非肿瘤性病变（如脱髓鞘疾病、脊髓炎、髓鞘水肿、挫伤和梗死）。髓内占位性病变会引起脊髓扩张，并使周围的蛛网膜下隙变窄。

确定病灶位置后，还需要对肿瘤的影像学特征进行评估。CT或平片可显示累及骨或骨周围组织的肿瘤。如果发现骨内存在钙化灶，则提示可能有肿瘤。例如，软骨肿瘤可有环形或弧形的钙化。此外，还应检查病灶的边缘：锐利、清晰的病灶边缘表明病灶是缓慢形成的，不规则、模糊的边缘表明病灶是迅速浸润形成的。最后，许多肿瘤（如巨细胞瘤、成骨细胞瘤和动脉瘤样骨囊肿）可使受累的骨组织发生膨胀性改变，在CT和X线平片中显示出异常影像[26]。CT可通过静脉注射造影剂增强软组织的显影。对疑似MSCC的患者，蛛网膜下隙（硬膜内或脊髓造影）造影可见受压的脊髓出现充盈缺损，有助于判断脊髓损伤节段。脊髓造影也有助于鉴别髓内肿瘤和硬膜内髓外肿瘤。

肿瘤的MRI影像有助于判断肿瘤的侵袭范围和组织学类型。MRI可显示出病灶内部出血、黑色素、脂肪或囊肿样影像特征。与CT相比，MRI更容易发现肿块内强化信号，并且在T1WI中进行脂肪抑制时强化信号更明显。在T2WI中，尤其是脂肪抑制时更容易发现骨肿瘤。STIR通常用于脊柱成像，用于显示类似于T2的脂肪抑制影像。许多肿瘤（如脊索瘤和软骨肉瘤）在T2WI上表现为高且明亮的信号[27]。MRI可以清晰地显示出软组织结构。影像学中若出现椎体骨折和硬膜外软组织肿块，则提示可能存在脊髓损伤。MRI的缺点是若患者体内存在金属植入物，则会影响磁场分布，因此无法进行MRI检查。对于这类患者可采用脊髓CT造影检查，也能获得很好的解剖结构影像。

对于脊柱转移瘤患者，影像学检查能够为评估脊柱稳定性提供重要的依据[28]。评估内容包括：肿瘤的位置、节段；肿瘤性质（溶骨性或非溶骨性）；后方附件结构和（或）椎体受累情况，如果累及椎体，椎体受累是否＞50%，如果存在病理性骨折，椎体高度降低是否＞50%；矢状面或冠状面是否存在半脱位或畸形[28]。

影像学诊断的典型案例

病例1

一名79岁男性患者表现为颈部疼痛。这是一例典型的骨肿瘤病例。T1WI上，正常、明亮的骨髓被灰暗的肿瘤病灶所替代（图6-1a）。大多数肿瘤在T2WI上表现为高信号，而典型的脂肪骨髓在T2WI上也呈现为高信号。因此，需要采用脂肪抑制或饱和的T2WI（如脂肪抑制技术）来识别肿块（图6-1b）。

MRI（图6-1c）和CT影像显示椎弓根和峡部被肿瘤浸润（图6-2a, b中的箭头）和皮质骨缺损（C1右侧前部，图6-2b中的

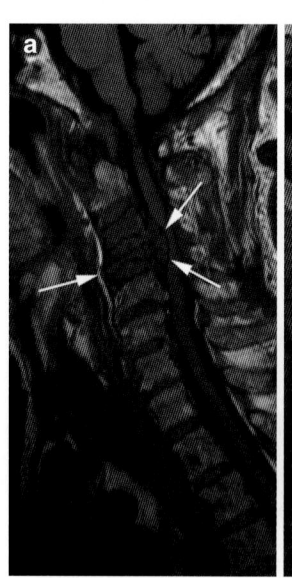

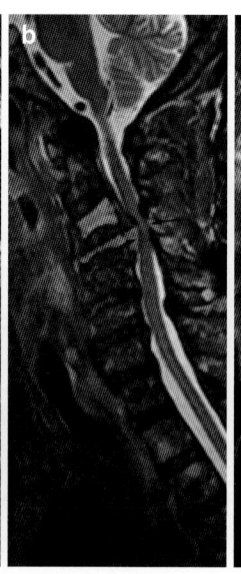

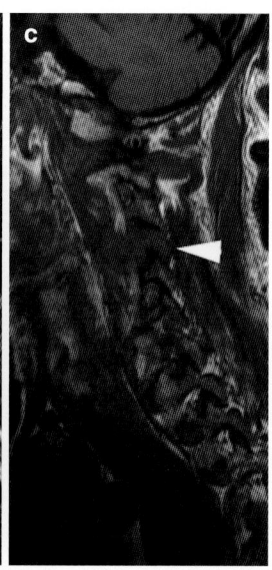

图6-1 病例1：一名79岁男性患者，表现为颈部疼痛，行MRI检查。(a) 矢状位T1WI示C4椎体病理性骨折，高度下降50%以上，硬膜外肿瘤压迫脊髓（白箭头）。转移病灶同时累及C3椎体。(b) 矢状位脂肪抑制影像显示脊髓受压变形。(c) 正中线右侧矢状位T1WI示肿瘤累及C4关节突（白三角）和椎弓根。右侧C1椎弓也存在转移灶

图6-2 病例1：一名79岁男性颈部疼痛患者的CT图像。(a) 轴位像CT见双侧C4关节突关节囊性病变（白三角）。(b) 矢状位CT见C4右侧关节突受累（白三角）。C1椎弓病理性骨折（白箭头）

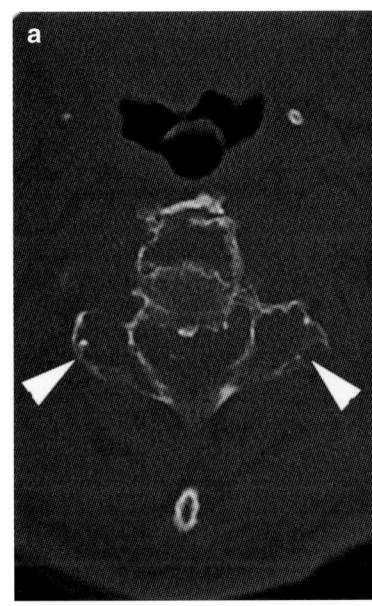

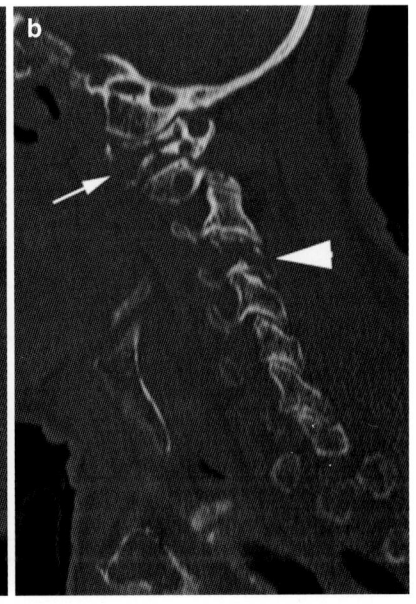

白色箭头）。病灶内无骨基质。病灶边界差异较大：大部分边界不清，少部分边界清晰。许多特征可以评估脊柱稳定性[28]。骨肿瘤性质为溶骨性。C4病理性骨折导致椎体高度降低50%以上。脊柱后方附件结构受累。综上，影像学提示该患者存在多发侵袭性肿瘤，考虑为转移瘤、多发性骨髓瘤或淋巴瘤。最终经病理诊断为多发性骨髓瘤。

病例2

一例73岁女性患者表现为轻度背部疼痛。本病例提示脊柱病变不应与转移瘤混淆。脊柱良性血管瘤在T1WI上通常呈高信号（图6-3a），但在脂肪饱和的对比增强T1像上呈增强信号（图6-3c）[29]。在T2WI中通常呈高信号（图6-3b）。CT横断面影像见标志性的垂直增厚的骨小梁（图6-3d）[2]。骨扫描通常未见明显的异常活动，尤其是较小（<3 cm）的血管瘤[29]。

病例3

一名84岁男性患者，诊断为原发性肺癌，症状为背部疼痛，由于患者有心脏起搏器，所以采用CT检查评估转移瘤。12年前的MRI检查未见明显异常（图6-4a）。在L1和T11椎体中见可疑的新发溶骨性病灶（图6-4b，c，箭头）。病灶密度高于脂肪，其内部未见明显的基质成分。边界非常清晰。总体来说，有转移瘤的可能。然而，仔细检查后发现有细微的终板缺损（图6-4c，箭头），表明椎间盘突出通过终板进入椎体（Schmorl结节）。随后，骨扫描未见任何转移性疾病的活动影像。骨内的椎间盘突出可能类似于骨髓内的肿瘤[2]。在MRI检查中，椎间盘在T1加权像中呈低信号，在T2加权像中呈渐强信号，也可表现为增强信号，通常是边缘强化。

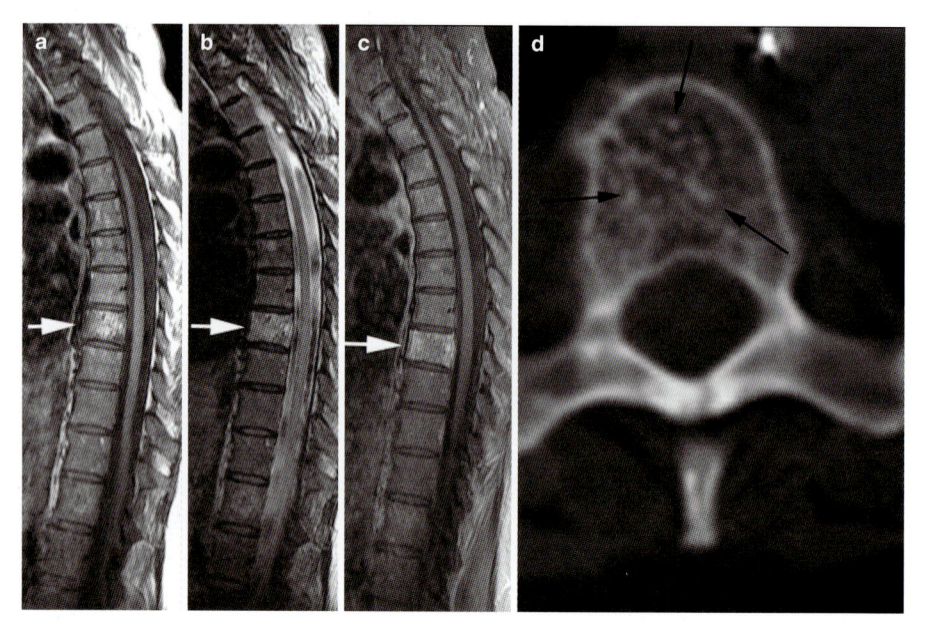

图6-3 病例2：一名73岁女性患者，典型血管瘤的CT和MRI。（a）矢状位T1WI示T8椎体内可见明亮的高信号（白箭头）。（b）矢状位T2WI见T8椎体内大部分呈明亮的高信号（白箭头）。（c）矢状面T1WI脂肪抑制像显示T8椎体内增强信号（白箭头）。（d）胸椎轴位CT示T8血管瘤椎体内典型的垂直增厚的骨小梁（黑箭头）

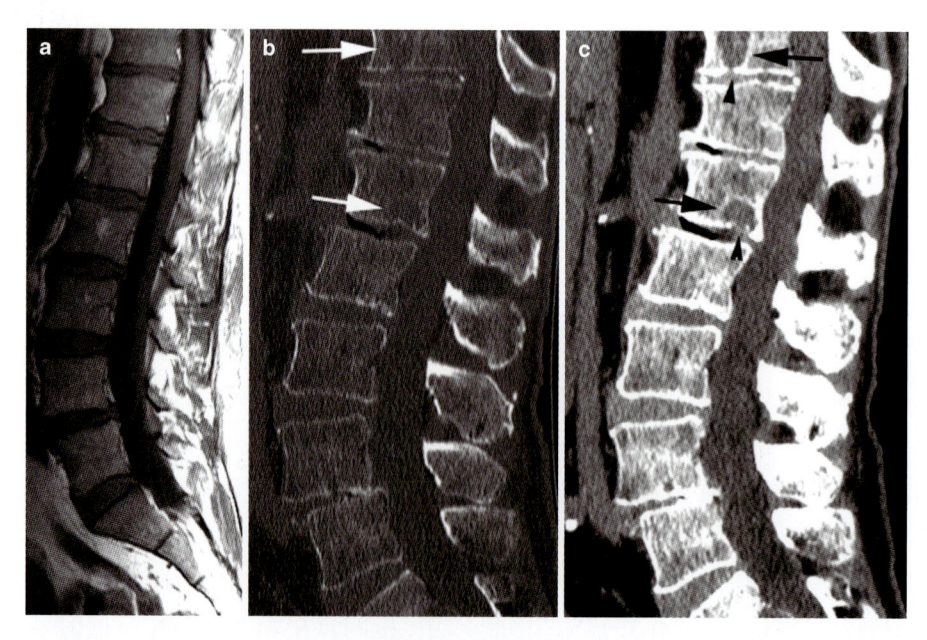

图6-4 病例3：一名84岁男性，体内有心脏起搏器，所以采用CT评估脊柱转移瘤。（a）12年前的MRI显示L1和T11椎体内骨髓结构正常。（b）矢状位CT进行椎体重建。（c）矢状位CT软组织窗。T11和L1椎体疑似新发的透明区域（黑箭头）。轻度终板缺损（黑三角）提示间盘突出进入椎体内（Schmorl结节）

病例4

一名73岁女性患者，表现出罕见的症状。T7椎体病灶呈非特异性的硬化基质（图6-5a）。横断面CT影像显示前方骨边缘很清楚，但没有形成锐利的硬化线（图6-5b）。MRI显示间盘突出到T8椎体内（图6-6）。间盘受累时需考虑感染的可能。但是，大部分椎体异常呈现边界清晰，且不表现出增强（图6-6）。脊柱外以及病灶附近无软组织肿块；间盘周围的终板边缘锐利而且界限清楚。脊索瘤可累及间盘并在T2加权像中呈高信号[27]，但多数脊髓瘤内部可见增强信号[2]。最终病理诊断为良性脊索瘤。

病例5

一名57岁女性患者表现为背部疼痛。行MRI检查，异常信号（T1加权像呈低信号，多数T2加权像呈高信号）累及多个椎体，并在下胸椎延伸穿过椎间隙（图6-7）。多发椎间隙受累不支持典型的转移瘤或多发性骨髓瘤。未见脊髓瘤典型的T2加权像高信号。主要表现为椎旁增强以及硬膜外受累（图6-8）。其中一节下胸椎椎体畸形严重。不同于肿瘤的是不同区域表现出不同的增强特征：硬膜外和椎旁病变呈显著增强（图6-8a），但许多椎体病变几乎没有增强信号（图6-7d）。

图6-5　病例4：一名73岁女性，病因不明，CT影像见脊柱病变。(a) 冠状位CT重建骨窗显示T7椎体病变，大部分为硬化性改变，伴有少部分溶骨性结构（白箭头）。(b) 横断面CT骨窗主要为硬化性改变（白箭头）

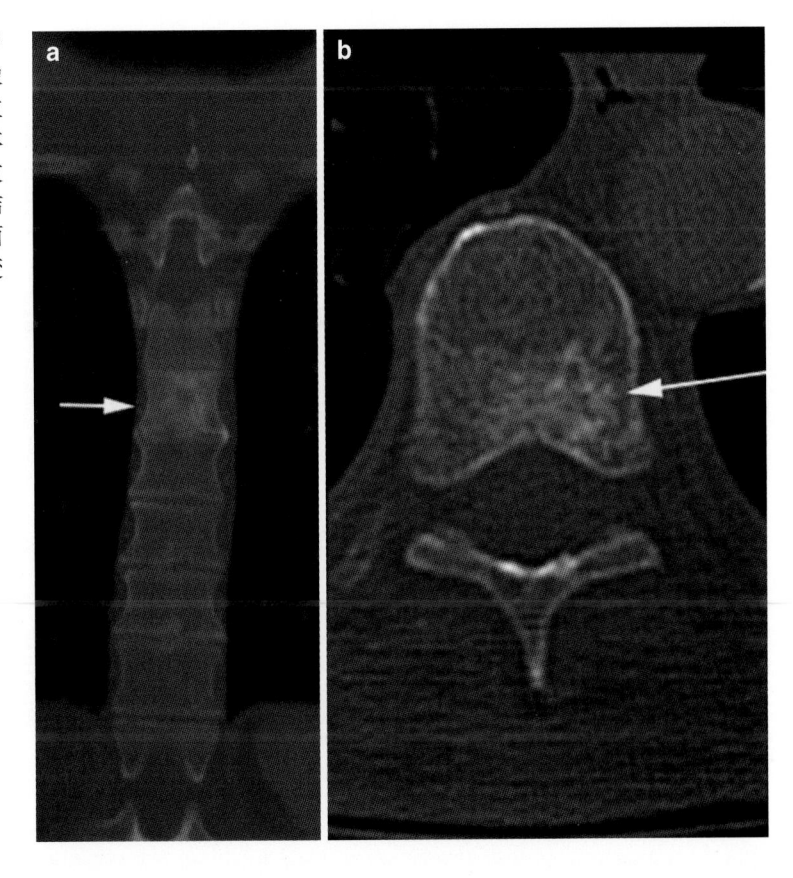

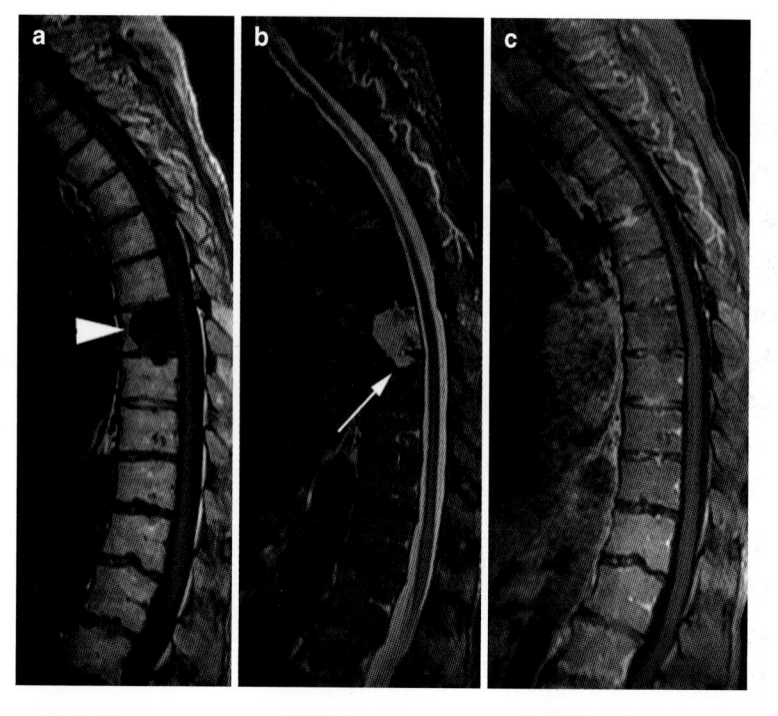

图6-6 病例4：一名73岁女性，病因不明，行MRI检查。(a) 矢状位T1加权像示T7椎体呈低信号（白三角）。(b) 矢状位T2脂肪抑制影像见T7椎体呈高亮信号，穿过间盘，累及T8椎体（白箭头）。(c) 矢状位T1加权脂肪抑制像为增强信号

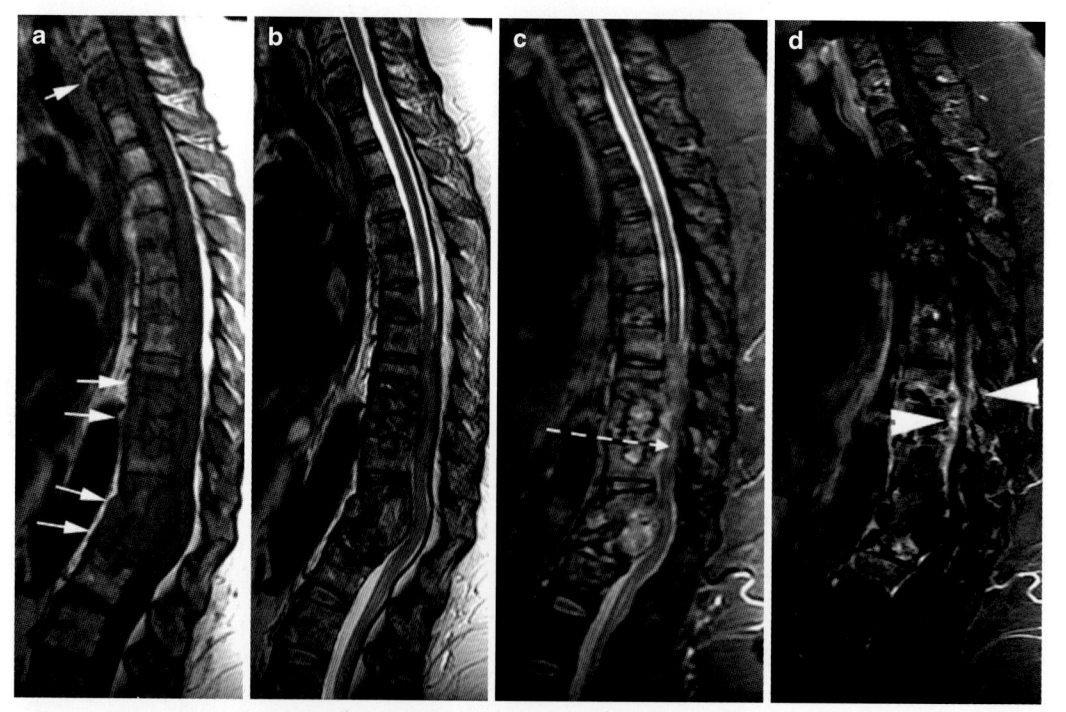

图6-7 病例5：一名57岁女性患者，多发性脊柱病变，行MRI检查。(a) 矢状位T1加权像示多个胸椎椎体呈低信号（白箭头）。下方箭头所指部位椎体受压变形。(b) 矢状位T2加权像示病灶累及并穿透椎间盘。(c) 矢状位T2脂肪抑制影像见多个病灶呈明亮/高信号。病灶侵及硬膜外导致脊髓信号改变（虚线箭头）。(d) 矢状位T1加权脂肪抑制影像显示病变同时累及硬膜囊腹侧和背侧（白三角）

图6-8 病例5：一名57岁女性患者多发性脊柱病变，行MRI检查。(a, b)横断面T1加权像显示除硬膜外病变外，还有椎旁软组织的信号增强（白箭头）

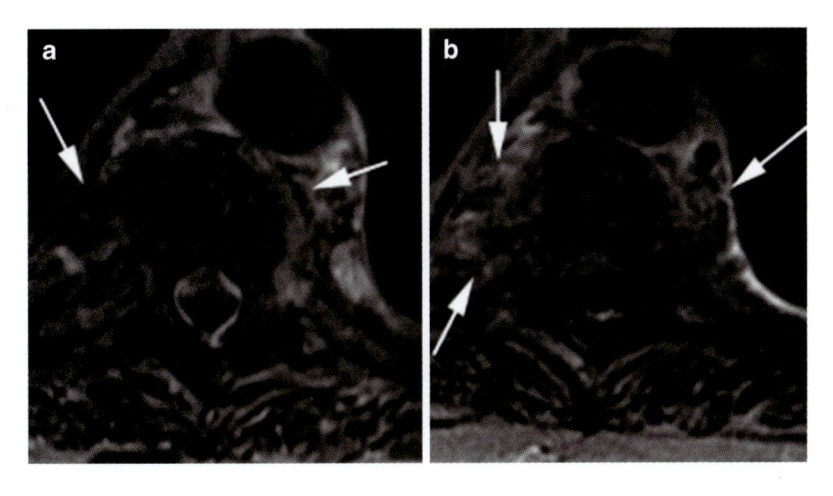

椎间盘受累应考虑感染性的可能。然而，与脊柱细菌性感染相比，当椎间盘受累的程度（图6-7d）相对于椎体或椎旁病变的更小（几乎没有增强病变），提示真菌或结核引起的病变[30]。实际上，最后的诊断结果是肺结核。

病例6

本病例对一位42岁男性，诊断不明的脊柱肿块患者的影像学表现进行分析。增强的肿块侵及椎管、右侧神经根孔、和椎旁软组织（图6-9和图6-10）。右侧椎动脉的流空信号向前移位（图6-10b）。C4椎体（图6-10和图6-11）、右椎弓根（图6-10和图6-11）以及峡部（图6-9d和图6-11c）轻度病理性骨折。在某些区域，骨皮质完全消失（图6-11c）。骨内肿块有轻微硬化的边缘（图6-11），边缘较狭或有过渡区。CT检查无论是在骨内还是骨外肿块均未见内部基质。无椎间盘受累，巨大的、相当坚固的增强灶不支持感染，提示肿瘤。同时累及骨及邻近软组织的肿瘤提示具有侵袭性，如转移瘤、多发性骨髓瘤或淋巴瘤[2]。骨皮质完全缺损也提示更具有侵袭性。但是，病灶边缘硬化看起来界限分明或狭窄，则提示肿瘤的生长缓慢[2]。最终影像学提示恶性肿瘤。

然而，最终的组织病理学诊断为良性神经鞘瘤，这是一种典型的软组织肿块，由于生长缓慢，包括继发性良性压力侵蚀，可影响邻近骨。但神经鞘瘤可延伸至骨，甚至在骨内生长[31]。

病例7

下面这个病例围绕着脊髓造影的应用问题展开。一名60岁男性患者表现为进行性背部疼痛和双下肢肌力减弱。患者既往接受了脊柱钉棒系统内固定手术（T10～骶骨）。这个病例中，由于金属尾影的干扰，MRI的诊断价值不大。这个病人脊髓造影过程中所获得的常规影像显示，T10水平硬膜外巨大的肿块对蛛网膜下隙以及T10椎弓根螺钉松动有很大的影响（图6-12）。CT结果显示T10椎体

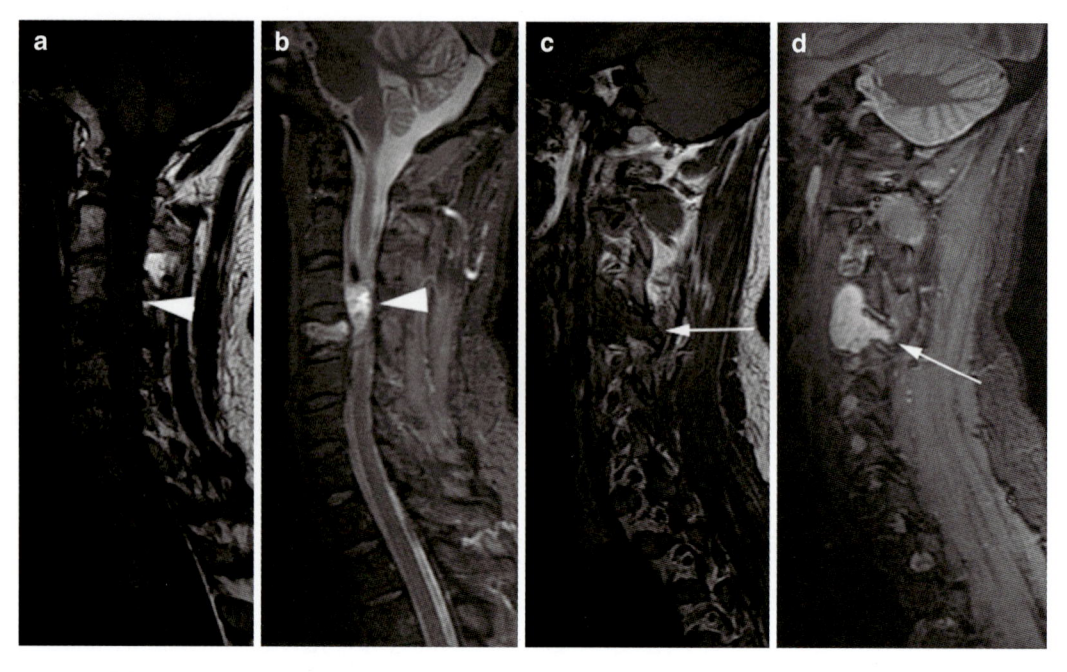

图6-9 病例6：一名42岁男性患者，脊柱巨大肿块的MRI图像。(a) 矢状位中线T1加权像见C4椎体低信号，向硬膜外膨胀，并进入脊髓（白三角）。(b) 矢状位中线T2 STIR像见病灶，有硬膜外部分（白三角）和C4椎体轻度畸形，都呈亮/高信号。(c) 矢状位右侧T1加权像示病灶向侧方扩张，累及关节突（白箭头）。(d) 矢状位右侧T2 STIR像见病灶向侧方扩张，累及关节突（白箭头）

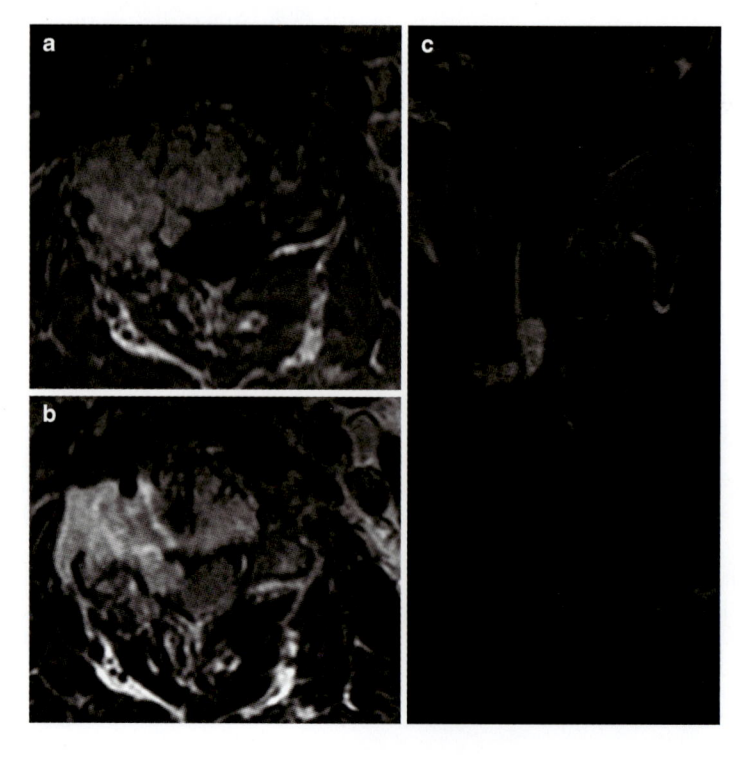

图6-10 病例6：一名42岁男性患者，脊柱巨大肿块的MRI影像。(a) 轴位T1加权像见右侧椎体、硬膜外和椎旁组织信号增强。(b) 横断面T2加权像显示肿块为高信号，右侧椎动脉前圆形暗色血流空洞。(c) 静脉造影后矢状位T1加权像显示肿块增强

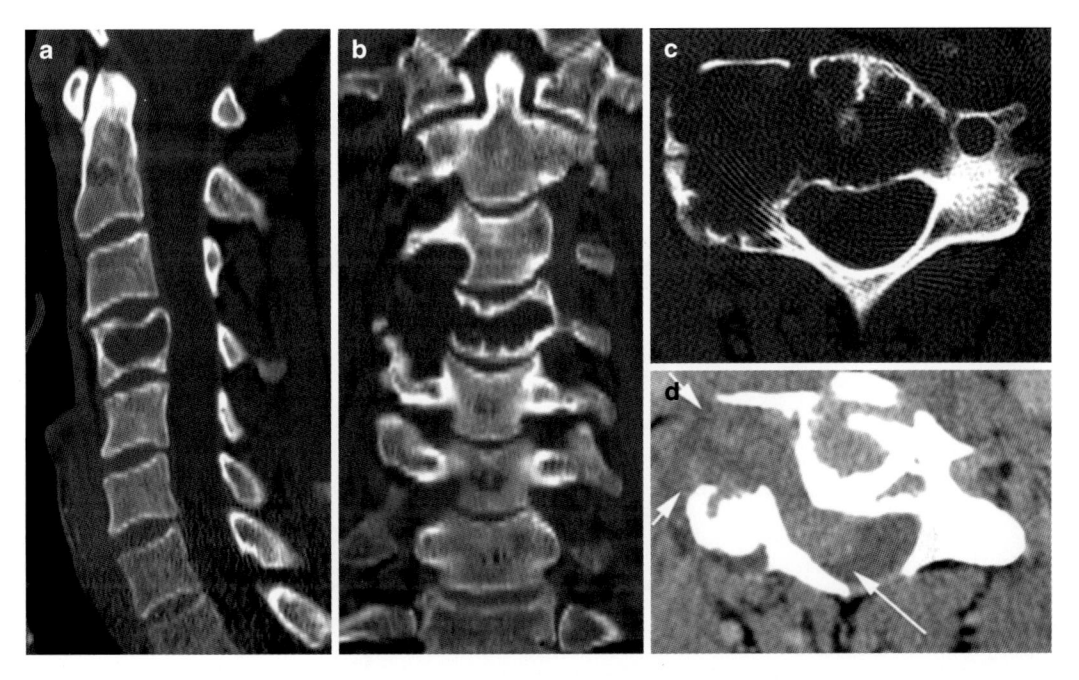

图 6-11 病例 6：一名 42 岁男性患者，脊柱巨大肿块。(a) 矢状位 CT 重建骨窗见 C4 椎体囊性病变伴轻度畸形。(b) 冠状位 CT 的重建后骨窗见 C4 椎体囊性变伴右侧结构破坏。(c) 横断面 CT 骨窗见 C4 椎体右侧结构破坏累及后方椎板边缘。(d) 横断面 CT 软组织窗见软组织肿块从椎管向外扩张，延伸至右侧椎旁软组织（箭头）

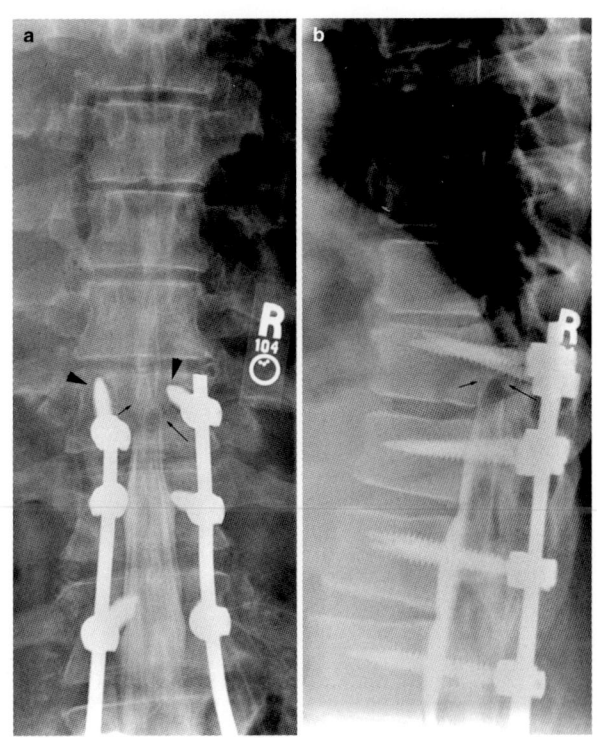

图 6-12 病例 7：一名 60 岁男性患者，表现为病区疼痛，脊柱内有金属内固定物。行脊髓造影后 X 线片透视。(a) 蛛网膜下隙注射脊髓造影剂后的下胸椎正位片。见 T10 椎弓根螺钉松动（箭头）和蛛网膜下隙硬膜外受压（小的黑色箭头）。(b) 造影后下胸椎侧位片见 T10 水平蛛网膜下隙周围硬膜外压迫（小的黑色箭头）

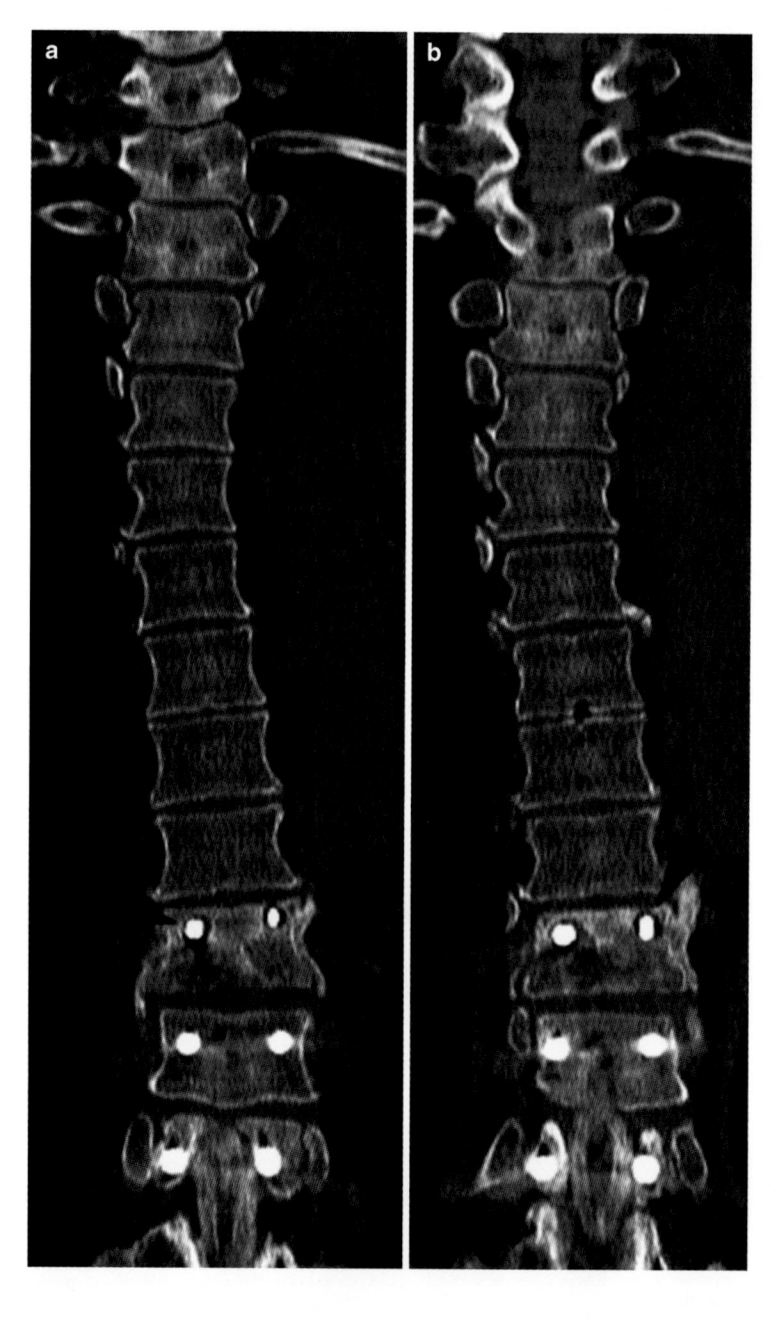

图6-13 病例7：一名60岁男性表现为背部疼痛，但体内有金属内固定物。行脊髓造影CT扫描。(a, b)造影后检查冠状位CT骨窗重建。见T10椎弓根螺钉松动（箭头）

后方骨折（图6-13、图6-14和图6-15），硬膜外为软组织密度影（不是骨或者钙化）。轴向CT影像也显示了金属伪影对CT扫描的影响：在有螺钉的节段，其椎管内结构难以看清。在脊髓造影过程中所获得的常规影像显示没有受到金属的影响，可以清楚地显示硬膜囊损伤（图6-12）。因此，在有内固定物的脊柱患者中，脊髓造影提供了MRI无法获得的重要信息。

6 脊柱转移瘤的影像学检查　　85

图6-14 病例7：一名60岁男性患者，表现为背部疼痛，但体内有金属内固定物。行脊髓造影CT扫描。(a-c)造影后行冠状位CT骨窗重建。硬膜外病灶损害硬膜囊（白色箭头）。T10椎体后方骨折（黑色箭头）

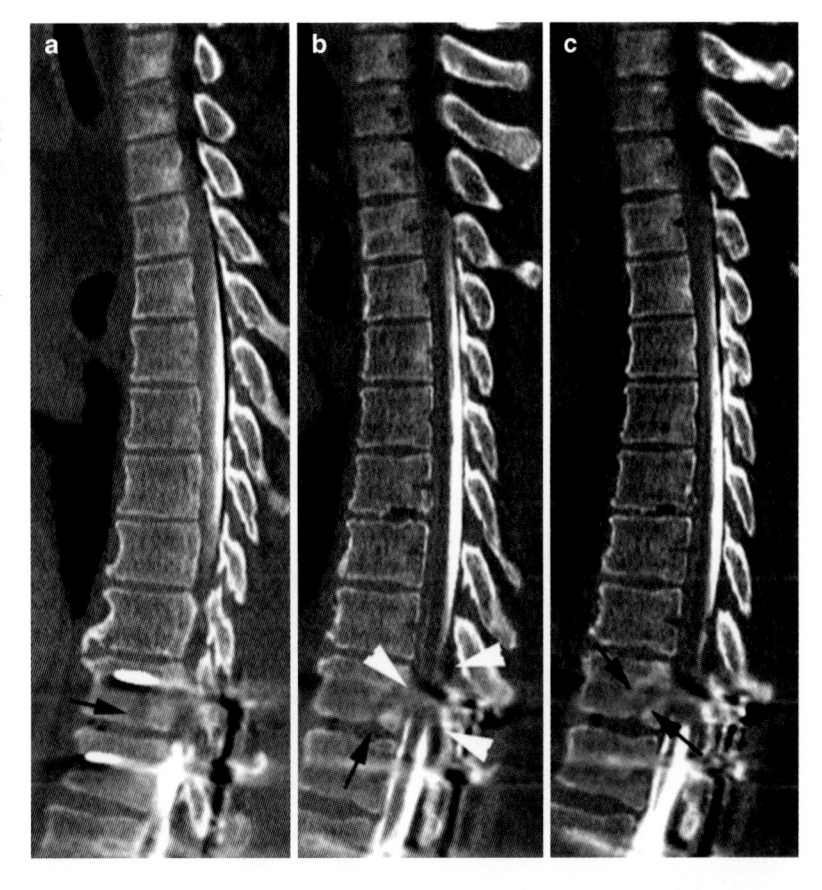

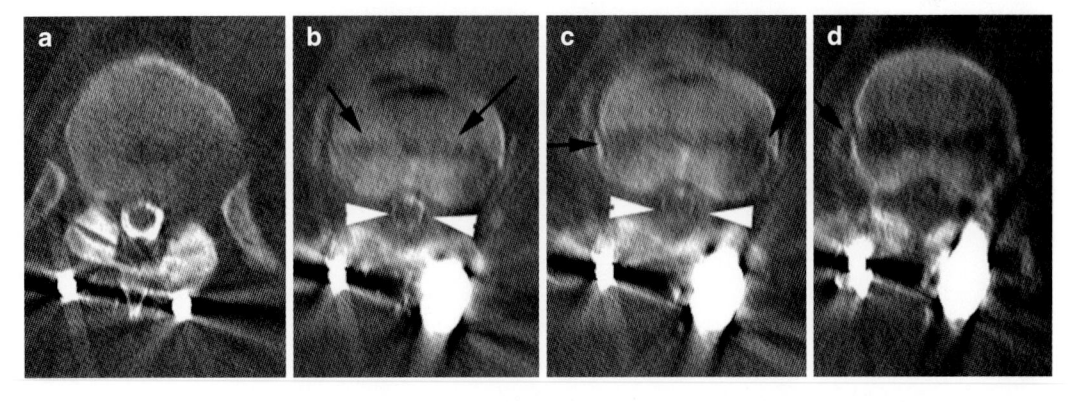

图6-15 病例7：一名60岁男性患者，表现为背部疼痛，但体内有金属内固定物。行脊髓造影CT扫描。(a-d)脊髓造影后T10横断面CT扫描影像依次为从低到高。硬膜外病灶损害硬膜囊（白色箭头）。T10椎体后方骨折（黑色箭头）。金属伪影响了图像细节的呈现，尤其是椎弓根螺钉处

病例8

本例显示了FDG-PET提供的代谢信息是如何提高成像特异性的。一名41岁男性患者,表现为背部疼痛,既往淋巴瘤病史。行MRI检查,背侧硬膜外间隙有轻度异常,横断面影像可以清楚地观察到(图6-16和图6-17)。但是,未见明显骨性病灶。硬膜外间隙的淋巴瘤或转移瘤最常见的原因是脊柱骨块继发性延伸至硬膜外间隙的结果。在考虑硬膜外感染时也会出现同样的问题:通常是椎间盘炎/骨髓炎继发性扩散的结果。另一个需要考虑的问题是,在颅内脑脊液低压的情况下,由于静脉充血,硬膜外间隙会扩大。临床实际情况有助于排除感染和颅内低压。

这个病例中,随后进行了^{18}F-FDG PET扫描,结果证明,活动性肿瘤是硬膜外异常的原因。淋巴瘤可继发,甚至主要发生在硬膜外腔[32]。

病例9

最后一个病例展示了一个良性、急性骨折。典型的椎体急性骨质疏松性骨折,影像学呈带状,几乎呈线状的水肿(图6-19)。可见积液或裂隙(图6-19b)。但是,近期发生的骨折通常表现为增强信号(图6-19c),不应与肿瘤混淆。椎弓根的水肿或信号异常并非肿瘤所独有的特征,也可发生在急性骨折中(图6-20)。在没有确诊的病例中,可选的检查有穿刺活检,^{18}F-FDG PET扫描和进行影像学随访。

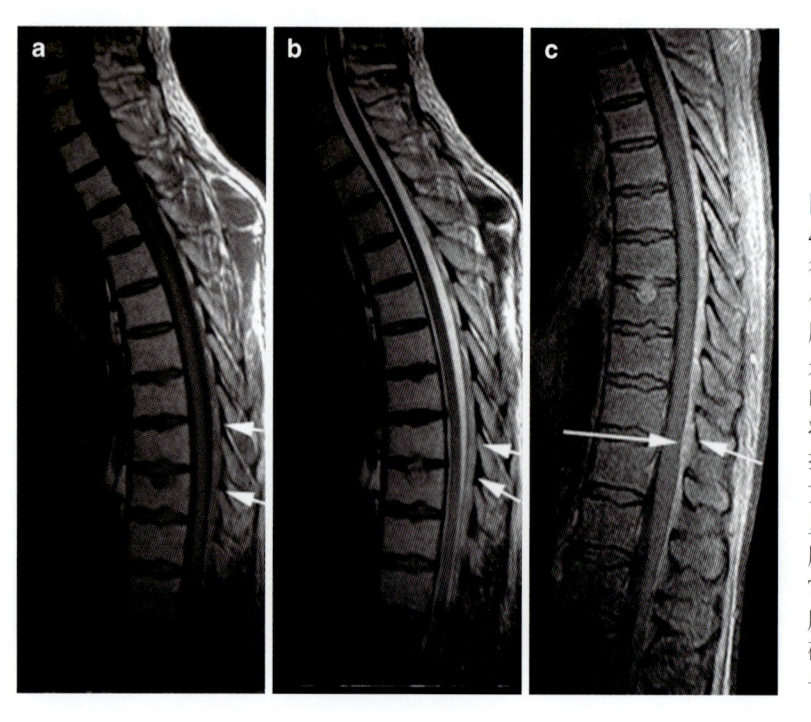

图6-16 病例8:一名41岁男性淋巴瘤患者,行MRI检查。(a) 矢状位中线T1加权像示硬膜外间隙呈低信号,但是这里通常是呈高信号的脂肪(箭头)。(b) 矢状面中线T2加权脂肪抑制像示脊髓硬膜外后方间隙呈低信号,而这里通常为高信号的脂肪(箭头)。(c) 矢状位T1加权像,静脉造影后脂肪抑制像提示后方硬膜外间隙呈增强信号(箭头)

6 脊柱转移瘤的影像学检查　　87

图6-17　病例8：一名41岁男性淋巴瘤患者，行MRI检查。(a) 横断面T2加权像示后方硬膜外间隙呈稍低信号，稍增大（箭头）。(b) 横断面T1加权像示后方硬膜外间隙呈低信号（箭头）

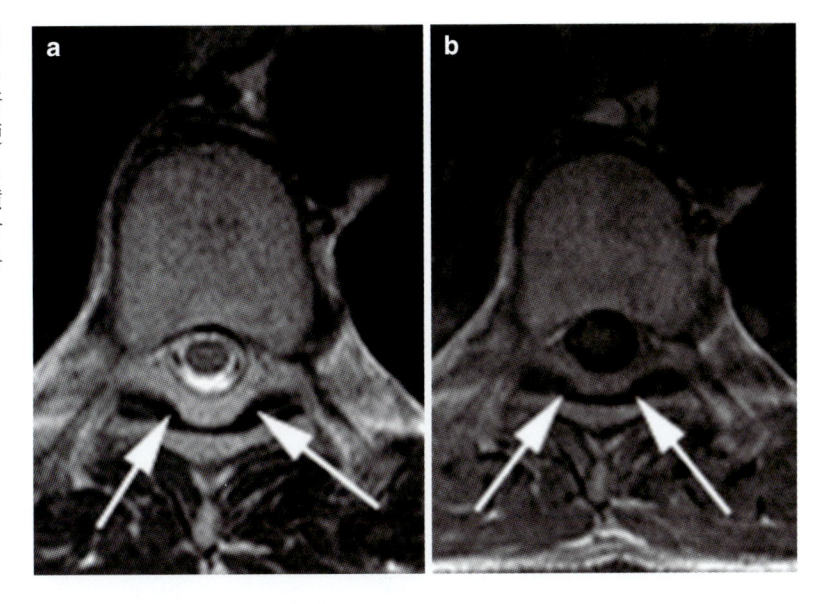

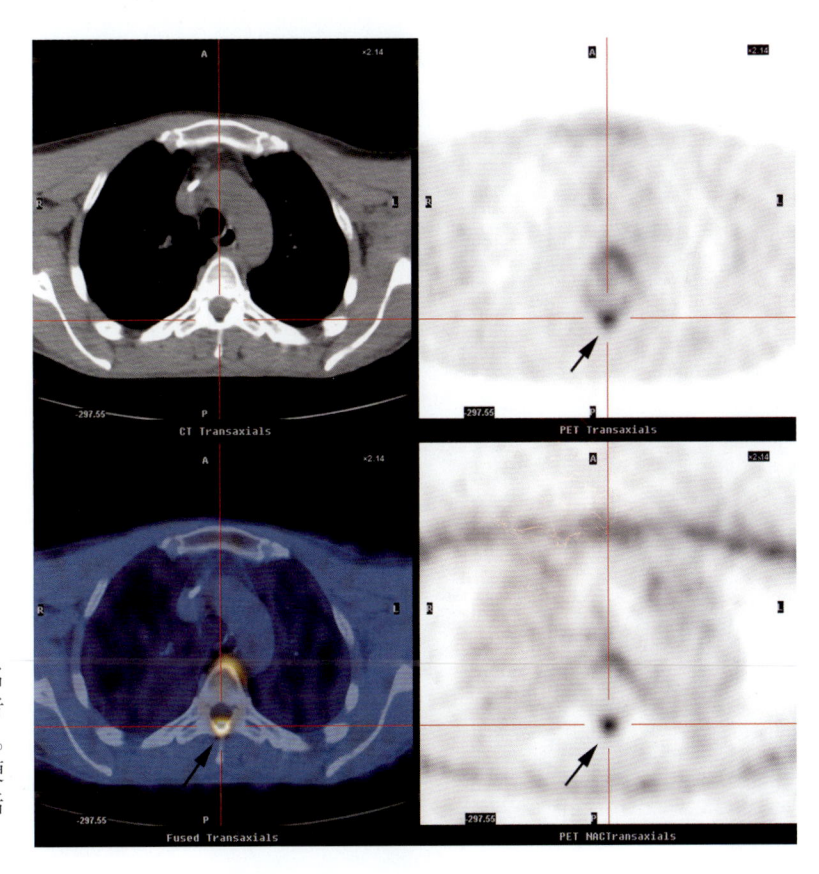

图6-18　病例8：一名41岁男性淋巴瘤患者行 ^{18}F-FDG PET检查。横断面影像显示后胸硬膜外间隙存在高代谢活动（箭头）

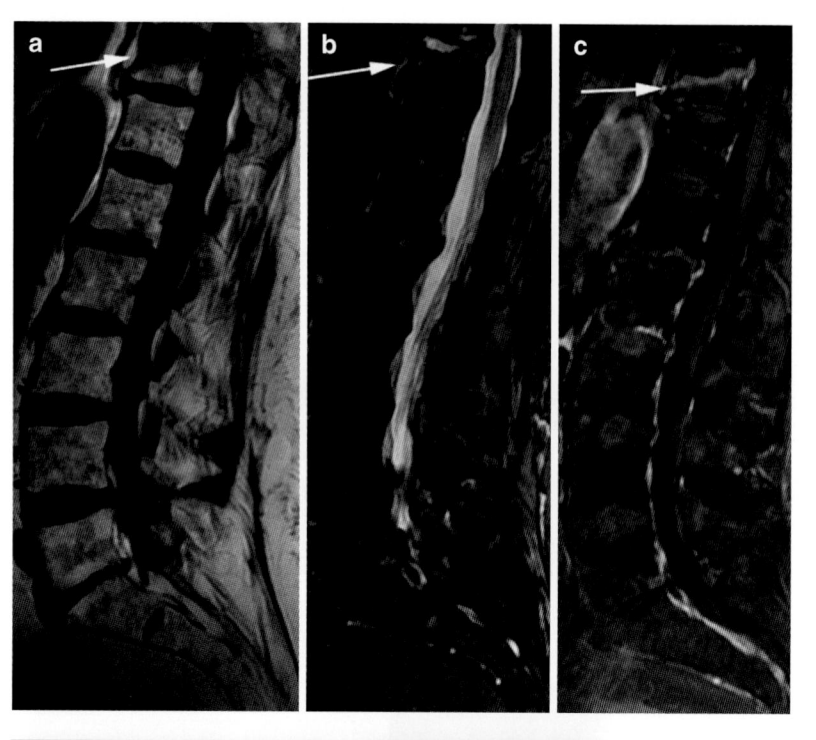

图6-19 病例9：一名70岁女性患者，因良性骨折表现为急性背部疼痛。(a) 矢状位中线T1加权像示畸形的T11上方呈低信号，但这里通常因为脂肪呈高信号（箭头）。(b) 矢状位中线脂肪抑制影像显示畸形的T11椎体上方呈高信号（箭头）。(c) 矢状位T1加权脂肪抑制像，静脉造影后显示T11椎体增强（箭头）

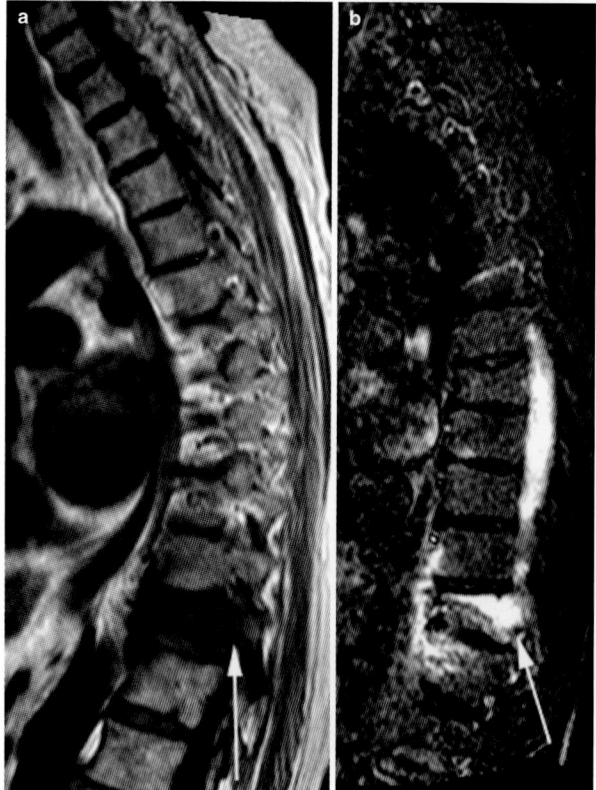

图6-20 病例9：一名82岁女性患者，因良性骨折导致急性背部疼痛。(a) 矢状位T1加权像示T11右侧椎弓根低信号（箭头）。椎体本身严重畸形、水肿。(b) 矢状位脂肪抑制影像显示T11右侧椎弓根高信号、水肿（箭头）

参考文献

[1] Denis F. The three column spine and its significance in the classification of acute thoracolumbar spinal injuries. Spine. 1982; 8(8): 817-831.

[2] Rodallec MH, Feydy A, Larousserie F, et al. Diagnostic imaging of solitary tumors of the spine: what to do and say. Radiographics. 2008; 28: 1019-1041.

[3] Sutcliffe P, Connock M, Shyangdan D, et al. A systematic review of evidence on malignant spinal metastases: natural history and technologies for identifying patients at high risk of vertebral fracture and spinal cord compression. Health Technol Assess. 2013; 17(42): 1-274.

[4] Bartels RH, van der Linden YM, van der Graaf WT. Spinal extradural metastasis: review of current treatment options. CA Cancer J Clin. 2008; 58(4): 245-259.

[5] Batson OV. The function of the vertebral veins and their role in the spread of metastases. Ann Surg. 1940; 112(1): 138-149.

[6] Hoey RP, Sanderson C, Iddon J, et al. The parathyroid hormone-related protein receptor is expressed in breast cancer bone metastases and promotes autocrine proliferation in breast carcinoma cells. Br J Cancer. 2003; 88(4): 567-573.

[7] Iddon J, Bundred NJ, Hoyland J, et al. Expression of parathyroid hormone-related protein and its receptor in bone metastases from prostate cancer. J Pathol. 2000; 191(2): 170-174.

[8] Lee YT. Breast carcinoma: pattern of metastasis at autopsy. J Surg Oncol. 1983; 23(3): 175-180.

[9] Bubendorf L, Schopfer A, Wagner U, et al. Metastatic patterns of prostate cancer: an autopsy study of 1,589 patients. Hum Pathol. 2000; 31(5): 578-583.

[10] Coleman RE. Clinical features of metastatic bone disease and risk of skeletal morbidity. Clin Cancer Res. 2006; 12(20 Pt 2): 6243s-6249s.

[11] Mak KS, Lee LK, Mak RH, et al. Incidence and treatment patterns in hospitalizations for malignant spinal cord compression in the United States, 1998-2006. Int J Radiat Oncol Biol Phys. 2011; 80(3): 824-831.

[12] Roodman GD. Mechanisms of bone metastasis. N Engl J Med. 2004; 350(16): 1655-1664.

[13] Yin JJ, Pollock CB, Kelly K. Mechanisms of cancer metastasis to the bone. Cell Res. 2005; 15(1): 57-62.

[14] Dispenzieri A. POEMS syndrome: update on diagnosis, risk-stratification, and management. Am J Hematol. 2015; 90(10): 951-962.

[15] Sciubba DM, Petteys RJ, Dekutoski MB, et al. Diagnosis and management of metastatic spine disease. A review. J Neurosurg Spine. 2010; 13(1): 94-108.

[16] Patchell RA, Tibbs PA, Regine WF, et al. Direct decompressive surgical resection in the treatment of spinal cord compression caused by metastatic cancer: a randomised trial. Lancet. 2005; 366(9486): 643-648.

[17] Bushberg JT, Seibert JA, Leidholdt EM Jr, et al. The essential physics of medical imaging. 3rd ed. Philadelphia, PA: Lippincott Williams & Wilkins; 2012.

[18] Hamaoka T, Madewell JE, Podoloff DA, et al. Bone imaging in metastatic breast cancer. J Clin Oncol. 2004; 22(14): 2942-2953.

[19] Gouliamos AD, Jimenez JP, Goree JA. Computed tomography and skull radiography in the diagnosis of calcified brain tumor. AJR Am J Roentgenol. 1978; 130(4): 761-764.

[20] Lin E, Alessio A. What are the basic concepts of temporal, contrast, and spatial resolution in cardiac CT? J Cardiovasc Comput Tomogr. 2009; 3(6): 403-408.

[21] Yang HL, Liu T, Wang XM, et al. Diagnosis of bone metastases: a meta-analysis comparing (18) FDG PET, CT, MRI and bone scintigraphy. Eur Radiol. 2011; 21(12): 2604-2617.

[22] Galasko CSB. The pathological basis for skeletal scintigraphy. J Bone Joint Surg Br. 1975; 57: 353-359.

[23] Woolfenden JM, et al. Comparison of bone scintigraphy and radiography in multiple myeloma. Radiology. 1980; 134(3): 723-728.

[24] O'Sullivan GJ, Carty FL, Cronin CG. Imaging of bone metastasis: an update. World J Radiol. 2015; 7(8): 202-211.

[25] Chang CY, Gill CM, Joseph Simeone F, et al. Comparison of the diagnostic accuracy of 99m-Tc-MDP bone scintigraphy and 18 F-FDG PET/CT for the detection of skeletal metastases. Acta Radiol. 2016; 57(1): 58-65; Epub 2014 Dec 22.

[26] Kumar R, Guinto FC, Madewell JE, et al. Expansile bone lesions of the vertebra. Radiographics. 1988; 8: 749-769.

[27] Raut AA, Naphade PS, Chawla A. Imaging of skull base: pictorial essay. Indian J Radiol Imaging. 2012; 22(4): 305-316. https://doi.org/10.4103/0971-3026.111485.

[28] Fisher CG, Versteeg AL, Schouten R, et al. Reliability of the spinal instability neoplastic scale among radiologists: an assessment of instability secondary to spinal metastases. AJR Am J

Roentgenol. 2014; 203(4): 869-874.
[29] Han, Boo Kyung, et al. Bone SPECT imaging of vertebral hemangioma correlation with MR imaging and symptoms. Clinical Nuclear Medicine. 1995; 20(10): 916-921.
[30] Shanley, Dean J. Tuberculosis of the spine: imaging features. AJR. American Journal of Roentgenology. 1995; 164(3): 659-664.
[31] Ida, Cristiane M., Scheithauer, Bernd W, et al. Primary schwannoma of the bone: a clinicopathologic and radiologic study of 17 cases. The American Journal of Surgical Pathology. 2011; 35(7): 989-997.
[32] Cugati G, Singh M, Pande A, et al. Primary spinal epidural lymphomas. J Craniovertebr Junction Spine. 2011; 2(1): 3-11.

7　转移瘤性脊髓压迫症的治疗（非立体定向放疗和靶向辅助化疗）

亚历山德罗·加斯巴里尼,吉斯贝托·伊万杰利斯蒂,里卡尔多·盖尔曼迪,马可·吉罗拉米,吉塞普·特德斯科,瓦莱里奥·皮波拉和斯特凡诺·博里亚尼

引言

肿瘤骨转移率仅次于肺转移和肝转移。脊柱是骨骼系统中最常受累的部位。据统计，超过10%的肿瘤患者会出现相应的脊柱转移症状，其中70%的患者在死亡时发现了转移的证据[1-5]。

肿瘤转移到椎体主要是通过血液传播。有证据表明，许多器官的血液直接汇入脊柱。巴特森等在一项具有里程碑意义的尸检研究中，发现了乳腺和骨盆的静脉血不仅回流至腔静脉，还汇合到硬膜外静脉以及椎旁静脉丛[6]。

在一定程度上也解释了乳腺、前列腺、肾癌以及肺癌容易向脊柱转移的原因。肿瘤细胞的分子和细胞生物学以及它们浸润的组织类型也影响着肿瘤的转移途径。肿瘤的转移是一个多步骤过程，包括肿瘤—机体—组织间某些关键分子的相互作用。近年来，许多基础和转化研究的重点是新生血管对原发性肿瘤和微小转移灶生长的影响，以及增加肿瘤进入循环系统的风险。

随着肿瘤治疗方案的不断优化和改进，许多转移瘤患者的预期生存期得以延长[5]。

此外，影像诊断技术的进步，有助于早期诊断脊柱转移瘤。因此，更多症状性脊柱转移瘤患者预期生存期得以延长，但生活质量却受到严重影响[3]。

因为脊柱转移瘤如果不接受系统的治疗，可能存在较高的致残风险，所以选择合适的治疗方案至关重要。脊柱转移瘤不仅影响患者的生活质量，还有致死风险。对于症状性脊柱转移瘤患者，尽管文献中普遍建议积极治疗，但采用哪种治疗方案仍值得商榷。

骨转移瘤属于全身性疾病，因此建议采用放疗（radio therapy，RT）、化疗（chemo therapy，CHT）以及手术治疗等多学科治疗方案[7,8]。

目前，本中心尚未开展立体定向放射

治疗,也没有引入针对不同组织亚型的新辅助治疗。本中心组建了多学科协作团队,联合制定了统一的肿瘤治疗方案。在本中心接受手术治疗的部分患者中,也可能在其他医院接受了新辅助化疗和立体定向放射治疗。多学科协作对于肿瘤的治疗至关重要。对于脊髓压迫症(spinal cord compression,SCC)的患者来说,由单一专家进行评估,不仅耗时,而且具有潜在风险,所以治疗方案应由多学科协作共同制定。我们建议指定一个"领导团队",与整个多学科团队进行强有力的合作。在领导团队中选择一位原发性肿瘤的医学专家作为"团队领导者",而脊柱外科和放疗科医生则协助该"团队领导者"。疼痛是脊髓压迫患者最常见的症状[9,10]。

肿瘤引起的疼痛往往难以忍受,且多数情况下镇痛药无效。一部分脊柱肿瘤患者可表现为长时间无症状,也有部分患者可表现为疼痛,其原因是:① 肿瘤向椎体骨皮质外扩散,牵拉骨膜,刺激了痛觉感受器(最终骨皮质破裂,肿瘤侵袭椎旁组织);② 肿瘤压迫脊髓或神经根;③ 肿瘤破坏骨组织,造成脊柱结构不稳,还增加了椎体骨折的风险;④ 椎体病理性骨折可导致急性疼痛发作。这些患者并无明确的外伤史,骨折类型为低能量骨折。因此,对于有癌症病史的患者,如果突然出现背痛或颈痛,应考虑到脊柱转移瘤所致。

肿瘤压迫脊髓或神经根,或者发生病理性骨折时,肿瘤和骨碎片突入椎管,都可能造成神经功能障碍。

转移性硬膜外脊髓压迫症(metastatic epidural spinal cord compression,MESCC)是指影像学中见椎管内硬膜外转移性肿瘤压迫脊髓,导致脊髓移位(图7-1)[11,12]。据统计,5%~10%的肿瘤患者存在MESCC,而在脊柱外的骨转移瘤患者中,高达40%的患者存在MESCC[13]。

虽然脊髓压迫的进展速度难以预测,但对于存在运动功能减弱的患者,若不积极治疗,将进展为瘫痪[14]。

MESCC是一个肿瘤学急症,如果不早期诊断、及时治疗,可能会导致永久性的神经损伤。研究表明,神经功能状态(尤其是运动功能)是评估MESCC预后的重要因素[15],因此,在出现神经功能障碍前,早期诊断和治疗至关重要[12]。

MESCC与椎体高能量性骨折导致的脊髓压迫不同。MESCC通常进展缓慢,患者能够适应渐进性脊髓压迫。而对于椎体高能量骨折,其骨碎片突入椎管,神经系统无法适应急性脊髓压迫,因此导致了急性脊髓损伤。通常神经组织也由于受到牵拉导致损伤加重(图7-2)。

7 转移瘤性脊髓压迫症的治疗（非立体定向放疗和靶向辅助化疗） 93

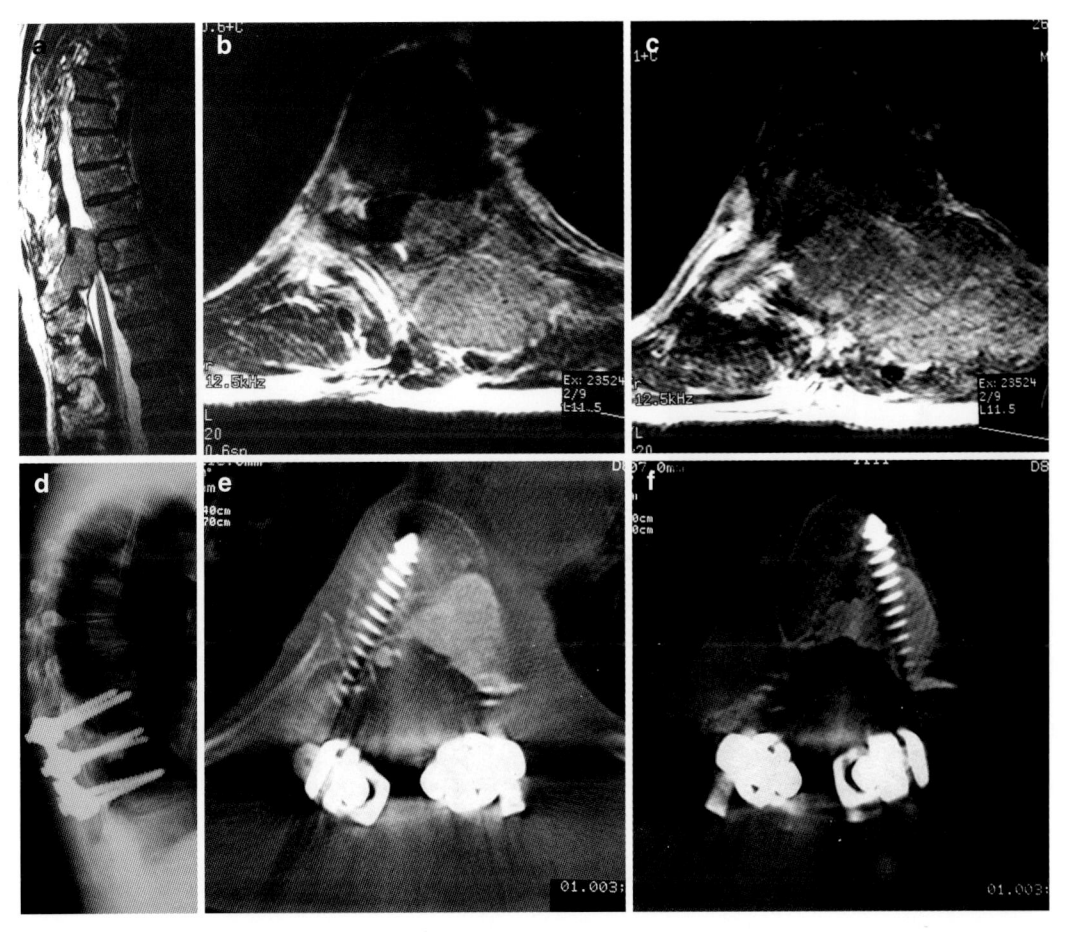

图 7-1 患者 58 岁，肝移植后 8 年，孤立性肝癌 T10 转移。发病时 Frankel 分级为 B 级。手术策略：经后入路行病灶内刮除术。出院时 Frankel 分级为 D 级。(a) MRI 矢状位显示椎管内病理性肿瘤组织，压迫神经结构，并累及椎骨后弓。(b) T9 处的轴位视图显示病理性肿瘤组织占据了 50% 的椎管。(c) T10 的核磁共振成像显示肿瘤组织几乎占据了整个椎管，神经结构局限于前外侧间隙。(d) 向肿瘤占据的椎体内部注射聚甲基丙烯酸甲酯，以稳定 T9～T11 椎体。术后侧位 X 线片。(e) 计算机断层扫描显示 T10 的椎弓根螺钉和对侧椎弓根内的聚甲基丙烯酸甲酯。(f) 显示螺钉植入到具有稳定作用的聚甲基丙烯酸甲酯内

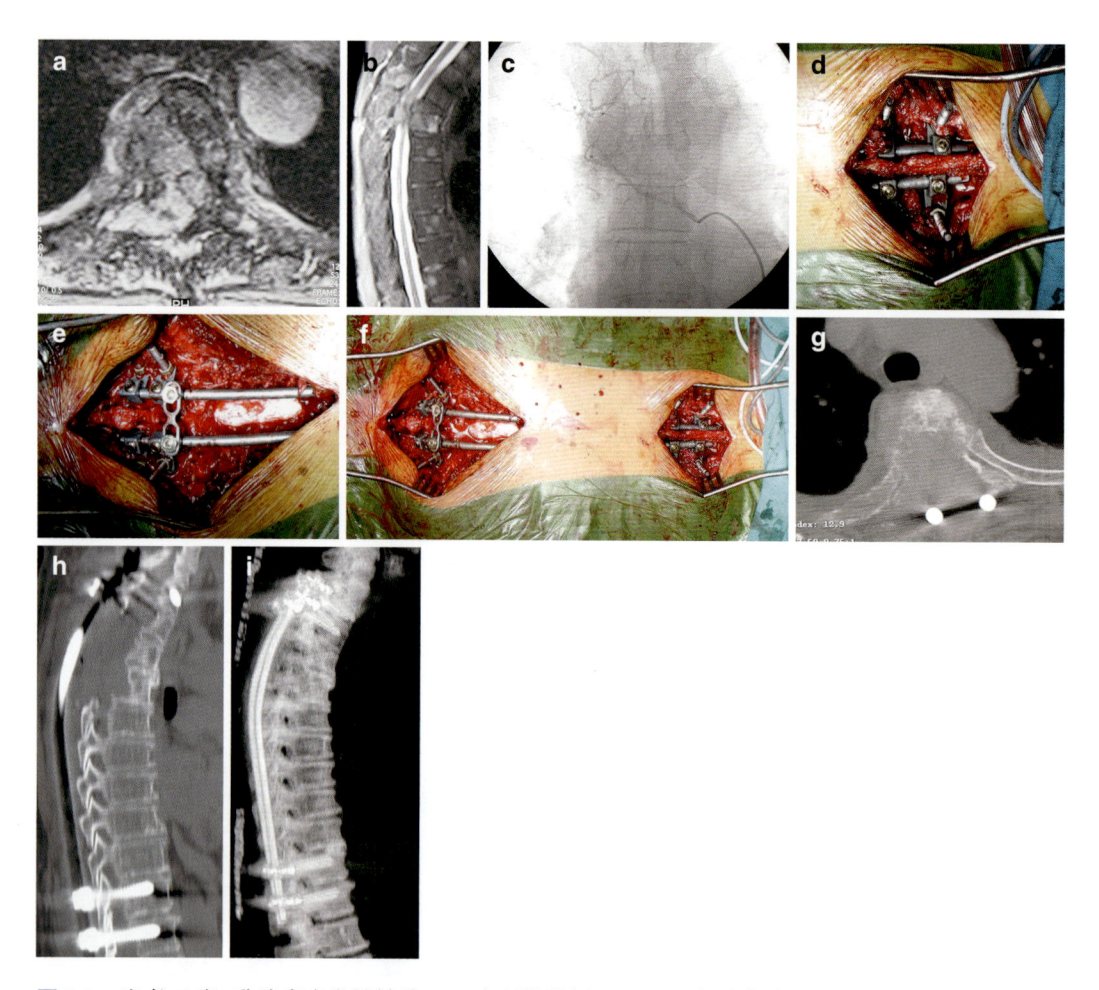

图7-2 患者69岁，乳腺癌多发性转移。T4病理性骨折，T4至T5水平脊髓压迫，T6至T10为椎体多发局部病灶。发病时Frankel分级为B级。经双侧后入路行减压和稳定手术治疗。出院时Frankel分级为D级。(a) T3 MRI轴位显示解剖结构完全性破坏和脊髓受压。(b) MRI矢状位显示病变组织压迫T2-T4水平的神经组织以及T3骨折导致节段性脊柱后凸；在T5-T7-T8-T10的转移病灶也清晰可见。术前对T3进行血管栓塞以减少术中出血。(d) 术中1：俯卧位。上胸椎后入路手术。椎弓根螺钉在T1-T2水平，环形减压在T3-T4水平，神经结构减压彻底。(e) 术中2：第二次手术，下胸椎后入路；双侧椎弓根螺钉在T11-T12水平。(f) 术中3：椎旁肌下滑动预弯杆，并进行连接。减少出血以及减轻疼痛。尽早进行辅助治疗。术后轴位计算机断层扫描显示T4水平进行环形减压。(h) 术后轴向CT显示T4水平矢状面的环形减压。放疗和激素治疗16个月后的三维重建

MESCC的手术治疗

脊柱转移瘤患者的最佳治疗方案尚无定论。

随着MESCC发病率的不断增加，其治疗方法也不断发展。在过去的几十年里，手术治疗主要通过椎板切除术，对脊髓进行充分减压，然后进行放疗，以达到对肿瘤持久的局部控制[16-21]。

神经减压在短期内能够有效缓解疼

痛，但是无法维持脊柱稳定性。实际上，脊柱椎体肿瘤伴脊髓压迫的患者在接受椎板切除术，破坏了脊柱后方韧带复合体结构（维持脊柱稳定性的张力性结构），导致脊柱进行性不稳。术后常出现脊柱后凸畸形、脊髓压迫、进行性神经功能障碍以及顽固性疼痛等并发症。扬等学者[20]进行了一项前瞻性随机对照研究，结果表明转移瘤患者接受单纯放疗与椎板切除联合放疗的疗效相当。因此，部分学者认为放疗是治疗MESCC最佳方案。但是随着脊柱外科技术的不断进步，外科医生认为手术治疗既可以进行充分的神经减压，还能够维持脊柱稳定性，这使得外科手术逐渐替代了传统放疗[21]。

帕特切尔等学者[22]进行了一项前瞻性随机对照研究，结果发现，与保守治疗相比（接受放疗联合皮质类固醇），手术治疗（减压和固定）的患者，恢复行走功能的人数明显增多（84% vs. 57%），行走时间也显著延长（153天 vs. 53天）。随后，学者对帕特切尔的研究进行深入分析，提出了不同意见，即手术并非MESCC的最佳治疗方案。随着放疗、化疗以及微创手术技术的不断进展，目前许多中心接受减压和固定手术的脊柱转移瘤患者数量有所下降。

在脊柱转移瘤的临床决策中，需先进行诊断。在CT引导下（使用无须硬膜外间隙侵入的），经椎弓根置入套管进行活检而不侵入硬膜外间隙，有利于避免肿瘤细胞扩散，这是最佳的病理诊断方法。

麻醉技术的发展使以前不可能完成的外科手术逐渐成为可能。鉴于患者的一般情况和转移瘤特点，应明确采用何种治疗方式能够获得最佳疗效。

脊髓压迫的手术目的包括：
- 保留或改善神经功能
- 缓解疼痛
- 重建脊柱稳定性
- 局部控制

尽管转移瘤的治疗目标是局部控制，但并非都需手术治疗来实现。实际上，不同类型的脊柱肿瘤对非手术治疗（如放疗、激素治疗和免疫治疗）的敏感性不同。此外，患者的预期生存期越长，肿瘤复发的风险越高［最终压迫脊髓和（或）病理性骨折］。因此，对肿瘤进行持久的局部控制尤为重要。

无论手术与否，对于外科医生来说，重要的是要了解各种可供选择的治疗方案，来实现对不同组织类型的肿瘤进行局部控制。

本中心将脊柱转移瘤的手术技术归纳为：① 减压和固定；② 病灶切除（刮除或截骨）；③ En-Bloc。后两种技术还需进行脊柱重建。手术入路包括前入路、后入路或联合入路。

1. 减压和固定：是操作最快、手术创伤最小的手术方式。可通过前路或后路进行开放手术或微创手术。一般不考虑联合入路手术。椎板切除减压术（同时切除硬膜外肿瘤）通常需要联合后路固定。一期手术必须重建脊柱稳定性。该手术主要适用于预期生存期短，且伴有神经损害和（或）病理性骨折的患者。是否进行急诊手术主要取决于外科医生的手术熟练度以及效率。前路减压固定手术常出现内脏及血管的相关并发症；因此这种术式很少被推荐。对于肾细胞癌、甲状腺癌等血运丰富的肿瘤，术前进行选择性动脉栓塞可减少术中出血。

2. 病灶切除（刮除或截骨）：为实现脊髓环形减压，可采用前路、后路或环形分块切除肿瘤。该手术通常需要多学科协作联合治疗，如在术前对肿瘤进行选择性动脉栓塞。病灶切除术适用于放疗不敏感且伴有病理性骨折或伴有脊髓压迫的患者，以加强肿瘤治疗。

3. En-Bloc：该术式通常适用于原发性恶性骨肿瘤患者，对于预期生存期较长，以及对放化疗不敏感的孤立性转移瘤患者，也可采用该术式。手术可采用单纯后入路或前后联合入路。虽然En-Bloc的手术时间长（8～16 h），但是术后肿瘤复发率低。对于富血管肿瘤也可考虑使用En-Bloc，因为En-Bloc比病灶刮除术的出血量更少[23]。在大多数情况下，累及椎管的脊柱转移瘤引起脊髓压迫时不推荐采用En-Bloc，因为缺乏使用这种手术的统一标准[24]。辅助治疗（如放疗、激素治疗）可减少肿瘤的局部复发和远期进展。

MESCC的微创治疗

各种治疗脊柱转移瘤的微创手术技术正在不断兴起。微创技术不仅要满足有较少的组织附件损伤，还要具有传统开放手术相同的预期手术目标。微创技术可在不影响术后疗效的前提下降低发病率，同时能够更快地恢复。

使用经皮空心螺钉可以实现微创固定。该固定方式适用于肿瘤所致的脊柱不稳患者，且辅助治疗对这些肿瘤有效。内固定器械提供了内部支撑，而更小的手术范围可能加快功能康复。计算机辅助手术可以提升外科医生置入经皮椎弓根螺钉的能力[25]。

在肿瘤压迫节段可采用内窥镜管型牵引器进行微创减压手术。此技术能够很轻松地实现后方减压。然而，环形减压术的治疗效果不如开放手术后外侧入路减压术，因此这就决定了该手术更适用于脊髓压迫较轻的肿瘤。

有多种微创经皮手术可用于缓解疼痛和重建脊柱稳定，包括经皮椎体成形骨水泥强化术或后凸成形骨水泥强化术，或联合射频消融术[26-29]。视频胸腔镜手术可以在T1～T12水平行椎体切除术切除肿瘤[12,30]。

胸腔镜手术的学习曲线很陡峭，不仅需要外科医生有出色的外科局部解剖学知识，还要求医生具备熟练操作长工作臂的技能[30]。

腹腔镜手术也可用于经腹腔入路腰椎减压和椎体切除术[31]。

一些学者建议将后路手术与前路微创手术相结合，如经极外侧腰大肌侧方入路（XLIF或LLIF）或腰大肌前入路进行直接减压、重建脊椎前柱。

当考虑采用显露前柱等极具挑战性的技术操作时，患者的选择必须格外谨慎，因为这些技术在一般情况下不被采用（如单侧肺移植），或者采用多学科联合方案可取得同样的治疗效果（即手术+放疗/化疗/

激素/免疫疗法)。根据我们的经验,该手术适应证非常罕见,可以认为仅仅存在于理论上[12]。

高频交流电、氩气和等离子场等可通过探针直接作用于肿瘤以促进组织坏死,从而实现对肿瘤的局部控制。射频消融、冷冻消融和腔内消融[26-29,32]等技术可以与脊柱固定技术相结合,以恢复脊柱节段稳定性,并且在尽可能缩小显露范围的前提下实现对肿瘤的局部控制。

射频消融不仅对肿瘤造成热破坏(即使在组织学上没有完全表现),而且还导致椎体周围静脉丛的血栓形成。虽然椎体皮质骨后壁的完整性可能作为神经结构的保护屏障,因为皮质骨的存在可以显著降低温度,但是该技术最严重的并发症仍是神经细胞热溶解[32]。事实上,作者认为在肿瘤和脊髓之间分布的脑脊液就足以避免热损伤的发生,虽然并不建议在椎体广泛溶解伴椎体后壁侵袭破坏的情况下使用热消融术。

等离子射频不具备传统射频所附带的加热功能,已被应用在椎体成形术或椎体后凸成形术之前消融椎间盘、软骨组织以及肿瘤瘤体等方面。此技术操作包括经皮置入工作套筒,再将等离子射频刀头置入工作套筒。等离子射频可以将肿瘤组织消融、蒸发成氮气和二氧化碳。射频刀头还具有凝血模式,可用于治疗血管丰富的肿瘤。当大部分肿瘤被消融后,可以用骨水泥填充空腔[33]。冷冻消融主要应用于疼痛、康复以及由小关节或窦椎神经区域引起的脊椎后方疼痛综合征的治疗[34]。此外,也有冷冻消融术成功应用于椎体肿瘤消融的报道[26]。

电化学疗法将全身应用博来霉素与局部电脉冲刺激相结合[28]。电脉冲使组织细胞膜的渗透性增加(电穿孔),允许博来霉素在细胞内扩散,并发挥其细胞毒性作用。所施加的电场是通过放置在肿瘤组织周围的不锈钢电极产生的。

作者将选择性动脉栓塞也纳入本组。虽然选择性动脉栓塞并不是真正意义上的微创技术,但在无法手术的患者或病灶中,它可作为一种姑息性治疗的微创手术方案。更多情况下,选择性动脉栓塞作为术前的辅助治疗措施,以减少术中因操作不当侵犯肿瘤假性包膜而造成的出血(减压和稳定,无论是否剥离肿瘤)[34-36]。

可以采用经皮椎体强化技术(椎体成形术或椎体后凸成形术)来恢复受累椎体的强度。许多学者报道了注射聚甲基丙烯酸甲酯(polymethyl methacrylate,PMMA)后取得了满意的止痛效果[32,37-40]。

但是,经皮椎体强化术在脊柱转移瘤中的应用与骨质疏松性椎体压缩骨折中的应用不同。虽然骨质疏松症会降低骨量,但是椎体肿瘤主要以实体为主,在没有取除肿瘤之前注射骨水泥可能会导致骨水泥渗漏至椎管,甚至导致症状加重或神经压迫,或者导致肿瘤在椎体外进一步扩散。

雷迪及其合作者[41]的一项有趣的实验研究表明,肿瘤的存在会导致椎体内的压力增加约8倍,这可导致肿瘤组织或骨水泥不受控制的扩散。由于肿瘤组织的渗透性不同,较小的"孔隙率"可阻碍PMMA

在椎体内的扩散,这也解释了骨水泥在椎体内分布不均匀的原因。

即使假设PMMA具有抗肿瘤作用,但是仍不能确定椎体成形术对肿瘤有局部控制作用。因此,如果肿瘤对辅助治疗不敏感,并继续生长,PMMA可能转移到硬膜外间隙。

一些学者为了实现对肿瘤局部控制,以及减少骨水泥在椎体周围血管内的弥散,建议联合使用射频消融和椎体成形术等技术。肿瘤的物理特性和渗透性的改变可以降低椎体成形术后的椎体内压,从而降低PMMA渗漏的风险,同时这也是最常见的手术并发症。

在近期97例椎体病理性骨折继发顽固性疼痛的手术中,84%患者的疼痛得到明显或完全缓解。没有死亡或手术相关的并发症发生。在脊柱转移性肿瘤方面,椎体成形术和脊柱后凸成形术的最佳适应证正在不断发展。此技术对于治疗脊柱骨折后顽固性疼痛是安全有效的,对多发性骨髓瘤等放疗敏感的肿瘤患者尤为有效[42]。

然而,必须强调的是,经皮椎体成形术不能减压硬膜外脊髓压迫,而是通过微创技术重建脊柱稳定性,当其与后路减压和椎弓根钉固定联合应用时,可以为前柱提供有效的支撑。

肿瘤压迫脊髓的治疗决策

首先,多学科治疗方案的制定需要肿瘤学、血液学、组织病理学、脊柱外科、放射肿瘤学和放射学等专家参与。MESCC的治疗主要是姑息性的,目的是恢复或保留神经功能,减轻疼痛,维持或恢复脊柱的稳定性。

正如前面所说,在制定脊柱转移瘤治疗决策的过程中,首先要考虑的因素是诊断。在脊柱中,CT引导下的套管针通过椎弓根而不侵犯硬膜外间隙进行活检,似乎是减少肿瘤细胞扩散的最好方法。

虽然原发性肿瘤的系统性治疗方案已被接受,但在脊柱转移瘤方面还没有公认的治疗指南。

目前存在的化疗、激素治疗、免疫治疗和放疗方案正逐步提高大多数实体肿瘤和血液肿瘤患者的生存率。化疗药物可划分为抗肿瘤药物和将肿瘤的不良反应降至最低的药物[12,43]。

除了尤因肉瘤和神经母细胞瘤等对化疗敏感的肿瘤外,抗肿瘤药物在治疗脊柱转移瘤中的作用有限。然而,预防或改善脊柱肿瘤不良反应的药物已被广泛应用,如皮质类固醇、双磷酸盐和镇痛剂。

药物治疗中,皮质类固醇是缓解脊柱转移瘤引起疼痛的主要方法,但可导致急性神经功能恶化。它们可以减轻脊髓水肿,而脊髓水肿可能对某些肿瘤有溶瘤作用,如淋巴瘤、骨髓瘤和乳腺癌[44]。

对动物模型的观察证实了这一临床发现:服用地塞米松的样本比未服用地塞米松的对照组相比,运动功能改善得更快[43]。

皮质类固醇在MESCC患者中的最佳给药剂量尚未明确。事实上,有研究表明,初始静脉推注100 mg与10 mg的皮质类固醇,患者在疼痛、行走或膀胱功能方面的疗效无显著差异[12,45-47]。

除淋巴瘤外，MESCC患者术前每日给予地塞米松16 mg，每次4 mg，连用5～7天，术后5～7天减量。双磷酸盐可以口服或静脉注射来抑制破骨细胞的活性。虽不能预防肿瘤骨转移，但可用于治疗高钙血症，可通过药物来调节骨代谢和抑制破骨细胞活性，从而减少疼痛、降低骨折风险，特别是在骨髓瘤、乳腺癌和前列腺癌患者。

然而，药物并不能完全控制疼痛，无法避免椎体塌陷引起的功能障碍以及硬膜外肿瘤浸润所致脊髓压迫。此外，传统观念错误地认为继发性骨转移标志着肿瘤进入终末期，且骨科医生往往不会进行手术治疗，从而延误了最佳治疗时机，使手术变得紧迫和必要。对患者来说，手术风险越来越大，对患者的亲属、陪护、爱人以及医院来说，也是一个挑战。

手术适应证包括：① 需要明确诊断；② 预防或治疗脊柱不稳定；③ 硬膜外肿瘤或骨性压迫所导致的脊髓功能障碍；④ 放疗不敏感肿瘤；⑤ 放疗后复发的肿瘤；⑥ 放疗过程中出现神经功能恶化的患者。手术时机是影响神经功能预后的一个重要因素。我们认为，患者能够耐受手术的条件下，MESCC的最佳治疗时机应在24 h内。如果神经功能迅速恶化，则必须尽快手术。如果神经损伤进展缓慢，可行择期手术。早期研究比较了单纯椎板减压（不固定）与放疗的治疗效果，发现两者的预后和生存期没有差异[20]。由于肿瘤常发生在前方椎体，导致椎体破坏，影响脊柱稳定性，并且肿瘤向背侧延伸而造成脊髓压迫，所以，这种单纯后路椎板减压术没有完成直接减压，也不能重建脊柱稳定性[44]。除非放疗失败，否则一般不提倡手术。随着手术技术的进步，脊髓环形减压术与内固定术相结合，对MESCC患者进行更积极、更有效的治疗。在环形减压术联合内固定术获得更好的治疗效果后，学者们推测，在合适的患者中，采用En-Bloc技术可能会改善治疗效果[48-50]。

有人提出，En-Bloc可用于单节段受累，不伴有多发转移的部分脊柱转移瘤患者，如肾细胞癌来源的脊柱转移瘤[3,51-54]。相反，最近的一项研究显示，这类患者应首选立体定向放射治疗，而非En-Bloc[55]。

肿瘤引起的脊柱不稳尚无明确定义。骨折脱位、滑脱畸形和椎体塌陷伴严重疼痛是内固定手术的适应证。三柱破坏、进展性畸形和疼痛也可考虑内固定手术。脊柱肿瘤学研究小组提出了脊柱不稳定性肿瘤评分（Spinal Instability Neoplastic Score，SINS）[56]，评估指标包括受累脊柱节段、卧床或站立后疼痛加重情况、溶骨性/成骨性/混合型骨破坏、脊柱序列、椎体塌陷和后方附件结构的受累情况。这有助于筛选有手术价值的患者。

最后，对于肿瘤广泛转移、一般情况较差和早期神经功能受损的患者应该接受姑息性减压内固定手术治疗，然后再进行放疗，能够显著提高患者生活质量。

另一方面，对于一般情况良好且预后相对乐观的原发性肿瘤患者，若存在单发的症状性脊柱转移病灶，可采取类似于原发性肿瘤的治疗方案。

苏乌托斯等[5]统计分析了影响脊柱转移瘤手术治疗后并发症的发生率和生存期的因素,结果表明,主要受术前神经系统状况、原发肿瘤的组织类型和受累椎体数量的影响,但不受肿瘤扩散和患者年龄的影响。基于以上发现,作者建议谨慎选择手术患者和手术方案。在选择最恰当的手术方案时须考虑以下因素:患者的一般情况、原发肿瘤的组织类型及其对辅助治疗的敏感性、疾病的转移情况以及当前的神经系统状况[12]。

手术入路需要考虑以下因素:肿瘤位置,脊髓受压部位,肿瘤组织学分型,肿瘤切除后脊柱稳定性重建方法和内固定类型。其中富血管肿瘤,包括肾细胞癌、甲状腺癌和肝细胞癌,可以在术前行血管栓塞以减少术中失血量。术中使用体感和运动诱发电位的神经电生理监测有助于提高手术安全性。由于脊柱转移瘤常累及椎体,并向侧延伸引起脊髓压迫,因此通常选择前路手术治疗。上胸椎(T1~T4)肿瘤可能需要结合颈前外侧入路和胸骨切开术,伴或不伴开胸术[57]。

然而,由于前方入路手术创伤大,尤其在T1~T4节段,这使得经后方椎弓根入路完成脊髓减压和脊柱固定变得越来越流行[58,59]。

T5~T10节段最好通过右侧开胸手术入路,以避开大血管和主动脉弓。然而,主要还是取决于椎体外肿瘤的体积分布[57]。

T11~L1节段通常需要联合开胸和腹膜后入路,L2~L4节段可通过腹部外侧切口到达。L5的局灶性肿瘤常用治疗方法是后路减压内固定术[44]。

前后联合入路的减压内固定手术可一期完成,也可二期完成。后路椎弓根螺钉固定推荐用于有明显后凸畸形、胸腰段交界区处肿瘤的患者,或在接受两次或两次以上相邻椎体切除术的患者中,以增加前路固定的稳定性[44]。

对于绝大多数接受胸椎或腰椎减压和固定术的患者,笔者更倾向于采用后路减压和固定手术,或联合经椎弓根切除肿瘤,而非让患者接受胸骨切开术、胸腔切开术或腹膜后前入路。

多学科协作处理流程

脊柱转移瘤的相关治疗

文献提出了多种术前评估患者预后的评分系统[18,19,59,60,61],来评估相关风险因素对生存期的影响。

这些评分系统可以评估哪些患者预后不良,并选择合适的治疗方案。公认的评分系统包括Tomita评分系统[60]和改良的Tokuhashi评分系统等[59]。

Tomita评分系统评估了3个重要内容,即肿瘤的恶性程度、有无内脏转移和有无骨转移。改良Tokuhashi评分系统增加了肿瘤主要转移部位和神经功能状态对患者生存期的影响。虽然这些评分系统在治疗决策中非常重要,但不适合在急诊病例中使用,因为有些评估指标的结果无法在短期内获得。

我们根据治疗经验,建立了一套脊柱转移瘤的治疗决策流程[18,62],该治疗决策流程需根据每个患者的情况考虑某个评估因素的重要性,再根据患者的个体情况选择最佳的个体化治疗方案(图7-3)。事实上,我们对每个患者都制定了个体化的治疗流程,并不是每个患者都评估了所有因素,因为有些因素可能与最终的治疗决策无关。例如,对于一般情况较差且美国麻醉师协会(American Society of Anesthesiologists,ASA)评分较高的患者,无论是原发性还是继发性脊柱肿瘤,都不建议手术治疗。所以该类患者应关注辅助治疗的敏感性。同理,对于急性脊髓损伤且进行性加重的患者,建议行急诊姑息减压和内固定术。

最后,我们需要考虑的是患者而不是疾病本身,治疗决策不能过度依赖于简单的数学评分。相反,我们应全面评估患者,首先考虑患者的一般情况以及转移瘤的评价指标。

我们的治疗决策是从确诊脊柱转移瘤开始的,不包括患者入院时的病史采集、查体、常规影像学检查过程。

患者行初次手术前,必须经麻醉师全面评估并同意后,方可手术。如果患者由于ASA评分较高而不能手术,需要考虑非手术治疗方案。其次,应考虑肿瘤对辅助治疗的敏感性(如放疗、化疗、激素治疗)。如果患者对以上的治疗都不敏感,则唯一的选择是手术治疗。如果患者可以接受手术,应采用Frankel评分系统来评估脊髓压迫和神经损伤的严重程度。如果存在神经

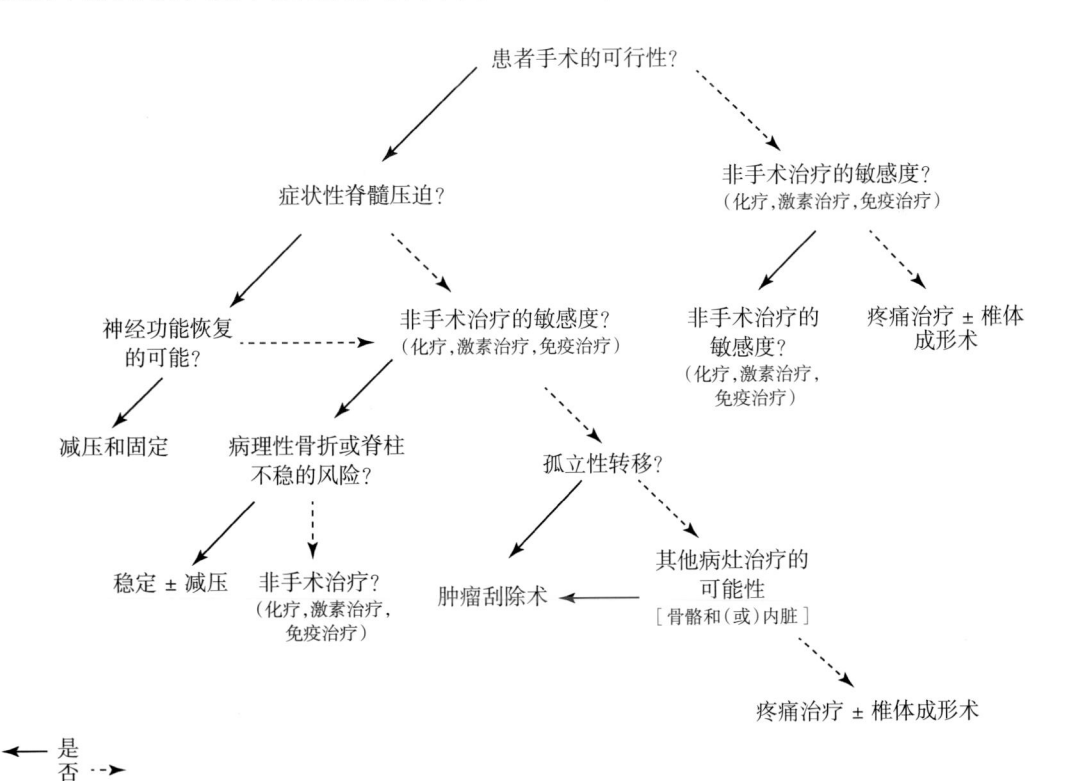

图7-3 脊柱转移瘤的治疗决策流程图

功能障碍或瘫痪，则应根据症状出现的时间来评估脊髓损伤恢复的可能性。

最后，如果我们认为患者的神经功能不可能恢复，则应重新评估对辅助治疗的敏感性。另一方面，如果患者有急性和进行性脊髓损伤，应行急诊手术。

如果患者没有脊髓损伤或脊髓损伤是可恢复的，并且脊柱稳定，应评估对辅助治疗的敏感性。如果肿瘤组织对辅助治疗不敏感，且只有单发转移，应手术切除病变。另一方面，如果患者有多节段转移且可以耐受手术，则需要减压和内固定手术。如果患者无法耐受手术，则只需对症处理，改善症状。当没有脊髓损伤或脊髓损伤可恢复的情况下，而且肿瘤对某种辅助治疗敏感时，应评估病理性骨折（已经发生或即将发生）。事实上，这些评估指标对于选择减压联合内固定手术或单纯辅助治疗是有决定性意义的。

肿瘤切除可以使用En-Bloc进行大范围扩大切除，也可进行瘤体减灭术。一般而言，对于富血管肿瘤（肾细胞癌和肉瘤转移），手术较容易，建议行En-Bloc切除。

本中心的治疗

方法和经验

1990年1月至2016年12月，我们研究了来自博洛尼亚的里佐利骨科研究所的745例实体瘤来源的脊柱转移瘤患者。122例患者（16.37%）诊断为MESCC。本研究中，我们排除了浆细胞瘤和淋巴瘤的患者，因为根据我们的经验这类患者的治疗方法和预后评估方法与实体瘤不同。MESCC患者包括61名男性和61名女性，平均年龄分别为58岁和22岁（29～81岁）。我们发现其中25人为颈椎转移瘤，66人为胸椎转移瘤，31人为腰椎转移瘤。原发肿瘤的解剖位置如图所示（见图7-2），最常见肿瘤来源部位为是肾、肺、乳房和结肠。患者表现出椎体症状时，尚有9.83%的患者不清楚原发灶。

20世纪90年代的Frankel评分系统可用于神经功能的评估。所以，我们用这个评分系统来评估神经损伤情况。122人中E级0例，D3级为29例，D2级为24例，D1级为38例，C级为22例，B级为7例，A级为2例。入院时，存在病理性骨折的患者有60例（49.18%）。术前麻醉师对所有患者的并发症以及手术风险进行评估。本研究中，所有患者均接受了外科手术。需要注意的是，转诊到本中心的患者已经经过肿瘤专家的筛选，这解释了外科手术数量多的原因。

122名患者分别接受了如下手术治疗：

1. 减压、固定36例（29.5%）：该术式用于因病理性骨折而导致神经功能损伤的预期生存期较短的患者，也适用于对放疗或激素治疗非常敏感的患者。

2. 病灶内切除"减瘤术"82例（67.21%）：该术式是多学科治疗脊柱转移瘤的一部分，在此之前应进行充分的手术计划，如选择性的术前动脉栓塞。如下情况我们选择了手术治疗：对放疗不敏感的转移瘤、有病理骨折和（或）脊髓压迫，或肿瘤学家认为有必要切除肿瘤以使得辅助治疗发挥更好

3. En-Bloc 4例：该术式是在患有原发性肿瘤引起的单一脊柱转移的患者上进行的，此类患者预期生存期很长，并且已经接受了治疗。采用双侧入路手术2例，单纯后路手术2例。手术切除需考虑的因素有肿瘤大小和位置。这4例患者中的2例 Frankel 分级为D3级，另外2例Frankel分级为D1级。3例为肾细胞癌来源的脊柱转移瘤，1例为恶性神经鞘瘤来源的脊柱转移瘤。平均随访时间为47个月（12～125个月）。随访结束时，有3例患者因肿瘤进展已死亡，1例患者健在。1例因后路内固定失败，于3个月后再次手术。1例因骨折和肺栓塞进行再次手术治疗。

结果

所有患者均定期门诊随访，查体结合X线、CT和（或）MRI以及其他检查，评估术后情况。患者需记录的主要内容包括：Frankel评分、手术并发症、局部复发情况、局部进展情况以及一般临床状况。

纳入研究的122例患者平均随访17.10个月（1～125个月）。在现有最长的随访中，16例（13.11%）患者在入院后平均18.81个月（1天～63个月）死亡。共10例（8.19%）患者出现术中并发症，其中大量出血1例，硬膜病变切除后进行缝合7例，胸膜病变切除后修复1例，意外硬膜损伤后补片修补1例。共20例（16.39%）患者出现术后早期并发症：早期伤口裂开感染（7例）、螺钉位置不良（1例）、螺钉松动（2例）、胸腔积液（2例）、血肿（1例）、肺栓塞和心脏骤停（1例）、深静脉血栓形成（1例）、阵发性室上性心动过速（1例）、房颤（1例）、支气管肺炎（1例）、尿路感染（1例）和皮下气肿（1例）。共7例（5.73%）患者出现晚期并发症：深部感染伴瘘管（1例）、内固定装置断裂（4例）、无菌性坏死（1例）和其他（Junctional Syndrom 1例）。共23例（18.85%）患者术后局部复发。

结论

对骨转移瘤和原发肿瘤进行合理的手术决策，是对肿瘤患者进行正确治疗的一部分。随着麻醉技术的发展，可允许对一些脊柱转移患者进行更积极的治疗。这些手术治疗可以显著地改善患者的生活质量，并且可能通过预防瘫痪相关并发症来延长患者的预期生存期。因此，在大多数患者中，手术治疗有可能恢复或维持运动功能并控制疼痛。

MESCC的手术指征必须考虑以下因素：

- 患者的医疗状况和期望生存期
- 肿瘤类型及其对辅助治疗的敏感性
- 神经损伤的发生时间和手术减压恢复的机会概率
- 需要改善神经功能和脊柱稳定性，减少疼痛
- 需要完全的局部控制，以防止复发
- 联合辅助治疗可改善治疗效果，降低并发症发生率

我们应将患者的健康放在首要位置。外科医生在多学科协作团队中扮演着重要

的角色，所以在制定治疗决策时应与外科医生充分沟通。手术通常被认为是最后的治疗手段，只有当其他治疗方案不可用时才考虑。专家之间强有力的持续合作可以保证手术取得最好的效果，降低患者复发率。在脊柱转移瘤的诊疗中，肿瘤科医生应该是团队领导者。

感谢作者，感谢卡洛先生，感谢皮奥瓦尼对患者影像的储存和编辑。

参考文献

[1] Wise JJ, Fischgrund JS, Herkowitz HN, et al. Complication, survival rates and risk factors of surgery for metastatic disease of the spine. Spine. 1999; 24(18): 1943-1951.

[2] Ryken TC, Eichholz KM, Gerszten PC, et al. Evidence-based review of the surgical management of vertebral column metastatic disease. Neurosurg Focus. 2003; 15(5): 11.

[3] Sundaresan N, Rothman A, Manhart K, et al. Surgery for solitary metastases of the spine: rationale and results of the treatment. Spine. 2002; 27: 1802-1806.

[4] Hosono N, Yonenobu K, Fuji T, et al. Orthopaedic management of spinal metastases. Clin Orthop. 1995; 312: 148-159.

[5] Sioutos PJ, Arbit E, Meshulam CF, et al. Spinal metastases from solid tumors. Analysis of factors affecting survival. Cancer. 1995; 76(8): 1453-1459.

[6] Batson OV. Role of vertebral veins in metastatic processes. Ann Intern Med. 1942; 16: 38-45.

[7] Damron TA, Sim FH. Surgical treatment for metastatic disease of the pelvis and the proximal end of the femur. Instr Course Lect. 2000; 49: 461-470.

[8] Schuster JM, Grady MS. Medical management and adjuvant therapies in spinal metastatic disease. Neurosurg Focus. 2001; 11(6): e3.

[9] Helweg-Larsen S, Søenson PS. Symptoms and signs in metastatic spinal cord compression: a study from first symptom until diagnosis in 153 patients. Eur J Cancer. 1994; 30: 396-398.

[10] Livingstone KE, Perrin RG. The neurosurgical management of spinal metastases causing cord and cauda equina compression. J Neurosurg. 1978; 49: 839-843.

[11] Loblaw DA, Laperriere NJ, Mackillop WJ. A population-based study of malignant spinal cord compression in Ontario. Clin Oncol (R Coll Radiol). 2003; 15: 211-217.

[12] Quraishi NA, Gokaslan ZL, Boriani S. The surgical management of metastatic epidural compression of the spinal cord. J Bone Joint Surg. 2010; 92(8): 1054-1060.

[13] Barron KD, Hirano A, Araki S, et al. Experiences with metastatic neoplasmsinvolving the spinal cord. Neurology. 1959; 9: 91-106.

[14] Sciubba DM, Gokaslan ZL. Diagnosis and management of metastatic spine disease. Surg Oncol. 2006; 15: 141-151.

[15] Arguello F, Baggs RB, Duerst RE, et al. Pathogenesis of vertebral metastasis and epidural spinal cord compression. Cancer. 1990; 65: 98-106.

[16] Bradley Jacobs W, Perrin RG. Evaluation and treatment of spinal metastases: an overview. Neurosurg Focus. 2001; 11(6): e10.

[17] Greenberg HS, Kim JH, Posner JB. Epidural spinal cord compression from metastatic tumor: results with a new treatment protocol. Ann Neurol. 1980; 8: 361-366.

[18] Gasbarrini A, Cappuccio M, Mirabile L, et al. Spinal metastases: treatment evaluation algorithm. Eur Rev Med Pharmacol Sci. 2004; 8: 265-274.

[19] Harrington KD. Orthopedic surgical management of skeletal complications of malignancy. Cancer. 1997; 15(80): 1614-1627.

[20] Young RF, Post EM, King GA. Treatment of spinal epidural metastases. Randomized prospective comparison of laminectomy and radiotherapy. J Neurosurg. 1980; 53: 741-748.

[21] Klimo P, Schmidt MH. Surgical management of spinal metastases. Oncologist. 2004; 9: 188-196.

[22] Patchell RA, Tibbs PA, Regine WF, et al. Direct decompressive surgical resection in the treatment of spinal cord compression caused by metastatic cancer: a randomised trial. Lancet. 2005; 366: 643-648.

[23] Li H, Gasbarrini A, Cappuccio M, Boriani S. Outcome of excisional surgeries for the patients with spinal metastases. Eur Spine J. 2009; 18: 1423-1430.

[24] Boriani S, Bandiera S, Colangeli S, et al. En bloc resection of primary tumors of the thoracic spine: indications, planning, morbidity. Neurol Res. 2014; 36: 566-576.

[25] Holly LT, Foley KT. Three-dimensional fluoroscopy-guided percutaneous thoracolumbar pedicle screw placement: technical note. J

Neurosurg. 2003; 99(Suppl): 324–329.
[26] Callstrom MR, Dupuy DE, Solomon SB, et al. Percutaneous image-guided cryoablation of painful metastases involving bone: multicenter trial. Cancer. 2013; 119(5): 1033–1041.
[27] Dabravolski D, Esser J, Lahm A, et al. Treatment of tumors and metastases of the spine by minimally invasive CAVITY-coblation method (plasma field therapy). J Neurosurg Sci. 2017; 61(6): 565–578.
[28] Gasbarrini A, Campos WK, Campanacci L, et al. Electrochemotherapy to metastatic spinal melanoma: a novel treatment of spinal metastasis? Spine (Phila Pa 1976). 2015; 40: E1340–1346.
[29] Goetz MP, Callstrom MR, Charboneau JW, et al. Percutaneous image-guided radiofrequency ablation of painful metastases involving bone: a multicenter study. J Clin Oncol. 2004; 22: 300–306.
[30] Han PP, Kenny K, Dickman CA. Thoracoscopic approaches to the thoracic spine: experience with 241 surgical procedures. Neurosurgery. 2002; 51(Suppl): 88–95.
[31] Mühlbauer M, Pfisterer W, Eyb R, et al. Minimally invasive retroperitoneal approach for lumbar corpectomy and anterior reconstruction: technical note. J Neurosurg. 2000; 93(Suppl): 161–167.
[32] Groenemeyer D, Schirp S, Gevargez A. Image-guided radiofrequency ablation of spinal tumors: preliminary experience with expandable array electrode. Cancer J. 2002; 8(1): 33–39.
[33] Gellad FE, Sadato N, Numaguchi Y, et al. Vascular metastatic lesions of the spine: preoperative embolization. Radiology. 1990; 176: 683–686.
[34] Georgy BA, Wong W. Plasma-mediated radiofrequency ablation assisted percutaneous cement injection for treating advanced malignant vertebral compression fractures. AJNR Am J Neuroradiol. 2007; 28: 700–705.
[35] Sundaresan N, Choi IS, Hughes JE, et al. Treatment of spinal metastases from kidney cancer by presurgical embolization and resection. J Neurosurg. 1990; 73: 548–554.
[36] Prabhu VC, Bilsky MH, Jambhekar K, et al. Results of preoperative embolization for metastatic spinal neoplasms. J Neurosurg. 2003; 98(Suppl 2): 156–164.
[37] Alvarez L, Pérez-Higueras A, Quinones D, et al. Vertebroplasty in the treatment of vertebral tumors: postprocedural outcome and quality of life. Eur Spine J. 2003; 12: 356–360.
[38] Fourney DR, Schomer DF, Nader R, et al. Percutaneous vertebroplasty and kyphoplasty for painful vertebral body fractures in cancer patients. J Neurosurg Spine. 2003; 98: 21–30.

[39] Pilitsis JG, Rengachary SS. The role of vertebroplasty in metastatic spinal disease. Neurosurg Focus. 2001; 11: E9.
[40] Shimony JS, Gilula LA, Zeller AJ, et al. Percutaneous vertebroplasty for malignant compression fractures with epidural involvement. Radiology. 2004; 232(3): 846–853.
[41] Reidy D, Ahn H, Mousavi P, et al. A biomechanical analysis of intravertebral pressures during vertebroplasty of cadaveric spines with and without simulated metastases. Spine. 2003; 28(14): 1534–1539.
[42] Mendel E, Bourekas E, Gersten P, et al. Percutaneous techniques in the treatment of spine tumours: what are the diagnostic and therapeutic indications and outcomes? Spine. 2009; 34(Suppl): 93–100.
[43] Yu MK, Buys SS. Medical management of skeletal metastasis. Neurosurg Clin N Am. 2004; 15: 529–536.
[44] Witham TF, Khavkin YA, Gallia GL, et al. Surgery insight: current management of epidural spinal cord compression from metastatic spine disease. Nat Clin Pract Neurol. 2006; 2: 87–94.
[45] Delattre JY, Arbit E, Thaler HT, et al. A dose-response study of dexamethasone in a model of spinal cord compression caused by epidural tumor. J Neurosurg. 1989; 70: 920–925.
[46] Turner S, Marosszeky B, Timms I, et al. Malignant spinal cord compression: a prospective evaluation. Int J Radiat Oncol Biol Phys. 1993; 26: 141–146.
[47] Vecht CJ, Haaxma-Reiche H, van Putten WL, et al. Initial bolus of conventional versus high-dose dexamethasone in metastatic spinal cord compression. Neurology. 1989; 39: 1255–1257.
[48] Fourney DR, Gokaslan ZL. Anterior approaches for thoracolumbar metastatic spine tumours. Neurosurg Clin N Am. 2004; 15: 443–451.
[49] Fourney DR, Abi-Said D, Rhines LD, et al. Simultaneous anterior-posterior approach to the thoracic and lumbar spine for the radical resection of tumors followed by reconstruction and stabilisation. J Neurosurg. 2001; 94(Suppl): 232–243.
[50] Manabe S, Tateishi A, Abe M, et al. Surgical treatment of metastatic tumors of the spine. Spine. 1989; 14: 41–47.
[51] Sakaura H, Hosono N, Mukai Y, et al. Outcome of total en bloc spondylectomy for solitary metastasis of the thoracolumbar spine. J Spinal Disord Tech. 2004; 17: 297–300.
[52] Tomita K, Kawahara N, Baba H, et al. Total spondylectomy for solitary spinal metastases. Int Orthop. 1994; 18: 291–298.
[53] Tomita K, Toribatake Y, Kawahara N, et al.

Total en bloc spondylectomy and circumspinal decompression for solitary spinal metastasis. Paraplegia. 1994; 32: 36-46.
[54] Boriani S, Biagini R, De Iure F, et al. En bloc resections of bone tumors of the thoracolumbar spine: a preliminary report on 29 patients. Spine. 1996; 21: 1927-1931.
[55] Bilsky MH, Laufer I, Burch S. Shifting paradigms in the treatment of metastatic spine disease. Spine. 2009; 34(Suppl): 101-107.
[56] Fisher CG, DiPaola CP, Ryken TC, et al. A novel classification system for spinal instability in neoplastic disease: an evidence-based approach and expert consensus from the Spine Oncology Study Group. Spine (Phila Pa 1976). 2010; 35(22): E1221-1229.
[57] Fourney DR, Gokaslan ZL. Spinal instability and deformity due to neoplastic conditions. Neurosurg Focus. 2003; 14: e8.
[58] Wang JC, Boland P, Mitra N, et al. Single-stage posterolateral transpedicular approach for resection of epidural metastatic spine tumors involving the vertebral body with circumferential reconstruction: results in 140 patients. J Neurosurg Spine. 2004; 1: 287-298.
[59] Akeyson EW, McCutcheon IE. Single-stage posterior vertebrectomy and replacement combined with posterior instrumentation for spinal metastasis. J Neurosurg. 1996; 85: 211-220.
[60] Tokuhashi Y, Matsuzaki Y, Toriyama S, et al. Scoring system for the preoperative evaluation of metastatic spine tumor prognosis. Spine. 1990; 15: 1110-1113.
[61] Tomita K, Kawahara N, Kobayashi T, et al. Surgical strategy for spinal metastases. Spine. 2001; 26: 298-306.
[62] Boriani S, Gasbarrini A. Point of view. Spine. 2005; 30: 2227-2229.

8 脊柱转移瘤：对当前文献的辩证性评价

阿德达约·O.阿沙纳，安德鲁·B.凯和贾斯汀伯爵

引言

脊柱是最常见的骨骼转移部位[1]，20%的肿瘤患者会出现脊柱转移症状[2]。由于新兴的全身系统治疗延长了肿瘤患者的预期生存期，所以增加了硬膜外脊髓压迫症（epidural spinal cord compression，ESCC）的治疗负担。因此，定期评估治疗模式，总结经验，并制定创新性的治疗策略，对于不断改善患者预后至关重要[2,3]。

随着时间的推移，脊柱转移瘤的治疗已经有了显著发展。手术和非手术方法在不同时期都受到了推崇，在一定程度上都取得成功。以前使用单纯类固醇药物治疗脊柱转移瘤发挥着重要的作用，但现在其主要是作为其他治疗方式的辅助疗法。在过去，椎板切除减压术会导致脊柱不稳。放疗技术的发展促使脊柱转移瘤的治疗方式向放疗转变[4]，直到脊柱内固定器械的出现，能在椎板减压术的基础上重建脊柱稳定性，促使治疗方式逐渐向手术转变。在一项具有里程碑意义的随机对照试验中，帕特切尔等人证实，与接受非手术治疗转移性脊髓压迫的患者相比，接受手术治疗的患者预后更好[5]。基于此结论，人们更倾向于采用手术治疗脊柱转移瘤，并且现在仍普遍采用。然而，考虑到本研究纳入/排除标准范围较窄以及研究设计的局限性，该结论不适用于转移性硬膜外脊髓压迫症（metastatic epidural spinal cord compression，MESCC）患者。此外，随着更有效的全身系统治疗的发展，特别是立体定向放射外科的发展，对外科手术的作用产生了重大影响，许多情况下使用非手术治疗更加有效。在本章中，我们对文献进行了辩证性评价，重点在于MESCC患者的治疗决策。

类固醇

类固醇通常被认为是治疗转移性脊髓压迫的有效药物。然而，由于文献中报道类固醇的疗效不一以及使用类固醇会引起一系列潜在并发症，让人们对类固醇的治疗产生了分歧。在一项随机对照研究中，接受大剂量地塞米松治疗并在6个月时维持运动功能的患者人数比对照组多（59% vs. 33%）[6]。作者强烈建议将大剂量糖皮

质激素作为转移瘤性脊髓压迫患者的辅助治疗手段。2015年,Cochrane在一项综述报道中指出采用糖皮质激素治疗MESCC的研究很少。仅3项小样本试验,而且所有的试验都不足以确定有效性和最佳剂量。这些试验表明,高剂量和中等剂量或不使用糖皮质激素在改善行走能力(60% vs. 55%、RR 1.08、95% CI 0.81～1.45)、2年生存率(11% vs. 10%,RR 1.11,95% CI 0.24～5.05)、疼痛缓解(78% vs. 91%,RR 0.86,95% CI 0.62～1.2),或连续性排尿(63% vs. 53%,RR 1.18,95% CI 0.66～2.13)等方面没有明显差异[7]。最近的一项系统综述发现,仅6项高质量研究评价了MESCC的治疗效果与类固醇最佳剂量的关系。研究结论是,虽然类固醇可增加1年后保持行走能力的患者比例,但对肠道、膀胱功能以及生存率方面没有明显影响。此外,在诊断MESCC后12 h内使用类固醇的研究不多。作者建议静脉注射10 mg地塞米松,之后4 mg/6 h滴注,然后进行放疗或手术治疗,最后停药[8]。

已有研究证实,使用类固醇激素治疗MESCC患者会产生不良反应。一项对28名MESCC患者研究表明,采用大剂量地塞米松联合放疗,28.6%的患者出现了不良反应,其中14.3%患者出现严重不良反应,包括致命性溃疡和内脏穿孔,作者认为这是不可接受的[9]。另一项回顾性研究中,59名神经系统肿瘤患者接受了大剂量类固醇激素治疗,结果发现,类固醇毒性的发生率为51%,因类固醇相关并发症而入院的患者比例为19%[10]。基于以上结果,学者认为类固醇治疗转移性脊髓压迫是有效的,然而,采用大剂量类固醇治疗的风险超过了收益。本章作者建议对急性神经功能障碍的脊髓压迫患者采用"中间剂量"方案(10～16 mg地塞米松静脉注射,然后4～6 mg/6 h静脉注射)。

放射治疗

研究表明,肿瘤的组织学类型对放射治疗的敏感性存在差异。随后学者开始研究单纯放疗治疗转移瘤性脊髓压迫的有效性。关于放疗的敏感性,高度敏感的肿瘤包括骨髓瘤和淋巴瘤;中度敏感的肿瘤包括结肠癌源性、乳腺癌源性、前列腺癌源性和鳞状细胞癌的脊柱转移瘤;不敏感的肿瘤包括肺癌源性、肾癌源性、黑色素瘤和大多数肉瘤。但是,肉瘤中,尤因肉瘤、平滑肌肉瘤、肺泡状软组织肉瘤、黏液样脂肪肉瘤和滑膜肉瘤都是相对敏感的。

多项研究表明,传统的单纯放疗治疗转移瘤性脊髓压迫是有效的[4,11-17]。在一项对209名转移瘤性脊髓压迫症患者采用不同治疗方法的研究中,马锐亚诺等人的研究结果显示,在接受单纯放疗的患者中,82%患者的背痛症状得到改善,76%患者保留了行走功能,60%患者神经症状得到改善,44%患者恢复括约肌控制功能。总体而言,那些组织学敏感且早期诊断的患者对放射治疗的反应最好[11]。2015年,科克伦发表的综述研究,比较了MESCC患者的不同放疗剂量和治疗方案。研究发现,单剂量(8 Gy)放疗与短程放疗(16 Gy,在

1周内分2次进行)在提高短期行走能力、减少镇痛剂和麻醉剂的使用剂量以及短期内控制尿失禁方面疗效相当[7]。然而,作者指出单剂量放疗的局部复发率比短程放疗更高(4% vs. 0%)。对于接受不同治疗方案的患者,其中位生存期无差异,两种放疗方案均很少引起胃肠道及其他不良反应。

立体定向放射治疗

最近,图像引导下的大剂量放射治疗取得了新的研究进展,显著改善了脊柱转移瘤患者的预后。立体定向放射治疗(stereotactic radiosurgery,SRS)允许在脊髓周围进行高剂量放射,且不超过脊髓和其他邻近重要组织的安全辐射暴露阈值。立体定向放射治疗通常包括18~24 Gy的单次剂量辐射(剂量越高越有效),但是脊髓在单个体素中的照射剂量不能超过14 Gy[17]。随着患者固定方法、目标可视化以及图像引导技术的进步,促进了精准放疗的发展。研究表明,超过85%患者的临床症状明显缓解,85%~92%患者的疼痛得到部分或完全缓解[18-22]。在一项长期研究中(随访时间中位数6.1年),脊柱放疗科患者的5年持续局部控制率超过90%[23],其他研究也报道了类似的结果[17]。

SRS进行有效局部控制的组织病理学研究结果很少。目前,在最大的系列研究中,作者评估了以下患者的病理组织学结果,因机械性疼痛或不稳(继发于椎体压缩性骨折)接受椎体骨水泥强化术的患者,或因SRS治疗无效且肿瘤进展,行内固定的患者。研究中,9年内有582名患者接受大剂量单分割SRS治疗,其中有30名患者(5.1%)接受了上述手术[29],大多数为放疗不敏感性肿瘤(63%对放疗不敏感,37%对放疗敏感)。随访中,78%的患者未发现肿瘤复发,仅少数(22%)病例有肿瘤残留,这表明在大多数有转移瘤患者中SRS具有肿瘤抑制作用[24]。

尽管如此,在不同的机构和临床中心,SRS的实施方案存在很大差异。单次和多次分割治疗的疗效仍有争议,现有数据主要局限于回顾性分析[25]。

因相关研究数量少,上述争议尚未解决。赫伦等人对单次分割立体定向体部放射治疗(stereotactic body radiation therapy,SBRT)与多次分割立体定向体部放射治疗(SBRT)进行了对比分析(平均剂量为16.3 Gy和20.6~24.5 Gy,分别为3~5次),结果表明多次分割立体定向体部放射治疗的2年局部控制率更高。其他研究人员注意到,对于肉瘤和肾细胞癌患者,24 Gy单次分割治疗与多次分割立体定向体部放射治疗(SBRT)(25~30 Gy,3~5次)相比,有更好的局部控制疗效[26,27]。目前尚不清楚发现的这些放疗方案是否可以拓展应用到其他类型的肿瘤,需要进一步研究来确定脊柱转移瘤患者治疗的最佳剂量和分割治疗方案。

幸运的是,SRS并发症的发生率较低。在一项Ⅱ期可行性研究中,罗等人在44名接受SRS治疗的患者中,未发现4-5级毒性的病例,3级毒性的占比为2.3%,1-

2级毒性的占比为25%[28]。尽管报告中的发病率存在显著差异，但椎体压缩性骨折（vertebral compression fractures，VCF）仍是SRS术后最常见的并发症。罗斯等人报道在71例接受单次分割SRS的肿瘤患者中，椎体压缩性骨折的发病率为39%，发生椎体压缩性骨折的中位时间为25个月[29]。但是，博伊林等人[30]报道的123个病例中，椎体压缩性骨折的发病率为20%，发生椎体压缩性骨折的中位时间为3个月。一项纳入了410个病例的多中心研究表明，椎体压缩性骨折1年和2年的发病率分别为12.35%和13.5%，发生椎体压缩性骨折的中位时间为2个月。研究表明，椎体压缩性骨折的发病率随放疗剂量/分割的增加而增加（≥24 Gy的椎体压缩性骨折发病率为39%，≤19 Gy的椎体压缩性骨折发病率为10%）[31]。尽管多次分割放射治疗可能降低椎体压缩性骨折发病率，但单次分割SRS与多次分割SRS对椎体压缩性骨折的影响仍存在争议[32]。与椎体压缩性骨折相比，放射性脊髓损伤的发生率更低，但它是非常严重的并发症，会致永久性神经损伤。目前，样本量最大的病例系列研究（纳入1388例患者）结果显示，放疗脊髓损伤发生率仅0.4%。进一步研究脊髓对放疗的耐受性和安全剂量有助于降低放疗相关的脊髓损伤并发症[33]。放疗相关的其他方面并发症包括疼痛发作、食管毒性和大血管损伤。与传统放疗相比，立体定向放射治疗更容易出现疼痛发作。尽管如此，预防性皮质类固醇治疗可以减少放疗并发症[25,34]。食管和大血管对SRS的耐受性高于脊髓，所以放疗引起食管和大血管损伤发生率较低[35,36]。

手术治疗

关于转移性肿瘤所致脊髓压迫，早期研究并不支持手术治疗。扬等人将16名接受椎板切除术和放射治疗的患者与13名仅接受放射治疗的患者进行了对比研究，结果表明，在止疼效果、行走状态或括约肌控制方面，2组患者的治疗效果没有显著差异[4]。单纯的椎板切除术可以减压和控制疼痛，但会导致脊柱不稳定。然而，脊柱器械的改进允许减压手术与脊柱固定相结合[16]。脊柱肿瘤研究小组（Spine Oncology Study Group，SOSG）根据临床查体和影像学检查结果，提出了脊柱不稳定性评分（Spine Instability Neoplastic Score，SINS）[37]。SINS评估了6项内容，包括病变位置、疼痛类型、脊柱序列、病变的性质（溶骨性/成骨性/混合性）、椎体塌陷和后方结构受累，并对每项赋分。0～6分提示稳定，无须要手术干预；7～12提示可疑不稳定，需手术固定；13～18分提示不稳定，需手术固定。SINS只是评估脊柱稳定性的工具，可帮助临床医生预判哪些患者有椎体塌陷和脊柱畸形的风险，并无指导术式选择的作用。研究表明，SINS在评估脊柱稳定性方面具有重要价值，在判断脊柱可疑不稳或不稳定方面，其灵敏性和特异性分别为95.7%和79.5%[37]。

然而，SINS中的一部分赋分细节仍需深入探讨。首先，作者对脊柱的连接区，如枕颈交界处,给了较高的分数。根据作者经验,枕颈交界区病变即使非手术治疗时也趋于稳定。例如,齿状突肿瘤常向头尾端扩散,很少压迫脊髓或引起脊柱不稳定。第二,当椎体塌陷＞50%所得评分会更高,事实上,显著的椎体塌陷甚至扁平的椎体通常是稳定的,可以采用保守治疗或创伤性较小的手术治疗,如椎体成形术[38]。尽管如此,SINS为脊柱转移瘤患者提供了客观的脊柱稳定性评价方法,是进行稳定性重建手术的理论依据。

治疗转移瘤性硬膜外脊髓压迫症患者时,需要充分评估患者的一般状况、手术获益以及预后。帕特切尔等人进行了一项前瞻性、随机对照、多中心试验研究,在101名转移瘤性脊髓压迫症的患者中,比较了手术和非手术治疗的效果[5],手术治疗组(n=50)随机接受类固醇、环形减压术、内固定手术和放射治疗,非手术治疗组(n=51)单纯接受放射治疗和类固醇治疗。结果发现,手术组中有行走能力的患者数量多于非手术组(84% vs. 57%,$P=0.001$),并且手术组患者的行走时间也长于非手术组(122天 vs. 13天,$P=0.003$)。纳入研究的有行走能力的患者中,接受手术治疗的患者的94%(32/34)保留了行走能力,而接受放射治疗的患者中只有74%(26/35)保留了行走能力;另外,接受手术治疗的患者的行走时间比非手术治疗的患者更长(153天 vs. 53天)。对于32名瘫痪48h内的患者,16名接受手术治疗,16名接受保守治疗,比较手术治疗组和保守治疗组的临床结果,手术组恢复行走能力的人数多于非手术组[62%(10/16) vs. 19%(3/16)];手术治疗组和保守治疗组行走时间的中位数分别为59天和0天;手术治疗组对皮质类固醇(地塞米松每日1.6 mg vs. 4.2 mg)和阿片类止痛药(吗啡当量每日0.4 mg vs. 4.8 mg)的需求量比保守治疗组显著减少。手术组的30天死亡率比保守治疗组低(6% vs. 14%),虽然这种差异没有统计学意义($P=0.32$)。作者得出结论,对于转移性脊髓压迫症患者,首选手术,术后再行放疗,以维持行走能力,延长生存期,并减少类固醇和阿片类药物的使用[5]。

然而,帕特切尔的研究仍有局限性,其结论也不适用于全部脊柱转移瘤的患者。与既往研究中那些接受放疗的患者相比[4,39-47],在帕特切尔研究中,接受非手术治疗的患者预后更差,表明可能存在研究或选择偏差。尽管该研究是在多中心大样本量的患者中完成的,但患者的纳入工作异常缓慢,甚至有些中心十年来仅登记了一名患者。了解这些患者量很大的研究中心为什么只有非常少的患者纳入研究,对于明确本研究的适用性非常重要。此外,35%(18/51)脊柱不稳定患者接受了保守治疗,该治疗方案会导致结果偏差,因为这些患者本应该接受稳定性手术治疗,而不应纳入单纯放射治疗组。该研究还排除了骨髓瘤等对放射治疗高度敏感的肿瘤类型,但纳入了肉瘤等对放疗不敏感的肿瘤类型。这部分肉瘤患者被随机分配到了单纯放疗组。作者并未介绍肉瘤具体组织类型,因此不清楚肿瘤类型如何影响治疗结果,但可以肯定的是肉瘤被纳入放疗组会影响研究结论。

在后续研究中，池等人分析了帕特切尔的数据，以评估患者年龄与结果的相关性。结果发现，随着年龄的增长，手术的获益越来越少，到了65岁，两组之间的治疗效果没有显著差异[48]。考虑到60%以上的癌症患者年龄都在65岁以上，基于该重要发现得出结论，即手术治疗硬膜外脊髓压迫症的作用有限。

乔治等人2015年在Cochrane综述中，对于手术治疗会改善大多数转移瘤性硬膜外脊髓压迫症患者预后的观点，提出了反对意见[7]。这个综述的目的是对文献进行严格的系统性回顾，以确定放疗、手术和类固醇治疗对转移肿性硬膜外脊髓压迫症患者的有效性。6个关于放射治疗、手术和皮质类固醇的随机对照试验纳入研究，共包括876名成年患者。计算了相对风险比和需要治疗的人数以及95%的置信区间。椎板切除术联合放射治疗与单纯放射治疗相比，两种治疗方案在改善患者行走能力方面无显著的统计学差异（4个月时为37% vs. 39%，RR 0.98）。作者得出结论，单纯放射治疗可用于脊柱稳定且能够行走的患者；而手术治疗可用于以下患者：① 有活动能力但对放疗不敏感；② 失去活动能力的单节段受累患者；③ 瘫痪48 h内；④ 放疗不敏感且预期生存期超过3个月。根据上述数据，对于转移瘤性硬膜外脊髓压迫症的患者选择合理治疗方案对于治疗结果至关重要。

治疗框架

人们建立了多学科决策框架来确定各种治疗方法的作用。NOMS决策框架是由纪念斯隆-凯特林癌症中心基于神经学、肿瘤学、生物力学、全身状况情况4个方面提出的[49]。

NOMS决策框架中的神经学部分主要关注MRI中所示的脊髓压迫程度，根据比尔斯基等人[50]的方法将其压迫程度进行了分级。然后，临床医生根据肿瘤学特征将肿瘤分为放疗不敏感或放疗敏感两类。对于轻度MSCC的患者，建议采用SRS；对于重度MSCC且放疗不敏感的肿瘤患者，建议手术治疗[50]。但是，治疗方案还应结合患者其他的关键因素来决定；在使用NOMS框架时，不要过度依赖MRI结果来决定是否需要手术。NOMS决策框架建议对放疗敏感以及轻度脊髓压迫的患者行非手术治疗，但在中、重度脊髓压迫的患者中，其临床意义并没有得到验证。此外，该框架将肾细胞癌、肺癌和肉瘤等定义为放疗不敏感肿瘤，因此建议手术治疗。然而，随着辅助治疗技术的进步，许多肿瘤的放疗敏感性也随之改变。例如，舒尼替尼、索拉非尼和帕唑帕尼等抗血管生成的化疗药物能使肾细胞癌对放疗更敏感，从而改善了肿瘤的局部控制。同时对于既往只能采用手术治疗的病例，这些药物也能提高非手术治疗的临床效果[51,52]。此外，部分肉瘤对放疗相对敏感，如尤因肉瘤、横纹肌肉瘤、滑膜肉瘤和黏液样脂肪肉瘤。NOMS决策框架中的生物力学部分主要通过SINS评分评估脊柱的稳定性[37]，NOMS决策框架允许在某些情况下采用椎体成形术（percutaneous vertebroplasty，PVP）或椎体后凸成形术（percutaneous kyphoplasty，PKP）等微创技术来解决脊柱不稳的问题。在肿瘤患者骨折评估的随机对照研究中，将134名患者随机分为PKP组和常规治疗组，然后采用Roland-Morris残疾调查问卷（the Roland Morris Disability Questionnaire，RMDQ）来评估疗效。结果表明，PKP组中的患者术后1个月RMDQ评分提高了8.4分，而常规治疗组仅提高了0.1分，短期结果表明PKP是安全、有效的治疗方法[53]。福尼等对56名接受PVP或PKP的患者进行了临床随访研究，结果显示，术后1年时患者的疼痛明显缓解[54]。此外，SOSG开展了一项系统性评价研究，结果表明，对于有症状的溶骨性肿瘤，强烈推荐经皮骨水泥强化术治疗[55]。经过神经学、肿瘤学和生物力学3个方面讨论后，临床医生也应该关注全身系统情况。NOMS的最后一项内容，即全身系统，是根据患者的并发症和肿瘤转移情况来确定患者对拟行治疗方案的耐受能力。预后评分系统仅提供参考，但最终的治疗方案是基于临床医生与患者沟通后根据个体情况来制定的。尽管NOMS决策框架将"全身系统"列为评估因素，但这些因素最后也仅是被参考的。因此，临床医生应重视全身系统，如果评估不全面，可能低估或忽视患者无法耐受手术的问题（见MOSS第三节）。对于一般状况较差或预期生存期较短，而无法耐受手术的患者，如果没有考虑全身系统情况，仅对神经压迫、放疗敏感性以及生物力学等方面进行初步评估，那么治疗决策可能偏向于手术治疗。

结论

综上所述，随着化疗、放疗、生物制剂以及手术技术取得了长足的进展，显著改善了脊柱转移瘤患者的预后。虽然现在有更多患者可以进行非手术治疗，但过去许多因手术预后不佳而不适合手术的患者，现在也可接受手术治疗。因此，需要我们对文献进行反复推敲、辩证性学习和讨论，还应充分了解各种非手术和手术治疗方案，以确保每位患者都能得到最佳的个体化治疗。

参考文献

[1] Aaron AD. The management of cancer metastatic to bone. JAMA. 1994; 272(15): 1206-1209.

[2] Jacobs WB, Perrin RG. Evaluation and treatment of spinal metastases: an overview. Neurosurg Focus. 2001; 11(6): 1-1.

[3] Posner JB. Spinal metastases. In: Neurologic complications of cancer. Philadelphia, PA: FA Davis Co.; 1995. p. 111-142.

[4] Young RF, Post EM, King GA. Treatment of spinal epidural metastases: randomized prospective comparison of laminectomy and radiotherapy. J Neurosurg. 1980; 53(6): 741-748.

[5] Patchell RA, Tibbs PA, Regine WF, et al. Direct decompressive surgical resection in the treatment of spinal cord compression caused by metastatic cancer: a randomised trial. Lancet. 2005; 366(9486): 643-648.

[6] Søensen PS, Helweg-Larsen S, Mouridsen H, et al. Effect of high-dose dexamethasone in carcinomatous metastatic spinal cord compression treated with radiotherapy: a randomised trial. Eur J Cancer. 1994; 30(1): 22-27.

[7] George R, Jeba J, Ramkumar G, et al. Interventions for the treatment of metastatic extradural spinal cord compression in adults. Cochrane Database Syst Rev. 2015; 9:CD006716.

[8] Kumar A, Weber MH, Gokaslan Z, et al. Metastatic spinal cord compression and steroid treatment: a systematic review. Clin Spine Surg. 2017; 30(4): 156-163.

[9] Heimdal K, Hirschberg H, Slettebø H, et al. High incidence of serious side effects of high-dose dexamethasone treatment in patients with epidural spinal cord compression. J Neuro-Oncol. 1992; 12(2): 141–144.

[10] Weissman DE, Dufer D, Vogel V, et al. Corticosteroid toxicity in neuro-oncology patients. J Neuro-Oncol. 1987; 5(2): 125–128.

[11] Maranzano E, Latini P. Effectiveness of radiation therapy without surgery in metastatic spinal cord compression: final results from a prospective trial. Int J Radiat Oncol Biol Phys. 1995; 32(4): 959–967.

[12] Aabo K, Walbon-Jøgensen S. Central nervous system complications by malignant lymphomas: radiation schedule and treatment results. Int J Radiat Oncol Biol Phys. 1986; 12(2): 197–202.

[13] Gilbert RW, Kim JH, Posner JB. Epidural spinal cord compression from metastatic tumor: diagnosis and treatment. Ann Neurol. 1978; 3(1): 40–51.

[14] Greenberg HS, Kim JH, Posner JB. Epidural spinal cord compression from metastatic tumor: results with a new treatment protocol. Ann Neurol. 1980; 8(4): 361–366.

[15] Posner JB. Back pain and epidural spinal cord compression. Med Clin North Am. 1987; 71(2): 185.

[16] Siegal T, Siegal T. Current considerations in the management of neoplastic spinal cord compression. Spine. 1989; 14(2): 223–238.

[17] Yamada Y, Bilsky MH, Lovelock DM, et al. High-dose, single-fraction image-guided intensity-modulated radiotherapy for metastatic spinal lesions. Int J Radiat Oncol Biol Phys. 2008; 71(2): 484–490.

[18] Gerszten PC, Mendel E, Yamada Y. Radiotherapy and radiosurgery for metastatic spine disease: what are the options, indications, and outcomes? Spine. 2009; 34(22S): S78–92.

[19] Gerszten PC, Burton SA, Ozhasoglu C, et al. Radiosurgery for spinal metastases: clinical experience in 500 cases from a single institution. Spine. 2007; 32(2): 193–199.

[20] Ryu S, Fang Yin F, Rock J, et al. Image-guided and intensity-modulated radiosurgery for patients with spinal metastasis. Cancer. 2003; 97(8): 2013–2018.

[21] Ryu S, Rock J, Rosenblum M, et al. Patterns of failure after single-dose radiosurgery for spinal metastasis. J Neurosurg. 2004; 101: 402–405.

[22] Gerszten PC, Burton SA, Ozhasoglu C, et al. Stereotactic radiosurgery for spinal metastases from renal cell carcinoma. J Neurosurg Spine. 2005; 3(4): 288–295.

[23] Moussazadeh N, Lis E, Katsoulakis E, et al. Five-year outcomes of high-dose single-fraction spinal stereotactic radiosurgery. Int J Radiat Oncol Biol Phys. 2015; 93(2): 361–367.

[24] Katsoulakis E, Laufer I, Bilsky M, et al. Pathological characteristics of spine metastases treated with high-dose single-fraction stereotactic radiosurgery. Neurosurg Focus. 2017; 42(1): E7.

[25] Huo M, Sahgal A, Pryor D, Redmond K, et al. Stereotactic spine radiosurgery: review of safety and efficacy with respect to dose and fractionation. Surg Neurol Int. 2017; 8: 30.

[26] Folkert MR, Bilsky MH, Tom AK, et al. Outcomes and toxicity for hypofractionated and single-fraction image-guided stereotactic radiosurgery for sarcomas metastasizing to the spine. Int J Radiat Oncol Biol Phys. 2014; 88(5): 1085–1091.

[27] Ghia AJ, Chang EL, Bishop AJ, et al. Single-fraction versus multifraction spinal stereotactic radiosurgery for spinal metastases from renal cell carcinoma: secondary analysis of phase I/II trials. J Neurosurg Spine. 2016; 24(5): 829–836.

[28] Lo SS, Sahgal A, Chang EL, et al. Serious complications associated with stereotactic ablative radiotherapy and strategies to mitigate the risk. Clin Oncol. 2013; 25(6): 378–387.

[29] Rose PS, Laufer I, Boland PJ, et al. Risk of fracture after single fraction image-guided intensity-modulated radiation therapy to spinal metastases. J Clin Oncol. 2009; 27(30): 5075–5079.

[30] Boehling NS, Grosshans DR, Allen PK, et al. Vertebral compression fracture risk after stereotactic body radiotherapy for spinal metastases. J Neurosurg Spine. 2012; 16(4): 379–386.

[31] Sahgal A, Atenafu EG, Chao S, et al. Vertebral compression fracture after spine stereotactic body radiotherapy: a multi-institutional analysis with a focus on radiation dose and the spinal instability neoplastic score. J Clin Oncol. 2013; 31(27): 3426–3431.

[32] Guckenberger M, Mantel F, Gerszten PC, et al. Safety and efficacy of stereotactic body radiotherapy as primary treatment for vertebral metastases: a multi-institutional analysis. Radiat Oncol. 2014; 9(1): 226.

[33] Hall WA, Stapleford LJ, Hadjipanayis CG, et al. Stereotactic body radiosurgery for spinal metastatic disease: an evidence-based review. Int J Surg Oncol. 2011; 2011: 979214.

[34] Khan L, Chiang A, Zhang L, et al. Prophylactic dexamethasone effectively reduces the incidence of pain flare following spine stereotactic body radiotherapy (SBRT): a prospective observational

study. Support Care Cancer. 2015; 23(10): 2937–2943.
[35] Gomez DR, Hunt MA, Jackson A, et al. Low rate of thoracic toxicity in palliative paraspinal single-fraction stereotactic body radiation therapy. Radiother Oncol. 2009; 93(3): 414–418.
[36] Xue J, Kubicek G, Patel A, et al. Validity of current stereotactic body radiation therapy dose constraints for aorta and major vessels. Semin Radiat Oncol. 2016; 26(2): 135–139.
[37] Fourney DR, Frangou EM, Ryken TC, et al. Spinal instability neoplastic score: an analysis of reliability and validity from the spine oncology study group. J Clin Oncol. 2011; 29(22): 3072–3077.
[38] Hentschel SJ, Rhines LD, Shah HN, et al. Percutaneous vertebroplasty in vertebra plana secondary to metastasis. Clin Spine Surg. 2004; 17(6): 554–557.
[39] Cassady JR, Sagerman RH, Chang CH. Radiation therapy for lymphoma of the spinal canal 1. Radiology. 1967; 89(2): 313–315.
[40] Friedman M, Kim TH, Panahon AM. Spinal cord compression in malignant lymphoma—treatment and results. Cancer. 1976; 37(3): 1485–1491.
[41] Khan FR, Glicksman AS, Chu FC, et al. Treatment by radiotherapy of spinal cord compression due to extradural metastases 1. Radiology. 1967; 89(3): 495–500.
[42] Martin WE, Heller P. Radiation therapy for paraplegia due to multiple myeloma. JAMA. 1965; 191(3): 247–249.
[43] Mones RJ, Dozier D, Berrett A. Analysis of medical treatment of malignant extradural spinal cord tumors. Cancer. 1966; 19(12): 1842–1853.
[44] Murphy WT, Bilge N. Compression of the spinal cord in patients with malignant lymphoma 1. Radiology. 1964; 82(3): 495–501.
[45] Raichle ME, Posner JB. The treatment of extradural spinal cord compression. Neurology. 1970; 20(4): 391.
[46] Rubin P, Miller G. Extradural spinal cord compression by tumor: part I: experimental production and treatment trials 1. Radiology. 1969; 93(6): 1243–1248.

[47] Rubin P, Mayer E, Poulter C. Part II: High daily dose experience without laminectomy 1. Radiology. 1969; 93(6): 1248–1260.
[48] Chi JH, Gokaslan Z, McCormick P, et al. Selecting treatment for patients with malignant epidural spinal cord compression—does age matter?: results from a randomized clinical trial. Spine. 2009; 34(5): 431–435.
[49] Laufer I, Rubin DG, Lis E, et al. The NOMS framework: approach to the treatment of spinal metastatic tumors. Oncologist. 2013; 18(6): 744–751.
[50] Bilsky MH, Laufer I, Fourney DR, et al. Reliability analysis of the epidural spinal cord compression scale: clinical article. J Neurosurg Spine. 2010; 13(3): 324–328.
[51] Lim ZD, Mahajan A, Weinberg J, et al. Outcome of patients with renal cell carcinoma metastatic to the brain treated with sunitinib without local therapy. Am J Clin Oncol. 2013; 36(3): 258–260.
[52] Rousseau B, Kempf E, Desamericq G, et al. First-line antiangiogenics for metastatic renal cell carcinoma: a systematic review and network meta-analysis. Crit Rev Oncol Hematol. 2016; 107: 44–53.
[53] Berenson J, Pflugmacher R, Jarzem P, et al. Balloon kyphoplasty versus non-surgical fracture management for treatment of painful vertebral body compression fractures in patients with cancer: a multicentre, randomised controlled trial. Lancet Oncol. 2011; 12(3): 225–235.
[54] Fourney DR, Schomer DF, Nader R, et al. Percutaneous vertebroplasty and kyphoplasty for painful vertebral body fractures in cancer patients. J Neurosurg Spine. 2003; 98(1): 21–30.
[55] Mendel E, Bourekas E, Gerszten P, et al. Percutaneous techniques in the treatment of spine tumors: what are the diagnostic and therapeutic indications and outcomes? Spine. 2009; 34(22S): S93–100.
[56] Rompe JD, Hopf CG, Eysel P. Outcome after palliative posterior surgery for metastatic disease of the spine-evaluation of 106 consecutive patients after decompression and stabilisation with the Cotrel-Dubousset instrumentation. Arch Orthop Trauma Surg. 1999; 119(7–8): 394–400.

9 脊柱转移瘤全脊椎整块切除术的适应证

拉斐尔·查雷斯特-莫兰,查尔斯·G.费舍尔

背景

在过去的20年里,脊柱肿瘤学领域发生了巨大变化。随着我们对脊柱稳定性的认识不断深入,以及手术技术的不断提高,使得脊柱环形减压和重建手术成为可能。高级别证据表明,相比于单纯放疗,手术治疗能够更有效地缓解疼痛,改善神经功能,甚至延长生存期[1]。与此同时,切除原发性肿瘤的手术技术水平不断提高,这些成功的手术经验也能应用到脊柱转移瘤的治疗上。一项手术治疗脊柱转移瘤的小样本临床研究的结果表明,肿瘤切除术或全脊椎整块切除术能够改善肿瘤的局部控制,甚至完全治愈。然而,如何筛选合适的患者仍存在一定难度。此外,立体定向脊柱放疗技术的发展,为肿瘤提供了另一种治疗方案。既往研究表明,立体定向脊柱放疗技术具有良好的局部控制率,且未出现全切手术相关并发症。本章重点讨论了脊柱转移瘤全脊椎整块切除术(En-Bloc)手术以及其他治疗方法的最佳适应证。

En-Bolc手术是指在不破坏肿瘤包膜的情况下将肿瘤整块切除。而刮除手术是将肿瘤分块切除。前者是为了降低局部复发风险,提高患者的无瘤生存期。如果无法清晰地分辨肿瘤边缘,那么开展En-Bolc手术就没有意义。了解各种肿瘤的边缘特征至关重要。广泛切除是指将包裹在肿瘤周围的健康组织一并切除。边缘切除是指通过肿瘤边缘的反应层(也称为假包膜)分离肿瘤,然后切除肿瘤,该术式适用于浸润硬膜的肿瘤,因为将硬膜与肿瘤一并切除的风险较大。病灶内切除是指切缘经过病灶,常用于肿瘤分块切除。En-Bolc手术,应争取广泛切除或边缘切除。上述专业术语和肿瘤的手术切除原则主要来自1980年出版的《肌肉骨骼肿瘤学》的Enneking分型[2]。上述治疗原则被Enneking等人最初应用于四肢和骨盆的原发性骨肿瘤,已被证明是安全、可行的,近期才用于脊柱肿瘤的治疗中[3]。研究表明,上述治疗原则能改善肿瘤局部控制和延长患者生存期[4-9]。

鉴于这些肿瘤切除术的复杂性和手术并发症,手术切除仅用于一部分原发性骨肿瘤。随着手术技术的不断进步,手术治疗逐渐成为一种安全、有效性的治疗手段,其适应证已扩大到脊柱转移瘤。脊柱转移

性和原发性肿瘤的治疗观念具有显著差异。首先,原发性肿瘤的治疗目标是治愈,而转移瘤的治疗目标是缓解疼痛,改善神经功能以及提高患者的生活质量。原发性肿瘤患者通常更年轻,一般状态更好,病灶多呈局限性。相比之下,脊柱转移瘤患者通常年龄较大,一般情况较差,存在多发转移灶,且机体功能可能正在下降。此外,他们或已接受放疗或化疗。对于脊柱转移瘤患者而言,接受En-Bloc等创伤性大的手术,不仅治疗效果不明显,而且有发生手术并发症和死亡等风险。

综上,脊柱转移瘤的手术指征包括脊柱不稳、神经功能障碍、缓解疼痛以及获取组织进行病理诊断。对于孤立性或局灶性转移瘤患者进行En-Bloc手术是为了获得更好的局部控制,甚至治愈,但是这种应用方法扩大了手术适应证,且尚存争议。随着放疗技术的发展,特别是SBRT的普及应用,能改善肿瘤的局部控制[10,11]。加之,靶向系统治疗的不断发展,在脊柱转移瘤患者中进行En-Bloc手术的适应证更加难以标准化。

手术适应证

En-Bloc手术一般适用于孤立性转移瘤或特殊病理类型的肿瘤。由于手术预后难以预测,所以如何筛选合适的患者仍存在挑战。目前已经制定出许多预后评分系统,来协助医生进行治疗决策。最常用的评分系统包括Tomita评分和改良Tokuaski预后评分。Tomita[12]制定的评分系统主要基于3个影响因素:原发性肿瘤的生长速度、有无骨转移和有无内脏转移(表9-1)。这3部分分数相加得出一个最终分数(2～10分表示预后良好至预后很差)。富田等人[12]建议根据最终分数选择治疗方案。如果总分为2～3分,建议采用广泛切除或边缘切除,以获得长期的局部控制;总分为4～5分,建议采用边缘切除或病灶内切除,以获得中期的局部控制;总分为6～7分,建议行姑息手术;而总分＞8分,则建议采用非手术治疗。富田等人从1987～1991年筛选出67名脊柱转移瘤患者进行研究,最终制定出Tomita评分系统。肿瘤组织学分型是影响预后的重要因素,主要分为缓慢生长型(如原发性肿瘤为乳腺癌、甲状腺癌、前列腺癌)、中速生长型(如肾癌、子宫相关癌症)和快速生长型(如原发性肿瘤为肺癌、胃癌、肝癌和结肠癌)。

表 9-1 Tomita 评分（Tomita 等人制定[12]）

得分	1分	2分	4分
原发肿瘤	生长较慢	生长较快	生长快速
内脏转移情况		可治疗	不可治疗
骨转移情况	孤立	多发	

改良Tokuashi预后评分系统[13]也得到了广泛应用(表9-2)。此评分系统主要纳入6个变量因素,每个变量的分值为0～5分,包括肿瘤的原发部位、卡氏评分(the Karnofsky performance status, KPS)、脊柱外骨转移的数目、脊柱和内脏转移灶的数目以及Frankel评分。每个变

表 9-2 改良 Tokuashi 评分（Tokuashi 等人制定[13]）

得 分	0	1	2	3	4	5
KPS	10%～40%	50%～70%	80%～100%			
脊椎外骨转移灶数目	≥3	1～2	0			
受累脊椎数目	≥3	2	1			
主要脏器转移灶	不能切除	可以切除	无转移灶			
Frankel 神经功能分级	A-B	C-D	E			
原发肿瘤部位	肺 胃肠道 食管 膀胱 胰腺 骨肉瘤	肝 胆囊 原发灶不明	其他	肾脏 子宫	直肠	甲状腺 前列腺 乳腺 类癌瘤

量的得分相加得到总分，总分越高表明预后越好。同样地，肿瘤组织学分型也是预测生存期的重要因素。甲状腺癌、乳腺癌以及类癌等侵袭性较低的肿瘤为5分。直肠肿瘤为4分，肾细胞癌为3分。侵袭性较强的肿瘤，如肺癌、胰腺癌、骨肉瘤、膀胱癌、食管癌以及胃癌，评分为0分。总分为12～15分，建议行广泛的En-Bloc手术；总分为9～11分，建议行姑息手术；总分为0～8分，建议保守治疗。尽管这些评分系统已被临床采纳和应用，但仍有学者提出不同意见，并质疑其有效性和可靠性[13-17]。此外，有报道称这些评分系统无法区分其预后是好转或是缓解[15]。且评分系统没有纳入肿瘤学科领域最新的研究进展，如分子靶向治疗和SBRT等。在过去的10年中，许多肿瘤患者的预期生存期发生了巨大变化，尤其是对于肾细胞癌（renal cell carcinoma, RCC）患者，采用了最新的治疗方案后，2005—2010年肾细胞癌患者的生存率显著提高[18]。总之，医生是通过评估肿瘤的组织病理学、临床表现以及全身系统情况来制定治疗决策。若要考虑En-Bloc手术，那么必须选择长期预后良好的孤立性转移瘤患者。因此，En-Bloc手术最佳适应证是肾细胞癌、甲状腺癌来源的孤立性转移瘤。此外，乳腺癌来源的新发转移瘤也可采用En-Bloc手术，是因为其他治疗方案的长期生存期以及局部控制疗效均不佳。

由于常规治疗手段的疗效欠佳，所以医生为了获得更好的局部控制效果，采用En-Bloc手术治疗单发的RCC来源的脊柱转移瘤。目前已证实有几个因素能评估肿瘤患者的预期生存期，包括肾肿瘤病理标本的Furham分级（Furham分级越高预后越差）、肿瘤的全身转移情况以及神经功能状态。研究表明，单发转移瘤患者的生存期

[总生存期（overall survival，OS）为19个月，95% CI是9.8～28.2个月]显著优于多发转移瘤患者（OS为9.7个月，95% CI为8.1～11.3个月，$P<0.001$）。此外，研究表明，Tokuhashi评分越高，患者的生存期也越长。30名脊柱转移瘤患者中，总分为12～15的患者，中位生存期为32.9个月；总分为0～8的患者中位生存期为5.4个月（$P=0.006$）。纪念斯隆-凯特琳癌症中心（MSKCC/Motezer）制定的评分系统纳入了从初步诊断到系统治疗的时间窗、血红蛋白水平、血钙水平、乳酸脱氢酶（lactate dehydrogenase，LDH）水平以及KPS评分等指标，也能够预测肾细胞癌来源的脊柱转移瘤患者的预期生存期[19]。当患者存在"低危因素"时（时间窗<1个月，KPS>80，LDH<1.5×正常上限，血红蛋白>正常下限，钙<10 mg/dL），其中位生存期为25个月；当患者存在"高危因素"时，中位生存期为2个月。医生在初期开展En-Bloc手术时，应严格筛选患者，以避免手术并发症。

SBRT的普及应用，也改变了脊柱转移瘤的临床治疗方式；SBRT技术能够让患者安全地接受大剂量的适形放疗，从而增加患者的放疗敏感性。2009年比尔斯基等人[11]报道了一项系统性综述研究，结果表明脊柱转移瘤患者接受En-Bloc手术治疗，其局部控制率与SBRT疗效相当。对接受En-Bloc手术的患者进行平均16个月随访，其局部复发率为7.5%。对于接受SBRT治疗的患者，随访发现影像学上出现局部复发或症状加重的发生率为6%～13%。

然而，最新研究显示，采用SBRT治疗肾癌，其局部控制率1年内为82%，2年内为68%，1年生存率为79%，2年生存率下降到49%[20]。比尔斯克等人进行了一项系统性综述研究[11]，纳入了博里安等人未公开发表的队列研究数据，包括25例接受En-Bloc手术治疗的单发脊柱转移瘤患者，结果显示，有52%的患者在术后8～20个月内出现病情恶化或死亡（8个月时死亡率为32%），虽然我们无法筛选预期生存期较长的患者，但是肿瘤切除术有助于改善肿瘤的局部控制。基于以上数据，SOSG建议，对于不存在硬膜外压迫的单发的肾细胞癌来源的脊柱转移瘤患者首选SBRT治疗，而非En-Bloc手术（强烈推荐）。其原因是，对各种治疗均不敏感且病情进展迅速的患者，为了避免手术原因导致的肿瘤复发，建议采用创伤性较小的治疗方案。对于SBRT治疗后出现局部复发的患者，若患者身体状况良好，没有其他部位转移，且预期生存期较长，可考虑采用En-Bloc手术。

但是，SBRT也具有局限性。SBRT治疗脊柱转移瘤时，应选择硬膜外肿瘤较小的患者。由于放疗剂量不足，肿瘤局部复发通常发生在硬膜外间隙，因此要尽可能地增加放疗剂量，并避免脊髓毒性[21]。采用Bilsky分级法对硬膜外脊髓压迫（epidural spinal cord compression，ESCC）的严重程度进行分级[22]。在ESCC分级中，0级表示病灶局限于骨组织；1a级表示有硬膜外侵犯，但硬膜囊无变形；1b级表示硬膜囊变形，但未接触脊髓；1c级表示硬膜囊变形,接触脊髓,但是无脊髓压迫;2级表示脊髓压迫,但脊髓周围可见脑脊液(cerebrospinal fluid,CSF);3级表示有脊髓压迫,脊髓周围不可见CSF。SBRT在硬膜外间隙内放射量减少,因此2级和3级ESCC的失败率更高[21]。此外,由于SBRT无法解决脊柱不稳的问题,所以必须选择结构稳定的脊柱转移瘤患者。通常采用SINS评分评估脊柱稳定性,主要包括6个变量:病变位置、病变类型、疼痛、脊柱序列的影像学表现、椎体塌陷以及脊柱后方结构受累情况[23]。总分≥13分,表示脊柱存在机械性不稳。关于SINS评分的具体内容在前几章中已经详细阐述。

据报道,甲状腺癌来源的孤立性脊柱转移患者接受En-Bloc手术,也取得了满意的疗效[24]。在8例脊柱转移瘤患者的随访研究中,末次随访时所有患者都还存活(平均年龄6.4年),其中5名患者未发现肿瘤复发的迹象[25]。与RCC相似,SBRT同样取得了良好的局部控制。据文献报道,2年内的局部控制率为88%,3年内的局部控制率为79%[26]。综上,SBRT可作为甲状腺癌来源的孤立性脊柱转移瘤的首选治疗。塞林等人[27]的研究表明,手术治疗甲状腺癌脊柱转移的预后不良因素包括:全身性疾病逐渐加重,术后并发症(如切口感染、假性硬脊膜膨出以及尿路感染)。同时,他们认为没有证据支持肿瘤组织病理分型与总体生存期之间存在相关性[27]。然而,在临床工作中,恶性程度较低的肿瘤分型(如滤泡状、滤泡—乳头状和滤泡—柱状),患者通常可以存活的更久。

虽然这里重点讨论了肾细胞癌和甲状腺癌来源的孤立性脊柱转移瘤并建议En-Bloc手术治疗,但在某些情况下,其他组织类型的肿瘤也可考虑行En-Bloc手术。乳腺癌来源的孤立性脊柱转移瘤或功能性内分泌转移瘤(如嗜铬细胞瘤)的患者可权衡风险/收益比进行决策。尽管如此,是否进行En-bloc手术应该是多学科协作团队研究后共同决定的,应综合考量所有治疗方法以及患者的个人意愿。

外科手术注意事项

患者进行局部和全身的分期之后,若可行En-Bloc治疗,就应该评估手术的可行性。为了解局部解剖和计划手术切缘,应行MRI和CT检查。即使已知为原发性肿瘤,当诊断仍不明确时,也应该进行活检。套管针活检比开放式或切开活检更好,因为在罕见的原发恶性骨肿瘤中,开放式或切除活检会对肿瘤患者预后产生不良影响[28]。

Weinstein-Boriani-Biagini(WBB)外科分期系统适用于原发性脊柱肿瘤,有助于En-Bloc手术规划[29],但在原则上也可应用于脊柱转移瘤的治疗。在轴位图像上,WBB外科分期系统将椎体分为12个区(图9-1)。第1区代表棘突的左半部分,其他区域按顺时针方向排列。最后,根据WBB外科分期系统将椎体进一步分为5层:从代表椎体周围组织的A层到对应于硬膜内受累的E层。根据肿瘤解剖位置的不同,可以选择不同类型的切除术。矢状

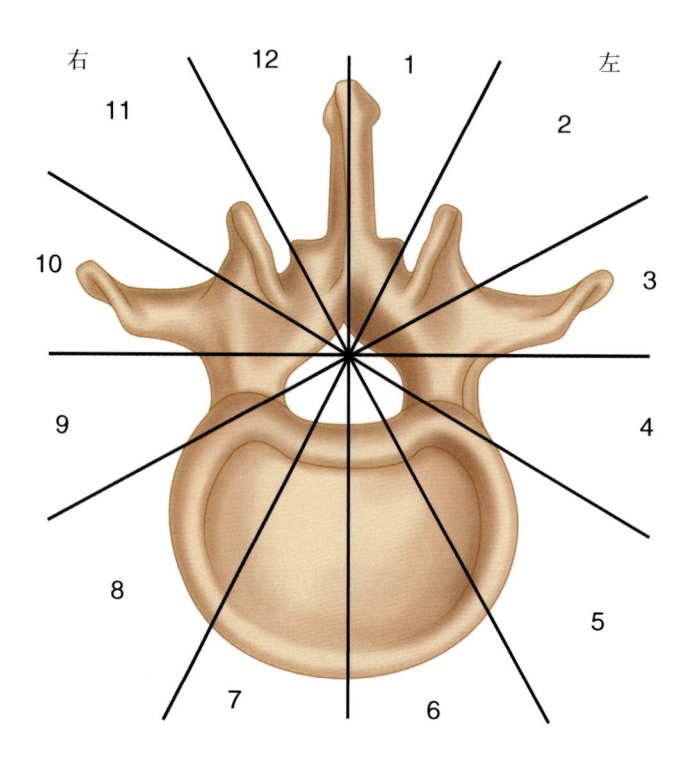

图9-1 Weinstein-Boriani-Biagini 手术分期系统的12个分域

面切除,即椎体的楔形切除,适用于肿瘤位于偏心位(图9-2)。仅后方附件结构受累时行后部切除术,这在转移瘤中很少见。椎体次全切除术是切除部分椎体。全脊柱切除或椎体切除术是切除全部脊椎。然

而,为了保证充分切除硬膜囊和神经根周围的肿瘤,需要完全切除脊椎椎弓根和椎板(图9-3)。在胸椎中,如果没有明显的软组织浸润,可只通过成后路完成切除手术,因为即使损伤神经根也不影响运动功

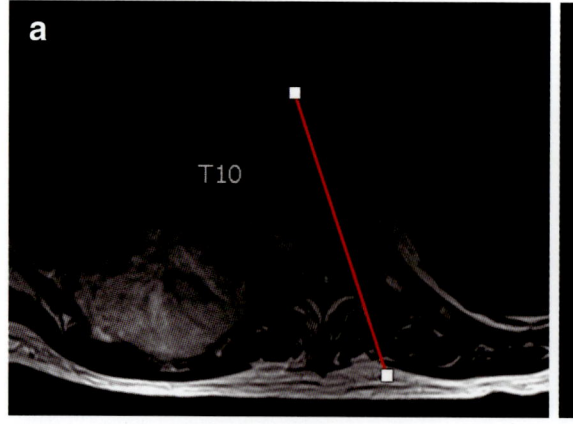

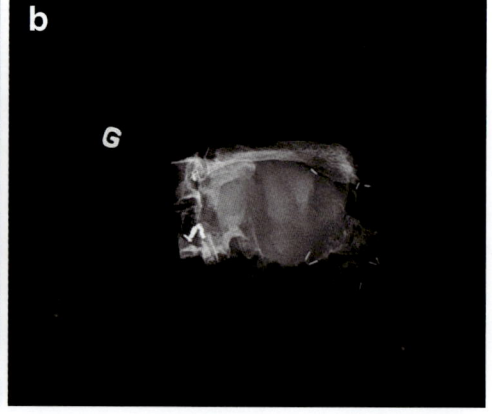

图9-2 孤立性甲状腺细胞癌T9、T10转移行矢状面切除术。(a)计划在T10水平行矢状面切除术。(b)术中标本X线片

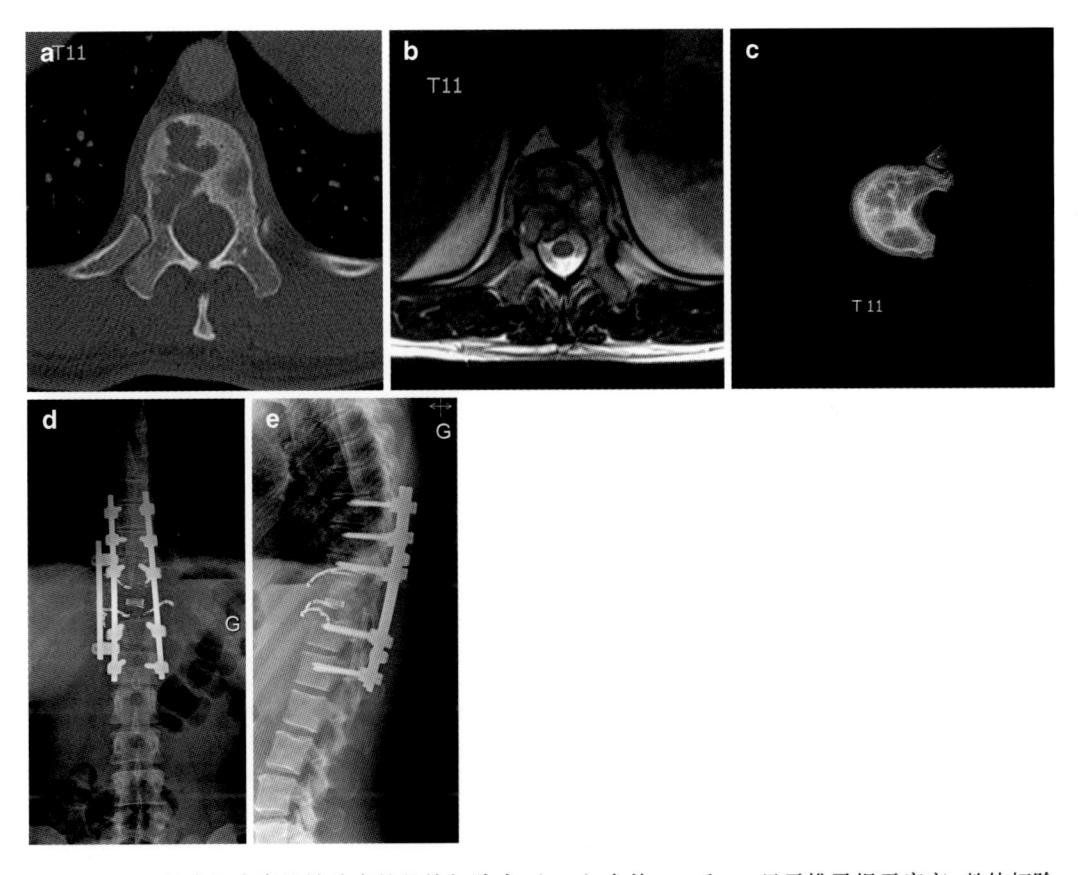

图9-3 孤立性直肠癌脊柱转移瘤的整块切除术。(a, b) 术前MRI和CT显示椎弓根无病变，整块切除术具有可行性。(c) 术中标本的X线片。(d, e) 术后前后位和侧位片显示T8-L1的后方内固定和前方采用peek材质的椎间融合器进行重建

能。在颈椎和腰椎中，需要分步完成前路和后路手术。本章对外科技术不再赘述，而且开展这类手术需要扎实的外科基础。

临床结局

手术并发症在脊柱转移瘤患者中很常见。在一项关于脊柱转移瘤的前瞻性研究中，高达76%的患者接受急诊脊柱手术后出现并发症[30]。接受En-Bloc治疗的患者身体状况通常比一般脊柱转移瘤患者更好。由于En-Bloc手术操作复杂，因此其并发症发生率很高。正如山崎等人研究发现[3]，在脊柱转移瘤患者中，解剖变异、硬膜外静脉/肿瘤出血、神经和血管周围的操作/结扎、既往手术史和放疗史是手术并发症的危险因素。En-Bloc手术主要用于原发性脊柱肿瘤，所以，关于En-Bloc手术的研究大部分同时包含原发性和转移性脊柱肿瘤患者。转移瘤的总体并发症发生率为13%～73.4%，死亡相关的并发症发生率为0～7.7%。术中大量失血、因操作复杂

而延长手术时间、医源性硬脊膜撕裂是常见的并发症。有报道称，节段动脉结扎可能造成缺血性脊髓损伤，进而导致神经功能恶化[6,31]。

奥梅斯等人研究表明脊柱转移瘤患者行En-Bloc手术的感染率为9.5%[32]。最常见的病原菌是金黄色葡萄球菌。复杂的切口缝合、既往脊柱手术史、多种并发症、既往手术感染史，以及住院时间的延长均与术后感染有关。内固定失败是En-Bloc术后翻修的一个常见原因。阿门多拉等人的研究表明，内固定失败且需要手术翻修的发生率为9.7%[33]。最新发表的一项最大样本量的系列研究，共纳入220名行En-Bloc手术的肿瘤患者（原发性骨肿瘤和脊柱转移瘤）[34]。联合入路手术、新辅助化疗和新辅助放疗都与并发症的发生有关。然而，与原发性脊柱肿瘤相比，脊柱转移瘤的并发症发生率并不比原发肿瘤高。但脊柱转移瘤是患者死亡的独立危险因素（OR 2.67，$P=0.042$）。

最后，肿瘤切除术对健康相关生活质量（health-related quality of life，HRQOL）的影响应该是患者可以接受的，特别是在预期生存期普遍较短的脊柱转移瘤人群中。尽管关于脊柱转移瘤患者行En-Bloc手术的相关研究报道的数量很有限，但是可以从原发性肿瘤的研究报道中推断脊柱转移瘤能否被治愈。在最近的一项系统综述中，通过长期的随访研究发现，原发性骨肿瘤患者接受手术治疗后，其HRQOL接近正常人群水平。正如预期的那样，HRQOL通常会随着康复时间的推移而逐渐改善[35]。

在一项仅纳入3名脊柱转移瘤患者的研究中[36]，3名患者术后至少3年内的SF-36和Oswestry残疾指数都接近于正常值。毫无疑问，En-Bloc手术治疗原发性骨肿瘤的手术疗效优于脊柱转移瘤。孤立性脊柱转移瘤患者接受En-Bloc手术，尽管能够获得较好的肿瘤学疗效，但是仍缺乏术后系统性的随访研究结果支持。为患者选择正确的手术方式是至关重要的。经验丰富的专家以及多学科协作团队共同决策患者是否需要手术，以期获得更高的生活质量。

参考文献

[1] Patchell RA, Tibbs PA, Regine WF, et al. Direct decompressive surgical resection in the treatment of spinal cord compression caused by metastatic cancer: a randomised trial. Lancet. 2005; 366(9486): 643-648.

[2] Enneking WF, Spanier SS, Goodman MA. A system for the surgical staging of musculoskeletal sarcoma. Clin Orthop Relat Res. 1980; 153: 106-120.

[3] Yamazaki T, McLoughlin GS, Patel S, et al. Feasibility and safety of en bloc resection for primary spine tumors: a systematic review by the Spine Oncology Study Group. Spine (Phila Pa 1976). 2009; 34(22): S31-38.

[4] Charest-Morin R, Fisher CG, Varga PP, et al. En bloc resection versus intralesional surgery in the treatment of giant cell tumor of the spine. Spine (Phila Pa 1976). 2017; 42(18): 1383-1390.

[5] Dekutoski MB, Clarke MJ, Rose P, et al. Osteosarcoma of the spine: prognostic variables for local recurrence and overall survival, a multicenter ambispective study. J Neurosurg Spine. 2016; 25(1): 59-68.

[6] Fisher CG, Keynan O, Boyd MC, et al. The surgical management of primary tumorsof the spine: initial results of an ongoing prospective cohort study. Spine (Phila Pa 1976). 2005; 30(16): 1899-1908.

[7] Fisher CG, Saravanja DD, Dvorak MF, et al. Surgical management of primary bone tumors of the spine: validation of an approach to enhance cure and reduce local recurrence. Spine (Phila Pa

1976). 2011; 36(10): 830−836.
[8] Fisher CG, Versteeg AL, Dea N, et al. Surgical management of spinal chondrosarcomas. Spine (Phila Pa 1976). 2016; 41(8): 678−685.
[9] Gokaslan ZL, Zadnik PL, Sciubba DM, et al. Mobile spine chordoma: results of 166 patients from the AOSpine Knowledge Forum Tumor database. J Neurosurg Spine. 2016; 24(4): 644−651.
[10] Gerszten PC, Yamada Y. Radiotherapy and radiosurgery for metastatic spine disease what are the options, indications, and outcomes? Spine (Phila Pa 1976). 2009; 34(22): 78−92.
[11] Bilsky MH, Laufer I, Burch S. Shifting paradigms in the treatment of metastatic spine disease. Spine (Phila Pa 1976). 2009; 34(22 Suppl): S101−107.
[12] Tomita K, Kawahara N, Kobayashi T, et al. Surgical strategy for spinal metastases. Spine (Phila Pa 1976). 2001; 26(3): 298−306.
[13] Tokuhashi Y, Matsuzaki H, Oda H, et al. A revised scoring system for preoperative evaluation of metastatic spine tumor prognosis. Spine (Phila Pa 1976). 2005; 30(19): 2186−2191.
[14] Lee C-H, Chung CK, Jahng T-A, et al. Which one is a valuable surrogate for predicting survival between Tomita and Tokuhashi scores in patients with spinal metastases? A meta-analysis for diagnostic test accuracy and individual participant data analysis. J Neuro-Oncol. 2015; 123(2): 267−275.
[15] Wibmer C, Leithner A, Hofmann G, et al. Survival analysis of 254 patients after manifestation of spinal metastases: evaluation of seven preoperative scoring systems. Spine (Phila Pa 1976). 2011; 36(23): 1977−1986.
[16] Bollen L, Wibmer C, Van der Linden YM, et al. Predictive value of six prognostic scoring systems for spinal bone metastases: an analysis based on 1379 patients. Spine (Phila Pa 1976). 2016; 41(3): E155−162.
[17] Gregory TM, Coriat R, Mir O. Prognostic scoring systems for spinal metastases in the era of anti-VEGF therapies. Spine (Phila Pa 1976). 2013; 38(11): 965−966.
[18] Morgen SS, Lund-Andersen C, Larsen CF, et al. Prognosis in patients with symptomatic metastatic spinal cord compression: survival in different cancer diagnosis in a cohort of 2321 patients. Spine (Phila Pa 1976). 2013; 38(16): 1362−1367.
[19] Bakker NA, Coppes MH, Vergeer RA, et al. Surgery on spinal epidural metastases (SEM) in renal cell carcinoma: a plea for a new paradigm. Spine J. 2014; 14(9): 2038−2041.
[20] Ghia AJ, Chang EL, Bishop AJ, et al. Single-fraction versus multifraction spinal stereotactic radiosurgery for spinal metastases from renal cell carcinoma: secondary analysis of Phase I/II trials. J Neurosurg Spine. 2016; 24(5): 829−836.
[21] Al-Omair A, Masucci L, Masson-Cote L, et al. Surgical resection of epidural disease improves local control following postoperative spine stereotactic body radiotherapy. Neuro-Oncology. 2013; 15(10): 1413−1419.
[22] Bilsky MH, Laufer I, Fourney DR, et al. Reliability analysis of the epidural spinal cord compression scale. J Neurosurg Spine. 2010; 13(3): 324−328.
[23] Fisher CG, DiPaola CP, Ryken TC, et al. A novel classification system for spinal instability in neoplastic disease: an evidence-based approach and expert consensus from the Spine Oncology Study Group. Spine (Phila Pa 1976). 2010; 35(22): E1221−1229.
[24] Kato S, Murakami H, Demura S, et al. The impact of complete surgical resection of spinal metastases on the survival of patients with thyroid cancer. Cancer Med. 2016; 5(9): 2343−2349.
[25] Matsumoto M, Tsuji T, Iwanami A, et al. Total en bloc spondylectomy for spinal metastasis of differentiated thyroid cancers: a long-term follow-up. J Spinal Disord Tech. 2013; 26(4): E137−142.
[26] Bernstein MB, Chang EL, Amini B, et al. Spine stereotactic radiosurgery for patients with metastatic thyroid cancer: secondary analysis of phase I/II trials. Thyroid. 2016; 26(9): 1269−1275.
[27] Sellin JN, Suki D, Harsh V, et al. Surgery for spinal metastases from thyroid carcinoma. J Neurosurg Spine. 2015; 23: 419−428.
[28] Boriani S, Saravanja D, Yamada Y, et al. Challenges of local recurrence and cure in low grade malignant tumors of the spine. Spine (Phila Pa 1976). 2009; 34(22): S48−57.
[29] Boriani S, Weinstein JN, Biagini R. Primary bone tumors of the spine. Terminology and surgical staging. Spine (Phila Pa 1976). 1997; 22(9): 1036−1044.
[30] Dea N, Versteeg A, Fisher C, et al. Adverse events in emergency oncological spine surgery: a prospective analysis. J Neurosurg Spine. 2014; 21(5): 698−703.
[31] Liljenqvist U, Lerner T, Halm H, et al. En bloc spondylectomy in malignant tumors of the spine. Eur Spine J. 2008; 17(4): 600−609.
[32] Omeis IA, Dhir M, Sciubba DM, et al. Postoperative surgical site infections in patients undergoing spinal tumor surgery: incidence and risk factors. Spine (Phila Pa 1976). 2011; 36(17): 1410−1419.
[33] Amendola L, Cappuccio M, De Iure F, et al. En

bloc resections for primary spinal tumors in 20 years of experience: effectiveness and safety. Spine J. 2014; 14(11): 2608−2617. https://doi.org/10.1016/j.spinee.2014.02.030; Epub 2014 Feb 20.

[34] Boriani S, Gasbarrini A, Bandiera S, et al. En bloc resections in the spine: the experience of 220 patients during 25 years. World Neurosurg. 2017; 98: 217−229.

[35] Dea N, Charest-Morin R, Sciubba DM, et al. Optimizing the adverse event and HRQOL profiles in the management of primary spine tumors. Spine (Phila Pa 1976). 2016; 41(20S): S212−217.

[36] Mazel C, Owona P, Cogan A, et al. Long-term quality of life after en-bloc vertebrectomy: 25 patients followed up for 9 years. Orthop Traumatol Surg Res. 2014; 100(1): 119−126.

10 枕颈交界区和上颈椎转移瘤

贾里德·弗里德利,阿德托昆博·奥耶莱塞和齐亚·L.戈卡斯兰

引言

2016年,美国约有170万人被确诊为肿瘤[1]。肿瘤病灶易向肺、肝和骨骼转移。脊柱是骨骼系统中最易受累的结构。近40%肿瘤患者在尸检时发现了脊柱转移的病理证据[2]。脊柱转移瘤患者中有5%～10%会出现临床症状,需积极治疗[3]。脊柱最常受累的节段是胸椎,因为其椎体数量最多,且毗邻丰富的血管丛。其次是腰椎,最后是颈椎。枕颈交界区转移瘤仅占脊柱转移瘤的0.5%[4],且通常无症状。由于其独特的骨性解剖结构、毗邻的神经血管结构以及独特的生物力学,这3个因素增加了症状性枕颈交界区转移瘤患者的诊治难度。制定枕颈交界区肿瘤的综合治疗方案,不仅要考虑肿瘤本身,还要考虑肿瘤对以上3个因素的影响。

流行病学

脊柱转移性瘤最常见的原发灶是乳腺癌(35%)、非小细胞肺癌(15%)和前列腺癌(10%)[4]。其他来源的原发灶包括肾脏、胃肠道、甲状腺、肉瘤、淋巴瘤和多发性骨髓瘤。与其他脊柱节段相比,枕颈交界区转移的发生率低[4]。孤立性枕颈交界区肿瘤很少引起症状;当出现症状时,肿瘤通常累及C2椎体/齿状突、C1～C2关节突或枕髁[5,6]。

临床表现

疼痛是枕颈交界区和上颈椎肿瘤患者最常见的临床症状。在描述疼痛时,可将其划分为局部性疼痛或机械性疼痛。颈椎局部性疼痛通常是指颈椎某一特定节段出现疼痛或僵硬,并且通常在夜间加重。颈椎机械性疼痛是指颈部活动时疼痛加重。肿瘤直接压迫C2神经根,或肿瘤破坏寰枢关节突,引起C2神经根局部炎症或骨性压迫,均可导致枕神经痛。枕神经痛是一种从上颈部向枕下头皮和耳后头皮放射的尖锐性刺痛。屈伸颈椎时会加重症状。

体重下降、盗汗和发冷通常与多发性转移瘤有关。肿瘤转移到其他器官系统可导致出血、肺功能障碍、腹痛、胃肠出血、便秘、局灶性神经功能障碍和(或)肢体疼痛等。确定转移瘤的浸润程度和多器官受累

后的生理功能状态,不仅对评估患者的预后很重要,而且对评估治疗方案(如手术干预)和手术风险也很关键。

枕颈交界区肿瘤直接压迫脊髓神经很少引起神经症状、体征。这是由于C1和C2处的椎管容积相对较大。此外,笔者认为出现脊髓病的可能性较小,因为坚固的十字韧带可防止肿瘤压迫枕颈交界区的脊髓神经。当出现脊髓病时,通常是由于肿瘤体积过大或肿瘤侵及枕骨大孔。寰枢关节的骨破坏也可能造成节段性不稳和半脱位,从而导致脊髓损伤。脑神经功能障碍可由肿瘤压迫延髓、脊神经和舌下神经引起。副神经是受枕颈交界区肿瘤影响最大的脑神经,这是由于其长度和反折走行的解剖结构所决定的。由于副神经可支配斜方肌和胸锁乳突肌,因此副神经损伤出现功能障碍,可导致扭头或耸肩无力。此外,患者由于肌张力障碍(注:肌张力障碍,主动肌与拮抗肌收缩不协调或过度收缩引起的以肌张力异常的动作和姿势为特征的运动障碍综合征),出现斜颈和剧痛等症状。由迷走神经或舌咽神经损伤引起的吞咽功能障碍很少见,但是在颅内肿瘤延伸性生长时可出现。

部分枕颈交界区转移瘤患者可能未出现相关症状,仅在偶然的影像学检查中发现肿瘤。然后对患者进行全面的病史采集和体格检查,可能会进一步询问出之前被患者忽视的临床症状。

诊断检查

当上颈椎或枕颈交界区肿瘤患者出现症状或体征时,首先应接受影像学检查进行初步诊断,再确定肿瘤性质。MRI均是首选影像学检查。轴位、矢状位和冠状位的多平面重建有助于明确肿瘤与神经和邻近软组织的关系。CT可用于评估骨缺损的严重程度以及判断肿瘤是溶骨性还是成骨性。应注意枕颈交界区的关节面,是否有寰枢椎半脱位或肿瘤相关的骨破坏。为了评估病变范围和预后情况,必须进行胸部、腹部和骨盆的CT检查。

如需手术,建议采用血管造影评估椎动脉的走行及其与肿瘤的关系。如果计划结扎一侧椎动脉或术前栓塞,则需要确定优势椎动脉及其通畅性。血管造影评估侧支循环和小脑后下动脉充盈情况,有助于在栓塞手术前判断患者发生脑梗塞的风险。若优势椎动脉受累,则建议对受累椎动脉进行球囊闭塞试验。若血管造影显示肿瘤血供丰富,可在术前进行血管栓塞,能最大程度地减少术中失血以及缩短手术时间。肾细胞癌、甲状腺癌、黑色素瘤和肝细胞癌的血供十分丰富,若计划手术,应考虑术前栓塞。

实验室检查

实验室检查能提供有价值的信息来辅助诊断枕颈交界区转移瘤,尤其是孤立性转移瘤。例如,血清前列腺特异性抗原(prostate-specific antigen, PSA)水平升高可提示前列腺,癌胚抗原(carcinoembryonic antigen, CEA)升高可提示胃肠道原发肿瘤。血细胞比容或血小板计数异常可见于造血系统恶性肿瘤,如多发性骨髓瘤。还需进一步通过血清蛋白电泳(serum protein electrophoresis,SPEP)或尿液蛋白电泳(urine protein electrophoresis,UPEP)来检查单克隆丙种球蛋白。但肿瘤的确诊可能还需要进行骨髓活检。

如果影像学检查发现多处病灶,但原发灶不明时,可对已知病变进行穿刺活检。可在CT引导下完成(如腹部或腹膜后)肿块活检或内镜引导下完成(胃肠道或支气管)肿块活检。由于枕颈交界区周围神经血管的解剖结构复杂,损伤风险高,因此不建议对枕颈交界区肿块进行穿刺活检。如果全身检查未发现其他转移病灶,且颈枕交界区只有一处孤立性病变,应考虑为原发性恶性肿瘤,并在CT引导下进行活检。

治疗策略

根据病史和体格检查、原发灶、肿瘤位置和邻近神经血管的受累情况以及是否存在脊柱不稳等方面,对枕颈交界区肿瘤患者进行个体化治疗。若怀疑是枕颈交界区转移瘤,首先要确定首选治疗方案:手术或放射治疗。需时刻谨记脊柱转移瘤的治疗是姑息性的,更应该关注患者的生活质量和机体功能。

拉夫特等人阐述的NOMS诊疗决策系统是一种行之有效的脊柱转移瘤治疗决策[7]。这个决策系统是基于神经学、肿瘤学、生物力学和全身状况的综合评价。如果脊柱转移瘤患者有显著的神经功能障碍和(或)脊髓压迫,通常建议进行减压手术。

枕颈交界区转移瘤压迫脊髓是非常罕见的。肿瘤学评价主要基于原发灶的病理,以及是否为放疗敏感肿瘤。淋巴瘤和多发性骨髓瘤对放疗十分敏感,而肾细胞癌和非小细胞肺癌则不敏感。评估生物力学稳定性主要取决于病变的位置,有无脊柱疼痛和疼痛类型,肿瘤是溶骨性还是成骨性,有无畸形或半脱位,椎体塌陷的程度,以及是否累及后外侧结构。脊柱不稳定肿瘤评分(SINS)对以上因素进行综合评价[8],用于判断是否存在生物力学不稳。枕颈交界区是脊柱主要的运动节段之一,寰枕关节可进行屈伸运动,寰枢关节可进行旋转运动。寰枕关节或寰枢关节受累可出现显著的影像学改变,同时出现脊柱不稳症状。笔者认为枕颈交界区极少出现脊柱不稳。因此,SINS评分高估了枕颈交界区肿瘤导致脊柱不稳的发生率。NOMS决策系统的最后一部分是全身系统评价。主要包括疾病转移的程度、患者的一般状态和整体治疗情况。大家达成的共识是,全身系统评价对于指导治疗至关重要。因此,笔者认为MOSS是一种更实用的指导治疗的决策系统。

放射治疗

在无明显神经压迫或脊柱不稳情况下,应首选放射治疗。传统的体外立定定向放射治(external beam radio therapy,EBRT)是一种姑息性治疗方案,适用于对放疗敏感或不适合手术的肿瘤患者。EBRT通常将300 Gy的剂量分10次照射。比尔斯基等人对33例枕颈交界区转移瘤患者进行SRS研究，结果表明放疗能够有效缓解颈痛。其中，影像学检查中有23例患者未发现脊柱不稳［定义为寰枢关节半脱位（寰齿前间隙）3～5 mm，齿状突成角＜11°］，接受了EBRT治疗[9]。超过90%的患者疼痛得到明显缓解，有2名患者最终接受手术，以重建脊柱稳定性。

在过去的几十年里，放疗技术的革新促进了立体定向脊柱放射手术（spinal radiosurgery，SRS）的发展。放疗包括单次放疗以及低分割的高剂量放疗，以精确、适形、三维的方式照射到脊柱肿瘤或切除肿瘤后残留的空腔内。最新研究表明，SRS治疗枕颈交界区转移瘤，能够有效缓解疼痛和局部控制肿瘤[10,11]。阿扎德等人报道了25例接受SRS治疗的枕颈交界区转移瘤患者[10]，其原发灶的来源多样，所有患者的SINS评分＜12分。并进行了18个月的临床随访，结果发现约有50%的患者颈痛症状得到缓解或改善。末次随访检查了19位患者，其中有16位患者的肿瘤体积没有显著改变。25位患者中仅有2位最终接受了手术治疗。在一个脊柱转移瘤（不局限于枕颈交界区）接受SRS的大样本研究中，肿瘤局部控制率可达90%，这提示SRS能够成为脊柱转移瘤的首选治疗方案[12,13]。SRS的成功率很高，因此枕颈交界区转移瘤仅在特殊情况下才考虑手术治疗。详见下文。

手术

脊柱转移瘤的手术目的主要是缓解疼痛，维持或改善行走能力，提高患者的生活质量。一般情况下，脊柱转移瘤患者主要死于全身系统并发症，而非脊柱相关并发症。目前，手术指征仅限于：① 因神经受压所致的神经功能障碍，需手术减压；② 存在生物力学不稳引起的体征和症状，需手术固定。由于枕颈交界区的椎管容积很大，脊柱转移瘤在此区域很少会造成硬膜外脊髓压迫。因此，放疗可以作为枕颈交界区转移瘤的首选治疗，且放疗很少诱发脊髓病。当肿瘤严重压迫硬膜时，患者可出现脊髓病，需行减压手术。

枕颈交界区转移瘤的减压手术入路取决于肿瘤压迫脊髓的腹侧还是背侧。对于枕颈交界区脊髓背侧的肿瘤，可经后入路到达枕颈交界区，并显露相关的骨性结构。切除C1和（或）C2椎板后可直接切除肿瘤，同时对脊髓进行充分减压，并不会导致医源性不稳定。不幸的是，脊髓腹侧压迫更为常见，是进行任何干预措施前都需深思熟虑。前路手术（如经口入路或高位前方咽后入路）并发症的发生率应与其他手术入路，以及单纯放疗进行比较，尤其是对于手术风险较高的病例[14]。鉴于SRS取得了良好的疗效，有时会考虑折中方案，即通过手术切除一小部分肿瘤，使肿瘤与脊髓分离。这有利于术后SRS安全到达肿瘤部位，同时最大程度地减少脊髓辐射损伤，这种治疗方式被称为"分离手术"[15]。采用分离手术治疗枕颈交界区转移瘤导致的脊髓腹侧压迫时，可选择后路或后外侧入路，而非前入路，以减少手术入路相关并发症。显露完骨性结构，就可以对C1和C2椎板进行切除，然后辨别C1～C2关节突关节和C2神经根。切除一侧或两侧的C2

10　枕颈交界区和上颈椎转移瘤

神经根有助于显露脊髓腹侧肿瘤。由于C2神经根是感觉神经根，因此患者能够耐受术后单侧枕下头皮麻木。C2神经根切断后很少引起患者枕部神经痛。切除腹侧硬膜外肿瘤时，可通过牵拉腹侧硬膜囊，建立起更宽阔的手术通道。

经后入路手术切除枕颈交界区肿瘤需要重视的并发症是邻近椎动脉损伤，尤其是在肿瘤向侧方浸润的情况。采用椎动脉造影检查进行术前评估对减少手术风险至关重要。确定椎动脉的优势侧、走行、与周围骨组织的关系以及是否存在肿瘤浸润，不仅对肿瘤切除很重要，还对指导内固定的选择至关重要。如果肿瘤包裹椎动脉，可适当残留部分肿瘤病灶，术后对其进行放疗。对于血运丰富的转移瘤（如肾细胞癌），术前可进行血管栓塞，以减少术中失血。如果血供来自优势椎动脉，则应确定侧支血管和小脑后下动脉的位置。错误的后循环血管栓塞可导致脑干或小脑梗死，导致严重的神经功能障碍。

对于临床或影像学显示寰枢椎不稳或与转移瘤手术损伤所致脊柱不稳的患者，建议采用后路内固定手术。临床不稳定性可定义为枕颈交界区在生理负荷下无疼痛、无神经功能障碍或脊柱畸形的功能障碍[16]。影像学示寰枢关节半脱位、齿状突成角、旋转半脱位和寰枕/寰枢关节突复合体损伤是进行手术内固定的适应证（图10-1）。即使是孤立的C1或C2转移瘤，医

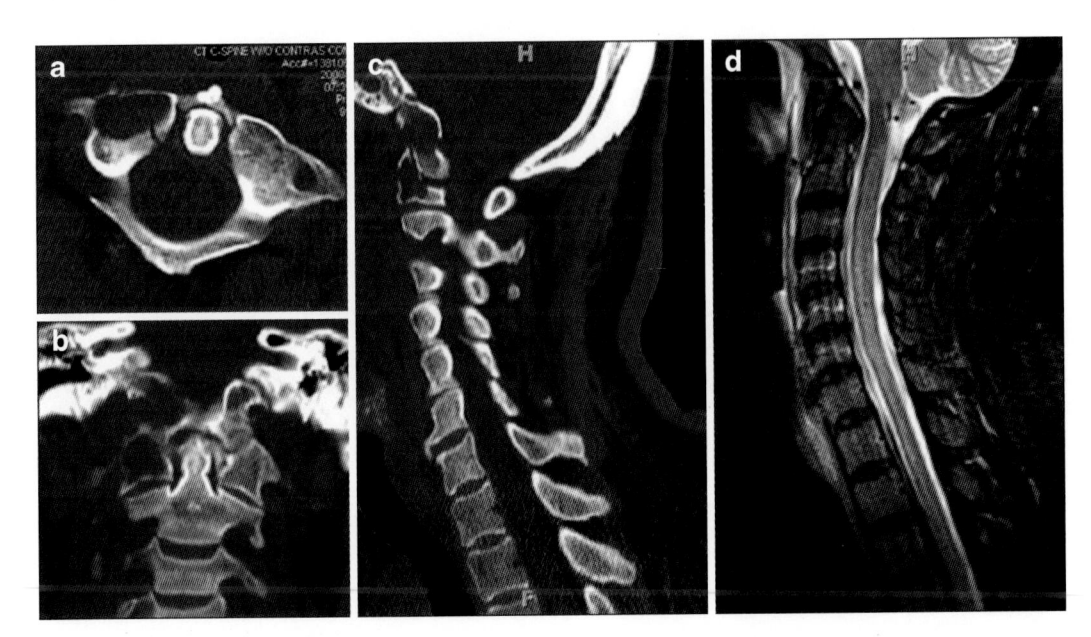

图10-1　一个66岁非小细胞肺癌患者伴有严重轴向颈痛。图为寰-枕交界处的CT和MRI图像；（a）轴位CT示右侧枕颈交界区明显低密度区，表明肿瘤广泛浸润；（b）冠状位CT图像示右寰椎和枕骨髁处转移灶，两者几乎完全被肿瘤破坏；（c）矢状位CT示枕骨髁和寰椎均有低密度，呈溶骨性破坏；（d）T2WI示脑脊液通畅，无脊髓受压

引自 Xu R, Sciubba D, Gokaslan Z, Bydon A. Metastasis to the occipito-cervical junction: A case report and review of the literature. Surgical neurology international. 2010 Jan1; 1(1): 16.

生也更偏向于枕颈固定融合而不是寰枢椎固定融合，主要是因为转移瘤的病程进展难以预测和侵及相邻区域时可导致内固定失败，需要额外的翻修手术（图10-2）。即使X线片中没有发现明显的脊柱不稳，我们一般也推荐轴向颈痛的患者采用后路内固定手术。在富尔内等人[5]的一系列研究中，19例枕颈交界区转移瘤的患者进行了枕颈融合固定，显著改善了颈部疼痛，并且手术死亡率很低（图10-3）。减少颈椎受累及节段的活动度可减轻患者颈部疼痛，改善患者的生活质量。尽管许多转移瘤患者的生存期相对较短，但通常会进行后外侧关节突融合术，以减少内固定失败的发生率，使整个手术所需的手术时间和手术成本最小。

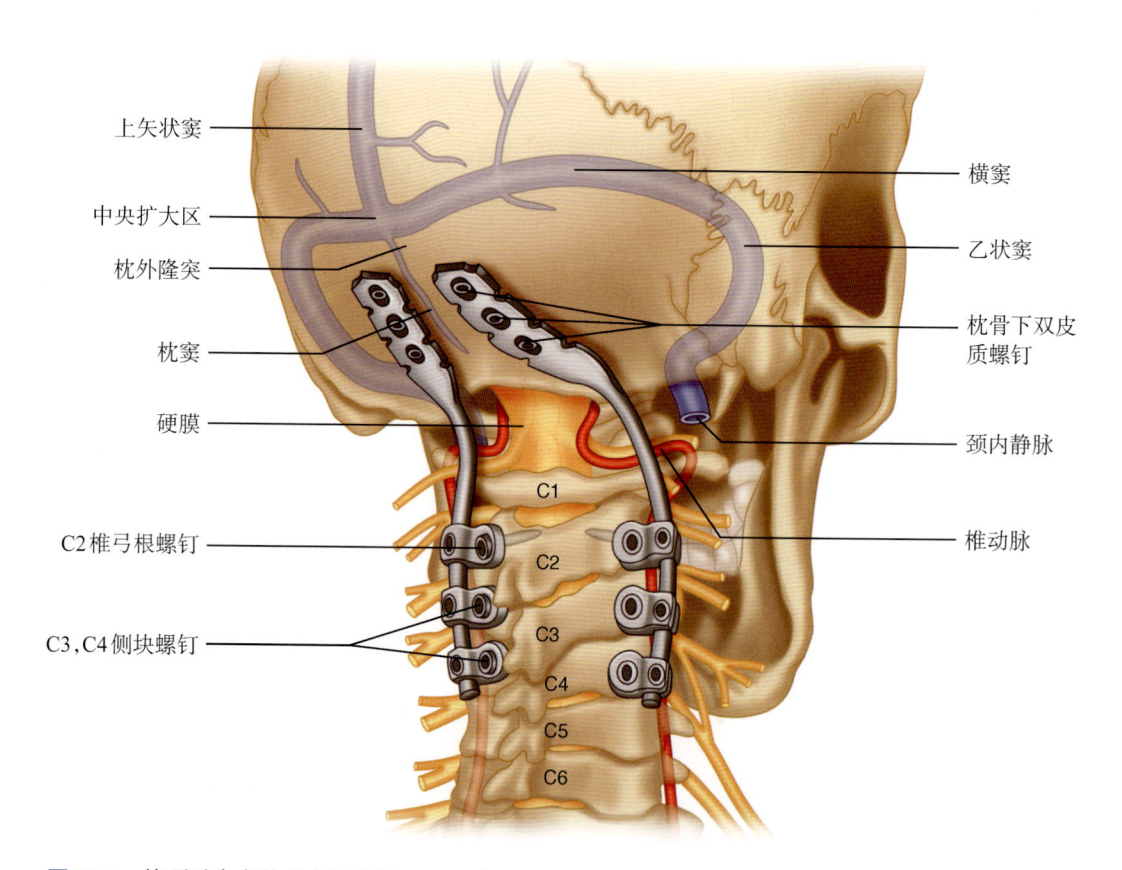

图10-2　枕颈融合术的手术示意图
引自 Fourney DR, York JE, Cohen ZR, Suki D, Rhines LD, Gokaslan ZL. Management of atlantoaxial metastases with posterior occipitocervical stabilization. Journal of Neurosurgery: Spine. 2003 Mar; 98(2): 165-170

图10-3 一名43岁男性患者，表现为颈部疼痛、斜颈和后组脑神经损伤；肾细胞癌转移至右侧枕骨髁和C1侧块，导致寰枢椎半脱位；(a) 轴位CT和(b) 矢状T2WI示溶骨性肿瘤。(c,d) 术中枕颈融合外像。(e) 术后正位和(f) 侧位X线平片示双皮质枕骨螺钉和C3、C4侧块螺钉，以及C2椎弓根螺钉位置良好

引自 Fourney DR, York JE, Cohen ZR, Suki D, Rhines LD, Gokaslan ZL. Management of atlantoaxial metastases with posterior occipitocervical stabilization. Journal of Neurosurgery: Spine. 2003 Mar; 98(2): 165-170

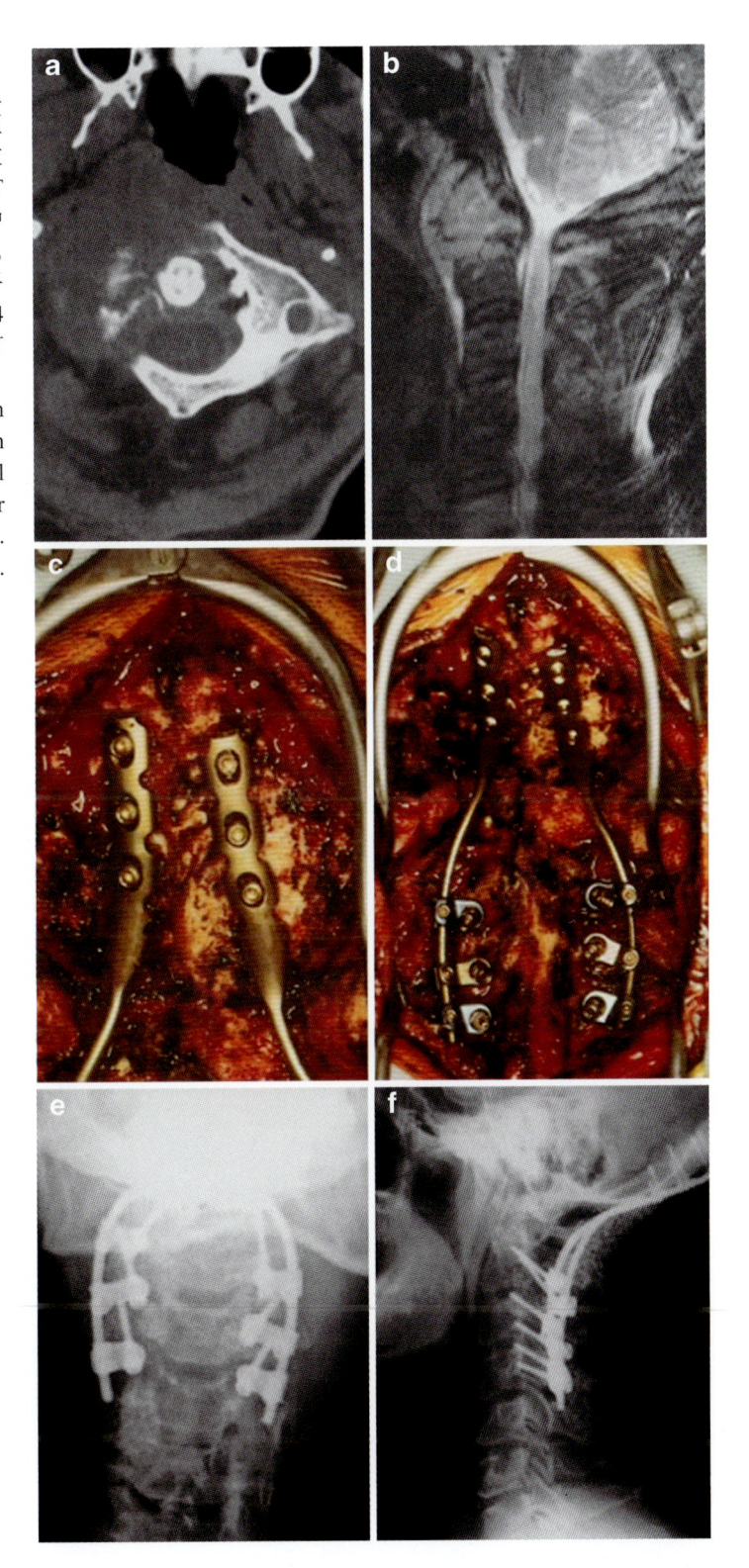

参考文献

[1] Society AC. Cancer Facts and Figures 2016. 2016. https://old.cancer.org/acs/groups/content/@research/documents/document/acspc-047079.pdf.

[2] Wong DA, Fornasier VL, MacNab I. Spinal metastases: the obvious, the occult, and the impostors. Spine (Phila Pa 1976). 1990; 15(1): 1-4.

[3] Sundaresan N, Boriani S, Rothman A, et al. Tumors of the osseous spine. J Neuro-Oncol. 2004; 69(1-3): 273-290.

[4] Moulding HD, Bilsky MH. Metastases to the craniovertebral junction. Neurosurgery. 2010; 66(suppl_3): A113-A118.

[5] Fourney DR, York JE, Cohen ZR, et al. Management of atlantoaxial metastases with posterior occipitocervical stabilization. J Neurosurg. 2003; 98(2 Suppl): 165-170.

[6] Xu R, Sciubba DM, Gokaslan ZL, et al. Metastasis to the occipitocervical junction: a case report and review of the literature. Surg Neurol Int. 2010; 1: 16.

[7] Laufer I, Rubin DG, Lis E, et al. The NOMS framework: approach to the treatment of spinal metastatic tumors. Oncologist. 2013; 18(6): 744-751.

[8] Fisher CG, DiPaola CP, Ryken TC, et al. A novel classification system for spinal instability in neoplastic disease: an evidence-based approach and expert consensus from the Spine Oncology Study Group. Spine (Phila Pa 1976). 2010; 35(22): E1221-1229.

[9] Bilsky MH, Shannon FJ, Sheppard S, et al. Diagnosis and management of a metastatic tumor in the atlantoaxial spine. Spine (Phila Pa 1976). 2002; 27(10): 1062-1069.

[10] Azad TD, Esparza R, Chaudhary N, et al. Stereotactic radiosurgery for metastasis to the craniovertebral junction preserves spine stability and offers symptomatic relief. J Neurosurg Spine. 2015: 1-7.

[11] Tuchman A, Yu C, Chang EL, et al. Radiosurgery for metastatic disease at the craniocervical junction. World Neurosurg. 2014; 82(6): 1331-1336.

[12] Gerszten PC, Burton SA, Ozhasoglu C, et al. Radiosurgery for spinal metastases: clinical experience in 500 cases from a single institution. Spine (Phila Pa 1976). 2007; 32(2): 193-199.

[13] Ryu S, Rock J, Rosenblum M, et al. Patterns of failure after single-dose radiosurgery for spinal metastasis. J Neurosurg. 2004; 101(Suppl 3): 402-405.

[14] Jones DC, Hayter JP, Vaughan ED, et al. Oropharyngeal morbidity following transoral approaches to the upper cervical spine. Int J Oral Maxillofac Surg. 1998; 27(4): 295-298.

[15] Laufer I, Iorgulescu JB, Chapman T, et al. Local disease control for spinal metastases following "separation surgery" and adjuvant hypofractionated or high-dose single-fraction stereotactic radiosurgery: outcome analysis in 186 patients. J Neurosurg Spine. 2013; 18(3): 207-214.

[16] White AA 3rd, Panjabi MM. The clinical biomechanics of the occipitoatlantoaxial complex. Orthop Clin North Am. 1978; 9(4): 867-878.

11 颈椎中段转移瘤

赛义德·欧宰尔·艾哈迈德,赞恩·特姆恰克和达里尔·R.富尔内

流行病学

脊柱是肿瘤最常见的骨转移部位。颈椎转移瘤在脊柱转移瘤中发病率最低,占整个脊柱转移的8%～20%[1-3]。关于颈椎转移瘤发病率的报道差异较大,可能与无症状病变是否被报道有关[1]。男性发病率高于女性,好发年龄为40～60岁。脊柱转移瘤常见的原发灶是乳腺癌、前列腺癌和非小细胞肺癌。

病理学

颈椎转移瘤占整个脊柱转移瘤的8%～15%[1,4,5]。这一比例通常表明颈椎松质骨中血管较少[6,7]。解剖学上,椎体(特别是椎弓根与椎体交界处)是肿瘤最常见的转移部位[7]。椎体后方结构不常受累,通常由椎体病变直接浸润[8]。该区域最常见的骨转移原发恶性肿瘤包括乳腺癌、前列腺癌和非小细胞肺癌(non-small-cell lung carcinoma, NSCLC)[9,10]。转移到颈椎的途径包括直接浸润、血行播散或脑脊液(cerebrospinal fluid, CSF)途径。大多数颈椎转移瘤是血行播散所致[7,9]。目前,经脑脊液播散是罕见的转移方式,但原发性或转移性脑瘤(所谓硬膜内"滴状转移")在手术治疗后可能偶然见到[9]。在常见的脊柱原发灶中,只有乳腺癌优先影响颈椎[11]。颈椎髓内转移不常见,约有2%的患者可在尸体解剖时发现[12]。孤立性颈椎转移瘤是罕见的,仅占11%[13]。

莫利纳等人发现,由于解剖结构因素的影响,与寰枢椎脊髓相比,下颈椎脊髓更易受到硬膜外肿瘤的压迫[3]。这些因素包括:枢椎转移瘤的发生率高[2],下颈椎椎管的容积较小,以及C1～C2处韧带复合体坚固。下颈椎硬膜外肿瘤比寰椎硬膜外肿瘤更常见[3]。

临床表现

疼痛在脊柱转移瘤中比较常见[2]。几乎所有脊柱转移瘤患者都有疼痛症状[14,15]。患者可能会发生2种类型的疼痛:机械性(轴向)疼痛或生物性(局部)疼痛。机械性疼痛是由于脊柱不稳造成的,脊柱有轴向负荷或行走时加重,平躺时减轻。生物

性疼痛是由于椎体骨膜的拉伸，易造成肿瘤患者典型的夜间痛。

神经压迫症状包括神经根病和脊髓病。C2～C4神经根受压引起疼痛症状的特点是枕下、耳后或眶后区域疼痛。C5～C8神经根受压可表现为神经根性放射痛、皮肤感觉异常、感觉障碍或受累神经根所支配肌肉的肌力减弱。神经根性症状通常发生在受压的同侧[2]。由于颈中段的椎管直径更小，脊髓压迫发生在颈中段比发生在枕颈区更为常见。脊髓压迫症状取决于压迫部位，其症状包括精细运动的丧失（如书写或系扣子）。下肢的症状包括：失去平衡和步态不稳，出现病理征（如霍夫曼征阳性和巴宾斯基征阳性），腱反射亢进。随着压迫加重，可出现进行性的四肢无力以及胃肠道和膀胱功能障碍，并表现为尿潴留或尿失禁。

诊断

如果怀疑患者为颈椎转移瘤，应进行全面的临床病史采集和详细的神经系统检查。既往有肿瘤病史和新发颈部疼痛的患者应考虑脊柱转移瘤。诊断检查包括实验室检查、全脊柱影像学检查和全身系统的评估[16]。当出现不明原发灶的下颈椎转移瘤时（10%～20%的脊柱转移瘤病例）[17]，应首先进行转移瘤的病理检查，以确定原发恶性肿瘤的位置和程度。若情况允许，应在手术治疗前对脊柱病变进行穿刺活检（图11-1）。下颈椎转移瘤可在CT引导下采用前外侧入路进行活检，以

提高诊断率[1,16,18,19]。X线平片的诊断价值有限，因为溶骨性肿瘤累及椎体50%以上时才能被发现[20]。颈椎的影像检查通常包括MRI和CT[16]。动力位X线片可以用来评估脊柱稳定性。骨显像可用于评估全身状况。DSA可用于评估椎动脉受累的情况，如果考虑椎动脉栓塞或搭桥手术，可进行球囊闭塞试验以判断侧支血流状况[3,21]。

手术适应证

神经功能障碍、脊柱不稳和疼痛是手术的主要指征。手术治疗下颈椎转移瘤的目的是获得姑息性治疗，并非根治性切除。多个评分系统和治疗决策工具可用于下颈椎转移瘤，如Tomita评分系统[22]、Tokuhashi评分系统[23]、脊柱不稳定肿瘤评分系统（SINS）[24,25]和LMNOP决策框架[26,27]。LMNOP框架评估了疾病位置（L）、由SINS分级的脊柱不稳定性（M）、患者的神经系统状况（N）和ONCO诊断流程（O）。LMNOP中的"P"包括患者的适应证、预计生存期和既往治疗史（如既往放疗和化疗情况）[26]。

准确的病理诊断是判断肿瘤性质和评估预后的重要因素[1,16]。一般情况下，当患者生存期小于3个月时，不建议进行手术治疗。然而，临床中很难评估患者生存期，因此只能作为一个参考[2,3,16,26,28]。

手术的目的是脊髓减压，缓解肿瘤导致的神经压迫，恢复脊柱的生理弯曲，实现脊柱刚性稳定，并在不清楚原发灶的情况

下获得组织病理学诊断。

由于患者、肿瘤和治疗方案的多样性。脊柱转移瘤患者生存期短以至于较难实现脊柱融合。相反,手术应以延长患者的生存期为目的。侵袭性肿瘤可通过持续破坏骨质直接影响融合率,也可通过影响患者的全身情况间接影响融合率。此外,化疗和放疗也会影响融合率。

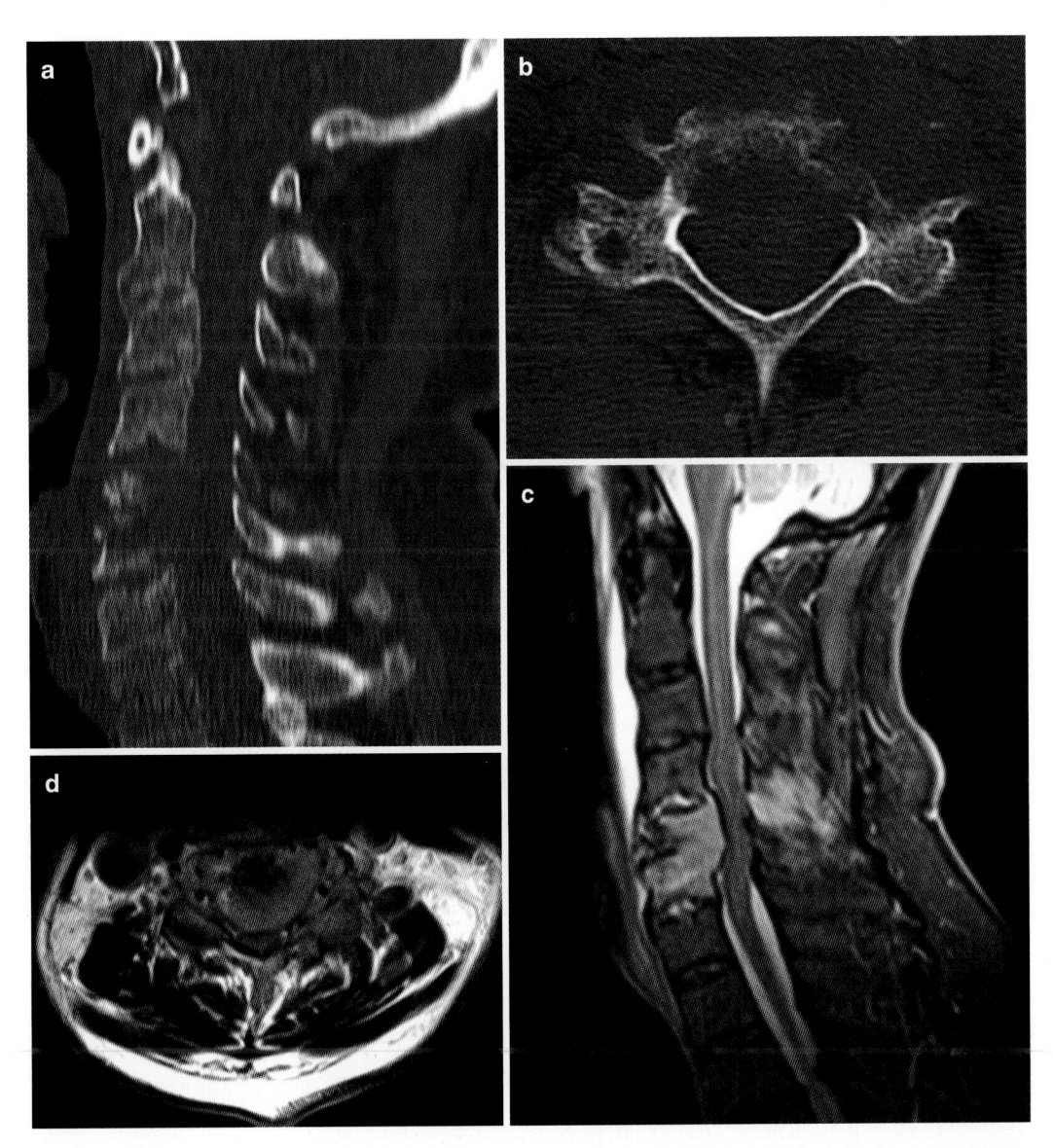

图11-1 活检的重要性。一名75岁的男性患者表现为双手麻木和灵活性丧失,步态轻微困难和音调增加;(a) 矢状位CT示C5-6节段不稳。(b) 轴位CT示C6后方附件结构相对完整;(c) 矢状位增强MRI示肿瘤侵及后柱结构;(d) C6轴位MRI示脊髓严重受压;(e) CT引导下行病灶穿刺活检,诊断为B细胞淋巴瘤;(f) 放疗后4个月的矢状位CT图像可见骨性愈合。患者未行手术治疗,髓性症状完全缓解

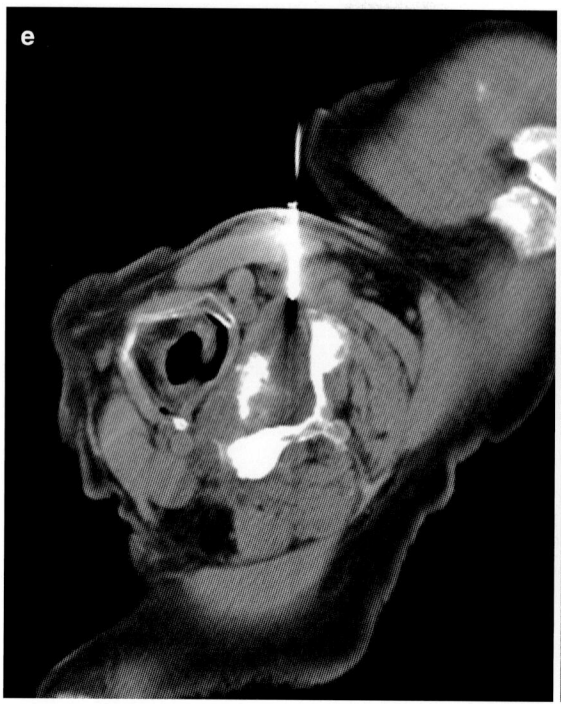

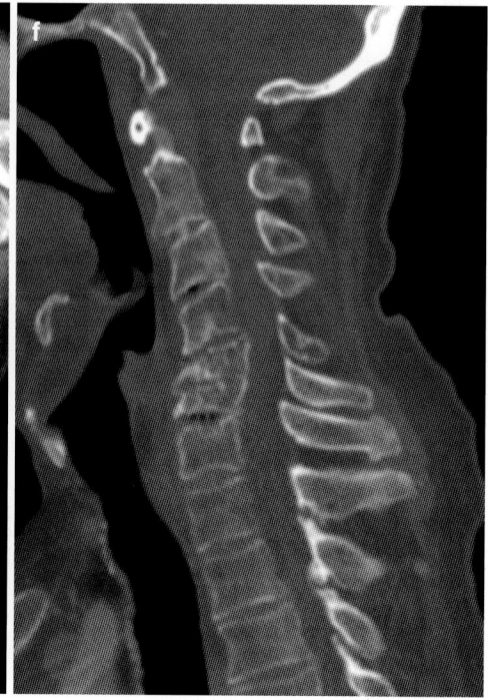

图 11-1 （补充）

手术入路

前路

颈椎前路是下颈椎转移瘤最常用的手术入路，因为大多数转移瘤发生在椎体，通过前路手术容易完成脊髓减压和减灭肿瘤体积。前路手术也可实现病变节段稳定性的重建和脊柱融合，减少脊柱不稳带来的疼痛。与枕颈和颈胸交界处手术相比，下颈椎手术容易通过前路进入。

采用标准的Smith-Robinson颈椎入路[29]。以胸锁乳突肌前缘为中心，在患者病变椎体上做一个横向切口。垂直（而不是横向）切开颈阔肌，可以在需要的时候向近端或远端延长显露节段。向外侧牵拉胸锁乳突肌，露出颈筋膜。可见肩胛舌骨肌位于枢椎下，向侧方牵拉或横断。找到颈动脉鞘，然后在其内侧切开颈筋膜。向外侧牵拉颈动脉鞘筋膜（不需打开颈动脉鞘），向中线牵拉气管和食管，显露颈椎前方。在中线切开颈前筋膜，在椎体两侧分别沿着侧面从附着处分离出颈长肌，这样有利于牵开器的固定。切开中线处的筋膜时要特别注意，因为侧向分离容易损伤椎动脉和交感神经链。

然后切除被肿瘤浸润的椎体完成减压。完整的减压需要切除后纵韧带，首先暴露硬膜囊。再对神经根进行侧向减压，并将肿瘤从椎动脉（vertebral arteries，VA）中剥离，浸润VAs的肿瘤剥离难度较大。

因此，需要在术前进行对侧 VA 的影像学检查，评估其通畅性。

围术期还应使用光纤喉镜检查喉返神经（recurrent laryngeal nerve，RLN），因为肿瘤浸润时可引起喉返神经麻痹。单侧 RLN 麻痹应选同侧手术入路[30]。

前路固定方案包括使用钛笼或可扩展性椎间融合器、自体或同种异体髂骨移植、聚甲基丙烯酸甲酯和前路钢板[2]（图 11-2）。

后路

枢椎转移瘤很少使用后路手术，因为大部分转移瘤会累及的是前方椎体[7]。然而，后路手术在脊髓和神经根减压，以及解决多节段不稳时仍是一种有用的方法。

患者俯卧于 Jackson 手术台上，颈部处于正中位，头部用 Mayfield 头架固定。在枕颈段和（或）颈胸段应考虑关节突融合。采用标准中线方法，充分显露包括病变节段以及上下相邻节段已完成内固定。通常先进行内固定，然后病灶内切除肿瘤以完成神经结构减压，并辅助细胞减灭术。侧块螺钉钛棒系统是最受欢迎而且可以实现充分固定的器械，并达到可靠的稳定性。在高度不稳定的脊柱手术中，应放置单侧钉棒临时固定，以避免术中枢椎移位和脊髓损伤。完成减压和椎间融合后，去除侧块骨皮质，置入同种异体骨来辅助融合。C3～C6 水平的侧块螺钉通常可以达到满意的固定效果，然而，C7 侧块非常小，建议使用椎弓根螺钉。

缝合应分层进行，以避免伤口裂开，特别是术后将接受放疗的患者。

颈后路手术与前路一样，也要防止 VA 损伤。肿瘤外侧浸润和枢椎内固定是术中 VA 损伤的危险因素[31-33]。虽然高达 94.9% 患者的 VA 出 C6 横突孔后进入椎间孔，但也有少数患者的 VA 可在 C4 节段走行至椎间孔外[34]。建议术前仔细评估 VAs 的解剖结构和与其他病灶的毗邻关系，以避免 VA 损伤。此外，可以进行术前血管造影和（或）栓塞肿瘤血供（图 11-3）。

在计划行后路枢椎内固定时，术前应行 CT，以评估骨质量和侧块解剖结构。也可用于决策要固定的节段。一般来说，是否进行更多节段固定，取决于肿瘤病变范围、交界区解剖结构和术中所见情况。转移瘤的患者与其他脊柱疾病一样，实现稳固的内固定至关重要，因为在这些姑息性治疗的患者中，我们不建议术后使用颈托或其他外部固定装置。

前后联合入路

所有病例均应考虑前后联合入路进行减压。有多节段疾病、引起背侧压迫或背侧破坏的转移瘤和转移瘤所致后凸畸形行前路减压融合术后，应增加后路手术（图 11-4）。椎体病变切除范围超过一个椎体时也需辅以后路固定[2,35]。

手术并发症预防

脊柱转移瘤手术的主要目标是缓解疼痛，所以避免手术并发症至关重要，因为这些并发症严重影响患者的生活质量。

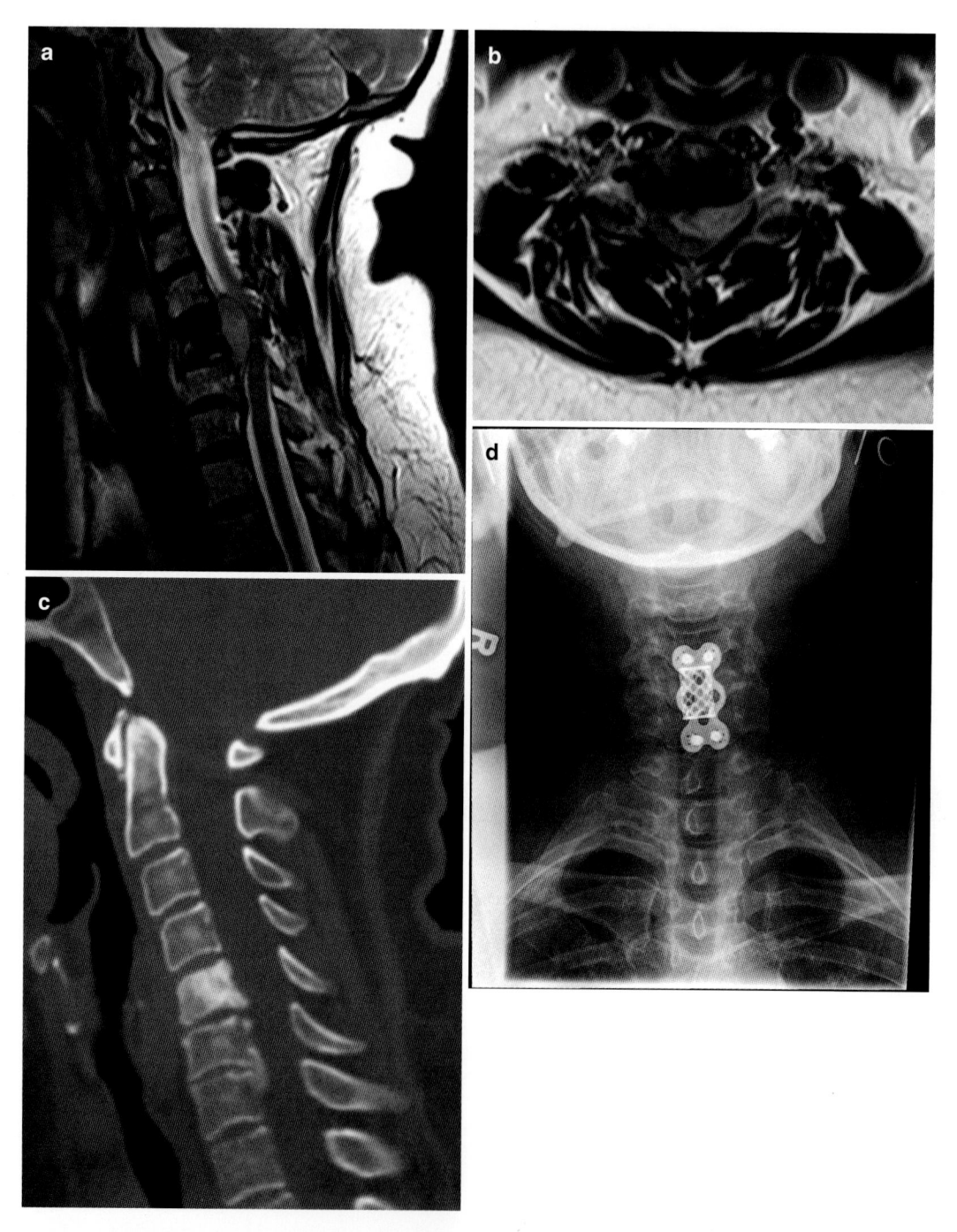

图11-2 前路手术示意图。一名57岁女性患者表现为颈神经根性病变,诊断为转移性平滑肌肉瘤;(a)矢状位MRI示脊髓受压严重;(b)轴位MRI示硬膜外肿瘤压迫脊髓左侧;(c)矢状位CT示C5节段成骨性反应;(d)术后正位和(e)侧位X线片示C5椎体次全切除,椎间融合器和钛板位置良好。(f)术后1年随访时的矢状位和(g)轴位MRI片,示脊髓充分减压

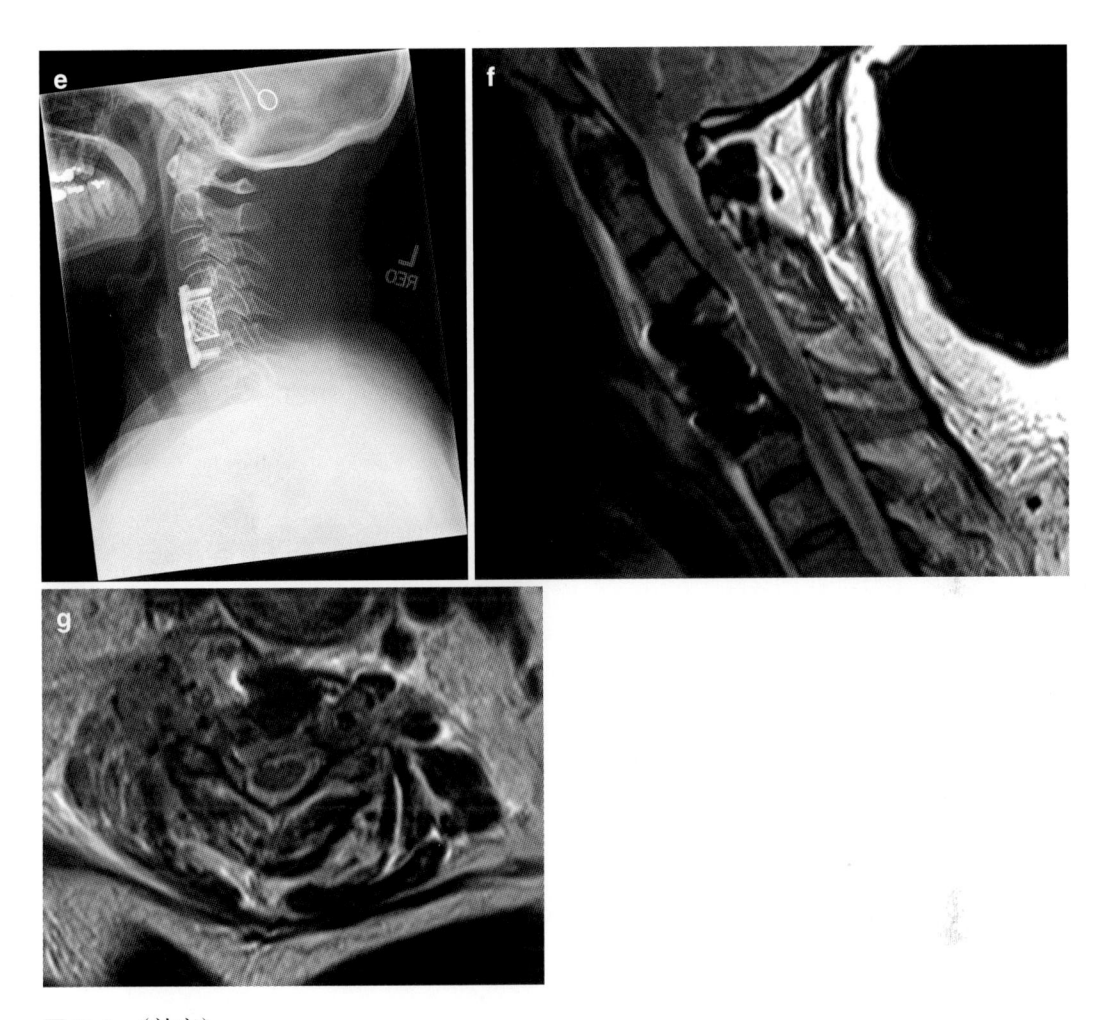

图 11-2 （补充）

并发症包括手术部位感染（surgical site infection，SSI）、血管或神经损伤和内固定失败引起的持续或复发的脊柱不稳。

SSI是脊柱肿瘤手术最常见的围手术期并发症，总发生率为9.5%[2,36]。SSI的危险因素包括辅助放疗、糖尿病、既往手术史、复杂的伤口闭合、多团队参与、输血等[2,36]。已有学者研究了降低感染风险的方法，如将万古霉素粉置于伤口中，但没有大规模研究支持该方法的有效性[2,37]。

如前所述，颈前路和颈后路手术均有损伤椎动脉中段的风险。术前应使用MRI或CT血管造影评估椎动脉。

减压和内固定是引起术中神经损伤的主要危险因素。硬膜外病变会增加神经损伤的风险。术中可采用体感诱发电位（somatosensory evoked potentials，SSEP）、肌电图（electromyography，EMG）和运动诱发电位（motor evoked potentials，MEP）进行神经监测，以避免神经损伤。一项对连

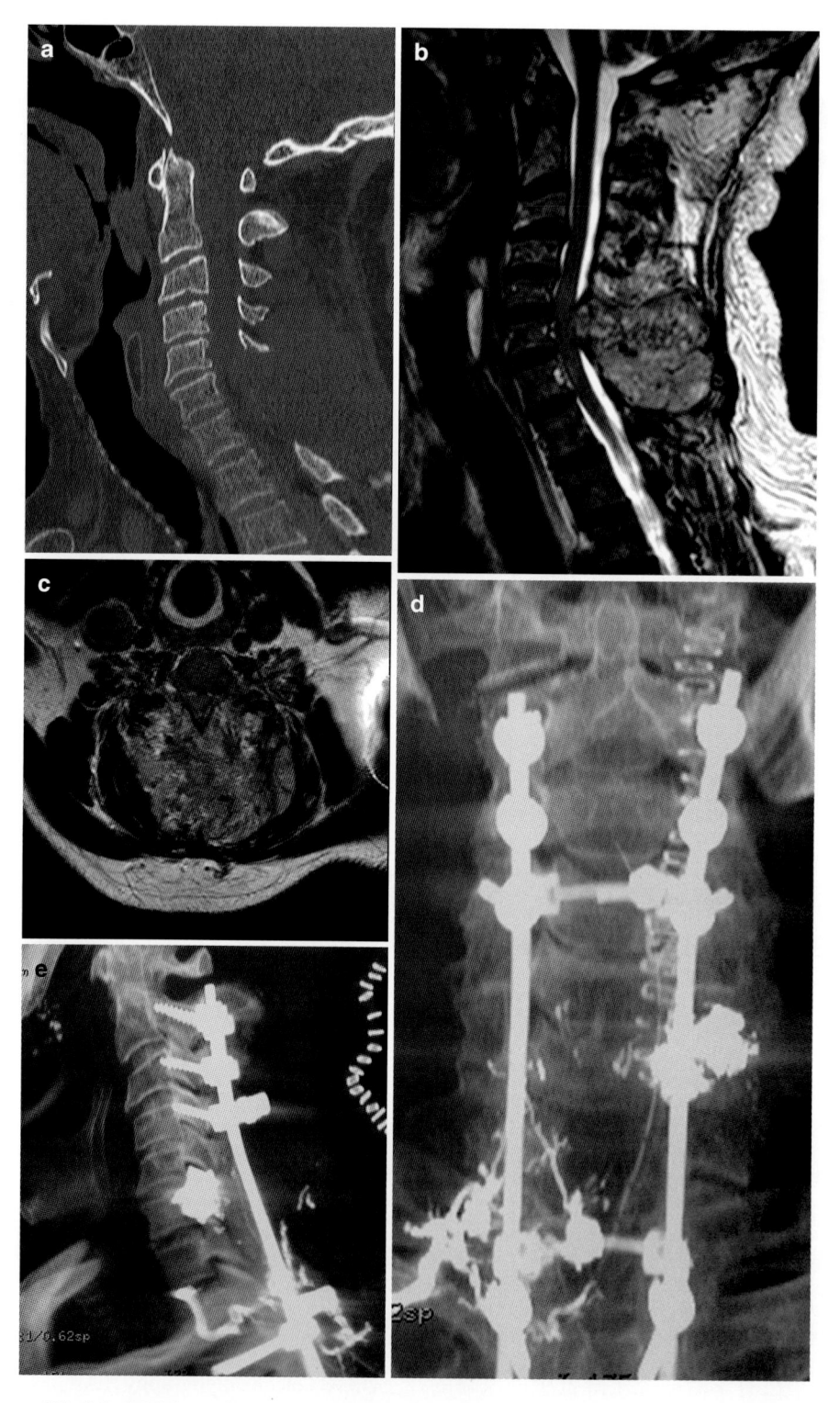

图 11-3 后路手术示意图。一例70岁男性患者诊断为患有转移性肾细胞癌,由于巨大的肾细胞癌转移破坏了下颈椎大部分后方附件结构,表现为严重的颈部疼痛;(a) 矢状位CT示C5~C7的后方附件结构缺如;(b) 矢状位和(c) 轴位MRI可见巨大转移瘤侵及颈椎后方;(d) 术后正位和(e) 侧位CT重建图像示用于血管内栓塞和后路固定的钉棒系统

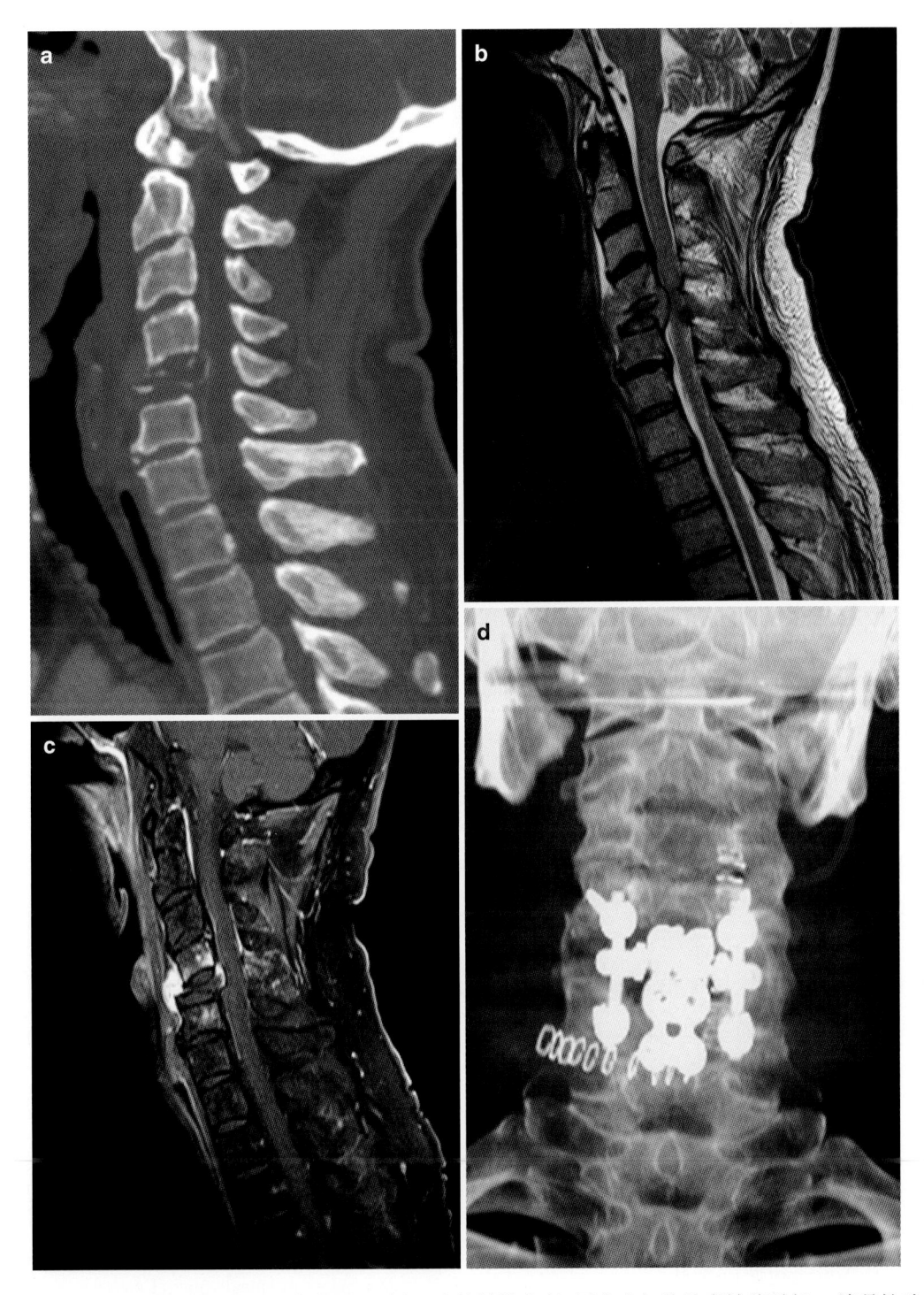

图11-4 前后路联合入路示手术意图。1例69岁的男性患者,因非小细胞肺癌转移引起C5溶骨性破坏,表现为严重的颈部疼痛;(a)矢状位CT示C5病理性骨折;(b)矢状位T2加权和(c)增强后MRI示脊髓腹侧受压;(d)术后正位和(e)侧位重建CT图像示前后联合入路减压、重建稳定性,前路采用C5椎间融合器和钛板固定,后路采用C4~C6侧块螺钉固定

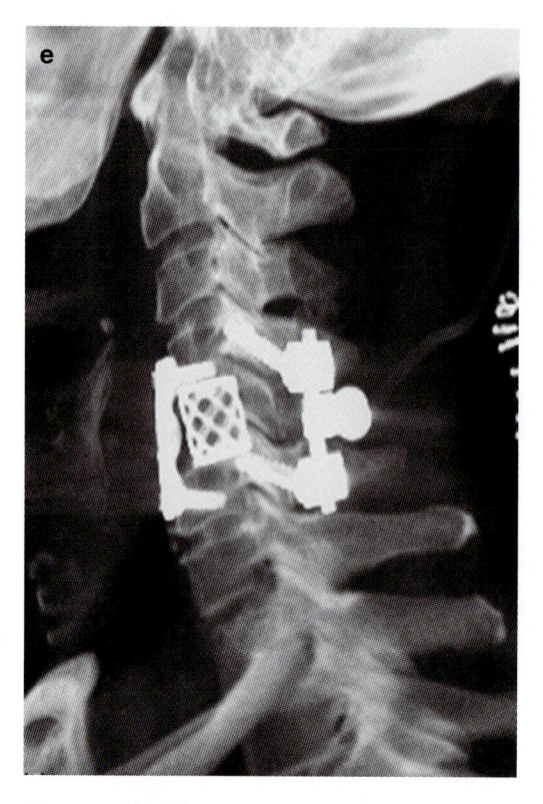

图 11-4 （补充）

续的 152 例硬膜外病变患者进行多模式监测的研究，结果表明，术中神经监测信号变化具有高度特异性。在两例术后出现神经损伤的患者中，一例术中有短暂的 MEP 信号改变，另一例术中无信号变化。其他患者均表现出短暂的信号改变，并在纠正低血压后，恢复正常信号[38]。

内固定失败是严重的并发症，长期不稳会显著影响患者的生活质量。如前所述，手术目标应该是延长患者的生存期，在制定治疗策略时应牢记这一点。在癌症患者中，尽量避免使用支具。

大多数患者可能出现肿瘤复发，并导致不良预后。一项对 46 例枢椎转移瘤手术患者的研究显示，肿瘤复发率为 39%。术后辅助治疗是降低复发率的唯一手段[14]。

参考文献

[1] Jenis LG, Dunn EJ, An HS. Metastatic disease of the cervical spine. A review. Clin Orthop Relat Res. 1999; 359: 89-103.

[2] Mesfin A, Buchowski JM, Gokaslan ZL, et al. Management of metastatic cervical spine tumors. J Am Acad Orthop Surg. 2015; 23(1): 38-46.

[3] Molina CA, Gokaslan ZL, Sciubba DM. Diagnosis and management of metastatic cervical spine tumors. Orthop Clin North Am. 2012; 43(1): 75-87, viii-ix.

[4] Brihaye J, Ectors P, Lemort M, et al. The management of spinal epidural metastases. Adv Tech Stand Neurosurg. 1988; 16: 121-176.

[5] Constans JP, de Divitiis E, Donzelli R, et al. Spinal metastases with neurological manifestations.

Review of 600 cases. J Neurosurg. 1983; 59(1): 111–118.
[6] Jonsson B, Jonsson H Jr, Karlstrom G, et al. Surgery of cervical spine metastases: a retrospective study. Eur Spine J. 1994; 3(2): 76–83.
[7] Yuh WT, Quets JP, Lee HJ, et al. Anatomic distribution of metastases in the vertebral body and modes of hematogenous spread. Spine (Phila Pa 1976). 1996; 21(19): 2243–2250.
[8] Jacobs WB, Perrin RG. Evaluation and treatment of spinal metastases: an overview. Neurosurg Focus. 2001; 11(6): e10.
[9] Arguello F, Baggs RB, Duerst RE, et al. Pathogenesis of vertebral metastasis and epidural spinal cord compression. Cancer. 1990; 65(1): 98–106.
[10] Moulding HD, Bilsky MH. Metastases to the craniovertebral junction. Neurosurgery. 2010; 66(suppl_3): A113–A118.
[11] Chaichana KL, Pendleton C, Sciubba DM, et al. Outcome following decompressive surgery for different histological types of metastatic tumors causing epidural spinal cord compression. Clinical article. J Neurosurg Spine. 2009; 11(1): 56–63.
[12] Costigan DA, Winkelman MD. Intramedullary spinal cord metastasis. A clinicopathological study of 13 cases. J Neurosurg. 1985; 62(2): 227–233.
[13] Rao S, Badani K, Schildhauer T, Borges M. Metastatic malignancy of the cervical spine. A nonoperative history. Spine (Phila Pa 1976). 1992; 17(10 Suppl): S407–412.
[14] Cho W, Chang UK. Neurological and survival outcomes after surgical management of subaxial cervical spine metastases. Spine (Phila Pa 1976). 2012; 37(16): E969–977.
[15] Quan GM, Vital JM, Pointillart V. Outcomes of palliative surgery in metastatic disease of the cervical and cervicothoracic spine. J Neurosurg Spine. 2011; 14(5): 612–618.
[16] Sciubba DM, Petteys RJ, Dekutoski MB, et al. Diagnosis and management of metastatic spine disease. A review. J Neurosurg Spine. 2010; 13(1): 94–108.
[17] Cahill DW. Surgical management of malignant tumors of the adult bony spine. South Med J. 1996; 89(7): 653–665.
[18] Lis E, Bilsky MH, Pisinski L, et al. Percutaneous CT-guided biopsy of osseous lesion of the spine in patients with known or suspected malignancy. AJNR Am J Neuroradiol. 2004; 25(9): 1583–1588.
[19] Rimondi E, Rossi G, Bartalena T, et al. Percutaneous CT-guided biopsy of the musculoskeletal system: results of 2027 cases. Eur J Radiol. 2011; 77(1): 34–42.
[20] Edelstyn GA, Gillespie PJ, Grebbell FS. The radiological demonstration of osseous metastases. Experimental observations. Clin Radiol. 1967; 18(2): 158–162.
[21] Mazel C, Balabaud L, Bennis S, et al. Cervical and thoracic spine tumor management: surgical indications, techniques, and outcomes. Orthop Clin North Am. 2009; 40(1): 75–92, vi–vii.
[22] Tomita K, Kawahara N, Baba H, et al. Total en bloc spondylectomy. A new surgical technique for primary malignant vertebral tumors. Spine (Phila Pa 1976). 1997; 22(3): 324–333.
[23] Tokuhashi Y, Matsuzaki H, Oda H, et al. A revised scoring system for preoperative evaluation of metastatic spine tumor prognosis. Spine (Phila Pa 1976). 2005; 30(19): 2186–2191.
[24] Fisher CG, DiPaola CP, Ryken TC, et al. A novel classification system for spinal instability in neoplastic disease: an evidence-based approach and expert consensus from the Spine Oncology Study Group. Spine (Phila Pa 1976). 2010; 35(22): E1221–1229.
[25] Fourney DR, Frangou EM, Ryken TC, et al. Spinal instability neoplastic score: an analysis of reliability and validity from the spine oncology study group. J Clin Oncol. 2011; 29(22): 3072–3077.
[26] Ivanishvili Z, Fourney DR. Incorporating the spine instability neoplastic score into a treatment strategy for spinal metastasis: LMNOP. Global Spine J. 2014; 4(2): 129–136.
[27] Paton GR, Frangou E, Fourney DR. Contemporary treatment strategy for spinal metastasis: the "LMNOP" system. Can J Neurol Sci. 2011; 38(3): 396–403.
[28] Heidecke V, Rainov NG, Burkert W. Results and outcome of neurosurgical treatment for extradural metastases in the cervical spine. Acta Neurochir. 2003; 145(10): 873–880; discussion 80–81.
[29] Robinson RA, Riley LH Jr. Techniques of exposure and fusion of the cervical spine. Clin Orthop Relat Res. 1975; 109: 78–84.
[30] McLain RF. Cancer in the spine: comprehensive care. Totowa, NJ: Humana Press; 2006. p. 379.
[31] Smith MD, Emery SE, Dudley A, et al. Vertebral artery injury during anterior decompression of the cervical spine. A retrospective review of ten patients. J Bone Joint Surg Br. 1993; 75(3): 410–415.
[32] Sen C, Eisenberg M, Casden AM, et al. Management of the vertebral artery in excision of extradural tumors of the cervical spine. Neurosurgery. 1995; 36(1): 106–115; discussion 15–16.
[33] Zhao L, Xu R, Hu T, et al. Quantitative evaluation of the location of the vertebral artery in relation to

the transverse foramen in the lower cervical spine. Spine (Phila Pa 1976). 2008; 33(4): 373-378.
[34] Hong JT, Park DK, Lee MJ, et al. Anatomical variations of the vertebral artery segment in the lower cervical spine: analysis by three-dimensional computed tomography angiography. Spine (Phila Pa 1976). 2008; 33(22): 2422-2426.
[35] Acosta FL Jr, Aryan HE, Chou D, et al. Long-term biomechanical stability and clinical improvement after extended multilevel corpectomy and circumferential reconstruction of the cervical spine using titanium mesh cages. J Spinal Disord Tech. 2008; 21(3): 165-174.
[36] Omeis IA, Dhir M, Sciubba DM, et al. Postoperative surgical site infections in patients undergoing spinal tumor surgery: incidence and risk factors. Spine (Phila Pa 1976). 2011; 36(17): 1410-1419.
[37] Pahys JM, Pahys JR, Cho SK, et al. Methods to decrease postoperative infections following posterior cervical spine surgery. J Bone Joint Surg Am. 2013; 95(6): 549-554.
[38] Avila EK, Elder JB, Singh P, et al. Intraoperative neurophysiologic monitoring and neurologic outcomes in patients with epidural spine tumors. Clin Neurol Neurosurg. 2013; 115(10): 2147-2152.

12 颈胸交界处脊柱转移瘤

达里尔·劳,约瑟夫·A.奥索里奥和克里斯托弗·皮尔逊·埃姆斯

常见脊柱转移瘤

近年来,癌症治疗和管理的方法取得了重大进展,特别是在放疗[1]、化疗[2,3]和手术治疗领域[4]。然而,即使有了这些改进,仍有约一半的脊柱转移患者死于原发恶性肿瘤,该比例与过去相比没有变化[5]。癌症患者最终死于肿瘤浸润和广泛转移,很多时候是这些继发性病变导致患者全身情况恶化和生活质量下降[6,7]。脊柱是最常见的骨转移部位之一,尤其是前方椎体[8]。脊柱各节段均可发现转移灶,因为胸椎血管密度高和椎体数量最多,所以胸椎是最常见的受累部位[9-11]。80%～90%有症状的脊柱转移瘤发生在胸椎和腰椎水平[12]。脊柱转移瘤的原发灶发病率,从高到低排序:乳腺癌、肺癌、前列腺癌、肾癌、肉瘤、结肠癌、肝癌、多发性骨髓瘤、甲状腺癌、黑色素瘤和淋巴瘤[13]。

病例报告

颈段和胸段转移瘤的临床表现与病变范围、脊柱稳定性和神经压迫直接相关。无症状的脊柱转移瘤患者可偶然在影像学被发现(图12-1)。另一方面,患者可表现

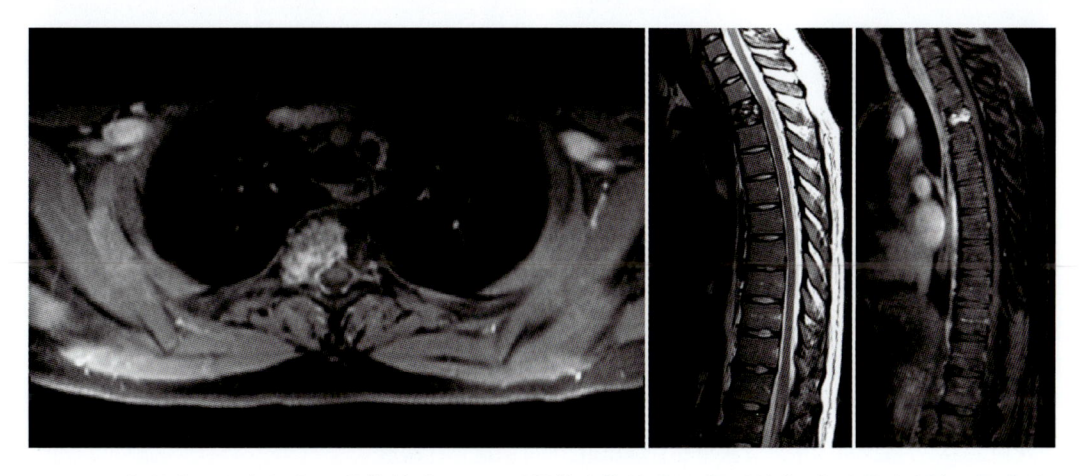

图12-1 偶然发现的睾丸癌T3椎体转移。MRI示椎体内信号增强,提示肿瘤,未见脊髓或神经根受压

出多种症状，例如顽固的轴性疼痛、神经根放射痛、髓性症状或局灶性神经功能障碍[14-17]。这些症状是因不同的病理情况继续进展所致。脊柱转移瘤的浸润性、侵袭性和侵蚀性可导致脊柱破坏、不稳定、畸形（图12-2）和神经压迫[18]。轴向颈痛的原因是脊柱不稳、神经结构受压和（或）肿瘤炎性反应。在颈胸交界处，可因为脊髓和神经根病分别受压产生髓性症状和根性症状（图12-3）。其他全身性转移的一般症状，如体重减轻、恶病质和基于脏器的症状，更常见于原发病变的结果（如肺癌的咯血）。

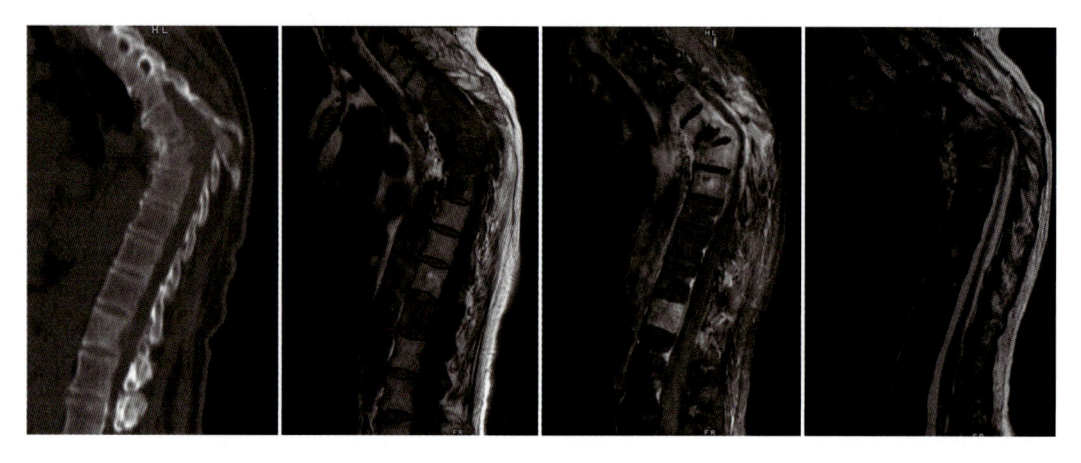

图12-2 乳腺癌转移至T4～T6，椎体破坏，导致脊柱畸形和失稳。CT和MRI示侵蚀性的脊柱转移瘤位于T4～T6节段，导致明显的胸后凸畸形、脊柱失稳和脊髓受压

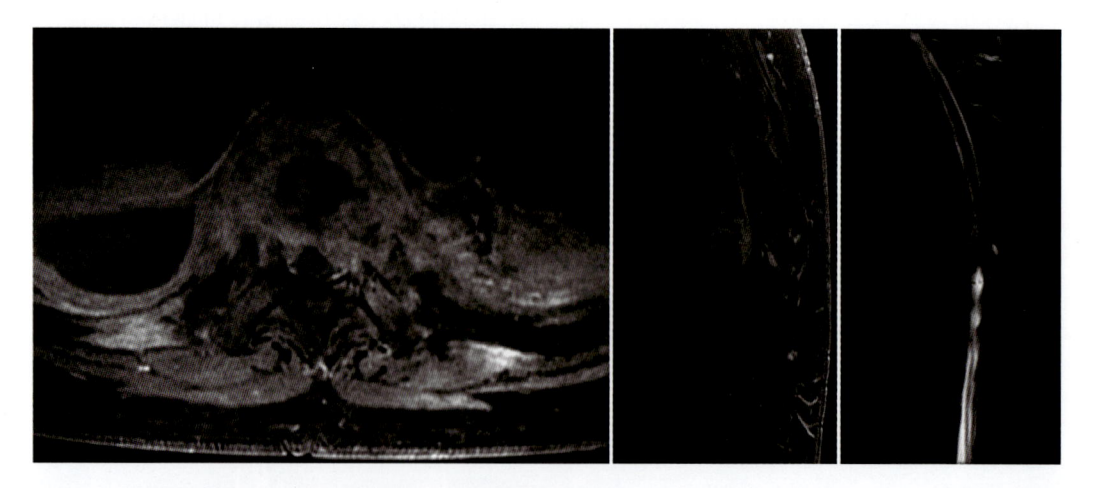

图12-3 肺癌转移至T7～T8，导致严重中央管狭窄和脊髓压迫。MRI示基底部位于T7的转移瘤，向下延伸至T8，导致严重的中央管狭窄和脊髓压迫，未见明显脊柱畸形

体格检查和影像学检查

患者应进行全面体格检查，包括神经系统查体。神经系统应重点检查肌力，皮肤感觉和腱反射，特别是检查患者是否存在腱反射亢进和病理反射，如霍夫曼征和踝阵挛。关于脊柱的影像学检查，患者应至少进行一次含钆或不含钆的脊柱MRI和CT检查，以进一步评估病变的特征。矢状位CT和正中矢状位MRI图像有助于判断C7，T1和T2节段进行前路手术的可行性。如果存在脊柱前方椎体破坏，需关注脊柱畸形的问题，患者应接受站立位X线片检查，来评估脊柱序列。如果没有明确癌症诊断，应进行其他有关脊柱转移瘤的检查，这些检查结果决定了患者后续的治疗策略和手术方案。

手术适应证

颈胸交界处脊柱转移瘤手术最常见的手术适应证是对放疗或化疗不敏感、顽固性疼痛、神经损伤、脊柱不稳和（或）存在脊髓压迫。与腰椎不同，影像学见脊髓压迫，特别是存在髓内T2信号异常和（或）神经系统查体异常的情况，是手术减压的适应证。对于单纯神经根压迫和神经根性放射痛的脊柱转移瘤患者，也可考虑手术。

手术患者的选择（思考与决策）

颈、胸椎脊柱转移瘤的治疗时机和方法需考虑多种因素。如无神经根受压、脊髓受压（即肿瘤只侵及骨性结构）和严重脊柱畸形所致脊柱不稳，可推迟手术治疗，暂行非手术治疗，如放疗和化疗。但是，如有神经压迫和（或）脊柱不稳，则应考虑手术治疗。手术干预的时机，在很大程度上取决于是否存在脊髓压迫和患者神经功能障碍的持续时间。手术决策基于个体化选择，但一般来说，继发于脊髓压迫和（或）损伤的急性神经功能障碍需急诊手术减压以避免预后不良。

对于有手术指征但无须急诊手术的患者，决定是否提供手术的首要步骤是明确原发灶位置。这是制定治疗策略的重要因素之一。考虑转移瘤的组织学类型和放疗敏感性是很重要的。多项研究表明，原发灶直接影响脊柱转移瘤患者术后的生存率和生存期。需特别注意肺源性脊柱转移瘤，因为该类型病灶即使接受手术治疗，其预后也很差。世界卫生组织（WHO）现在承认肺癌的4种主要亚型，它们被分为两大类：即小细胞癌和非小细胞癌（鳞状细胞癌、腺癌和大细胞癌）[19]。总的来说，肺癌的5年生存率约为10%，小细胞肺癌的5年生存率更低[20]。肺癌本身就具有广泛转移和早期死亡的特点，以至于肺癌脊柱转移的患者术后存活率很低。放疗不敏感的脊柱转移瘤在手术切除后更容易复发，而且预后较差[21-24]。因此，在评估脊柱转移患者的手术治疗时，应考虑肿瘤放疗和化疗的敏感性。

接下来是判断哪些患者将从手术中获益最多，基于收益（功能改善）与风险（并发症发生率和死亡率）的情况进行评估；

这在颈胸椎转移的手术治疗中尤其如此。帕奇尔标准是判断哪些患者有手术适应证。2005年,帕奇尔等人进行了一项治疗脊柱转移瘤的随机前瞻性试验[25]。在他们对101例患者的研究中,在治疗脊柱转移方面,手术减压联合辅助放疗的效果优于单独放疗。本研究纳入标准为:① 影像学见硬膜外压迫;② 存在神经系统症状或体征;③ 预期生存期至少3个月。其他研究也强调,接受手术干预的患者预期生存期应在3个月以上[26-36]。自该研究发表以来,上述3条的标准已被用作脊柱转移瘤患者需选择手术干预的指南。因此,多项研究也表明,颈胸椎转移性瘤的手术适应证是基于临床表现、预期生存期和肿瘤病史。

一些研究评估了患者以神经功能障碍为主要手术适应证的结果。詹森等人的一项研究将神经功能障碍作为胸椎和腰椎转移瘤手术的适应证(不是疼痛)[37]。作者对该治疗方案解释是,脊柱转移瘤相关的疼痛可经止痛和放疗来解决,而手术干预尚未被证明能提高生存率。金等人研究了术前无行走能力患者的术后情况(Nurick分级4和5)[38]。在他们的研究中,68%无行走能力的患者术后恢复了行走能力。得出的结论是,如果患者运动肌肌力在4级以上,并接受了及时合理的手术方案,大部分无行走能力的患者术后都能恢复行走。

颈胸交界区脊柱转移瘤患者手术时应考虑的其他因素,包括年龄(40岁以上)、营养状况差,合并心脏、肺、肝或肾功能损害;3个或3个以上连续椎体受累,这些因素会增加手术并发症的发生率[31,39]。

手术目标和方法

虽然手术治疗原发性或转移性脊柱肿瘤可能发生手术相关的并发症,但手术能显著改善转移瘤患者的卡氏评分(KPS)和总体生存率[13]。脊柱转移瘤最常累及脊柱椎体,可导致椎体破坏、脊髓受压或脊柱不稳[5]。在这种情况下,有必要进行手术干预。手术目的是神经减压,控制局部病灶,并重建脊柱稳定性[25,40]。如前所述,大多数转移瘤病灶位于前柱椎体,并可向后方浸润。因此,椎体次全切除术是常见治疗方案。切除椎体后,常用椎间融合器重建脊柱前柱序列,并辅以后方固定融合。如果不能完成前方的椎体次全切除术,或没必要进行腹侧减压,在颈、胸椎均可采用单纯后路减压。

颈椎手术

颈椎前路椎体次全切除术是颈椎脊柱转移瘤的常用术式(图12-4)。该术式技术成熟,而且患者对其耐受性良好。单节段椎体次全切除联合前柱重建,一般情况下不需后路固定,但患者有骨质疏松和(或)需要进行畸形矫正时应考虑后路固定。多节段椎体次全切的患者,应考虑后路固定以确保脊柱稳定性。单纯后路的适应证包括多节段病变、既往放疗、吞咽困难伴气管和食管牵开困难、一般状况差无法耐受环形切除手术[15]。爱姆斯等人报道了3例后路经椎弓根技术(适用于颈椎)完成C2椎

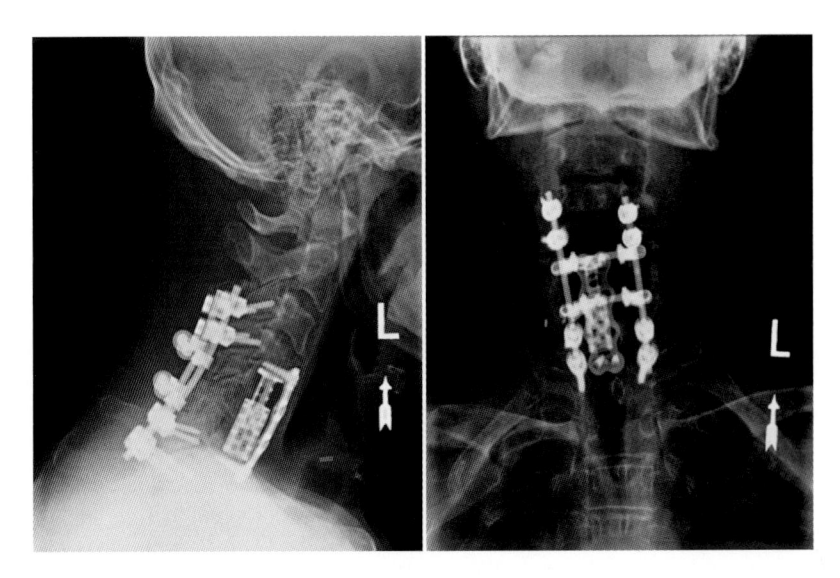

图12-4 颈前路椎体次全切除植骨融合内固定术联合后路固定术治疗黑色素瘤来源的脊柱转移瘤。如颈椎X线片所示,该患者行前路C5、C6椎体次全切除术并置入可扩张椎间融合器重建脊柱稳定性,随后行后路C3～T1脊柱融合,并用侧块螺钉和椎弓根螺钉进行固定

体转移性肿瘤病灶内切除的病例[41]。他们的技术主要包括C2椎弓根切除、C2神经根切除、椎动脉松解以及通过椎弓根螺钉和骨水泥重建椎体。未见手术并发症和内固定失败情况。类似地,伊莱恩等人介绍了他们经后方椎弓根入路行椎体次全切除治疗颈椎恶性肿瘤的手术经验[15]。共有8名患者接受了手术,其中6名进行了前柱重建。所有病例均完成病灶全切,且未见手术并发症。

胸椎手术

上胸椎椎体次全切术可经前路、后路或前后联合入路完成(图12-5)[42,43]。部分术者喜欢经单纯后路(如经椎弓根椎体次全切除、肋横切灶或腹腔外侧入路)完成胸椎椎体次全切除术[42,44-47]。因为单纯后路手术可避免前方入路相关并发症,并且手术难度较低[42,46,48,49]。此外,单纯后路手术可在一期手术中完成多节段以及椎体前后方病灶的处理[46]。随后,学者报道了小切口椎体次全切除术[50]。经小切口椎体次全切除术是指在病椎后正中体表做一个小切口完成病灶切除,上下相邻椎体行经皮穿刺椎弓根螺钉固定。该技术可减少失血量、缩短住院时间和降低感染率。

术式选择直接影响患者的手术结果,包括失血量、手术时间、并发症和住院时间[42]。最近,学者报道了多种胸腰椎脊柱转移瘤的手术入路[12]。①后外侧入路,推荐用于T2～T5节段病变,因为前路可能受到心脏、大血管、食管、气管、迷走神经、喉返神经、膈神经和胸导管的限制[28,51]。另外,与传统的颈、胸椎高位开胸入路相比,后外侧入路无须分离肩胛周围肌。②高位开胸手术入路,用于延伸到胸腔的较大软组

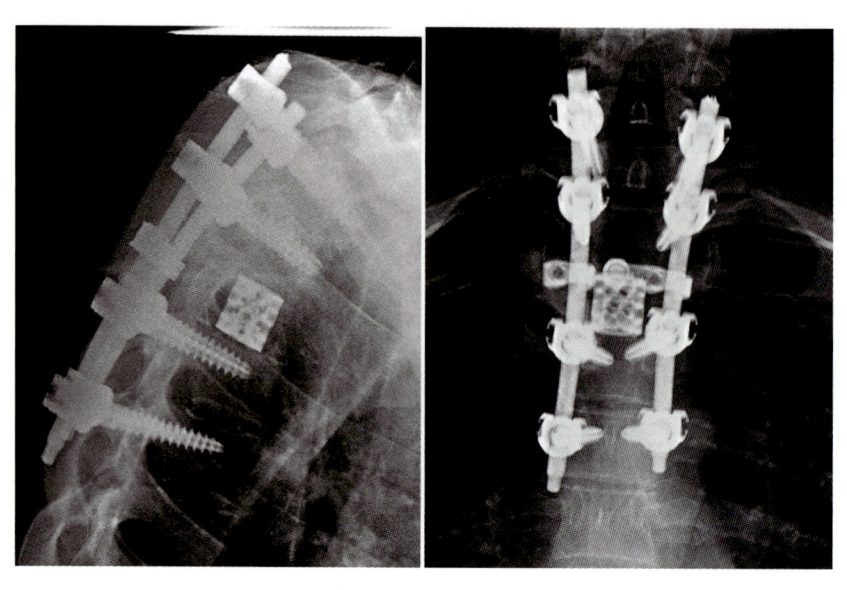

图 12-5 单纯后路的上胸椎体切次全切除脊柱融合内固定术。胸部 X 线片示，经 T3 椎弓根入路完成椎体次全切除、植入椎间融合器以及椎弓根螺钉固定，来治疗肾细胞癌引起的脊柱转移瘤

织病变，或用于肺沟瘤患者[52]。③后路可用于多节段病变和脊柱畸形患者，可行多节段固定并矫形[27,46]。

肿瘤切除技术及范围

关于脊柱转移瘤的切除方法和范围，多项研究报告了全切[27-30,33,34,43,53-60]、部分切除[39,61-73]和单纯后路减压（不切除肿瘤）[21,26,36,38,74-84]的手术风险和患者受益情况。3项研究比较了不同切除范围和切除方法对脊柱转移瘤患者预后的影响[55,56,85]。易卜拉欣等人对223名成年脊柱转移瘤患者进行了多中心前瞻性研究，回答了手术干预是否可以改善患者生活质量的问题[85]。他们将肿瘤切除方法分为3类：整块切除（椎体切除术、椎体次全切除术或脊椎全切术）、减瘤手术（病灶内分块切除或部分切除术）和姑息性手术（单纯后路减压等，以最小的手术创伤缓解临床症状）。在223名患者中，74%接受了切除手术（减瘤术或整块切除术）。与姑息性手术相比，切除手术患者在如下方法有优势：疼痛缓解（72% vs. 61%）、恢复活动能力患者的数量（72% vs. 45%）、括约肌功能改善（55% vs. 21%），和神经功能改善（74% vs. 41%）。并发症发生率无显著差异：切除组为16%，姑息组为12%。与接受减瘤手术（13.4个月）和姑息性手术（3.7个月）的患者相比，行整块切除术（18.8个月）患者的总体的中位生存期时间更长。对预期寿命较长的患者进行切除手术的选择偏倚，是这部分接受切除手术患者临床改善效果优于接受姑息性手术患者的原因。李等人比较了131名成年脊柱转移瘤患者行整块切除和减瘤手术的治疗结果[55]，结果表明，整块除术与部分切除相比,手术时间(8 h 与 4 h)更长和术中失血量(1 537 mL 与 954 mL)更多,但并发症的发生率无显著差异(9% vs. 11%)。行整块切除术的患者比部分切除的患者有更长的中位生存期(41 个月 vs. 25 个月)。相反,帕克等人对 103 名脊柱转移瘤患者进行了回顾性研究,患者接受了后路减压固定(部分切除)或环形减压(全部切除)并融合[56],他们发现,2 种治疗方案的术后行走能力和生存率无显著差异。

在过去的 5 年中出现了一种新的概念和较缓和的手术方法来治疗脊柱转移瘤,即分离手术。它实现了脊髓环行减压、硬膜囊与肿瘤分离,有利于获得最佳放疗效果[86,87]。比尔斯基等人指出,脊髓背侧分离和减压可通过椎板切除、关节突切除和(或)部分肿瘤切除来完成[87],而脊髓腹侧分离和减压可经肿瘤切除和部分椎体切除来完成。分离手术有其自身的特点,而且具有应用空间,尤其在手术风险较高的患者中。但该技术未行椎体完全切除,也无须进行前柱重建。此外,分离手术的治疗效果与放疗密不可分,目前并非所有医院都能开展放射治疗[87]。

手术并发症

脊柱转移瘤手术的最终目标是维持和(或)改善患者的生活质量,因此,减少手术并发症的发生率和快速康复至关重要[13,25]。研究表明,脊柱转移瘤患者行手术治疗的并发症发生率较高[31,32,74,88-90]。在脊柱转移瘤手术并发症的发生率中,颈椎为 13%～26%,胸椎为 18%～61%[31,91,92]。术中常见并发症有神经损伤和大量失血(尤其是在肾细胞癌、黑色素瘤和甲状腺腺癌患者中)。术后最常见并发症是切口问题(如切口感染或切口裂开)[93]。

对于有临床症状的脊柱转移瘤患者,明确手术并发症的危险因素,咨询患者治疗期望,告知患者或家属治疗结果,以及充分的术前沟通,对于保证整个治疗过程的顺利进行都有益处。手术并发症的危险因素包括高龄(尤其是大于 65 岁)、3 个或连续 3 个以上椎体受累、术前神经功能障碍以及术区放疗史[31,90]。

结论

脊柱肿瘤最常见类型是继发的转移性肿瘤。累及颈、胸椎的脊柱转移瘤可导致神经根和脊髓受压。C6、C7 和 T1 节段,可行前路或前后联合入路完成神经减压和脊柱重建。T2～T5 节段,可行后路椎体次全切除术和脊柱内固定术。然而,在特殊情况下,也可经前路或侧方入路进行肿瘤切除。预期生存期较长的脊柱转移瘤患者可行手术治疗以缓解临床症状、提高神经功能和改善生活质量。研究表明,接受手术的患者会延长生存期,但还需要进一步研究哪些患者适合接受手术治疗以获得较长生存期[13]。

参考文献

[1] Ahmad SS, Duke S, Jena R, et al. Advances in radiotherapy. Br Med J. 2012; 345: e7765.

[2] Chan BA, Coward JI. Chemotherapy advances in small-cell lung cancer. J Thorac Dis. 2013; 5(Suppl 5): S565-S578.

[3] Ali I, Rahis U, Salim K, et al. Advances in nano drugs for cancer chemotherapy. Curr Cancer Drug Targets. 2011; 11(2): 135-146.

[4] Dohrmann GJ, Byrne RW. What's new in neurosurgery: advances in neurovascular and spine surgery, epilepsy surgery, surgery for movement disorders and intraoperative imaging. Med Princ Pract. 2010; 19(5): 328-329.

[5] Sciubba DM, Petteys RJ, Dekutoski MB, et al. Diagnosis and management of metastatic spine disease. A review. J Neurosurg Spine. 2010; 13(1): 94-108.

[6] Yachida S, Jones S, Bozic I, et al. Distant metastasis occurs late during the genetic evolution of pancreatic cancer. Nature. 2010; 467(7319): 1114-1117.

[7] Costa L, Major PP. Effect of bisphosphonates on pain and quality of life in patients with bone metastases. Nat Clin Pract Oncol. 2009; 6(3): 163-174.

[8] Arguello F, Baggs RB, Duerst RE, et al. Pathogenesis of vertebral metastasis and epidural spinal cord compression. Cancer. 1990; 65(1): 98-106.

[9] Fornasier VL, Horne JG. Metastases to the vertebral column. Cancer. 1975; 36(2): 590-594.

[10] Ono K, Galasko CS. Skeletal metastases. Clin Orthop Relat Res. 1995; 312: 2-3.

[11] Harrington KD. Metastatic disease of the spine. J Bone Joint Surg Am. 1986; 68(7): 1110-1115.

[12] Polly DW Jr, Chou D, Sembrano JN, et al. An analysis of decision making and treatment in thoracolumbar metastases. Spine. 2009; 34(22 Suppl): S118-127.

[13] Lau D, Leach MR, La Marca F, et al. Independent predictors of survival and the impact of repeat surgery in patients undergoing surgical treatment of spinal metastasis. J Neurosurg Spine. 2012; 17(6): 565-576.

[14] Togao O, Mihara F, Yoshiura T, et al. Percutaneous vertebroplasty in the treatment of pain caused by metastatic tumor. Fukuoka Igaku Zasshi. 2005; 96(4): 93-99.

[15] Eleraky M, Setzer M, Vrionis FD. Posterior transpedicular corpectomy for malignant cervical spine tumors. Eur Spine J. 2010; 19(2): 257-262.

[16] Alvarez L, Perez-Higueras A, Quinones D, et al. Vertebroplasty in the treatment of vertebral tumors: postprocedural outcome and quality of life. Eur Spine J. 2003; 12(4): 356-360.

[17] Ryken TC, Eichholz KM, Gerszten PC, et al. Evidence-based review of the surgical management of vertebral column metastatic disease. Neurosurg Focus. 2003; 15(5): E11.

[18] Mazel C, Hoffmann E, Antonietti P, et al. Posterior cervicothoracic instrumentation in spine tumors. Spine. 2004; 29(11): 1246-1253.

[19] Edwards SL, Roberts C, McKean ME, et al. Preoperative histological classification of primary lung cancer: accuracy of diagnosis and use of the non-small cell category. J Clin Pathol. 2000; 53(7): 537-540.

[20] Grivaux M, Zureik M, Marsal L, et al. Five-year survival for lung cancer patients managed in general hospitals. Rev Mal Respir. 2011; 28(7): e31-38.

[21] King GJ, Kostuik JP, McBroom RJ, et al. Surgical management of metastatic renal carcinoma of the spine. Spine. 1991; 16(3): 265-271.

[22] Missenard G, Lapresle P, Cote D. Local control after surgical treatment of spinal metastatic disease. Eur Spine J. 1996; 5(1): 45-50.

[23] Sundaresan N, Galicich JH, Lane JM, et al. Treatment of neoplastic epidural cord compression by vertebral body resection and stabilization. J Neurosurg. 1985; 63(5): 676-684.

[24] Lau D, Than KD, La Marca F, et al. Independent predictors for local recurrence following surgery for spinal metastasis. Acta Neurochir. 2014; 156(2): 277-282.

[25] Patchell RA, Tibbs PA, Regine WF, et al. Direct decompressive surgical resection in the treatment of spinal cord compression caused by metastatic cancer: a randomised trial. Lancet. 2005; 366(9486): 643-648.

[26] Chen LH, Niu CC, Fu TS, et al. Posterior decompression and stabilization for metastatic spine diseases. Chang Gung Med J. 2004; 27(12): 903-910.

[27] Fourney DR, Abi-Said D, Rhines LD, et al. Simultaneous anterior-posterior approach to the thoracic and lumbar spine for the radical resection of tumors followed by reconstruction and stabilization. J Neurosurg. 2001; 94(2 Suppl): 232-244.

[28] Gokaslan ZL, York JE, Walsh GL, et al. Transthoracic vertebrectomy for metastatic spinal tumors. J Neurosurg. 1998; 89(4): 599-609.

[29] Holman PJ, Suki D, McCutcheon I, et al. Surgical management of metastatic disease of the lumbar spine: experience with 139 patients. J Neurosurg Spine. 2005; 2(5): 550-563.

[30] Jackson RJ, Loh SC, Gokaslan ZL. Metastatic renal cell carcinoma of the spine: surgical treatment and results. J Neurosurg. 2001; 94(1 Suppl): 18-24.

[31] Lau D, Leach MR, Than KD, et al. Independent

[32] Quan GM, Vital JM, Aurouer N, et al. Surgery improves pain, function and quality of life in patients with spinal metastases: a prospective study on 118 patients. Eur Spine J. 2011; 20(11): 1970–1978.

[33] Shehadi JA, Sciubba DM, Suk I, et al. Surgical treatment strategies and outcome in patients with breast cancer metastatic to the spine: a review of 87 patients. Eur Spine J. 2007; 16(8): 1179–1192.

[34] Sundaresan N, Digiacinto GV, Hughes JE, et al. Treatment of neoplastic spinal cord compression: results of a prospective study. Neurosurgery. 1991; 29(5): 645–650.

[35] Vrionis FD, Small J. Surgical management of metastatic spinal neoplasms. Neurosurg Focus. 2003; 15(5): E12.

[36] Wang JC, Boland P, Mitra N, et al. Single-stage posterolateral transpedicular approach for resection of epidural metastatic spine tumors involving the vertebral body with circumferential reconstruction: results in 140 patients. Invited submission from the Joint Section Meeting on Disorders of the Spine and Peripheral Nerves, March 2004. J Neurosurg Spine. 2004; 1(3): 287–298.

[37] Jansson KA, Bauer HC. Survival, complications and outcome in 282 patients operated for neurological deficit due to thoracic or lumbar spinal metastases. Eur Spine J. 2006; 15(2): 196–202.

[38] Kim CH, Chung CK, Jahng TA, et al. Resumption of ambulatory status after surgery for nonambulatory patients with epidural spinal metastasis. Spine J. 2011; 11(11): 1015–1023.

[39] Chen LH, Chen WJ, Niu CC, et al. Anterior reconstructive spinal surgery with Zielke instrumentation for metastatic malignancies of the spine. Arch Orthop Trauma Surg. 2000; 120(1–2): 27–31.

[40] Bhatt AD, Schuler JC, Boakye M, et al. Current and emerging concepts in non-invasive and minimally invasive management of spine metastasis. Cancer Treatment Rev. 2013; 39(2): 142–152.

[41] Ames CP, Wang VY, Deviren V, et al. Posterior transpedicular corpectomy and reconstruction of the axial vertebra for metastatic tumor. J Neurosurg Spine. 2009; 10(2): 111–116.

[42] Lu DC, Lau D, Lee JG, et al. The transpedicular approach compared with the anterior approach: an analysis of 80 thoracolumbar corpectomies. J Neurosurg Spine. 2010; 12(6): 583–591.

[43] Sundaresan N, Steinberger AA, Moore F, et al. Indications and results of combined anterior-posterior approaches for spine tumor surgery. J Neurosurg. 1996; 85(3): 438–446.

[44] Chou D, Wang VY, Gupta N. Transpedicular corpectomy with posterior expandable cage placement for L1 burst fracture. J Clin Neurosci. 2009; 16(8): 1069–1072.

[45] Chou D, Wang VY. Trap-door rib-head osteotomies for posterior placement of expandable cages after transpedicular corpectomy: an alternative to lateral extracavitary and costotransversectomy approaches. J Neurosurg Spine. 2009; 10(1): 40–45.

[46] Lau D, Song Y, Guan Z, et al. Perioperative characteristics, complications, and outcomes of single-level versus multilevel thoracic corpectomies via modified costotransversectomy approach. Spine. 2013; 38(6): 523–530.

[47] Shen FH, Marks I, Shaffrey C, et al. The use of an expandable cage for corpectomy reconstruction of vertebral body tumors through a posterior extracavitary approach: a multicenter consecutive case series of prospectively followed patients. Spine J. 2008; 8(2): 329–339.

[48] Jarrett CD, Heller JG, Tsai L. Anterior exposure of the lumbar spine with and without an "access surgeon": morbidity analysis of 265 consecutive cases. J Spinal Disord Tech. 2009; 22(8): 559–564.

[49] Han SJ, Lau D, Lu DC, et al. Anterior thoracolumbar corpectomies: approach morbidity with and without an access surgeon. Neurosurgery. 2011; 68(5): 1220–5; discussion 5–6.

[50] Lau D, Chou D. Posterior thoracic corpectomy with cage reconstruction for metastatic spinal tumors: comparing the mini-open approach to the open approach. J Neurosurg Spine. 2015; 23(2): 217–227.

[51] Anderson TM, Mansour KA, Miller JI Jr. Thoracic approaches to anterior spinal operations: anterior thoracic approaches. Ann Thorac Surg. 1993; 55(6): 1447–1451; discussion 51–52.

[52] Bernstein DT, Zhuge W, Blackmon SH, et al. A novel muscle-sparing high thoracotomy for upper thoracic spine resection and reconstruction. Eur Spine J. 2017 (Epub ahead of print).

[53] Akeyson EW, McCutcheon IE. Single-stage posterior vertebrectomy and replacement combined with posterior instrumentation for spinal metastasis. J Neurosurg. 1996; 85(2): 211–220.

[54] Boriani S, Bandiera S, Donthineni R, et al. Morbidity of en bloc resections in the spine. Eur Spine J. 2010; 19(2): 231–241.

[55] Li H, Gasbarrini A, Cappuccio M, et al. Outcome of excisional surgeries for the patients with spinal metastases. Eur Spine J. 2009; 18(10): 1423–1430.

[56] Park JH, Rhim SC, Jeon SR. Efficacy of

decompression and fixation for metastatic spinal cord compression: analysis of factors prognostic for survival and postoperative ambulation. J Korean Neurosurg Soc. 2011; 50(5): 434–440.
[57] Street J, Fisher C, Sparkes J, et al. Single-stage posterolateral vertebrectomy for the management of metastatic disease of the thoracic and lumbar spine: a prospective study of an evolving surgical technique. J Spinal Disord Tech. 2007; 20(7): 509–520.
[58] Sundaresan N, Rothman A, Manhart K, et al. Surgery for solitary metastases of the spine: rationale and results of treatment. Spine. 2002; 27(16): 1802–1806.
[59] Villavicencio AT, Oskouian RJ, Roberson C, et al. Thoracolumbar vertebral reconstruction after surgery for metastatic spinal tumors: long-term outcomes. Neurosurg Focus. 2005; 19(3): E8.
[60] Zhang D, Yin H, Wu Z, et al. Surgery and survival outcomes of 22 patients with epidural spinal cord compression caused by thyroid tumor spinal metastases. Eur Spine J. 2013; 22(3): 569–576.
[61] Bilsky MH, Boland P, Lis E, et al. Single-stage posterolateral transpedicle approach for spondylectomy, epidural decompression, and circumferential fusion of spinal metastases. Spine. 2000; 25(17): 2240–2249, discussion 250.
[62] Chataigner H, Onimus M. Surgery in spinal metastasis without spinal cord compression: indications and strategy related to the risk of recurrence. Eur Spine J. 2000; 9(6): 523–527.
[63] Chen YJ, Hsu HC, Chen KH, et al. Transpedicular partial corpectomy without anterior vertebral reconstruction in thoracic spinal metastases. Spine. 2007; 32(22): E623–626.
[64] Di Martino A, Vincenzi B, Denaro L, et al. 'Internal bracing' surgery in the management of solid tumor metastases of the thoracic and lumbar spine. Oncol Rep. 2009; 21(2): 431–435.
[65] Hammerberg KW. Surgical treatment of metastatic spine disease. Spine. 1992; 17(10): 1148–1153.
[66] Hosono N, Yonenobu K, Fuji T, et al. Vertebral body replacement with a ceramic prosthesis for metastatic spinal tumors. Spine. 1995; 20(22): 2454–2462.
[67] Huang TJ, Hsu RW, Li YY, et al. Minimal access spinal surgery (MASS) in treating thoracic spine metastasis. Spine. 2006; 31(16): 1860–1863.
[68] Metcalfe S, Gbejuade H, Patel NR. The posterior transpedicular approach for circumferential decompression and instrumented stabilization with titanium cage vertebrectomy reconstruction for spinal tumors: consecutive case series of 50 patients. Spine. 2012; 37(16): 1375–1383.
[69] Onimus M, Papin P, Gangloff S. Results of surgical treatment of spinal thoracic and lumbar metastases. Eur Spine J. 1996; 5(6): 407–411.
[70] Viswanathan A, Abd-El-Barr MM, Doppenberg E, et al. Initial experience with the use of an expandable titanium cage as a vertebral body replacement in patients with tumors of the spinal column: a report of 95 patients. Eur Spine J. 2012; 21(1): 84–92.
[71] Walter J, Reichart R, Waschke A, et al. Palliative considerations in the surgical treatment of spinal metastases: evaluation of posterolateral decompression combined with posterior instrumentation. J Cancer Res Clin Oncol. 2012; 138(2): 301–310.
[72] Weigel B, Maghsudi M, Neumann C, et al. Surgical management of symptomatic spinal metastases. Postoperative outcome and quality of life. Spine. 1999; 24(21): 2240–2246.
[73] Yen D, Kuriachan V, Yach J, Howard A. Longterm outcome of anterior decompression and spinal fixation after placement of the Wellesley Wedge for thoracic and lumbar spinal metastasis. J Neurosurg. 2002; 96(1 Suppl): 6–9.
[74] Arrigo RT, Kalanithi P, Cheng I, et al. Predictors of survival after surgical treatment of spinal metastasis. Neurosurgery. 2011; 68(3): 674–681; discussion 81.
[75] Bauer HC. Posterior decompression and stabilization for spinal metastases. Analysis of sixty-seven consecutive patients. J Bone Joint Surg Am. 1997; 79(4): 514–522.
[76] Cho DC, Sung JK. Palliative surgery for metastatic thoracic and lumbar tumors using posterolateral transpedicular approach with posterior instrumentation. Surg Neurol. 2009; 71(4): 424–433.
[77] Crnalic S, Hildingsson C, Wikstrom P, et al. Outcome after surgery for metastatic spinal cord compression in 54 patients with prostate cancer. Acta Orthop. 2012; 83(1): 80–86.
[78] Crnalic S, Lofvenberg R, Bergh A, et al. Predicting survival for surgery of metastatic spinal cord compression in prostate cancer: a new score. Spine. 2012; 37(26): 2168–2176.
[79] Jonsson B, Sjostrom L, Olerud C, et al. Outcome after limited posterior surgery for thoracic and lumbar spine metastases. Eur Spine J. 1996; 5(1): 36–44.
[80] Kato S, Hozumi T, Takeshita K, et al. Neurological recovery after posterior decompression surgery for anterior dural compression in paralytic spinal metastasis. Arch Orthop Trauma Surg. 2012; 132(6): 765–771.
[81] Kato S, Murakami H, Minami T, et al. Preoperative embolization significantly decreases intraoperative

blood loss during palliative surgery for spinal metastasis. Orthopedics. 2012; 35(9): e1389–1395.
[82] Kim CH, Chung CK, Jahng TA, et al. Surgical outcome of spinal hepatocellular carcinoma metastases. Neurosurgery. 2011; 68(4): 888–896.
[83] Park JH, Jeon SR. Pre- and postoperative lower extremity motor power and ambulatory status of patients with spinal cord compression due to a metastatic spinal tumor. Spine. 2013; 38(13): E798–802.
[84] Quraishi NA, Rajagopal TS, Manoharan SR, et al. Effect of timing of surgery on neurological outcome and survival in metastatic spinal cord compression. Eur Spine J. 2013; 22(6): 1383–1388.
[85] Ibrahim A, Crockard A, Antonietti P, et al. Does spinal surgery improve the quality of life for those with extradural (spinal) osseous metastases? An international multicenter prospective observational study of 223 patients. Invited submission from the Joint Section Meeting on Disorders of the Spine and Peripheral Nerves, March 2007. J Neurosurg Spine. 2008; 8(3): 271–278.
[86] Amankulor NM, Xu R, Iorgulescu JB, et al. The incidence and patterns of hardware failure after separation surgery in patients with spinal metastatic tumors. Spine J. 2014; 14(9): 1850–1859.
[87] Laufer I, Iorgulescu JB, Chapman T, et al. Local disease control for spinal metastases following "separation surgery" and adjuvant hypofractionated or high-dose single-fraction stereotactic radiosurgery: outcome analysis in 186 patients. J Neurosurg Spine. 2013; 18(3): 207–214.
[88] Finkelstein JA, Zaveri G, Wai E, et al. A population-based study of surgery for spinal metastases. Survival rates and complications. J Bone Joint Surg Br. 2003; 85(7): 1045–1050.
[89] Williams BJ, Fox BD, Sciubba DM, et al. Surgical management of prostate cancer metastatic to the spine. J Neurosurg Spine. 2009; 10(5): 414–422.
[90] Wise JJ, Fischgrund JS, Herkowitz HN, et al. Complication, survival rates, and risk factors of surgery for metastatic disease of the spine. Spine (Phila Pa 1976). 1999; 24(18): 1943–1951.
[91] Yang J, Jia Q, Peng D, et al. Surgical treatment of upper cervical spine metastases: a retrospective study of 39 cases. World J Surg Oncol. 2017; 15(1): 21.
[92] Lei M, Liu Y, Yan L, et al. Posterior decompression and spine stabilization for metastatic spinal cord compression in the cervical spine. A matched pair analysis. Eur J Surg Oncol. 2015; 41(12): 1691–1698.
[93] Bakar D, Tanenbaum JE, Phan K, et al. Decompression surgery for spinal metastases: a systematic review. Neurosurg Focus. 2016; 41(2): E2.

13 胸椎转移瘤的手术治疗

罗伯特·F.麦克莱恩

引言

长期以来，人们普遍认为脊柱转移瘤代表即将死亡，除给予人文关怀和止痛药外，别无他法。随着放化疗技术、治疗和护理水平的不断提升，虽然不能完全治愈肿瘤，但只要做到：① 预防瘫痪；② 控制疼痛，患者仍有机会继续生存。

虽然大多数转移性肿瘤对放疗敏感，但是放疗不敏感肿瘤和造成骨折的肿瘤均可能导致骨性脊髓压迫，需采取减压手术以维持神经功能，消除神经性疼痛。转移性肿瘤以及大多数原发性肿瘤通常发生在椎体内，易导致椎体前方塌陷，脊柱不稳以及脊髓腹侧压迫。脊髓腹侧受压时，单纯椎板切除术通常疗效欠佳，需采用开胸手术进行前路减压，以重建脊柱生物力学稳定性，以及治疗神经功能障碍[1-14]。即使患者的身体条件处于最佳状态，胸椎前入路手术的实施也极具挑战性。对于有肺部基础疾病的患者可能无法耐受开胸手术和术中伴有暂时性低肺容量的微创手术。对于基础疾病较多或者骨质较差的患者，通常需要行二期胸椎后路手术，进一步加强脊柱稳定性，以便于患者尽早康复锻炼。

相较于传统的胸椎前路或后路减压术，胸椎后外侧减压术具有手术时间短、住院时间短、致残率低等优势。虽然当前尚无研究表明胸椎后外侧减压术在神经功能改善方面比胸椎前路减压术疗效更好，但随着后外侧减压术相关技术的不断进步，术者更倾向于前者[15,16]。

传统的胸椎后外侧减压术难以完全切除脊髓腹侧的肿瘤。此类肿瘤局部复发后最容易导致神经压迫和相关并发症，术者需轻柔地游离硬脊膜，以彻底切除粘附在硬脊膜及其周围的肿瘤，由于手术视野不佳，且手术风险过大，常导致上述操作难以完成。

术者使用标准的脊柱内镜器械可以通过胸椎后路切口完成椎体次全切、椎体全切、脊髓减压和脊椎前柱重建，显著降低了肿瘤复发和严重并发症的风险，还缩短了患者的住院时间。研究表明，此术式适用于各种类型的脊柱转移瘤，并且从根本上扩展了传统肋骨横突切除术的应用范围。这种手术方式的变化为外科医生提供了更多的选择，可以为累及脊柱和周围软组织的肿瘤提供最佳的手术视野和手术切缘。

术前规划

明确问题

胸椎转移瘤患者通常会接受一系列常规检查，以确定其健康状况、疾病严重程度，并明确手术治疗的风险和收益[17]。放疗不敏感肿瘤患者（如肾细胞癌）、既往放疗疗效不佳的患者、存在骨性脊髓压迫的患者以及骨质破坏导致节段性不稳的患者可行手术治疗。瘤内切除是脊柱转移性肿瘤减压手术的常用术式，但由于其常伴有肿瘤残留，因而并不适用于原发性恶性肿瘤[18]。

确立可行性目标

绝大多数恶性肿瘤都可以发生骨转移，其中最常见的是乳腺癌、肺癌、前列腺癌，其次是肾癌、甲状腺癌和胃肠道癌。虽然通常认为血液系统肿瘤是原发性肿瘤，而非转移性肿瘤，但是多发性骨髓瘤（multiple myeloma，MM）和淋巴瘤是弥漫性骨骼病变的主要病因。乳腺、肺、前列腺和浆细胞性肿瘤来源的脊柱转移约占全部的60%。患者的预后通常与性别、年龄、转移灶的部位以及从初次诊断到发生首次转移的时间间隔有关，但决定预后的主要因素是肿瘤类型。乳腺癌、肾癌和前列腺癌患者往往生存期较长，需要积极治疗肿瘤病灶，而肺部恶性肿瘤患者往往生存期较短，没有手术的必要性。但是现在更有效的治疗手段已经被开发出来，可以进一步延长患者的生存期。以往，胃肠道肿瘤患者在出现显著的脊柱转移症状前，通常已经死于肝转移和肺转移。多发性骨髓瘤患者的生存期较短，其中脊柱受累患者的2年生存率很低，对于这类患者同样缺乏手术的必要性。但随着医疗技术水平的显著提升，这些患者的预后明显改善，因此治疗目标也随之改变。

虽然放疗是治疗脊柱转移瘤的主要手段，但是对于健康状况良好，能够耐受手术且伴有脊柱不稳的患者仍需手术治疗。同样，放疗不敏感或骨质破坏广泛的肿瘤患者也能够从肿瘤切除和脊椎前柱重建手术中获益[19]。此外，部分孤立性转移瘤患者会在En-bloc术后获得长期生存或局部"治愈"的机会[20]。

无论何种类型的肿瘤，一旦引起神经功能障碍，都需要及时治疗。在神经症状进展缓慢，且放疗敏感肿瘤患者中，可首选放射治疗；而对于进展迅速，或存在骨性神经压迫的肿瘤患者，以及放疗不敏感的肿瘤患者，在能够耐受手术的情况下，都需要对脊髓或神经根进行手术减压。

选择入路

根据患者病情，手术入路必须为肿瘤切除和脊柱重建提供足够的操作空间。如果单个手术入路难以完成，可联合多个手术入路。

在脊柱转移瘤的局部控制中，精准的手术切缘并非决定性因素，术后放疗和化疗是获得长期生存的关键。即使术中会残留较多的肿瘤组织，只要进行充分的脊髓减压,就能很好地改善神经功能,而选择合适的手术入路是脊髓充分减压的重要保障。脊髓背侧的转移瘤占比小,宜行后入路手术。对于主要累及椎弓根或神经根的转移瘤也是如此。由于胸椎广泛或多节段椎板切除可能会导致术后脊柱后凸畸形,通常辅以后路内固定来重建后柱稳定性。

对于放疗不敏感或可长期局部控制的椎旁肿瘤,应行前路手术。对于瘤体较大者应在手术前仔细评估大血管是否被侵犯或粘连。在重建手术中,应根据肿瘤切除的范围和剩余结构的稳定性来决定是否联合前路内固定,尽管在多数情况下,经后路内固定即可获得满意的重建效果。

上胸段肿瘤可通过前后联合入路手术切除。然而,这些肿瘤常累及脊柱中最难显露的区域,也是最难重建的区域。虽然可以完全切除肿瘤,但切缘会经过瘤体。如果术中不能实现前柱稳定性的重建和坚强内固定,则可能导致内固定失败,出现内固定装置移位压迫椎管或出现严重的脊柱后凸畸形,进而导致严重的神经损伤并发症[21,22]。微创视频辅助技术能够通过后外侧入路进行广泛且彻底的前路减压和脊柱重建,显著降低了相关并发症的发生率,并缩短了患者的住院周期。

制定手术计划和备选方案

选择一个合理的手术方案,通过一次手术完成所有治疗目标,但同时也要制定备选方案。骨质较差或出现邻近节段疾病会增加前柱重建的难度,可能需要进一步扩大椎体切除范围。即使术前进行了血管栓塞,术中仍可能出现难以控制的出血,缩小原定的切除范围,甚至需要分期手术。当术中冰冻切片的结果与预期不符时,就需要改变手术目标和方案[23]。

术前准备

接受脊柱长节段切除的患者,术前除了需要常规的心肺功能准备外,还需要改善营养状态。辐射会影响切口愈合,因此需要维持良好的营养状态来促进软组织损伤的修复,从而维持机体代谢平衡,为术后康复锻炼和皮肤护理提供条件。严重贫血和低蛋白血症患者在接受开放手术后可能出现切口愈合、皮肤护理相关的并发症。

手术技术

颈胸交界处和上胸椎的前入路手术难度较高。传统术式包括胸骨劈开术、胸锁关节切除术、后外侧经胸腔外入路和肋骨横突切除术。胸骨劈开术会导致多种并发症,且胸锁关节切除术的显露范围有限。内镜技术适用于中胸段,而在手术被局限在胸腔顶端的情况下,采用内镜技术会导致椎体切除和前路减压时视野不佳。

脊柱转移瘤通常不需要行En-bloc[24]。颈胸交界处和上胸椎肿瘤可以采用后正中入路,术者需要在脊髓的正前方完成肿瘤切除,同时重建脊柱稳定性。在过去的20年里,已经开发了多种内镜和成像系统,在视频辅助减压手术中,无论是从后外侧入路还是经胸腔入路,都能为脊髓前方的肿瘤切除提供更好的视野[25]。

活检技术

活检方法的选择主要取决于肿瘤生长部位、骨膜完整性、是否毗邻脊髓和神经根以及肿瘤异质性[26]。活检的最佳部位通常选择肿瘤浸润边缘或骨膜外部分。因为病灶中心可能发生坏死，有诊断价值的组织很少，甚至没有。为了提高诊断的准确率，应在肿瘤内多点取样。术中外科医生或放射科医生应与病理科医生进行沟通，以确保取样组织具有诊断价值且样本量充足，能够完成组织病理学、免疫组化或核型分析。

细针穿刺抽吸活检

细针穿刺抽吸活检（fine needle aspiration biopsy, FNAB）主要用于软组织和液性病灶的检查。通过透视或CT定位肿瘤组织，然后将细针穿刺到靶点取样。尽管细胞学技术为软组织肿瘤提供了可靠的诊断依据，但该技术本身也存在一定的局限性。细针穿刺活检仅在每个穿刺点获取了少量肿瘤细胞，而大部分抽吸物性质不明。尽管细针穿刺活检诊断原发性恶性肿瘤的作用有限，但诊断转移性肿瘤的价值重大。

核芯针或环钻活检

图像引导下的核芯针活检对于获取软组织和骨肿瘤组织的样本最为可靠。环钻活检对钙化组织和骨组织进行取样，且避免其结构扭曲。与开放性活检相比，核芯针活检的优势包括：可能避免手术，更早地进行放疗，获取病灶深部的组织，降低病理性骨折的风险，采用局部麻醉而非全身麻醉，节省成本，以及快速鉴别原发性和转移性病变。此外，核芯针或环钻活检对组织的污染更小，当局部病灶需要切除时，可直接连同穿刺通道一并切除。环钻活检技术尤其适用于硬化性、钙化性或被骨膜完整包绕的病灶。为了提高诊断率，在骨组织病灶中至少进行三点取样，在软组织病灶中至少进行四点取样。虽然骨组织标本无法进行冰冻切片分析，但通常可以通过"手感"来确保活检时获取了有诊断价值的组织。

后外侧入路手术最常用于胸椎肿瘤，尤其适用于侵及椎旁组织的肿瘤。对于局限在椎体内的肿瘤，经椎弓根入路是一种公认的安全方法，可降低肺或神经根损伤的风险。定位针在病变椎体水平中线旁开4～8 cm处穿刺进入。在透视下，先将穿刺针置于横突和上关节突外侧交界处，然后穿破椎弓根外侧骨皮质，再将穿刺针穿入肿瘤病灶，或者置入套筒，以便于使用克雷格活检套管针采集更大的骨化组织碎片。

上胸椎后外侧入路减压融合术

当肿瘤压迫脊髓腹侧时，仅40%的患者在接受传统椎板切除术后保留或恢复了行走功能，相比之下，椎体切除的患者有80%保留或恢复了行走能力[8]。因此，前路手术是转移性脊髓压迫的标准治疗。通常需要联合二次后路固定手术来加强前路重建的稳定性，并缓解疼痛以及改善神经功能。

即使后外侧入路减压术和肋骨切除术联合后路内固定,其手术效果也不如前路切开手术[27]。可能的原因是在多数情况下,术后肿瘤复发难以控制。脊髓腹侧残留的少量肿瘤可能会迅速扩散,并造成复发性脊髓压迫。术者在切除脊髓腹侧肿瘤时,由于视野不佳,容易出现脊髓损伤和硬膜囊破裂[28]。以往,外科医生认为在不损伤脊髓的前提下采用后路或后外侧入路进行充分的脊髓减压,刮除肿瘤及椎体碎片是难以实现的[29]。

随着放疗技术的进步,上述问题得到解决,并改变了一些患者的治疗目标:对于放疗敏感的肿瘤,可以先采用简单的肿瘤刮除术以增大肿瘤和脊髓之间的距离,从而可以更安全地进行局部放疗[30]。

手术技术

第1步 以病变节段为中心,沿后正中线做纵行切口。

第2步 在肿瘤侵袭严重的一侧剥离肋横关节。切除肋骨近端和所有受累肋骨,该方法改良了传统肋骨横突切除术。

第3步 广泛的椎板切除,切除至远端小关节,并向头尾侧延伸,以充分减压受累脊髓。

第4步 沿椎弓根向下切除至椎体后方以完成标准的经椎弓根入路手术(图13-1a~d)。

第5步 双极电凝可用于控制硬膜外出血,然后在直视下剥离椎弓根前方肿瘤,直到椎体内形成空腔。在肿瘤切除过程中,可轻微牵拉神经根,如果神经根表面有肿瘤组织覆盖,则可以将其结扎并切除。

如果采用内镜手术,需要对刮除病灶后形成的空腔进行冲洗,然后将标准的4 mm关节镜或脊柱内镜置入空腔内。术者先用30°内镜,在光源照明,视野放大的情况下,观察椎体后方皮质骨和肿瘤的连接情况,以及紧靠脊髓前方的骨质。使用刮匙和咬骨钳清除椎体中部到椎弓根远端的软组织和骨碎片,在脊髓腹侧形成一个大空腔。然后使用70°内镜观察脊髓和后纵韧带。直接观察硬膜囊和脊髓腹侧肿瘤组织的间隙,可以使用小刮匙和咬骨钳来扩大硬脊膜和椎体后方的间隙,从而完成脊髓减压。通过使用内镜系统,术者可以在不接触脊髓的情况下,将椎体后方的皮质骨和肿瘤组织塌陷到椎体内,然后在内镜直视下剥离残留在硬膜囊表面的肿瘤组织(图13-2a,b)。

内镜下可以观察到硬膜外静脉,可使用双极电凝止血。如果肿瘤累及对侧椎弓根,可采用双侧入路;仅单侧受累应保留对侧椎弓根和椎板,以便进行后路植骨融合。完成减压后,处理相邻椎间盘及上下终板,并完成脊柱重建(图13-3)。

自体骨填充的钛笼可立即重建脊柱轴向稳定性,为脊柱融合提供了良好条件,这对生存期大于3个月的患者至关重要。植入可调节高度的钛笼,同时用70°内镜观察脊髓周围情况,然后调节钛笼高度,撑开椎间隙,恢复椎体高度(图13-4)。通过后路手术固定病变节段及邻近节段,并对前柱

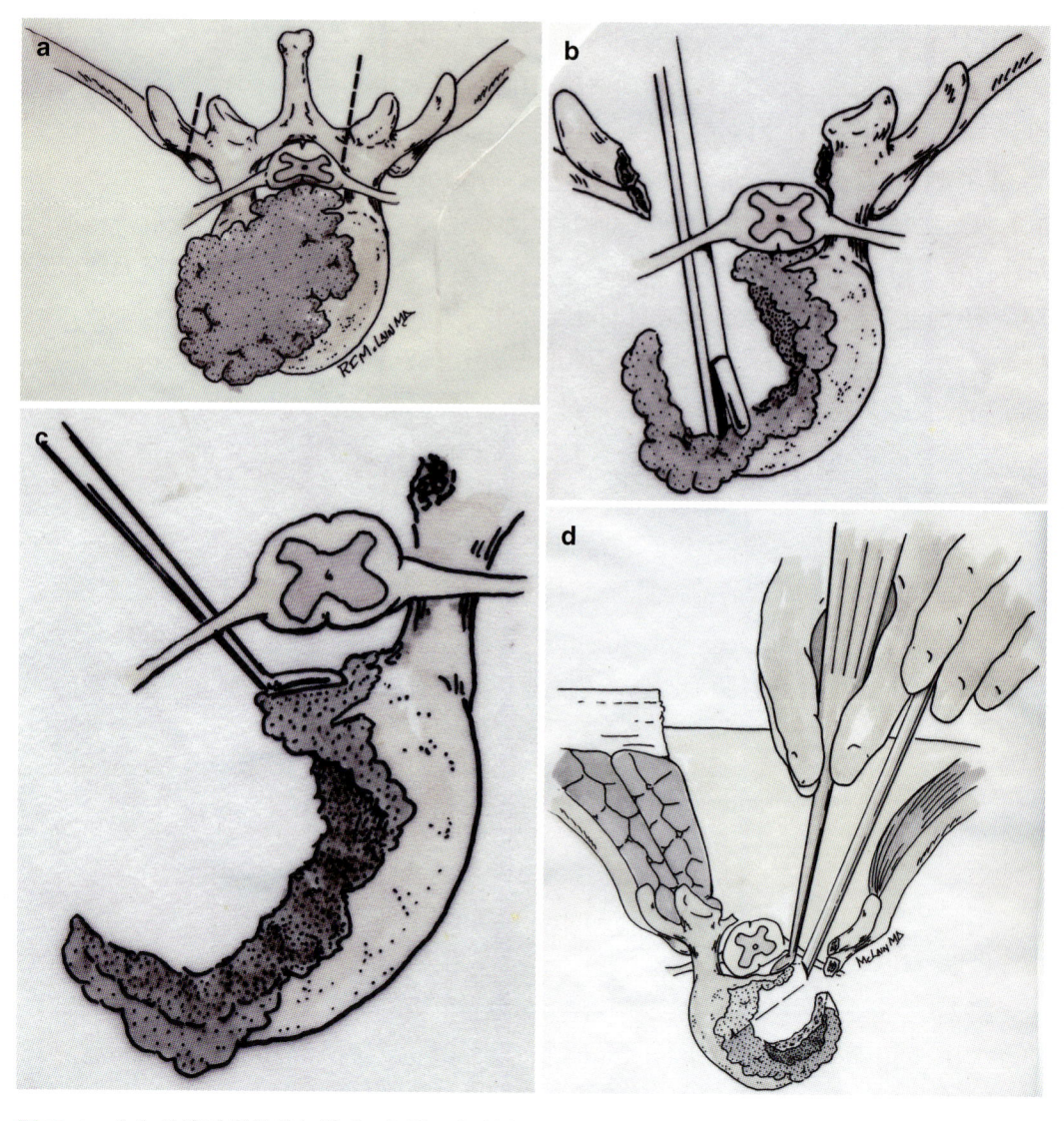

图13-1 （a）经椎弓根椎体切除术：切除一侧椎板和椎弓根至椎体后方，此过程中注意游离保护神经根。使用双极电电凝进行硬膜外止血。（b）在直视下用刮匙和咬骨钳清除椎弓根前的肿瘤组织，直至椎体内形成空洞。可轻微牵拉神经根，如果有肿瘤组织覆盖或包裹，则可以将其结扎切除。（c）为了保持内镜视野清晰，应在切除肿瘤后刚形成的空腔内进行反复冲洗，并将标准的4mm内镜置入空腔。使用刮匙和咬骨钳移除椎体中软组织和碎骨片，伸向对侧椎弓根，从而在脊髓前面形成一个较大腔隙。（d）置入70°的内镜,可观察到脊髓和后纵韧带表面情况

加压固定。缝合切口前，拍摄胸部X线片以排除气胸。

避免对转移瘤患者行开胸手术能够显著降低术后呼吸支持和重症监护的发生率。对于患有肺部疾病的患者，在围术期需积极预防呼吸窘迫等肺部并发症。由于多数患者生存期较短，不足以实现骨性融合，因此仅在减压节段行微创内固定。

13 胸椎转移瘤的手术治疗　　165

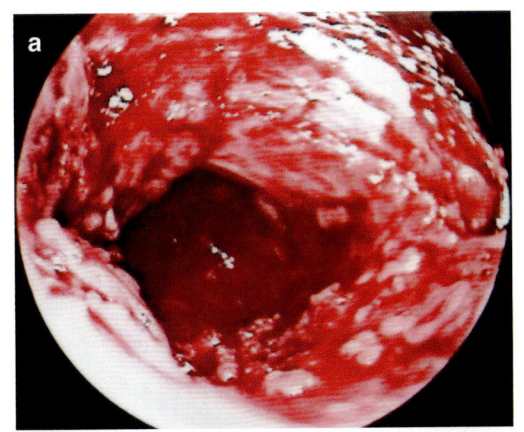

图 13-2 （a）内镜下硬膜囊腹侧视野,可见切除硬膜周围肿瘤后和椎体后方的皮质骨。（b）70°内镜下经椎弓根入口处的示意图。术者可以在不损失脊髓和神经的情况下完成肿瘤切除和终板准备,但需小心操作。EP 终板、D 硬脑膜、T 肿瘤、Vol 腹侧软组织、Lat 椎体对侧壁

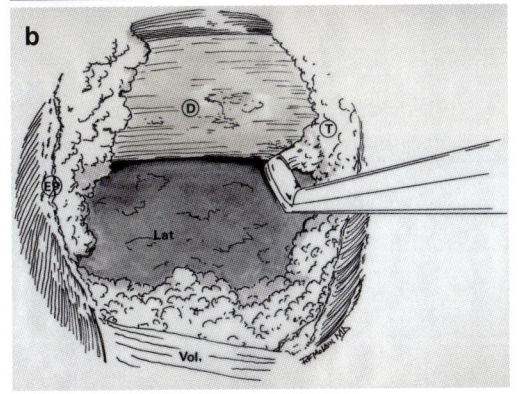

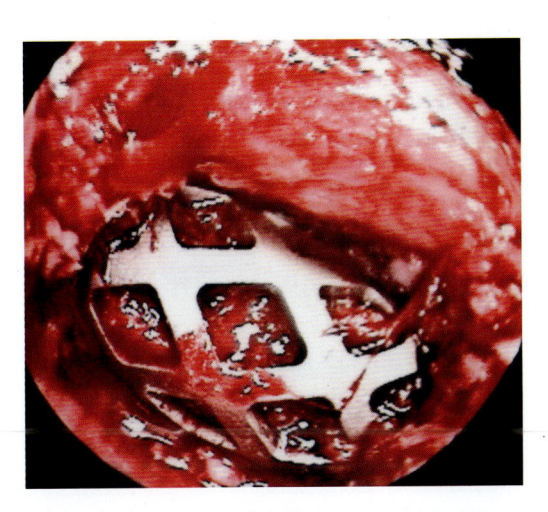

图 13-3 内镜下的 70°视野提供了内固定后椎体缺损的完整视野,椎间融合器紧密地固定在终板上,确保前柱重建的稳定性

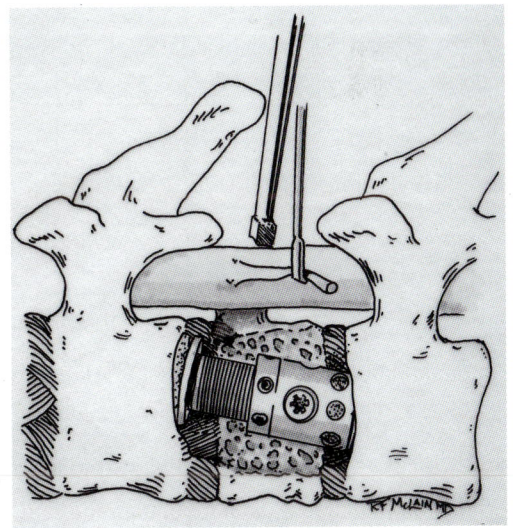

图 13-4 椎体切除后置入可扩张钛笼。用弧形刮刀处理终板后,先将折叠的钛笼的末端置入下位椎体上终板,然后旋转椎间融合器于脊柱长轴,当其上端与上位椎体下终板对齐后,扩张钛笼、填补缝隙,最后根据实际情况纠正后凸畸形

微创内固定技术

在脊柱侧弯矫形手术以及脊柱肿瘤切除术中,外科医生可利用图像引导技术精准植入胸椎椎弓根螺钉,从而减少术中失血量,缩短住院周期,完成胸腰椎固定[31,32]。椎弓根螺钉可以经皮植入,也可以纵行切开皮肤后经肌间隙植入,两者均能减少因显露切口所造成的失血过多和相关并发症。若进行减压,可同时显露病椎和邻椎,并按上述方法进行减压(图13-1)。对于没有脊髓压迫且放疗敏感的肿瘤患者,维持脊柱稳定性尤为重要,可采用后路经皮内固定术联合经皮椎体成形术来重建脊柱稳定性,该方案的优点是术后并发症少,可早期进行放射治疗。经皮球囊后凸成形术已广泛应用于胸腰椎转移瘤以及骨髓瘤,还可选择性地应用于上胸椎(T1~T5)病变,只要椎体后方骨皮质完整,此术式就能取得良好的疗效[33,34]。但是,脊髓压迫症状是经皮球囊后凸椎体成形术的禁忌证,建议进行减压手术。

分离手术

随着立体定向放射治疗表现出对任何可安全触及肿瘤的杀伤性,分离手术也不断发展。但是,需要关注其安全性。对直接压迫神经根或脊髓组织的肿瘤进行放射治疗是很困难的,要么肿瘤暴露不充分,要么有不可逆性脊髓损伤的风险。莫林等人对21名接受"分离手术"的患者进行单次分割立体定向放射治疗,研究表明,与传统放疗相比,分离手术能够显著改善肿瘤局部控制的疗效[35]。进一步研究证实分离手术同样适用于放疗不敏感肿瘤[30]。

分离手术与经后外侧入路椎体次全切手术相似,但无须切除未压迫脊髓的肿瘤组织。

分离手术减压是通过后外侧入路切除椎板、单侧或双侧关节突。用高速磨钻仔细磨除骨质,显露硬膜和神经根。在脊髓受压最严重的部位,沿着硬膜外间隙将肿瘤分块切除,并在脊髓周围形成间隙。通常仅需要切除脊髓腹侧的部分椎体,但必须切除后纵韧带和所有硬膜外肿瘤,以便于残余肿瘤组织与硬膜和脊髓之间形成间隙[36]。如果切除病椎椎体大于50%,或椎存在生物力学不稳,那么应对病椎和相邻椎间盘进行广泛切除,并刮除邻近节段的终板。然后通过后外侧入路植入钛笼来重建脊柱稳定性。分离手术无须广泛切除椎体前方或椎旁肿瘤。

立体定向放射治疗(stereotactic radiosurgery,SRS)对于获得局部控制和手术成功实施非常关键。由于SRS的辐射会经过手术切口到达深部组织,所以一般在术后2~3周开始进行,可选择适形放疗或单次分割的"消融性"放疗。在这种技术下,75%~90%的肿瘤患者得到了局部控制[37],包括那些过去被认为对放疗不敏感的肿瘤[38]。

中胸段转移瘤:前后联合入路重建脊柱稳定性

即使神经损伤时间较长,充分脊髓减

压也能显著改善神经功能,预后主要取决于病情进展速度和从瘫痪到治疗的时间窗。尽管放射治疗适用于大多数转移瘤患者,但对于放疗不敏感、存在骨性压迫以及已达到最大放射剂量的患者,通常需要进行减压手术。

多数情况下椎板切除术的疗效并不优于单纯放疗。所以,前路手术是公认的完成中胸段和胸腰段脊髓减压和脊柱重建的金标准。

后路手术适用于累及上颈椎、下颈椎后方附件结构、胸椎以及腰椎的肿瘤[39]。前路手术主要用于累及下颈椎、胸椎和腰椎的肿瘤,因为这些部位的肿瘤主要累及椎体[4,6,40]。

综上所述,后外侧入路适用于一般状况差,无法耐受开胸手术的患者,无论选择前路还是后路手术,脊髓减压和脊柱重建是基本原则[24,41]。前后联合入路适用于需要En-bloc术或多节段受累的肿瘤患者[42-46]。对于孤立性或局部肿瘤病灶,可通过前后联合入路完成En-bloc。因为此类肿瘤常累及椎体最难显露部位,增加了手术难度。因此,应在术前仔细评估胸椎肿瘤对周围软组织的侵袭情况,并判断肿瘤是否侵犯或粘连胸腔大血管、腹膜后结构或颈胸交界处的重要神经血管。椎体次全切除术通常需要前后联合固定。如无法有效重建脊柱稳定性,则可能导致内固定失败、移位,出现后凸畸形,导致严重的神经系统并发症[21,22]。

在颈胸交界区或上胸椎经前路行椎体次全切除术是极具挑战的。对于大多数颈胸交界区和T1椎体肿瘤,主要采用低位前路手术(索斯威克-罗宾逊入路向尾侧延伸),通过前路颈椎钢板辅以后路颈胸交界区固定重建稳定性。颈胸交界处的固定,可采用多米诺装置对颈椎侧块螺钉和上胸椎椎弓根螺钉的钛棒进行连接。

胸骨劈开术和胸锁关节切除术也可用于上胸椎椎体切除,但这些术式复发率高,因而很少采用。

胸椎前路手术包括胸骨劈开术和肋骨切除术[40]。通常情况下,选择受累节段以上的肋骨,从其基部向肋软骨方向进行切除。保留肋骨作为自体骨移植材料。手术沿第11肋-胸膜外-腹膜后剥离,从而进入胸腰椎交界处[47]。

由于主动脉比腔静脉韧性更好,所以一般首选左侧开胸入路。对于以下情况应重新考量,如瘢痕、胸壁受累或既往肺手术史。前路手术虽然已被多数脊柱外科医生用于治疗脊柱侧弯和创伤,但前路手术用于脊柱肿瘤仍有挑战性。由于放疗或肿瘤的侵袭的影响,血管脆性增加或被肿瘤组织包裹,且这些组织往往血供丰富。肿瘤侵袭纵隔或胸腔可直接累及胸膜或肺组织,有时会阻断手术入路。所以,在显露和闭合时,建议在经验丰富的心胸外科医生协助下进行。

一旦显露出肺和胸膜,就可以钝性分离和切断节段血管,但在此之前需对其进行游离、牵拉、夹闭以及结扎。在健康的青少年人群中,正常的成对血管易于分辨和管理,但在肿瘤患者中,可能有许多增生的小血管穿行于肿瘤边缘,因此术者应根据

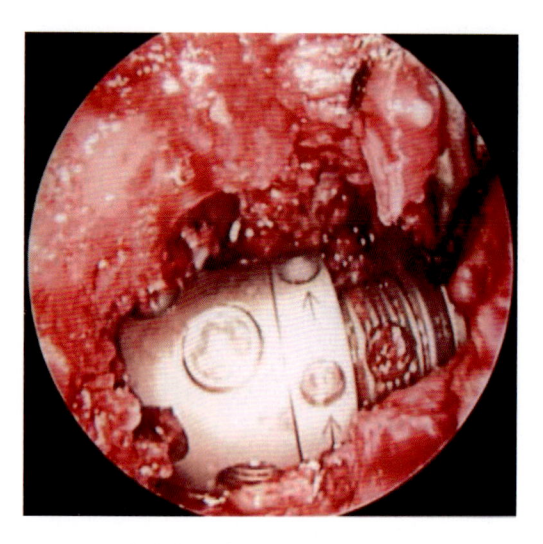

图13-5 乳腺癌T4脊柱转移的患者,早期行内镜辅助下椎体切除术及前柱重建。图为术中使用内镜进行检查脊柱重建情况,可确保钛笼和脊髓之间有足够间隙,避免椎间融合器压迫脊髓

术中实际情况对其进行夹闭和结扎。在切除肿瘤前,应先显露邻近椎间盘的侧方以及椎体前方结构,并建立手术操作空间,然后对肿瘤侵袭节段进行钝性分离,以确保主干血管上无肿瘤粘连(图13-5)。进一步切除椎间盘,显露终板,进而更充分地显露出椎体和肿瘤,这种方法可以更快、更安全地切除肿瘤,同时减少术中出血量。此外,因为肿瘤切除过程中出血通常十分凶猛,所以肿瘤切除前应尽可能地刮除相邻终板。

当处理病变椎体内部时,肿瘤出血是最凶猛的。通常可以快速刮除骨皮质和椎弓根以外的骨质来控制出血,但是对于持续骨面出血的区域,应采用骨蜡止血,并在缝合前采用骨水泥填充。随着软组织肿块被切除,其出血也会相应减少,但是侵袭性肿瘤的切缘出血更难控制,风险更高。此

外,在胸椎转移瘤切除术中,合理的术前处置对手术的安全性和可控性至关重要。

术前进行系统的影像学评估,包括CT和MRI,可以精准地确定肿瘤的部位和范围,并能显示出邻近组织的浸润和粘连,这些病变可能需要处理。对于转移性肾细胞癌、黑色素瘤或甲状腺癌的患者,术前应采用血管造影评估肿瘤是否高度血管化,必要时行血管栓塞。

胸椎稳定性的重建

切除肿瘤后,需修复骨缺损和重建脊柱的稳定性。可使用假体来支撑前柱。如未实现稳定的脊柱重建,可能会发生胸椎塌陷和后凸畸形,导致疼痛和神经损伤。广泛椎板切除后,可用后路内固定恢复脊柱后方的稳定性,防止后凸畸形。前路重建可恢复脊柱的承重,并防止后路内固定失败。当出现骨质差或肿瘤不能完全切除时,可选择延长固定节段以及前后联合入路,来加强脊柱稳定性和避免因失稳引起的并发症。预期生存期大于3个月的患者,需行自体骨或异体骨移植,促进骨性融合。

后路内固定

当后方附件结构切除或被肿瘤浸润时,后路内固定系统可提供良好的固定强度和韧性。术者可以对钛棒塑形以恢复脊柱矢状面平衡,还可在椎间隙加压或撑开。在胸椎固定手术中,椎弓根螺钉比椎板钩更安全、更有效[48]。

前柱完整时,后路的椎弓根螺钉和侧

块螺钉固定可以在颈胸段或胸腰段提供令人满意的稳定性,无须前路手术(图13-6)。当脊柱前中柱承重功能受损时,单纯后路固定强度不够,可能发生疲劳和内固定失败,因此需要联合前路重建脊柱稳定性(图13-7)[49]。当患者骨质较差时,可向椎体内注射骨水泥强化椎弓根螺钉固定[50]。

前路重建

前路脊柱重建中,骨水泥仍是一种可选方案,因其有起效迅速、操作简单和价格低廉等优点。但是,椎体内注射骨水泥也有缺点。虽然骨水泥可治疗椎体压缩性骨折,但它并非生物固定。作为填充物,骨水泥为肿瘤病变椎体提供了临时支撑固定作用,为最终的人工假体置换创造条件。对于生存期较短的患者,可在不植骨的情况下进行骨水泥填充。注射骨水泥前,先将斯坦曼针*植入到相邻椎体中,以增强脊柱稳定性[51]。

采用脊柱重建手术修复切除病椎及相邻椎间盘后所形成的骨缺损。对于预期生存期较长的患者,行前路重建时,可在钛笼内填入自体骨、三皮质骨块以及同种异体骨。尽量将自体移植骨置于钛笼的上下两端,这样自体骨可与椎体终板相连接,利于

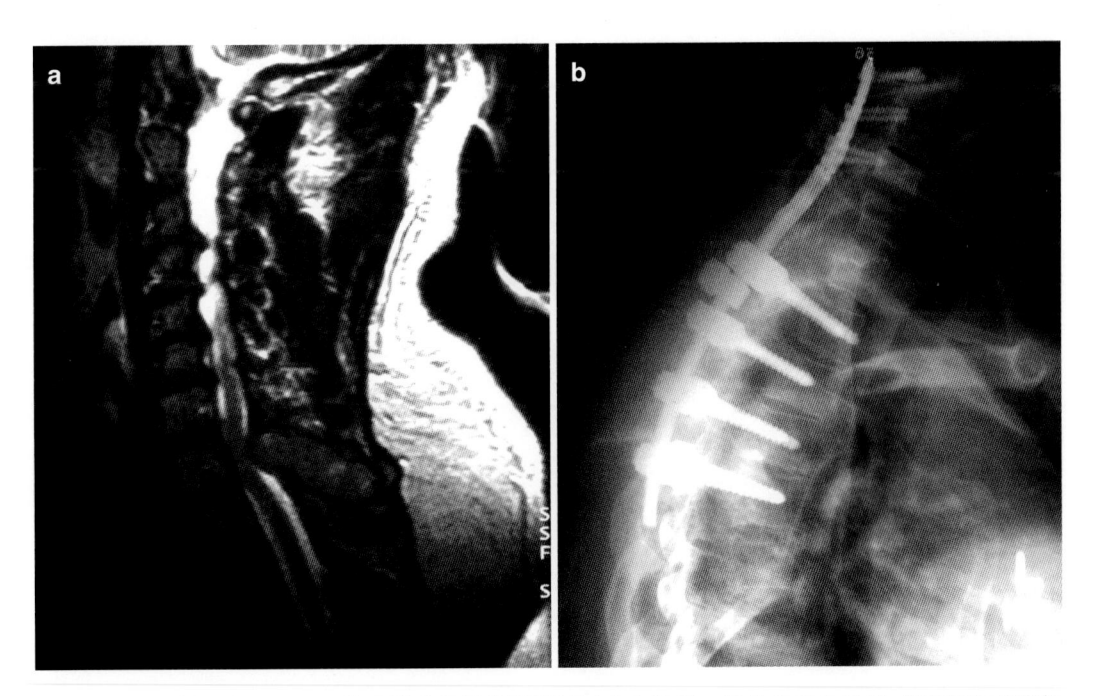

图13-6 (a)结肠癌T1～T2胸腔转移伴局灶性脊髓压迫和瘫痪。椎体几乎未受累,但可见后方附件结构和椎弓根肿瘤浸润。放疗后未见神经功能改善。(b)广泛椎板切除和局部肿瘤组织切除有利于改善神经功能。颈胸交界处的病变可在病变的上下相邻节段通过侧块螺钉和椎弓根螺钉固定。图示:1例术后存活4年未见局部复发或神经损害的患者

---

* 斯坦曼针,用于骨折内固定。

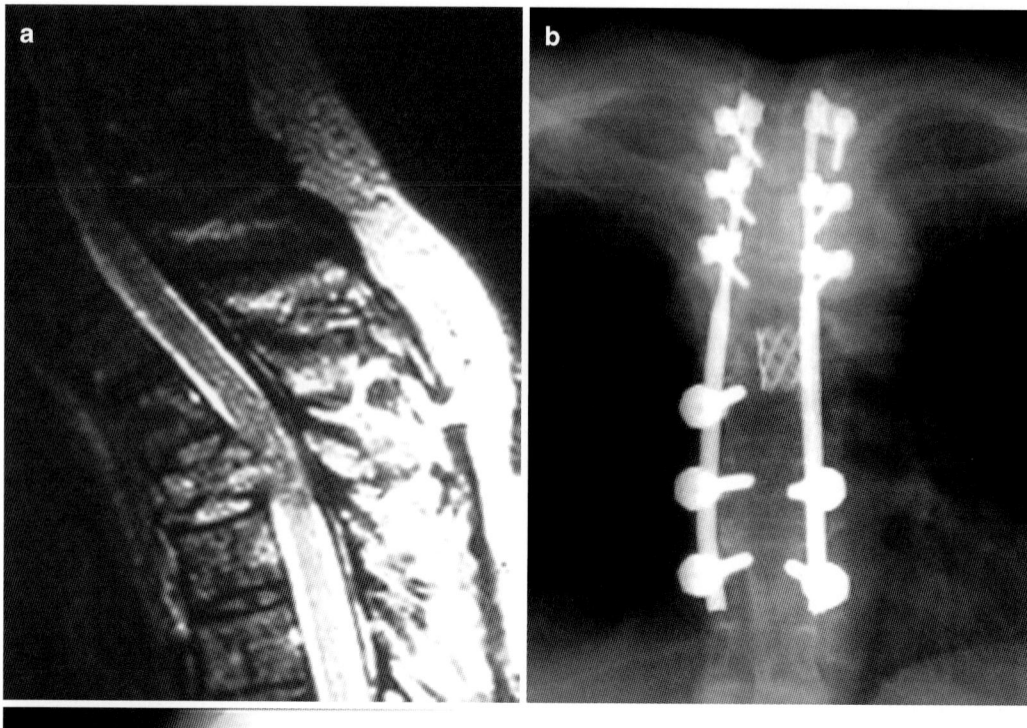

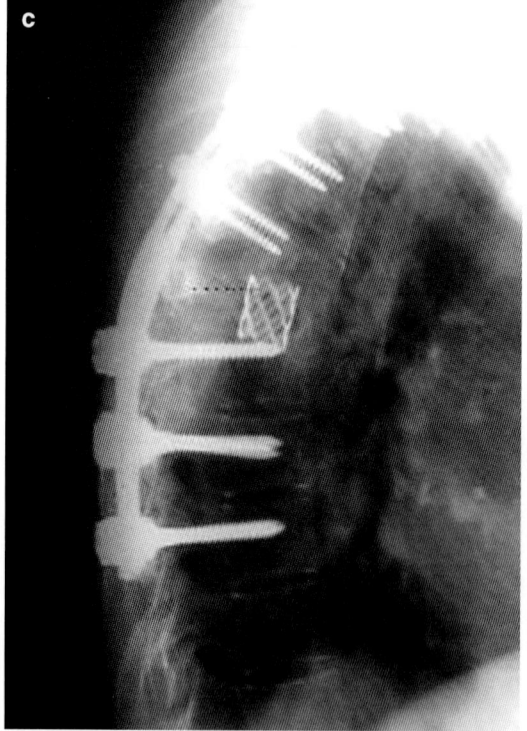

图13-7 （a）乳腺癌的T4胸腔转移瘤。患者因病理性骨折和脊髓压迫而出现剧烈疼痛和截瘫。经传统的前路开胸（T3～T4）手术难度较大。（b，c）该患者接受了内镜辅助下椎体次全切除术和后路的椎弓根螺钉固定术，图为术后正侧位X线片。患者于术后第6天出院，可独立行走。经术后放疗和药物治疗患者生存期达5年以上

椎间骨性融合。同时,避免钛合金或PEEK材料的椎间融合器破坏椎体终板[52,53]。

前路固定可以重建椎体切除后脊柱矢状位、冠状位和轴状位的稳定性,故一些患者无须后路固定[54]。由于行前路内固后可防止钛笼松动和移位,所以无须将移植骨嵌入终板,而是将移植骨面与终板面完全贴合,可防止其下沉。

碳纤维、钛和PEEK材质的假体已经问世,它们不仅可以通过膨胀来填充椎体间隙,还能维持脊柱的轴向稳定性,同时恢复塌陷椎体的高度来矫正脊柱后凸畸形[55]。

下胸椎和胸腰段的微创手术技术

术中图像引导技术的进步和牵开器设备的更新,促进了下胸椎和胸腰段脊柱肿瘤微创手术的发展。我们将在胸腰椎转移瘤章节中进行详细的讨论。

经侧方入路切除椎体肿瘤需具备侧方入路椎间融合术(direct lateral interbody fusion,DLIF)手术经验,临床研究已证明其有效性。该术式采用俯卧位,需注意透视方向,以便术中观察受累节段的正侧位片。在受累椎体的肋骨上做一个小斜形切口,进入肋骨间的胸膜腔。对于椎体切除,需充分显露,可以切除一段肋骨并保留下来用于植骨。如果从骨膜下剥离肋骨,可以在不侵犯胸膜的情况下进入胸膜后间隙,并钝性分离椎体和胸膜。可直接观察到椎体外侧、椎弓根、相邻椎间盘以及夹闭的节段性血管等结构。然后将自动牵开器固定到手术床上,确定撑开角度后进行锁定,以便清晰地显露出病变椎体及其相邻

椎间隙。此入路可行椎体切除、脊柱重建和侧方钢板固定。如肿瘤位于硬膜内,还可切开硬膜以切除硬膜内的肿瘤,并直接用缝线和纤维蛋白胶进行修补[56]。

椎体成形术和后凸成形术

对于预后不良的晚期患者,或预后较好且对放化疗敏感,但存在骨缺损的患者,无论是否行切除椎板,均可接受骨水泥强化。

部分患者需要进行椎体强化术来维持脊柱稳定性,同时通过药物治疗来根治肿瘤。不需要其他手术治疗即可获得满意的治疗效果。孤立性浆细胞瘤或多发性骨髓瘤患者常出现多发性病理骨折,经皮椎体后凸成形术可以提供有效支撑,而药物治疗可以控制疾病进展[57]。对于椎体破坏严重,尤其是不能耐受多节段脊柱稳定性重建和固定的患者,行肋骨横突切除术联合注射骨水泥椎体强化术即可获得良好的治疗效果。切除椎板后,术者可以直接观察到骨水泥是否渗漏到椎管,如果未见骨水泥侵袭到肿胀的肿瘤组织,说明边缘安全。因此,骨水泥能够稳定骨折和塌陷的椎体,并防止进行性后凸。

结论

在脊柱转移瘤中,手术的目标是恢复或维持神经功能和减少疼痛,从而改善患者生活质量,延长患者生存期。视频辅助和图像引导下的后外侧入路手术技术有如下特点:缓解临床症状,缩短住院周期,减

少ICU观察时间，改善神经功能和重建脊柱稳定性，因此该技术有希望替代开放的联合入路手术。新技术并不会改变全身性疾病的预后，随着药物治疗和放疗技术的不断进步，这一问题正逐步解决。但是联合应用新型微创手术技术和放疗技术，如立体定向放射治疗，能够为无法耐受传统手术的晚期患者提供良好的局部控制。在胸椎转移瘤患者中，制定合理的治疗方案和选择可行的手术方案对于保护神经组织、恢复神经功能、控制患者疼痛至关重要。

参考文献

[1] Fidler MW. Anterior decompression and stabilization of metastatic spinal fractures. J Bone Joint Surg. 1986; 68B(1): 83-90.

[2] Gilbert RW, Kim JH, Posner JB. Epidural spinal cord compression from metastatic tumor: diagnosis and treatment. Ann Neurol. 1978; 3(1): 40-51.

[3] Hall AJ, MacKay NNS. The results of laminectomy for compression of the cord or cauda equina by extradural malignant tumor. J Bone Joint Surg. 1973; 55B(3): 497-505.

[4] Harrington KD. Anterior decompression and stabilization of the spine as a treatment for vertebral collapse and spinal cord compression from metastatic malignancy. Clin Orthop Relat Res. 1988; 233: 177-197.

[5] Kostuik JP, Errico TJ, Gleason TF, et al. Spinal stabilization of vertebral column tumors. Spine. 1988; 13(3): 250-256.

[6] Kostuik JP. Anterior spinal cord decompression for lesions of the thoracic and lumbar spine, techniques, new methods of internal fixation, results. Spine. 1983; 8(5): 512-531.

[7] Manabe S, Tateishi A, Abe M, et al. Surgical treatment of metastatic tumors of the spine. Spine. 1989; 14(1): 41-47.

[8] McLain RF, Weinstein JN. Tumors of the spine. Semin Spine Surg. 1990; 2: 157-180.

[9] Nather A, Bose K. The results of decompression of cord or cauda equina compression from metastatic extradural tumors. Clin Orthop. 1982; 169: 103-108.

[10] Sherman RMP, Waddell JP. Laminectomy for metastatic epidural spinal cord tumors. Clin Orthop. 1986; 207: 55-63.

[11] Siegal T, Tiqva P, Siegal T. Vertebral body resection for epidural compression by malignant tumors. J Bone Joint Surg. 1985; 67A(3): 375-382.

[12] Sundaresan N, Galicich JH, Lane JM, et al. Treatment of neoplastic epidural cord compression by vertebral body resection and stabilization. J Neurosurg. 1985; 63: 676-684.

[13] White WA, Patterson RH, Bergland RM. Role of surgery in the treatment of spinal cord compression by metastatic neoplasm. Cancer. 1971; 27(3): 558-561.

[14] Wright RL. Malignant tumors in the spinal extradural space: results of surgical treatment. Ann Surg. 1963; 157(2): 227-231.

[15] Bridwell KH, Jenny AB, Saul T, et al. Posterior segmental spinal instrumentation (PSSI) with posterolateral decompression and debulking for metastatic thoracic and lumbar spinal disease. Spine. 1988; 13: 1383-1394.

[16] Lemons VR, Wagner FC Jr, Montesano PX. Management of thoracolumbar fractures with accompanying neurological injury. Neurosurgery. 1992; 30: 667-671.

[17] Weinstein JN, McLain RF. Tumors of the spine. In: Rothman RH, Simeone FA, editors. The spine. 3rd ed. Philadelphia: WB Saunders Company; 1992. p. 1279-1318.

[18] Weinstein JN, McLain RF. Primary tumors of the spine. Spine. 1987; 12(9): 843-851.

[19] Jackson RJ, Gokaslan ZL, Loh SC. Metastatic renal cell carcinoma of the spine: surgical treatment and results. J Neurosurg. 2001; 94(1 Suppl): 18-24.

[20] Sundaresan N, Rothman A, Manhart K, et al. Surgery for solitary metastases of the spine: rationale and results of treatment. Spine. 2002; 27(16): 1802-1806.

[21] Shives TC, McLeod RA, Unni KK, et al. Chondrosarcoma of the spine. J Bone Joint Surg. 1989; 71(A): 1158-1165.

[22] McAfee PC, Bohlman HH, Ducker T, et al. Failure of stabilization of the spine with methylmethacrylate. J Bone Joint Surg. 1986; 68(8): 1145-1157.

[23] Lewandrowski K, Togawa D, Bauer TW, et al. The role of vertebral biopsy in selected patients with known malignancy. J Bone Joint Surg. 2005; 87A: 1348-1353.

[24] McLain RF. Endoscopically assisted decompression

for metastatic thoracic neoplasms. Spine. 1998; 23(10): 1130-1135.
[25] McLain RF, Lieberman IH. Endoscopic approaches to metastatic thoracic disease. Spine. 2000; 25(14): 1855-1858.
[26] Talac R, McLain RF. Biopsy principles and techniques for spinal tumors. Semin Spine Surg. 2009; 21: 70-75.
[27] DeWald RL, Bridwell KH, Prodromas C, et al. Reconstructive spinal surgery as palliation for metastatic malignancies of the spine. Spine. 1985; 10(1): 21-26.
[28] Martin NS, Williamson J. The role of surgery in the treatment of malignant tumours of the spine. J Bone Joint Surg. 1970; 52B(2): 227-237.
[29] Findlay GFG. The role of vertebral body collapse in the management of malignant spinal cord compression. J Neurol Neurosurg Psychiatry. 1987; 50: 151-154.
[30] Laufer I, Iorgulescu JB, Chapman T, et al. Local disease control for spinal metastases following "separation surgery" and adjuvant hypofractionated or high-dose single-fraction stereotactic radiosurgery: outcome analysis in 186 patients. J Neurosurg Spine. 2013; 18: 207-214.
[31] Gu Y, Dong J, Jiang X, Wang Y. Minimally invasive pedicle screws fixation and percutaneous vertebroplasty for the surgical treatment of thoracic metastatic tumors with neurologic compression. Spine. 2016; 41(19B): B14-22.
[32] Lau D, Chou D. Posterior thoracic corpectomy with cage reconstruction for metastatic spinal tumors: comparing the mini-open approach to the open approach. J Neurosurg Spine. 2015; 23: 217-227.
[33] Dudeney S, Lieberman IH, Reinhardt MK, et al. Kyphoplasty in the treatment of osteolytic vertebral compression fractures as a result of multiple myeloma. J Clin Oncol. 2002; 20: 2382-2387.
[34] Eleraky M, Papanastassiou I, Setzer M, et al. Balloon kyphoplasty in the treatment of metastatic tumors of the upper thoracic spine. J Neurosurg Spine. 2011; 14: 372-376.
[35] Moulding HD, Elder JB, Lis E, et al. Local disease control after decompressive surgery and adjuvant high-dose single-fraction radiosurgery for spinal metastases. J Neurosurg Spine. 2010; 13: 87-93.
[36] Wang JC, Boland P, Mitra N, et al. Single-stage posterolateral transpedicular approach for resection of epidural metastatic spine tumors involving the vertebral body with circumferential reconstruction: results in 140 patients. J Neurosurg Spine. 2004; 1: 287-298.

[37] Harel R, Angelov L. Spinal metastases: current treatments and future directions. Eur J Cancer. 2010; 46: 2696-2707.
[38] Angelov L. Stereotactic spine radiosurgery (SRS) for pain and tumor control in patients with spinal metastasis from renal cell carcinoma: a prospective study. Int J Radiat Oncol Biol Phys. 2009; 75(3): S112-113.
[39] Bilsky MH, Shannon FJ, Sheppard S, et al. Diagnosis and management of a metastatic tumor in the Atlantoaxial spine. Spine. 2002; 27(10): 1062-1069.
[40] Gokaslan ZL, York JE, Walsh GL, et al. Transthoracic vertebrectomy for metastatic spinal tumors. J Neurosurg. 1998; 89(4): 599-609.
[41] Bilsky MH, Boland P, Lis E, et al. Single-stage posterolateral trans-pedicle approach for spondylectomy, epidural decompression, and circumferential fusion of spinal metastases. Spine. 2000; 25(17): 2240-2250.
[42] Stener B. Total spondylectomy in chondrosarcoma arising from the seventh thoracic vertebra. J Bone Joint Surg. 1971; 53B(2): 288-295.
[43] Fourney DR, Abi-Said D, Rhines LD, et al. Simultaneous anterior-posterior approach to the thoracic and lumbar spine for the radical resection of tumors followed by reconstruction and stabilization. J Neurosurg. 2001; 94(2 Suppl): 232-244.
[44] Heary RF, Vaccaro AR, Benevenia J, et al. En bloc vertebrectomy in the mobile lumbar spine. Surg Neurol. 1998; 50(6): 548-556.
[45] Krepler P, Windhager R, Bretschneider W, et al. Total vertebrectomy for primary malignant tumours of the spine. J Bone Joint Surg. 2002; 84(B): 712-715.
[46] Tomita K, Kawahara N, Baba H, et al. Total en bloc spondylectomy: a new surgical technique for primary malignant vertebral tumors. Spine. 1997; 22(3): 324-333.
[47] Kim M, Nolan P, Finkelstein JA. Evaluation of the 11th rib extrapleural-retroperitoneal approach to the thoracolumbar junction. Technical note. J Neurosurg. 2000; 93(1 Suppl): 168-174.
[48] Fourney DR, Abi-Said D, Lang FF, et al. Use of pedicle screw fixation in the management of malignant spinal disease: experience in 100 consecutive procedures. J Neurosurg. 2001; 94(1 Suppl): 25-37.
[49] McLain RF, Sparling E, Benson DR. Failure of short segment pedicle instrumentation in thoracolumbar fractures: complications of Cotrel-Dubousset instrumentation. J Bone Joint Surg. 1993; 75(2): 162-167.
[50] Jang JS, Lee SH, Rhee CH, et al. Polymethylmethacrylate-

[51] Miller DJ, Lang FF, Walsh GL, et al. Coaxial doublelumen methylmethacrylate reconstruction in the anterior cervical and upper thoracic spine after tumor resection. J Neurosurg. 2000; 93(2 Suppl): 181–190.

[52] Akamaru T, Kawahara N, Tsuchiya H, et al. Healing of autologous bone in a titanium mesh cage used in anterior column reconstruction after total spondylectomy. Spine. 2002; 27(13): E329–333.

[53] Munting E, Faundez A, Manche E. Vertebral reconstruction with cortical allograft: long-term evaluation. Eur Spine J. 2001; 10(Suppl 2): S153–157.

[54] Hall DJ, Webb JK. Anterior plate fixation in spine tumor surgery. Indications, technique, and results. Spine. 1991; 16: 580–583.

[55] Boriani S, Biagini R, Bandiera S, et al. Reconstruction of the anterior column of the thoracic and lumbar spine with a carbon fiber stackable cage system. Orthopedics. 2002; 25(1): 37–42.

[56] Uribe JS, Dakwar E, Le TVL, et al. Minimally invasive surgery treatment for thoracic spine tumor removal. Spine. 2010; 35: S347–354.

[57] McLain RF, Weinstein JN. Solitary plasmacytomas of the spine: a review of 84 cases. J Spinal Disord. 1989; 2(2): 69–74

augmented screw fixation for stabilization in metastatic spinal tumors. Technical note. J Neurosurg. 2002; 96(1 Suppl): 131–134.

14 胸腰段转移瘤

查尔斯·A.霍根,罗伯特·F.麦克莱恩

引言

胸腰段独特的解剖学和生物力学特征给脊柱转移瘤的治疗造成了一定难度。

一、在生理学方面,由于Batson静脉丛的血供特点,使得一些脊柱肿瘤好发于此。

二、在解剖学方面,需考虑如下几方面因素[1]:① T10～T12介于脊柱后凸和前凸交界处,手术时需考虑从活动度较大的腰椎过渡到活动度较小胸椎;② 脊髓圆锥从脊髓神经向马尾神经过渡;③ 肋椎关节的肋头阻挡了直接进行前路的手术路径;④ 实体器官(如肝、肾)以及大血管和前根动脉的位置*;⑤ 膈肌。

三、在生物力学方面,从胸椎到腰椎,脊柱应力也随之变化,从呈冠状位分布的胸椎关节突(加之肋骨胸廓固定)到呈矢状位分布的腰椎关节突(伴有过屈、过伸、侧屈和旋转),这增加了机械应力负荷,增大了应力性结构损伤的可能性。

在处理胸腰段肿瘤时,经前外侧或外侧入路可到达腹侧硬膜外脊髓压迫的肿瘤,从而切除病椎,并通过前柱支撑重建脊柱稳定性。在成熟、有效的传统开放手术基础上,不断进步的手术技术也衍生出更多的微创技术。

前外侧入路技术

前外侧手术入路包括:

1. 经胸或胸膜后开胸入路(膈肌上方操作)或侧卧位开放性腹膜后入路(膈肌下方操作)。

2. 经开放性胸腹联合入路,能到达横膈上方和下方的胸腰段外侧区域(膈肌以下的腹膜后和膈肌以上的胸腔内)。

3. 腹膜外侧入路是将壁层胸膜沿膈肌和胸壁向上分离,从而将腹膜后间隙与胸膜后间隙连通,并非在基底部切开膈肌,由此可实现胸膜后手术。

4. 可用传统短节段手术的切口和显露方式减少开放手术的创伤。

5. 对于只需前方椎体切除或重建的节段,可使用专用牵开器、光源配合内镜系统

---

* 前根动脉是脊髓重要的血供来源。

进行微创治疗。

前外侧入路的手术难点

胸腰段外侧入路高于腰椎神经根水平，此时神经根损伤风险较低，但经直接外侧（direct lateral，DLIF）或极外侧（extreme lateral，XLIF）入路治疗下腰椎病变时，神经根损伤风险较高[2]。当肿瘤侵占椎管和脊髓神经时，虽然在T11～T12节段离断神经根比L2及L2以下离断神经根的并发症更少，但是肿瘤在该水平压迫的是脊髓和脊髓圆锥，而并非神经根[3]。

在T10～L2节段进行手术时，膈肌是最复杂的结构[4,5]。膈肌主要由3个肌群（胸骨、肋骨和腰椎）和1个中心腱组成，中心腱又分为右、左、中三叶。膈肌还有3个裂孔：即腔静脉裂孔（右侧，T8）、食管裂孔（中央，T10）和主动脉裂孔（左侧，T12）。其中胸导管和奇静脉也从主动脉裂孔穿行。脊柱毗邻的膈肌附着结构包括内、外侧弓状韧带以及左右膈脚。膈肌边缘与肋骨上方的壁层胸膜相连：膈肌前缘位于第7～8肋骨水平，外缘位于第9～10肋骨水平，后缘位于第11～12肋骨水平。膈肌外侧脚借腰大肌和腰方肌筋膜增厚形成韧带起点，分别为内、外侧弓状韧带。内、外侧韧带均止于L1横突，这是术中辨别L1解剖位置的重要标志[3,6]。在前外侧入路手术中，显露L1横突尖上的弓状韧带能够松解膈肌的中心腱，并且该入路能够到达L1椎体侧方。因此，通过胸腔外或腹腔外入路能松解横膈（例如手术可在腹膜后和胸膜后间隙以及腰方肌和腰大肌前方完成）。

膈肌中心腱通过左右两膈脚固定在脊柱上。右膈脚较宽，附着在L1～L3上，沿着主动脉裂孔（T12）向头侧走行，并绕过食管裂孔（T10）向尾侧走行，在食管裂孔和主动脉裂孔（T10和T12）之间汇合。左膈脚附着在L1～L2上，穿过主动脉裂孔（T12）时向主动脉头侧走行，然后绕过食管裂孔（T10），并与中心腱汇合。手术中，这些结构与纤维环和前纵韧带融合，常被误判为增厚的结缔组织。

卡瓦哈拉和富田等人在En-bloc手术中发现，由于膈脚附着于脊柱骨膜和前纵韧带并发生融合，大血管在T1～T12水平容易游离，而在L1～L2水平游离困难。此外，L1和L2动、静脉相伴走行于膈脚内侧面和椎体之间[4]。

最后，止血是所有脊柱转移瘤手术都需考虑的问题，尤其是胸腰段肿瘤引起的高度血管化，不仅正常的血管难以定位和止血，而且在肾细胞癌、黑色素瘤或甲状腺癌患者中，丰富的新生血管增加了手术难度。因此术前需要进行血管造影和栓塞。

手术适应证

开放手术可以完成En-bloc，但需关注术中止血情况。病灶内入路可采用微创手术技术进行良好的止血，前提是局部病灶经放疗或药物治疗得到有效控制。侧方入路椎体次全切适用于前柱病变，伴或不伴有单侧椎弓根受累，且预期生存期较长或身体状况能够耐受手术的患者。脊柱不稳和硬膜外脊髓受压引起进行性神经功能障碍的患者,可通过手术减压改善或维持神经功能。脊柱重建可通过一期前路完成,也可二期联合后路内固定术完成[7]。

对于放疗敏感的肿瘤患者,采用微创技术切除神经根和脊髓周围的肿瘤组织,再联合立体定向放射治疗,可获得更好的治疗效果。然而,对于放疗不敏感且存在脊柱不稳的患者,则需切除病椎、重建前柱稳定性。

手术入路：定位

对于胸腰椎交界处的肿瘤,综合术前X线与MRI、CT以确定手术节段,确保术中能通过透视定位病灶部位(最远端的肋骨或压缩的骨折的椎体)。或者术中采用侧位透视,从骶骨开始向头侧计数。无论哪种方法,准确地定位手术节段对于显露和微创手术都非常重要。术前对椎弓根进行标记,有助于实施血管造影或术前栓塞。

高质量的侧位片是实施许多微创手术操作的基础,必须保证椎弓根与地面垂直。手术器械垂直于水平面操作,有助于避免损伤前方血管和后方脊髓或神经根。患者取侧卧位,在透视下用金属棒定位目标椎体的上下终板以及前后缘,并在体表进行标记。触诊患者的肋骨并体表标记。然后根据手术目标画出切口。对于开放手术,在上述小切口基础之上向前延伸至腹部,向后延伸至背部(图14-1)。

在设计手术切口时,需要考虑的因素包括：椎体切除节段,是选择植入螺钉和

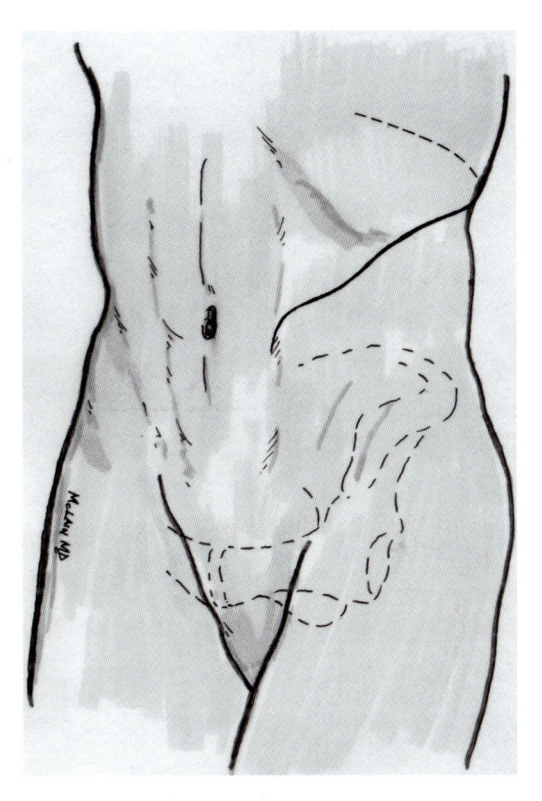

图14-1 胸腰段手术切口。切口从后面的肋横关节开始,向前至腹直肌鞘处转向远端。对于小切口显露,切口起自腋中线即可。

侧向钢板,还是选择单纯椎体切除和前柱支撑,此外还要考虑切口应选择在胸腔外近端还是经胸腔。对于小切口单节段椎体切除术,采用腋中线向腹侧走行的横切口即可。对于多节段椎体切除术,沿肋骨走行采用较长的斜行切口(从头侧后方到尾侧前方)。

手术切口的规划

在传统开放性胸椎和胸腰段手术中,通过切除病变上方的两根肋骨以获得良好的手术视野,但这并不适用于小切口开放

手术。患者取标准的侧卧位，切除肋骨，建立手术通道[8,9]。在小切口开放手术和微创手术中，于目标椎间盘和椎体水平采用专用的牵开器将术区软组织向下牵开，形成手术通道。如果单纯行椎体切除并植入钛笼，显露椎体上下椎间盘之间的区域即可。若切除椎体后采用螺钉和侧方钢板进行固定，由于病椎上方椎体有膈肌附着或位于膈肌以上，在病椎上方横向植入螺钉比在病椎下方更困难。

经典的经胸腹前外侧入路到胸腰交界处（经胸、腹膜后）需要切除第9或第10肋[9]。这能提供良好的手术视野，但需要进入胸腔并放置入胸导管。胸膜后的腹膜外入路，出现脑脊液漏时可以避免硬膜-胸膜瘘，无须放置胸导管，也减少了胸膜粘连、积液、肺不张、肺炎和气胸的发生率[10,11]。然而，有胸膜粘连或壁层胸膜缺损的患者需要留置胸导管。一般来说，切除一根肋骨便可获得足够操作空间置入手术工具和完成椎体切除。相邻节段的手术技术包括对上方肋骨进行截骨，沿皮质骨周围进行游离，以充分显露，节段性切除另一根肋骨，或扩大切口向后切除更多肋骨。如果必须进入相邻椎间盘间隙，可向远端肋骨进行截骨并向远端牵拉，或进行在近端或远端做第二个肋骨切口，以进入相邻椎间隙。第二个肋骨切口也有利于脊柱前路置入钉棒等内固定物。如需第二个肋骨切口，只需在准备做切口的肋骨床头端或尾端2~3个节段处沿原切口向远端或近端牵拉皮肤。第二个骨膜切口通过肋骨床，但不断肋骨。

开放性胸腹联合入路（腹膜后、胸腔内）

大多数脊柱外科医生在进入胸腰段时采用开放性胸腹入路。在肋骨正上方设计手术切口，以便显露受累椎体。胸腹联合入路通常需要断第9、10或11肋，来建立T11~L2的手术入路。在肋骨后方做曲线切口，与肋骨走行方向一致；沿肋骨向前延伸，穿过肋骨软骨交界处；切口向腹直肌鞘倾斜或更加垂直延伸，远端朝向髂前上棘（anterior superior iliac spine, ASIS）。如果需要显露L3，则弧形切口在远端应更长。如果单纯行L1椎体次全切除无须钢板固定情况下，则无须延长切口。经肋骨中上部进入背阔肌和后锯肌，可以避免损伤沿肋骨下方走行的神经血管束。将肋骨向后方沿骨膜下剥离至肋横关节，并向前剥离至肋软骨交界处（AO或科布剥离器）。笔者喜欢用大而直的刮刀和弯刮刀显露肋骨周围，然后用杜瓦杨骨膜剥离器沿着肋骨深面进行剥离。将肋骨尖从肋骨-软骨交界处分离出来；这个小的软骨性标志物将是随后逐层缝合时的连接点。一般情况下，切除肋骨的切口尽可能偏后，以便肋骨切割器通过，到达后方的肋角。

胸腔内部分

近端，胸内筋膜位于肋骨骨膜深处，与壁层胸膜紧密贴合。做与脊柱垂直的切口，穿过胸内筋膜和肋骨骨膜即可以显露脊柱侧方。在头侧，可见肺组织，用深而宽的牵开器和湿润纱垫将其牵开。在尾侧，可见膈肌圆顶。

腹膜后部分

在第10肋软骨远端显露腹部结构，其中腹膜后脂肪是进入腹膜后间隙的重要标志。使用Kelly钳和电刀沿切口逐层显露腹部肌肉。腹横筋膜和肋软骨尖交界处是非常重要的解剖部位，此处是腹肌、腹膜后间隙和膈肌的交汇点。由此可到达腹膜外脂肪，并用湿纱布（或手指）钝性分离腹膜后壁与腹膜后间隙。在肋膈角处将附着的膈肌做1～2 cm切口（关创前缝合切口）。采用标签缝线将游离的腹部肌肉和膈肌切缘逐层固定，并交替使用黑色和绿色的缝线进行区别标记以便于缝合时逐层对合；然后紧贴腹膜后壁显露腰大肌和腰方肌的肌肉起点，并用手指沿着腰部肌肉向前钝性分离至椎体侧方。输尿管通常被腹膜后脂肪包裹，向下走行，需注意的是，在腹膜后入路翻修手术中输尿管可能出现瘢痕粘连。临床医生可考虑请泌尿科会诊放置输尿管支架以便术中辨别输尿管。但要避免进入腰大肌后方间隙——又称无人区——此处并非通向椎体，而是横突和椎间孔，盲目进入可造成神经根损伤。同时要保护腰大肌上方的生殖股神经（图14-2）。

布克沃尔特或奥姆尼撑开器对手术帮助很大。在手术节段放置一个"C"形牵开器，撑开腰大肌和内脏器官，有利于术者在切口深部灵活操作。牵开器放置在上腹部易损伤脾脏和肋骨，因此，可采用湿纱布包裹牵开器叶片，以免因长时间牵拉和压迫造成皮肤边缘和神经血管束损伤。

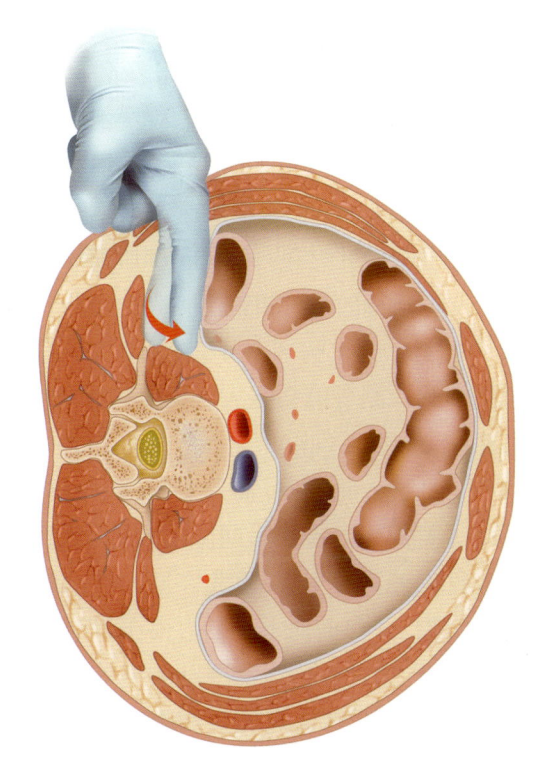

图14-2 前路手术。用手指分离到腰大肌表面，然后钝性地于腰大肌上表面滑动分离至椎体侧面。将前纵韧带和主动脉和下腔静脉进行钝性分离，切记分离、结扎节段性血管后，才能移动血管

腹腔外入路手术

腹腔外入路是真正意义上的前入路手术，术中对膈肌的破坏较小，能够降低经胸腔手术中常见并发症的发生率，如植骨块移位至胸膜内以及胸膜粘连等。

腹腔外入路手术与其他手术相似，都需要遵循以下基本原则：术前仔细评估患者病情，掌握脊柱解剖知识，熟知手术相关并发症和危险因素以及细致的手术技术[10,12]。

改良的胸腹联合入路手术包括胸膜后和腹膜后两个手术区域，并通过游离胸

壁上的膈肌来连通两个手术区域。膈肌沿胸骨向下走行并向四周扩展，附着在L1横突上。大部分膈肌与肋间肌和腹内斜肌汇合，每个汇合点向四周扩展。肋骨围绕胸廓先向内下走行，表明膈肌后缘与椎体相连，而膈肌外侧缘与肋骨相连，膈肌前缘与前方向上走行的肋骨相连。膈肌均在肋骨水平之上。由于解剖差异，在T12水平行直接外侧入路可能会进入胸膜后间隙，也可能进入腹膜后间隙[3]。腹腔外入路的目的并不是进入胸腔内，而是要找到上方胸膜后间隙和下方腹膜后间隙之间的平面。这个目标较容易实现，首先在后方显露胸膜后间隙，并向前向下延伸。由于膈肌与肋骨连接，因此在前方需要从胸壁外侧游离膈肌[13]。纤维炎症增生和胸膜浸润都会影响肿瘤的切除，因此术前应仔细评估MRI，明确是否存在椎管外肿瘤。

通过第10肋骨床打开胸腔，切口穿过肋软骨交界处，然后斜穿腹壁，转向腹直肌鞘侧缘。分离胸壁内侧的壁层胸膜，和肋骨软骨交界处的肋骨，纵向切开肋骨软骨，进入腹腔。将腹外斜肌沿肌纤维走行方向切开，然后用电刀将腹内斜肌切开。在直肠鞘进入腹横肌筋膜的周围是最薄的部位。确认腹横筋膜、外腹筋膜与壁腹膜间隙后，用电刀切开筋膜，沿腹壁钝性分离。如果腹膜后有瘢痕，术者需用电刀前必须提前检查位于腰大肌前方输尿管的位置。

通过腹膜后和胸膜外间隙向近端和远端分离，找到膈肌附着点和胸壁。此时可钝性分离胸壁上的膈肌，并向后分离至膈脚上。将湿盐水纱布置于胸膜和腹膜表面，然后用扇形牵开器将肺、膈肌和腹膜内容物牵开，使其远离脊柱。如上方法可通过单切口实现从腰段到中胸段的显露（图14-3）。

完成手术后，胸膜和腹膜组织回纳到正常位置。膈肌并不是直接重新连接胸壁上，而是通过腹膜和胸膜组织的黏附使其

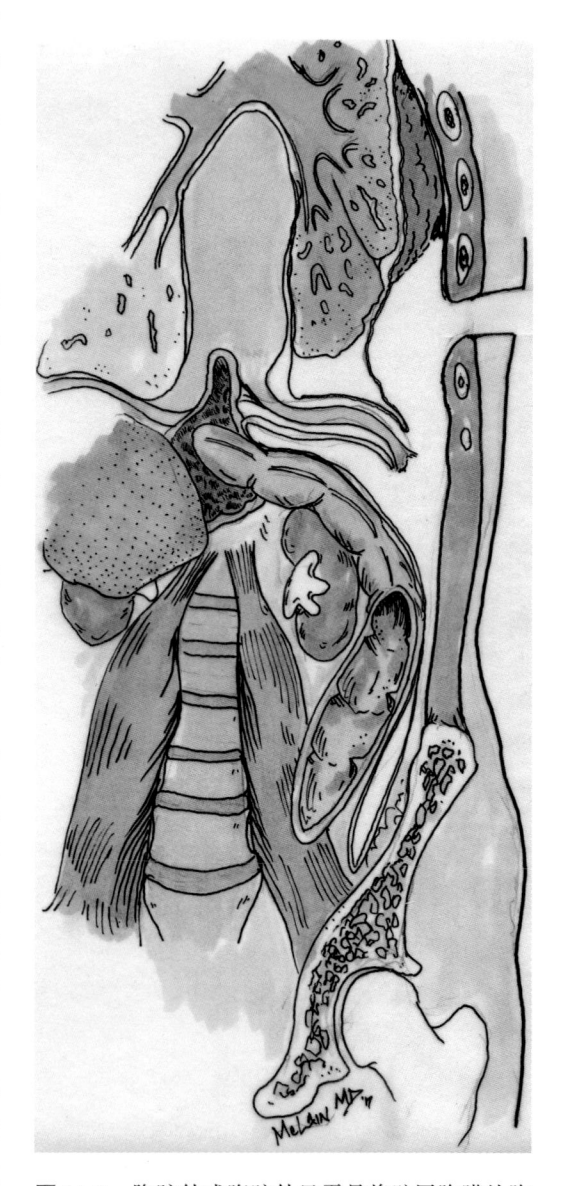

图14-3 胸腔外或腹腔外显露是将壁层胸膜从胸壁掀起，经过膈肌后到达腹腔的腹膜后

重新贴近胸壁。

胸导管置入术

必要时,在手术切口上方的1～2个间隙,于腋前线和腋中线之间放置一根胸导管。触诊肩峰或髂前上棘,以此判断胸壁的前后位置。于下肋上缘穿刺皮肤和筋膜,以避免损伤肋下神经血管束。分离肋间肌,用Kelly钳刺穿胸膜。通常使用24～32F的胸导管,采用Kelly钳将胸导管前端置入胸腔,置于肺后上方。将胸导管固定在皮肤上,并用油纱布覆盖。如果发现或怀疑胸膜破裂,可用胸腔闭式引流。第二天早上进行胸片检查。若术中怀疑存在胸膜破裂,可用生理盐水灌注胸腔并做Valsalva动作:出现气泡表明胸膜破裂,应考虑放置胸导管,特别是在胸膜破裂无法修复的情况下。

红色橡胶导管技术在胸膜后部排气中的应用

我们建议在以下情况放置胸导管,比如已明确采用经胸入路手术(经胸外侧切开、胸腹入路),以及意外损伤胸膜时(经胸膜后进行胸椎椎体次全切和胸腔外入路)。如果术中修复破裂的胸膜,可向胸腔内注入生理盐水,并采用Valsalva试验进行验证,若未出现气泡,则说明胸膜修复成功,可考虑留置一枚引流管。术中需决策是否需要放置胸导管。对于壁层胸膜损伤风险较低的病例,可考虑在胸膜后留置负压引流管。对于在关创前能排空胸膜后气体的病例,则无须放置引流。在胸内筋膜和壁层胸膜之间放置一个红色橡胶导管。从筋膜两端向导管所在位置进行缝合。外部尖端置于生理盐水中,麻醉师给予患者Valsalva动作,在空气被排空的同时移除导管并缝合最后一针。

小切口侧方入路椎体切除术

胸腰段小切口(或微小切口)入路手术可以精准地进入目标区域,最低程度地分离邻近组织和腹壁。小切口手术使用了传统开放手术切口的一部分(10～15 cm)。切口沿第10肋或第11肋的近端肋角斜行延伸到肋骨远端。与开放手术入路相同,骨膜下分离肋骨,在近端肋角处切开肋骨,在远端分离肋软骨。对于传统的腔内入路,进入胸膜腔是在膈肌上方,而进入腹膜后间隙则是在膈肌下方[14]。将膈肌从侧方分离后,可放置自锁式肋骨牵开器,以显露T11～T12椎间盘,向下可至L1椎体(图14-4)。

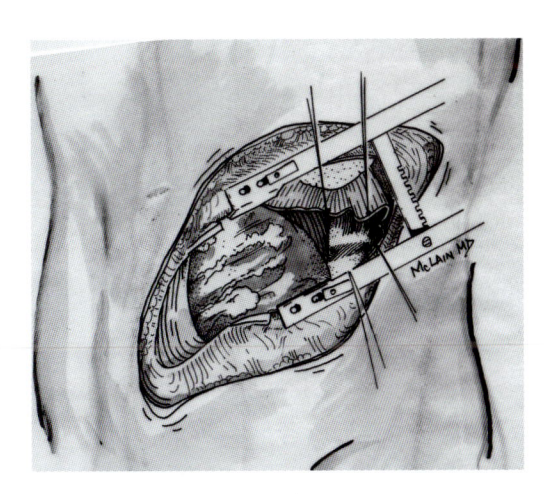

图14-4 小切口开放手术采用T10肋骨中段切除进入膈肌上下腔,分离膈肌后可行椎体次全切除和钢板固定

患者取右侧卧位，采用小切口次全切除T12椎体，对硬膜前方进行减压，并在T11～L1间隙内植入可调节高度的钛笼。

手术入路

对于小切口侧方入路T12椎体次全切除术，患者应取完全右侧卧位，术前透视后体表标记T11、T12和L1椎体的位置（T11～T12和T12～L1椎间盘），并设计手术切口。沿肋骨做斜行切口，切口需覆盖在手术节段，通常第10肋侧缘下方对应T12椎体。骨膜下分离显露肋骨，于切口前后游离软组织。在保护神经血管束的前提下，切除肋骨，并防止肋骨断端形成锋利的锯齿状的边缘，否则术中用手指进行钝性分离时十分危险。确保肋骨断端足够靠后，这样有利于获得广阔的手术操作空间，去除骨刺并用骨蜡止血。虽然最终牵开器只扩大几英寸（1英寸=2.54厘米），并根据工作位置调整深度，但充分的肋骨切除和软组织松解使得手术通道张力更小，有利于牵开器顺利置入。

腔外入路很实用。仔细切开肋骨床的骨膜，在骨膜和松散粘连的壁层胸膜之间进行钝性分离[12]。确定胸内筋膜和壁层胸膜之间的平面，然后向头侧和尾侧用手指和湿纱布进行钝性分离。小心分开该平面，因为有利于保持所有操作均在胸膜后完成，降低经胸腹腔联合入路的风险。置入一个宽的扇形牵开器和生理盐水纱布，将壁层胸膜、脏层胸膜和肺牵向一侧。沿胸廓肋骨向后显露至脊柱侧方（头侧至腰大肌和膈脚水平）。显露壁层胸膜后，更容易识别和分离节段性血管。特别是在小切口手术中，必须先对节段性血管进行仔细结扎，然后再分离。常用方法是在血管分叉的两侧用丝线结扎并用血管夹夹闭。使用锋利的剥离器和电刀将前纵韧带从椎体和椎间盘表面分离。形成间隙后，便可以在椎体和前纵韧带之间置入牵开器（如有韧性的反弯牵开器），以便在椎体切除时保护大血管（图14-5a～c）。从而完成椎体次全切除术和进行脊柱稳定性重建。

微创手术

牵开器和成像技术的进步改善了术野可视化程度，经微创手术入路的仅几厘米切口即可进入腰椎和胸腰椎病灶部位，并完成安全有效的肿瘤切除。需特别注意，体位可直接影响手术成败。

定位

患者侧卧于可头尾倾斜和左右倾斜的手术床上。将患者尽量置于手术床的头侧，可以避免术中拍X线正位片时手术床底座遮挡C型臂，有利于顺利完成胸腰段的X线透视。腋卷可防止臂丛神经和肩关节出现问题。前臂置于臂架或枕头上，肘部、肩部自然体位置于衬垫上，确认上肢位于透视路径的头侧，避免遮挡。在整个定位过程中，颈部自然体位置于脊柱中线，并且麻醉师全程关注颈部情况（图14-6）。

患者侧卧位，髋部和大腿稍向下倾斜，以保持患者脊柱位于同一水平面（图14-6）。屈髋屈膝，两腿之间用枕头支撑，防止压疮。

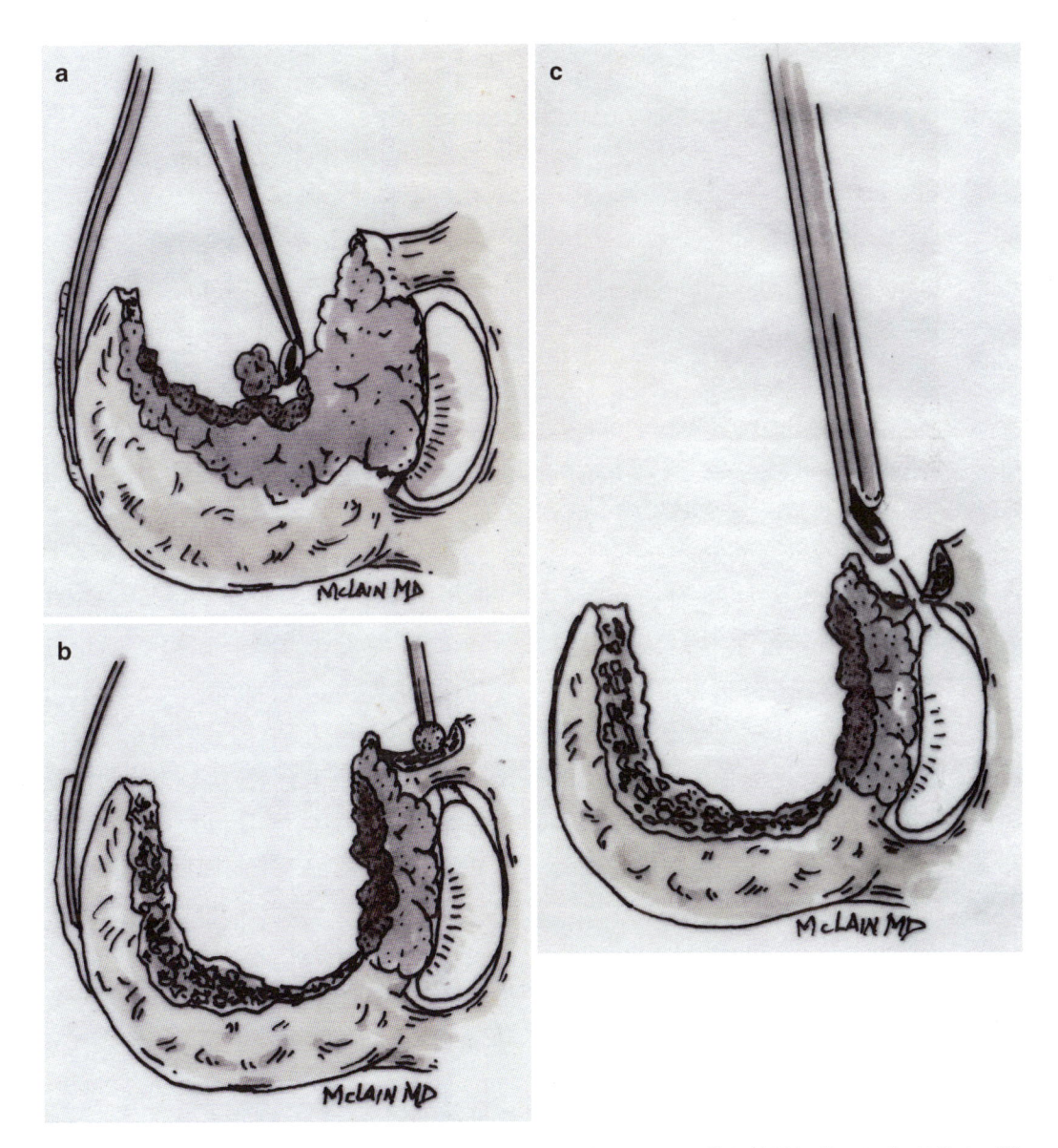

图14-5 （a）通过小切口或开放手术完成椎体次全切除术时，显露椎体的前纵韧带，用可调整的牵开器保护大血管，再显露肿瘤覆盖的椎体侧缘。使用咬骨钳和刮匙可以减灭肿瘤并去除椎体中央的松质骨，在椎管腹侧形成空腔。（b）如果脊髓腹侧的肿瘤难以分离，并且脊髓受压时，可以用磨钻磨除左侧椎弓根，以便从侧面进入椎管腹侧，避免在受压脊髓的表面进行盲目刮除。（c）使用磨钻将椎弓根磨薄直至其内侧皮质，再用Kerrison咬钳切除椎弓根内侧皮质骨和硬膜之间的组织，以显露未受肿瘤浸润的硬膜囊和神经根，建立侧方入路进行切除肿瘤的手术通道

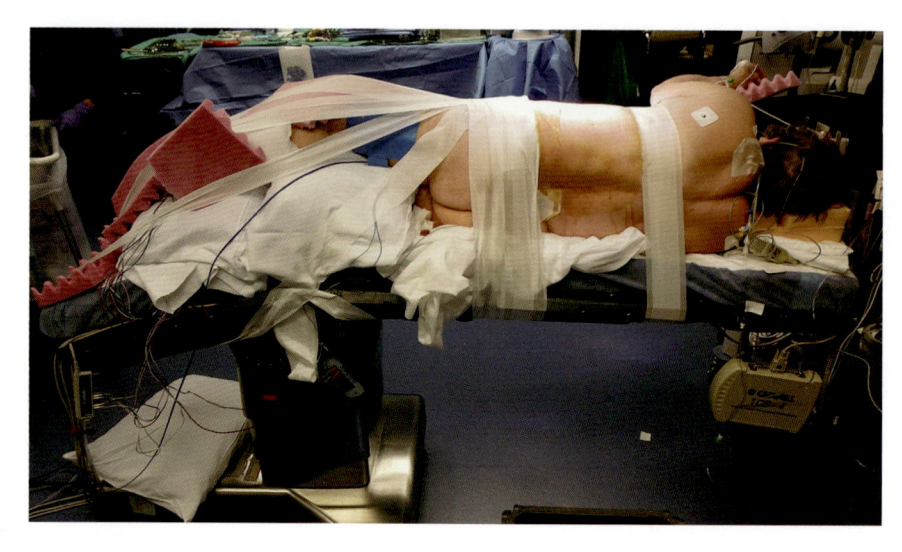

图 14-6　患者取侧卧于手术台上，确保术中可行标准的正侧片透视和经侧方进入侧腹。另外，预留出足够的显露空间，有利于在出现并发症的紧急情况下完成抢救

DLIF技术治疗腰椎中段退行性疾病时需要摆放折刀位以便轻松到达椎体侧方，但不推荐用于脊柱病理性骨折和转移瘤的患者。此外，尽管侧屈位对胸腰段和下胸段手术节段影响很小，但患者长时间保持侧屈位（特别是椎体切除而不是椎间盘切除和融合）可能导致术后屈髋无力以及大腿前侧或前外侧皮肤感觉障碍[15]。

优化透视影像

患者侧卧于手术床，X线透视确保手术节段显示在图像中央。在正位片中，需观察到椎体上1/3的双侧椎弓根对称分布于棘突两侧。在侧位透视中，应观察到椎弓根重叠、上下终板和椎体后缘清晰。获得满意图像后，将患者腰部和髂嵴用胶带固定于手术床，再次透视确认患者体位正确（图14-7）。C形臂位置固定，术者微调手术床的高度和倾斜角度，以获得满意的正侧位片。

注意：将患者固定于手术床，避免躯干与骨盆之间发生旋转非常重要。

腰部以上的固定方法：使用宽胶带环绕胸部固定于手术台上，切口头侧固定胶带的位置需远离手术切口，且不影响胸廓的呼吸运动。腰部以下的固定方法：先将硅胶垫置于大腿、膝盖和外踝下方防止皮肤受压，再用宽胶带从髂嵴向尾侧固定。患者被固定于手术床后，即使手术床轻微倾斜，其位置也不会改变。

牵开器的置入

采用灵活的支架将牵开器固定在手术床上。牵开器通常有3～4个叶片，可根据术中实际需要灵活调整叶片位置（图14-8）。牵开器还包含一个椎间垫片或斯氏针，术中可以将牵开器系统牢固地固定在脊柱深部。同时，术者还能将牵开器向

14 胸腰段转移瘤

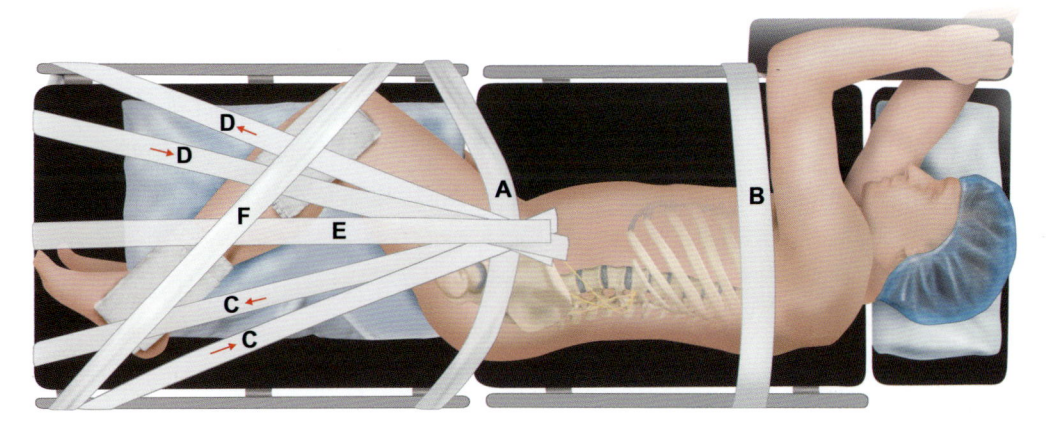

图 14-7 摆放好患者体位后,使用胶带固定下肢和骨盆以及上肢和躯干,以防术中体位变化

前、向后、向头侧或尾侧平移。术者熟练掌握使用技巧后,采用带光源的牵开器植入可调节高度的钛笼也绝非难事[16]。即使是型号最小的微创手术牵开器放置在胸、腰椎交界处,也需要对目标椎体下方的T11～T12的肋骨进行截骨或切除(图14-9)。

对于在DLIF和XLIF治疗脊柱退行性疾病方面经验丰富的外科医生来说,开展微创手术具有一定的优势。但是,对于经验尚浅的医生,采用传统开放手术也可获

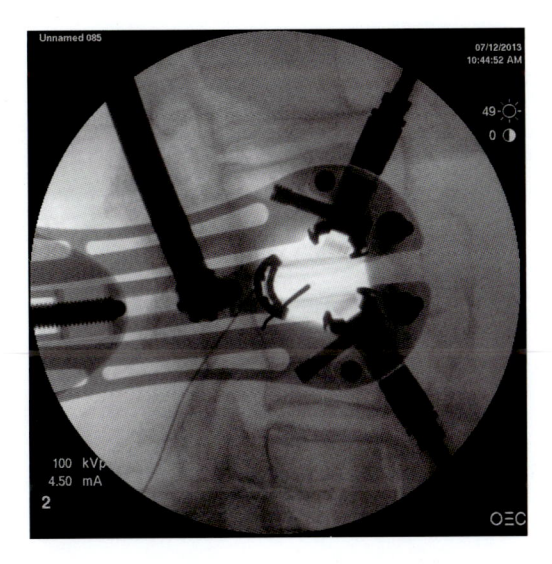

图 14-8 上腰椎侧位片可见置入的牵开器

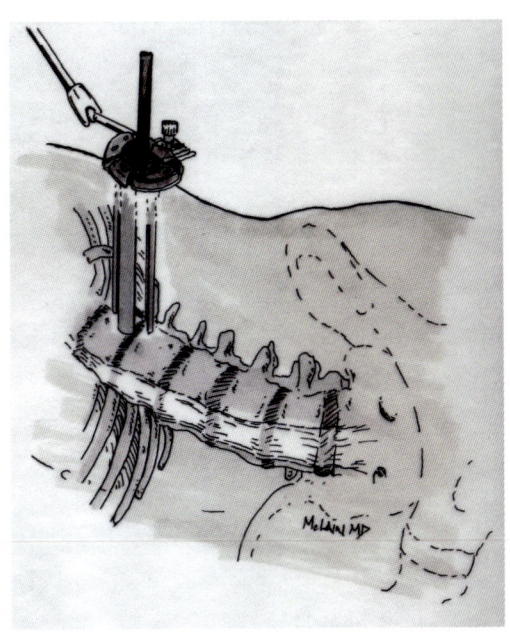

图 14-9 将典型的微创手术牵开器系统置入胸、腰段需切除肋骨并抬高或切除膈肌。术中调节手术床的位置并不会改善透视效果,反而会改变脊柱序列的方向导致置入的钛笼位置不良

得满意的疗效。小切口手术中，骨组织、肿瘤或血管的止血是充满挑战性的。当术中出现并发症时，每个外科医生都应考虑将微创手术立即转为开放手术。

椎体次全切除术和肿瘤切除术

显露T12

明确手术节段后，置入牵开器，保证术野清晰可见椎体头端、尾端，以及前后缘。牵开器能够撑开周围软组织，在理想情况下术者可以观察到T12椎体及相邻椎间盘。首先显露T11～T12椎间盘，然后再显露T12～L1椎间盘。术中可根据需要调整牵开器叶片及固定架角度。若肿瘤侵及椎体，则椎体侧方骨质会变软。使用博威电刀从上位椎间盘向椎体中部对节段血管进行游离和止血。采用直角钳将椎体下方血管分离，并用丝线结扎；血管夹夹闭或双极止血都可能发生再出血。使用彭菲尔德剥离子对椎体后缘进行探查：沿着椎体外侧进行探查，直至椎弓根下方的椎间孔。探查过程中造成的根动脉出血可采用凝血酶-明胶基质、凝血酶浸泡的吸发性明胶海绵以及棉球进行止血。

显露L1

膈肌附着情况详见本章上述内容：左膈脚附着于L1～L3椎体上，内侧弓状韧带（腰大肌上的筋膜）附着于L1的椎体和横突上，外侧弓状韧带（腰方肌上的筋膜）附着于L1横突和第12肋后缘。首先用电刀松解L1横突上的弓状韧带，然后在L1椎体外侧显露出前纵韧带、膈脚以及弓状韧带的交汇点。节段动脉和静脉从膈脚下走行，应仔细鉴别[7]。在邻近节段横向植入斯坦曼钉，穿过椎体到达L1椎弓根，以牵开腰大肌。在进针过程中，将斯坦曼针向前方倾斜，以避免损伤椎管。采用红色橡胶导管套住斯坦曼针另一端，以免损伤内脏器官，并在透视下观察进针深度。向尾侧移动时，需注意走行在腰大肌内的神经根，确保在进针和退针过程中腰大肌被牵拉到后方。

椎间盘切除术

椎间盘切除术参照上述的典型外侧入路间盘切除椎间融合术（T11～T12，T12～L1）。需提前处理终板以进行前柱支撑（植入腓骨骨块、可调节高度的钛笼等）[17]。先切除椎间盘，再切除椎体，可增加椎体切除的安全性，并减少术中出血。

T12椎体次全切除术

在进行椎体次全切除时，部分脊柱外科医生习惯用骨凿在椎体前方标记出计划切除的椎体区域，然后保留一层薄薄的软组织，以保护椎体前侧和对侧皮质骨的完整性。这样就确定了椎体切除范围的头侧、尾侧和前方，椎体与对侧椎弓根相连。用咬骨钳清除剩余软组织和椎体病灶[18,19]。在完全减灭肿瘤和切除骨性病灶之前，骨面出血比较迅速。立即用止血凝血酶和骨蜡止血。在切除椎体前，术者应与麻醉师沟通，因为通常情况下椎体切除过程在整个手术步骤中失血量最多。最后，使用细刮匙和咬骨钳自左向右在脊髓的腹侧清理椎体后缘皮质骨，直到硬膜囊无受压，清晰可见。

直接椎管减压适用于放疗不敏感和椎体压缩性骨折引起脊髓压迫症状的患者。软组织性或溶骨性肿瘤可用彭菲尔德剥离子和吸引器清除，但对于纤维增生性和成骨性肿瘤，需仔细与硬膜进行分离，并在不损伤神经的前提下，将其剥离至椎体次全切的骨缺损处。对于硬化的骨肿瘤组织，可先用磨钻磨薄，然后在残留的肿瘤后方置入一根细长刮匙进行撬拨，将其分块切除到椎体缺损处。然后用刮匙和咬骨钳完成硬膜囊腹侧的清理。

如果难以分辨肿瘤与椎体皮质骨和后纵韧带之间的界限，可在椎弓根与椎体交界处使用磨钻从上往下磨除椎弓根外侧皮质骨。用小号弯刮匙刮除椎弓根内松质骨，再用Kerrison咬钳切除内侧椎弓根的皮质骨，显露出从背侧椎板到椎管基底部的出口根和硬脊膜侧面。此时，可在直视下完成硬膜腹侧减压。

前路重建（伴或不伴前路钉板固定）

手术完成后，用含抗生素的灌洗液进行彻底冲洗。确保硬膜外前间隙充分减压。测量T11～L1终板之间的距离以修剪高度合适的钛笼或自体骨块，并确保植入物能够顺利通过牵开器，植入到椎间隙中。随着患者预期生存期的延长，应实现牢固的椎间融合（需注意对侧填充同种异体骨和假体内填充骨的情况等）。尽管放疗和疾病本身会影响融合率，但经腹入路的椎体次全切除术可以获得充足的自体肋骨用于椎间融合。虽然填充自体骨的钛笼不足以承受自重，但可以显著提高椎间融合率和长期的脊柱稳定性。

如果植入侧方锁定钢板和螺钉，进钉点应选择在椎体上方或下方的后外侧角，横向螺钉需与椎管成10°～20°的角度并与终板平行。如果在椎体切除过程中，调整了手术床的位置，在植入或固定锁定钢板前都应将手术床复位。在切口深处放置一枚小的负压引流器。

后路椎弓根螺钉固定

如果仅植入钛笼，不植入侧方锁定钢板，通常需要行后路椎弓根螺钉固定来加强脊柱稳定性。在脊柱稳定性非常差的情况下，患者可取侧卧位完成后路椎弓根螺钉固定，但常见方法是将患者直接搬运到手术台上完成后路固定。对于T12椎体次全切除术，可在T11～L1行经皮椎弓根螺钉固定以重建脊柱稳定性（T12保留椎弓根一侧置钉），若外科医生仍对脊柱稳定性存有疑虑，则可上下延长固定节段。研究表明，前柱重建联合双侧后路椎弓根螺钉固定在三柱重建中是可靠的[17]。

参考文献

[1] Lazorthes G, Gouaze A, Zadeh J, et al. Arterial vascularization of the spinal cord. J Neurosurg. 1971; 35(3): 253–262.

[2] Uribe J, Arredondo N, Dakwar E, et al. Defining the safe working zones using the minimally invasive lateral retroperitoneal transpsoas approach: an anatomical study. J Neurosurg Spine. 2010; 13(2): 260–266.

[3] Dakwar E, Ahmadian A, Uribe J. The anatomical relationship of the diaphragm to the thoracolumbar junction during the minimally invasive lateral extracolonic (retropleural/retroperitoneal) approach. J Neurosurg Spine. 2012; 16(4): 359−364.

[4] Kawahara N, Tomita K, Baba H, et al. Cadaveric vascular anatomy for total en bloc spondylectomy in malignant vertebral tumors. Spine. 1996; 21(12): 1401−1407.

[5] Maish M. The diaphragm. Surg Clin N Am. 2010; 90(5): 955−968.

[6] Baaj A, Papadimitriou K, Amin A, et al. Surgical anatomy of the diaphragm in the anterolateral approach to the spine. A cadaveric study. J Spin Disord Tech. 2014; 27: 220−223.

[7] McLain RF. Video-assisted spinal cord decompression reduces surgical morbidity and speeds recovery in patients with metastasis. J Surg Oncol. 2005; 91: 212−216.

[8] Walsh G, Gokaslan Z, McCutcheon I, et al. Anterior approaches to the thoracic spine in patients with cancer: indications and results. Ann Thorac Surg. 1997; 64(6): 1611−1618.

[9] Watkins RG. Tenth rib: thoracoabdominal approach. In: Watkins RG, editor. Surgical approaches to the spine. New York: Springer; 1983. p. 83−88.

[10] Moskovich R, Benson D, Zhang Z, Kabins M. Extracoelomic approach to the spine. J Bone Joint Surg. 1993; 75(6): 886−893.

[11] Kinnear W, Kinnear G, Watson L, Webb J, Johnston I. Pulmonary function after spinal surgery for idiopathic scoliosis. Spine. 1992; 17(6): 708−713.

[12] McLain RF. Extracavitary approaches to the thoracolumbar spine. In: Weinstein SL, editor. Pediatric spine surgery. 2nd ed. Philadelphia: Lippincott, Williams and Wilkins; 2000. p. 179−184.

[13] Kim M, Nolan P, Finkelstein J. Evaluation of the 11th rib extrapleural-retroperitoneal approach to the thoracolumbar junction. J Neurosurg Spine. 2000; 93: 168−174.

[14] Zdeblick TA. Anterior thoracolumbar corpectomy and stabilization. In: Bradford DS, Zdeblick TA, editors. The spine: master techniques in orthopaedic surgery. Philadelphia: Lippincott, Williams and Wilkins; 2004. p. 195−207.

[15] Molinares D, Davis T, Fung D, et al. Is the lateral jack-knife position responsible for cases of transient neurapraxia? J Neurosurg Spine. 2016; 24(1): 189−196.

[16] Scheufler K. Technique and clinical results of minimally invasive reconstruction and stabilization of the thoracic and thoracolumbar spine with expandable cages and ventrolateral plate fixation. Neurosurgery. 2007; 61(4): 798−809.

[17] Altaf F, Weber M, Dea N, et al. Evidence-based review and survey of expert opinion of reconstruction of metastatic spine tumors. Spine. 2016; 41: S254−261.

[18] Park M, Deukmedjian A, Uribe J. Minimally invasive anterolateral corpectomy for spinal tumors. Neurosurg Clin N Am. 2014; 25(2): 317−325.

[19] Uribe J, Dakwar E, Le T, et al. Minimally invasive surgery for thoracic spine tumor removal. Spine. 2010; 35(26S): S347−354.

15 胸腰椎前路切除重建术的适应证和技术要点

本杰明·D.埃德,石田涉和让-保尔·沃林斯凯

引言

脊柱转移瘤是当今最常见的脊柱肿瘤[1],常伴有严重的并发症,包括进行性瘫痪、感觉丧失、括约肌功能障碍和严重的轴性疼痛[2,3]。为了改善患者的生活质量和预后,治疗策略需要由多学科共同制定,包括脊柱外科医生、肿瘤科医生、放射科医生、疼痛管理团队和社会工作者[4]。在过去的30年里,脊柱肿瘤领域的一些技术已取得了很大的进步,这为脊柱转移瘤的手术和非手术治疗提供了多种选择。内固定器械的更新和广泛推广,提供了多种脊柱稳定性重建方案,如可膨胀椎间融合器、钛合金椎间融合器、聚醚醚酮(polyetheretherketone,PEEK)和聚甲基丙烯酸甲酯(polymethylmethacrylate,PMMA)椎间融合器[5-8]。此外,随着立体定向放射治疗(stereotactic body radiation therapy,SBRT)的出现,局部控制率和疼痛缓解率显著提高[9-13]。最后,考虑到SBRT的治疗效果,学者充分讨论了在SBRT之前进行创伤较小的分离手术加后方螺钉固定的作用[14-16]。尽管脊柱肿瘤学领域取得了上述进展,但脊柱肿瘤的En-bloc全切(如全椎体切除或全脊椎切除合并脊柱重建术)仍然是一种重要的术式,虽然En-bloc通常用于原发性肿瘤患者。En-bloc切除术通常需要专业的麻醉学辅助,如双腔插管和单侧肺通气,以及复杂的神经外科技术,即便如此,仍有可能发生手术并发症,因此应谨慎使用该手术技术[14,16-18]。因为En-bloc并不是治疗脊柱转移瘤的常用方法,所以本章节不对其进行过多讨论。我们将阐述经前路胸腰椎切除和脊柱重建的适应证和手术技术。

手术适应证

首先,虽然没有明确的手术决策指南,但在决定手术入路时,应首先考虑病理类型、病灶位置以及神经压迫情况。胸腰椎肿瘤切除术的指征通常包括:顽固性疼痛、潜在的脊柱不稳、骨组织对脊髓或马尾的进行性压迫(与肿瘤的放疗敏感性无关),以及放疗不敏感型肿瘤引起的神经压迫症状[4]。此外,还应单独考虑以下因素:肿瘤患者的生存期(基于改良Tokuhashi评

分[19-21]）和减压术后神经功能恢复的可能性。例如，最近一项系统综述报道，在转移性肿瘤硬膜外脊髓压迫的患者中，丧失行走功能的时间和神经功能缺损（即肌力和膀胱功能）的严重程度是术后神经功能恢复的最重要的预测指标[22]。

在考虑了上述所有相关因素后，应该仔细确定每位患者的最佳手术入路（前入路、后入路或联合入路）。例如，传统上脊柱外科医生倾向于采用胸腰椎后入路手术，主要是因为他们对后入路解剖结构很熟悉，且前入路手术可能引发相关并发症，如血管损伤、肺不张、肺栓塞、气胸和肋间神经痛等[18,23,24]，尽管如此，前入路手术能为脊髓减压提供更宽阔的手术通道。此外，前入路可以保留脊柱后方结构，从而无须再通过后入路进行脊柱重建。

后路腰椎手术，尤其是在L2或L2以下，当患者没有运动障碍时就不能切断神经根，这使得我们难以植入足够高度的假体。因此，可膨胀式假体的应用越来越广泛，但是要将假体植入到椎体缺损部位仍有难度，这需要充分矫正后凸畸形，并尽量恢复塌陷椎体的高度。因此，对于这些病例，我们通常选择前路手术。而胸椎恰恰相反，胸椎疾病可选择切断神经根，通过后入路获得最佳的手术视野和宽阔的手术空间。然而，在下腰段后路手术中，术者可以牵拉硬膜囊，以便获得更多的操作空间和视野；而在胸椎和脊髓圆锥段，术者在脊髓周围操作时必须要小心细致、动作轻柔。

综上所述，手术的需要考虑如下几方面重要因素：肿瘤部位，足够的操作空间以获得阴性切缘，矫正畸形情况，以及患者的一般情况（能否耐受前路手术中潜在的心肺并发症）。

脊柱稳定性

就胸腰椎前路切除和重建手术的生物力学而言，应特别注意交界区，即颈胸段和胸腰段。颈椎的活动性前凸、胸椎的稳定性后凸和腰椎活动性前凸之间的过渡区，在手术前后均存在较高的不稳定风险。相反，胸椎有肋骨的保护作用，增加了胸椎的脊柱稳定性。因此，在胸段，术前和术后均不易发生局部不稳[25,26]。

近年，脊柱肿瘤研究小组（Spinal Oncology Study Group, SOSG）提出了脊柱肿瘤不稳定性评分（Spinal Instability Neoplastic Score, SINS）系统，该系统可量化脊柱肿瘤患者潜在的脊柱不稳定性风险[27]，并对可能从固定手术中受益的患者进行分类[28,29]。简而言之，SINS系统考虑了多种相关因素，如肿瘤位置（交界区、活动节段、半固定和固定节段）、机械性疼痛、骨破坏类型（溶骨性、成骨性和混合性）、脊柱序列的影像学表现、椎体塌陷和脊柱后外侧受累等。并在0～18分范围内对脊柱不稳进行评分。SINS系统为肿瘤内科医生和放疗科医生提供了一个实用的筛查工具，最近的一项系统性综述提出，评分超过7分的患者应到脊柱外科就诊[29]。另外，一些临床研究表明，不能将SINS评分系统作为脊柱不稳的预测方法，所以SINS评分重要性仍有一定争议[30-32]。此外，值得注意的是，最初设计SINS评分时,并未考虑将其应用于SBRT[33-35]。下一节将详细介绍与脊柱重建相关的生物力学内容。

内固定器械选择和脊柱重建技术

随着新型脊柱内固定器械的出现,肿瘤切除术后的重建策略也更加多样化。虽然带血管蒂骨移植的优点仍存在争议,但是传统的结构性骨移植,无论带或不带血管蒂(无论是自体骨还是同种异体骨)[36,37],几乎不用于胸、腰椎椎体次全切除术中[38]。目前,除了结构性骨移植外,还存在多种椎体假体,包括钛网椎间融合器、PEEK椎间融合器、碳纤维PEEK椎间融合器、可膨胀式椎间融合器和PMMA假体[39]。它们通常与少量自体/异体骨移植物[38]、脱钙骨基质、β-磷酸三钙或含细胞的骨基质材料(如Osteocel或Trinity)联合使用[40-42]。此外,也可以辅助应用后/外侧内固定器械,包括外侧钢板和外侧椎弓根螺钉/棒系统[7,8,38]。不存在通用性的内固定器械,其选择取决于手术入路、肿瘤部位、病理类型、辅助治疗(放疗和化疗)以及预后效果。

就脊柱假体的选择而言,周等人在L1椎体次全切除手术中比较了PEEK材料和钛合金材料的椎间融合器—钉棒系统的生物力学特点,结果显示,PEEK椎间融合器—钉棒系统的活动度更大,在无预载荷条件下前屈和侧弯活动的稳定性更好,在有预载荷条件屈伸活动的稳定性更好[43]。相反,李等人的系统综述却认为这2种内固定系统在临床应用中没有显著差异[44]。

为了研究不同椎体假体的下沉发生率,佩克梅兹吉等人采用可膨胀式或固定式椎间融合器联合前路双棒内固定,在10个胸腰椎(T10～L2,L3～L5)标本中进行了单节段椎体次全切除和脊柱重建手术,并对其进行体外生物力学评估。结果显示,尽管可膨胀式椎间融合器的表面接触面积比固定式椎间融合器更大,但是假体下沉的发生率更高;正如临床上所观察到的,使用过度前凸的椎间融合器时发生假体下沉和术中骨折的风险更高[45]。这一结果与其他文献中报道的体外/计算机研究以及一些前瞻性/回顾性临床系列研究的结果相一致[46-48]。此外,埃莱克等人对胸腰椎肿瘤椎体次全切除的患者进行了回顾性临床研究,其中16例使用PMMA椎间融合器,另外16例使用可膨胀式椎间融合器,得出了如下结论:这两种内固定装置都能够充分地矫正后凸畸形和维持脊柱稳定性,同时术后功能和临床表现相当[49]。简而言之,目前还没有科学证据或临床证据明确支持某一特定类型的椎体假体。

在辅助固定方面,威尔荣等人研究了L1椎体次全切除术中以下内固定类型的体外生物力学强度:①可膨胀式椎间融合器+侧方内固定;②可膨胀式椎间融合器+短节段椎弓根螺钉内固定(上下一个节段);③可膨胀式椎间融合器+长节段椎弓根螺钉内固定(上下两个节段);与其他类型的内固定及正常脊柱相比,在屈、伸以及左/右侧弯时,后路长节段固定的活动度显著降低[50],这一结论与迪施等人的尸体研究一致[48]。同样的,刘等人主张在腰椎椎间融合术中采用双侧椎弓根螺钉固定来取代单侧椎弓根螺钉固定或侧方钢板固定[51]。

关于骨融合的适应证和骨移植物的选择方案，文献中尚未达成共识[7,8,38]，但是一般来说，预期生存期超过6～12个月的患者，应该尝试椎间融合[8,38]。总而言之，在这个问题上没有明确的共识，因此应该对每个患者进行体化治疗。但是如果需要行椎体次全切除术或前柱破坏严重时，推荐经前路置入假体以进行脊柱稳定性重建，同时采用前路植骨融合联合后路内固定手术（超过上下两个节段）。

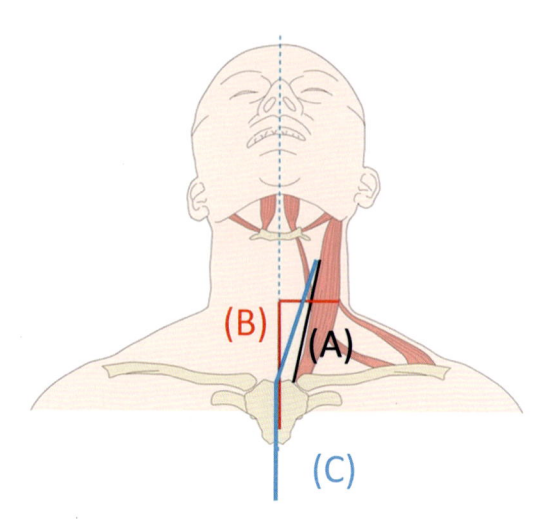

图15-1 颈胸交界处3个前入路皮肤切口（a）低位前入路；(b) 改良前入路；(c) 胸骨切开入路

手术技术和手术入路

颈胸段手术入路

患者体位和手术入路

手术入路是根据病变的节段选择的：① 对于一些患者，低位前路可到达T2（不适用于短颈患者）；② 改良前路可以低至T4；③ 胸骨切开入路可从C3到达T4。一般情况下，由于右侧喉返神经的走行多变，多选择左侧入路。所以，在低位前路手术中，患者采用仰卧位，颈部伸展并向右侧倾斜；在改良前路手术和胸骨切开手术中，将颈部过度伸展并向右旋转60°。

低位前路手术

此入路本质上是普通颈椎前路手术向下的延伸。在胸锁乳突肌（sternocleidomastoid，SCM）内侧向下至胸骨柄水平处行旁正中横向皮肤切口或纵向皮肤切口（图15-1a）。

切开颈阔肌和浅筋膜，小心的钝性分离，显露出外侧的颈动脉鞘和内侧的气管/食管之间的平面。然后，辨别出颈长肌和前纵韧带，使用X线和定位针确认节段水平。可通过灼烧患者的颈长肌到达T1～T2椎间隙水平。

改良的前路手术

改良的前入路手术可使颈胸交界处显露范围更大。首先，在左侧锁骨上方约2 cm水平处，从左侧胸锁乳突肌外侧边缘到中线做一个横行皮肤切口。其次，将初始皮肤切口的内侧端向尾部延伸至胸骨体和胸骨柄的连接处（图15-1b）。然后，抬高并牵拉颈阔肌、胸锁乳突肌的两个头，以及下颈带状肌群（舌骨下肌群）。接下来，切除左锁骨内侧1/3，要特别注意锁骨下静脉。同样，通过在颈动脉鞘与气管/食管之间建立一个平面，可以识别头臂静脉，然后将其从尾部游离。这些操作可以将C4到T4区域显露出来。

胸骨切开入路

如需进一步显露，胸骨切开入路可能有助于暴露颈胸交界处。桑德瑞森等人报道了该术式，其切除了胸骨柄的矩形部分，有利于暴露更多脊柱结构[52]。萨尔等人报道了用切除的胸骨柄矩形部分来重建脊柱前柱[53]。达林等人报道了一种切开胸骨柄中线的术式，并在胸骨柄与胸骨体的骨连接处进行分离[54]。然后，将胸骨柄连接在一起，这样锁骨和胸骨柄都得以保留。这些学者认为相比于切除内侧锁骨或胸骨，该入路的并发症发生率更低。雷曼等人[55]报道了一种可延伸的胸骨切开入路，可从C4显露到T3，而克劳斯等人[56]通过向外侧延伸切口至胸廓，进一步扩大了术野，形成胸壁的"合页"（或者翻盖）。

科恩等学者[57]介绍了一种通过前路经"主动脉—无名静脉下方间隙"显露T3。皮肤切口的起始部分从C3水平的左侧胸锁乳突肌内侧缘开始，在胸骨切迹处结束，然后在中线处延伸至胸骨尾端（图15-1c）。在显露颈动脉鞘和气管的间隙，进行钝性分离胸骨和胸膜的间隙。然后用摆锯将胸骨向下劈开至剑突。分离胸腺后，显露左无名动脉，并向下游离到上腔静脉的位置。切开心包上部反折，以便识别和移动升主动脉和近端无名动脉。游离大血管后，将主动脉向左旋转，上腔静脉向右移动，形成了一个进入T1～T3椎体的窗口。约克等人也报道了上胸椎的高位开胸手术[58]。

重建技术

根据操作空间的大小，置入带或不带前方钢板和螺钉的脊柱假体。根据前文所述的生物力学因素，通常会辅以后路内固定。

并发症

颈胸段前路手术的并发症包括喉返神经、食管、气管和膈神经损伤。行锁骨截骨术时，必须考虑血管损伤（锁骨下血管和头臂血管）以及锁骨不愈合的风险。

胸/胸腰段入路

患者体位和手术入路

为了选择① 开胸入路（T3～T11）或胸腰段入路（T10～L2），还是② 左或右侧入路，应充分考虑各种因素，如心肺功能、病灶位置及范围。例如，肝脏、主动脉和下腔静脉，都不利于左侧入路时获得足够的操作空间。尽管病灶位置是决定性因素，但通常优先考虑右侧T4～T6的胸廓切开手术，因为左侧的降主动脉和主动脉弓会使手术视野变得更狭窄；而T6～T11的开胸手术，应首选左侧入路，这是为了避免因手术意外损伤肝脏和下腔静脉。此外，椎体外肿瘤浸润是另一个需要考虑的重要因素。对于既往有胸外科手术史的患者，只要手术可行，应选择对侧入路，以避免术中需要分离粘连的胸膜，同时降低了术后气胸和感染等并发症的风险。对于开胸手术，应用胶布将患者侧卧位固定于手术台，以保证脊柱垂直。

经胸腔入路（T3～T11）

关于肋骨切除和切口位置，应遵循以下原则：① T3、T4病变，切第4肋骨；② T5、T6病变，切第5肋；③ T7、T8病变，切上一级肋骨；④ T9-T12病变，切上两级肋骨。值得注意的是，在T7以上，为了获得充足的手术术野，避免肩胛骨影响手术操作，患者的手臂必须充分外展和内旋。尽管前方和侧方微创入路技术已比较成熟，但我们建议皮肤切口应直接选定在肋骨上方，从腹直肌的外侧延伸至椎旁肌的外侧缘。离断背阔肌和前锯肌时应垂直长轴并尽可能靠近尾端，其目的是最大程度地保留肌肉功能。当从肋骨上剥离肌肉时，尽量保持在骨膜平面下进行剥离操作，这对于避免出血和神经血管束损伤是至关重要的。切除肋骨更有利于经胸腔进行目标椎体的操作。

椎体次全切除技术

为了安全地开展经胸入路椎体次全切除术，我们通常遵循以下步骤（图15-2）[59]：在椎体前方做一个矩形的切口；烧灼覆盖在肋骨头的软组织，切除附着的肌肉，然后切除肋骨头部以显露出同侧椎弓根；磨除同侧椎弓根和椎体，沿硬膜囊留下一层骨壳；必要时可在磨除同侧椎弓根和椎体后磨除对侧椎弓根，尽管存在一定风险也不常使用；切除上、下椎间盘，暴露相邻椎体终板；从后纵韧带（posterior longitudinal

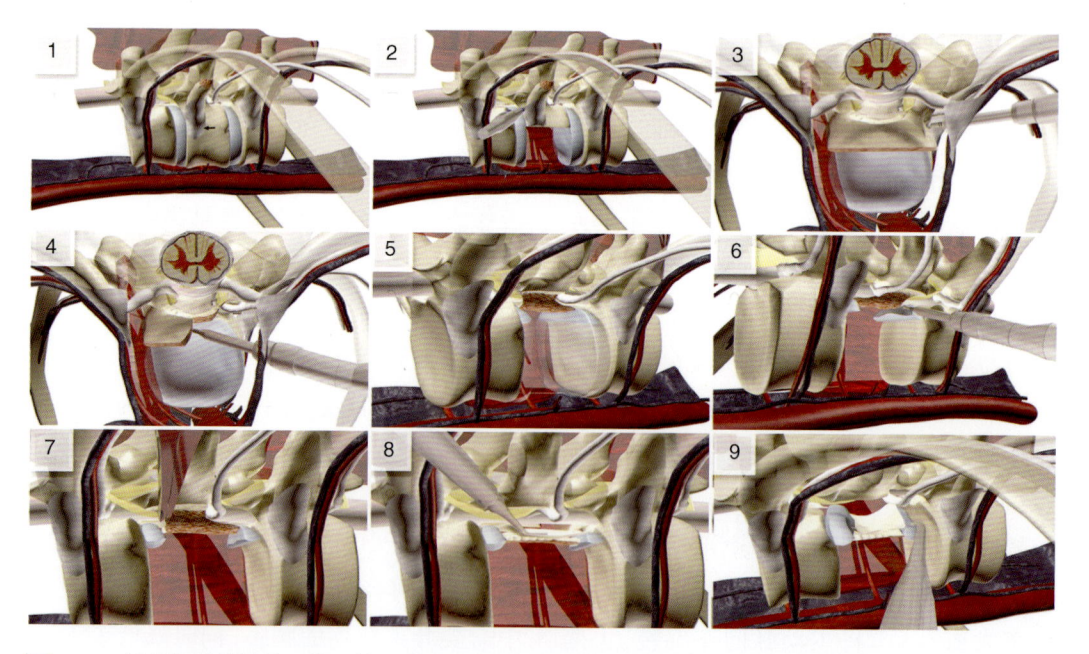

图 15-2　计算机辅助设计三维立体图形，显示了九步经胸壁椎体次全切除术的手术步骤［Puvanesarajah et al., "Systematic Approach for Anterior Corpectomy through a Transthoracic Exposure," Turkish Neurosurgery, 26(4): 646-652, 2016］

ligament，PLL）连接处开始，用磨钻在上终板磨出缺口；使用Kerrison咬钳将骨块从近端向远端一块一块咬除；使用神经拉钩小心地将后纵韧带和硬膜囊分离；最后切除同侧椎弓根（如有必要还包括对侧）和后纵韧带的残余结构。

经膈肌胸腹入路（T10～L2）

为了显露胸腰段（通过腹膜后间隙）的同时保证腹膜的完整性，常采用外侧钝性分离的方法（图15-3和15-4），这样便能够从胸腔和腹腔暴露膈肌。经胸腔显露时，可以缩小同侧肺体积，或者可以用湿纱布将其游离，偏离术野，从而减少术后肺不张的发生率。在我们的实践中，很少使用双腔气管插管，除非患者有局部侵袭性肺部恶性肿瘤，需要同期行肺叶切除术。完成上述步骤后对膈肌后方进行分离。应特别注意膈肌的解剖结构，因为任何膈肌上的切口都可能导致其余膈肌麻痹。重要的是辨别出第11和第12肋与膈肌的连接，以及内/外侧弓状韧带与脊柱的连接。通过推动膈肌，可以直接到达胸腰椎（特别是T12和L1椎体）交界处（图15-5）[60]。

重建技术

通过前路完成脊柱稳定性的重建，可采用上述提及的椎体假体或同种异体植入物。根据术前SINS评分结果和术中所见，发现存在脊柱不稳时，应行前/侧方钛板螺钉，联合或不联合后路内固定。

并发症

主要并发症是重要脏器的损伤，包括动脉、静脉、胸导管、肺和腹腔内所有内脏器官。当结扎节段动脉以最大程度地显露目标椎体时，应注意：节段动脉位于椎体的中间水平，应在椎体的前部和后部之间进行结扎，以保证来自其他节段的侧支循环血供，从而防止脊髓缺血。

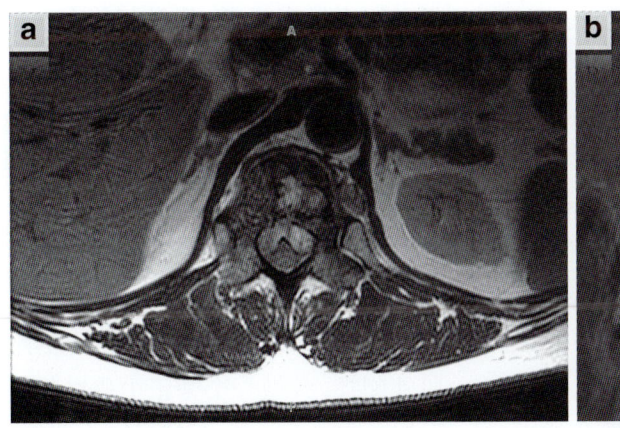

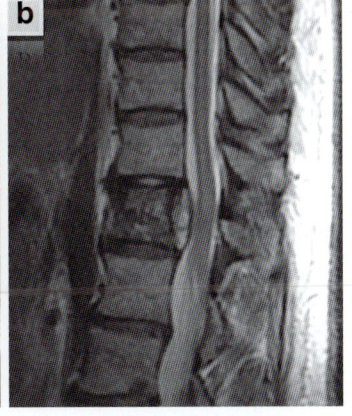

图15-3 （a）轴位和（b）矢状位术前影像，显示T12转移病灶累及椎体、双侧椎弓根和右侧肋骨头［Puvanesarajah et al., "Systematic Approach for Anterior Corpectomy through a Transthoracic Exposure," Turkish Neurosurgery, 26(4): 646–652, 2016］

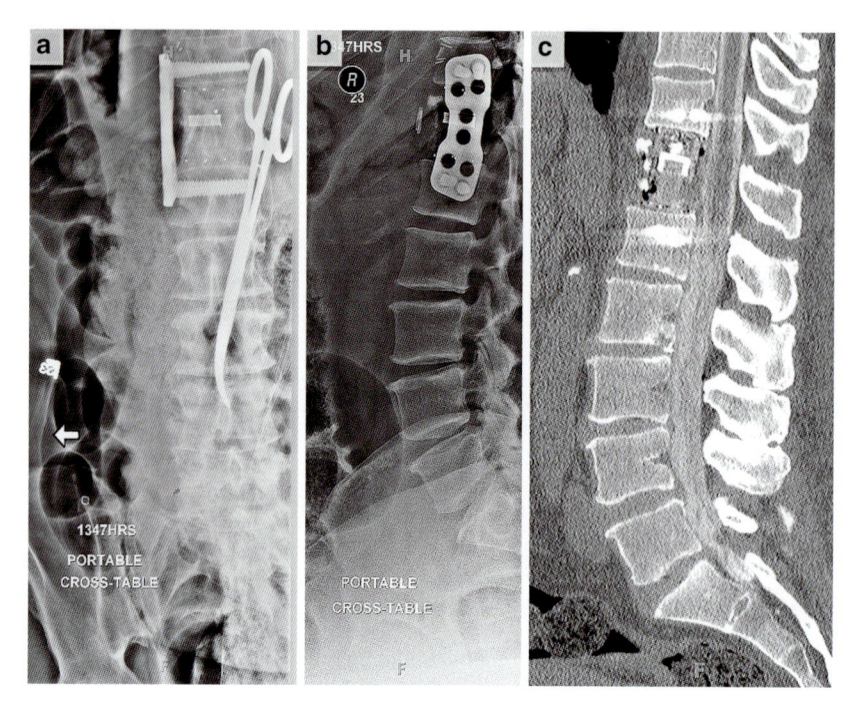

图15-4 术中（a）正位，（b）侧位X线片，术后（c）矢状位CT脊髓造影显示，切除T12病灶，并使用膨胀式椎间融合器和侧方固定板重建脊柱稳定性 [Puvanesarajah et al., "Systematic Approach for Anterior Corpectomy through a Transthoracic Exposure," Turkish Neurosurgery, 26(4): 646-652, 2016] Portable：便携式；Cross-table：穿桌位

腰椎入路

患者体位和入路

经前侧腹膜后入路或经腹膜入路，患者取仰卧位，使手术台在骨盆下方倾斜0°～40°。经侧方腹膜后入路（lateral flank retroperitoneal approach）中，患者取侧卧位，入路侧朝上，并固定在手术台上。在腰椎手术中，通常首选左侧入路，除非病灶位于右侧，因为右侧入路受肝脏和下腔静脉限制，与左侧的脾脏和主动脉相比，选择右侧入路术野小，技术难度大。还应考虑术前肠道准备。小腿保持伸直，大腿弯曲，从而让同侧腰背肌肉放松。手术侧上肢环抱于胸前并用吊带固定。外侧腹膜后入路，尤其是采取微创技术时，可减小皮肤切口以及肌肉显露范围；但是与前方腹膜后入路和经腹膜入路相比，侧前方腹膜后入路L5显露范围有限，且由于髂骨遮挡，无法进入L5以下的位置。因此，应根据病变位置，谨慎选择手术入路。

经前路腹膜后入路

在距离中线约5 cm处触及左侧腹直肌外侧缘，并做一个旁正中皮肤切口。然后切断前腹直肌鞘，显露后腹直肌筋膜，且牵拉腹直肌筋膜以显露腹膜。充分牵拉和游离腹膜时，显露左侧髂窝和腰大肌。在

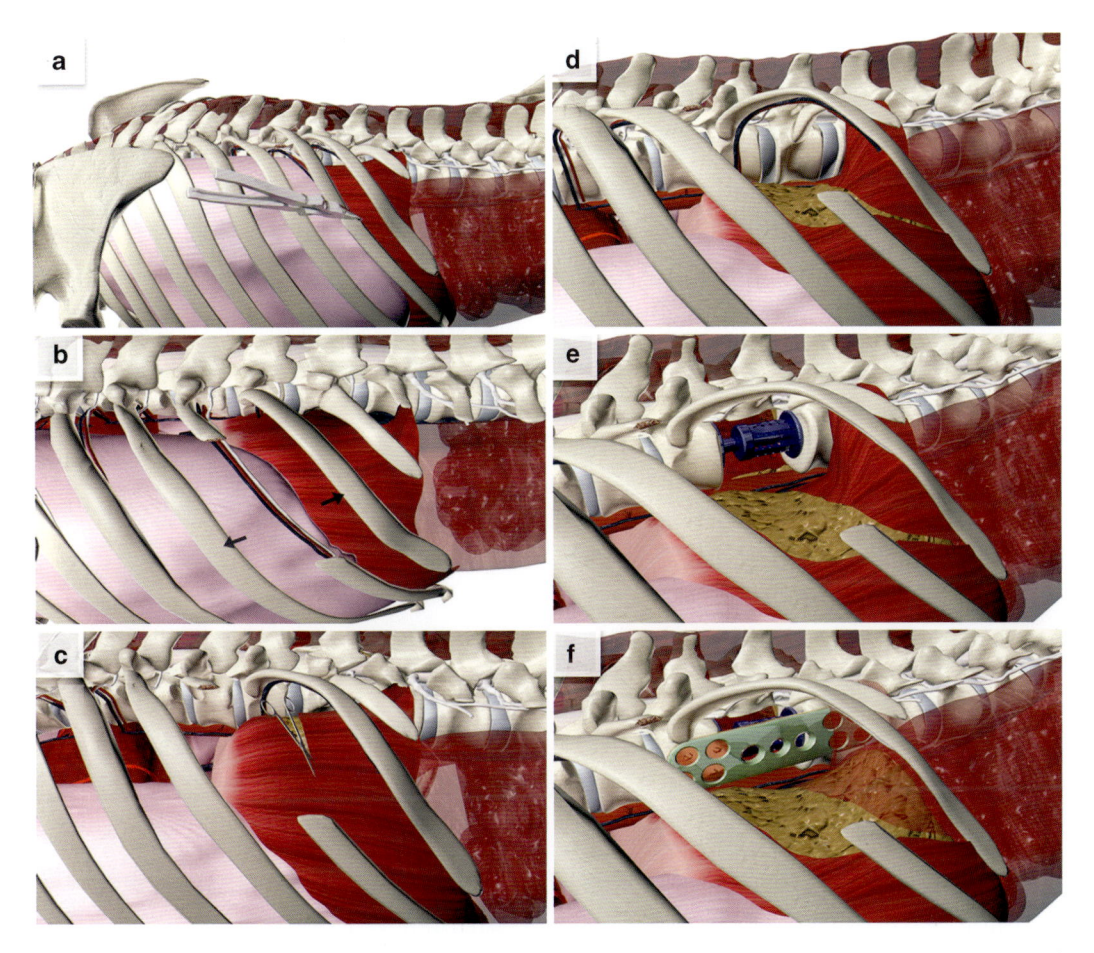

图 15-5 计算机辅助设计三维立体图像显示 T12 肿块的胸腹入路的主要手术步骤：(a) 断肋骨；(b) 移除肋骨；(c) 切割膈肌；(d) 除去腹膜后脂肪；(e) 放置膨胀式椎间融合器；(f) 放置侧方固定板和螺钉

这个手术视野中，应观察到输尿管、左髂动静脉和主动脉，这对避免相关并发症至关重要。然后横向剥离腰大肌以显露腰椎。如前所述，当显露出节段动脉后，在中间部位进行结扎。如果需要进一步观察上腰椎，可将皮肤切口向头侧延伸至 10～12 肋骨下方，然后小心地将肾脏向头侧、内侧牵拉。当显露下腰椎时需要牵拉大血管甚至离断髂腰静脉，而在处理腰骶前交界处时则无须上述操作，因为此处在髂血管的分叉部位以下。

经腹腔入路

该手术通常与普外科医生合作进行。同样行旁正中皮肤切口，在中线处切开腹壁筋膜。小心打开腹膜，以免损伤肠道。将乙状结肠、盲肠、空肠和回肠向头侧牵拉，盆腔内的结肠牵拉到左侧，以显露输尿管。然后辨别椎体前方解剖结构，包括主动脉、下腔静脉和胃下神经丛。下腹部神经丛通常位于L5的前方，必要时应向左牵引，以显露L5椎体。考虑到腹下神经丛存在损伤的风险，应尽量减少在该区域使用单极烧灼。相反，应使用双极电凝控制出血，或用血管夹夹闭骶正中动脉。减压后，妥善回纳肠袢，这对于防止发生肠的扭转、缺血以及疝至关重要。

侧方腹膜后入路

皮肤切口从第12肋骨处后方椎旁肌外侧缘开始。根据目标区域，切口可在第12肋的上方或下方。例如，如果需要显露L1-L2，切口应在第12肋上方；在大多数情况下，切除第12肋的前2/3即可。接下来，将切口延伸至腹直肌外侧缘与脐—耻骨联合线垂直平分线的交点处。然后分离腹外斜肌、腹内斜肌和腹横肌，最后显露腹横筋膜。由于腹横筋膜很薄弱，且毗邻腹膜，因此应尽量避免腹膜损伤，以免误入腹腔。一旦确定腹膜后间隙，应将腹部脏器向内、向前牵拉，远离椎体，以进一步辨识目标椎体及其他重要结构，如输尿管、主动脉、髂总血管和生殖股神经。牵拉腰大肌后，在椎体中部附近辨识节段血管。同样，每个目标节段的椎体必须结扎节段动脉。最后，在非肿瘤性病例中，通过钝性分离可以很容易地建立主动脉与前纵韧带之间的手术通道，利于充分减压。但在肿瘤病例中，这种操作可能导致不可控的大出血。因此，此手术应谨慎操作。如果不需要切除肿瘤，应远离大血管和前纵韧带前方区域。完成神经减压和脊柱重建后，缝合肌肉和皮肤。

重建技术

如前所述，重建手术有多种选择，包括结构性骨移植（通常为三皮质髂骨、腓骨或股骨）、PEEK椎间融合器、钛合金椎间融合器、PMMA假体和侧方内固定板。应谨慎选择脊柱重建术式，需考虑不同手术入路通道情况和个体化的生物力学强度。此外，在前外侧腹膜后入路中，考虑到L5椎体的形状，应尽量在侧方植入椎间融合器；在L4椎体，可经前路植入椎间融合器，但强烈建议辅以后路内固定。

并发症

在所有手术入路中，血管、输尿管、腰丛和肠道损伤是主要手术并发症。具体而言，经腹腔入路常见并发症包括血管和肠道损伤；而腹膜后或腹膜外入路手术的并发症主要是输尿管损伤和上、下腹部神经丛损伤引起的逆行射精。

结论

胸、腰椎肿瘤切除和重建手术的适应证包括顽固性疼痛、脊柱不稳、骨性结构对脊髓的进行性压迫以及有神经压迫症状并对放疗不敏感的肿瘤。在考虑手术适应证以及重建方法（如椎体置换装置和骨移植术）时，应充分考虑每位患者的预期生存期（改良Tokuhashi评分）。不同手术入路各具优、缺点，应基于脊柱病变的解剖位置，选择个体化的治疗方案。

参考文献

[1] Gokaslan ZL. Spine surgery for cancer. Curr Opin Oncol. 1996; 8(3): 178-81.

[2] Byrne TN. Spinal cord compression from epidural metastases. N Engl J Med. 1992; 327(9): 614-9.

[3] Fourney DR, Gokaslan ZL. Spinal instability and deformity due to neoplastic conditions. Neurosurg Focus. 2003; 14(1): e8.

[4] Fisher CG, Rhines LD, Bettegowda C, et al. Introduction to focus issue II in spine oncology: evidence-based medicine recommendations for spine oncology. Spine. 2016; 41(Suppl 20): S159-s162.

[5] Mobbs RJ, Coughlan M, Thompson R, Sutterlin CE, Phan K. The utility of 3D printing for surgical planning and patient-specific implant design for complex spinal pathologies: case report. J Neurosurg Spine. 2017; 26(4): 513-8.

[6] Kim D, Lim JY, Shim KW, et al. Sacral reconstruction with a 3D-printed implant after hemisacrectomy in a patient with sacral osteosarcoma: 1-year follow-up result. Yonsei Med J. 2017; 58(2): 453-7.

[7] Altaf F, Weber M, Dea N, et al. Evidence-based review and survey of expert opinion of reconstruction of metastatic spine tumors. Spine. 2016; 41(Suppl 20): S254-s261.

[8] Glennie RA, Rampersaud YR, Boriani S, et al. A systematic review with consensus expert opinion of best reconstructive techniques after osseous En bloc spinal column tumor resection. Spine. 2016; 41(Suppl 20): S205-s211.

[9] Wang Z, Wang J, Zhuang H, Wang P, Yuan Z. Stereotactic body radiation therapy induces fast tumor control and symptom relief in patients with iliac lymph node metastasis. Sci Rep. 2016; 6: 37987.

[10] Verma V, Shostrom VK, Kumar SS, et al. Multi-institutional experience of stereotactic body radiotherapy for large ($\geqslant$ 5 centimeters) non-small cell lung tumors. Cancer. 2017; 123(4): 688-696.

[11] Thibault I, Whyne CM, Zhou S, et al. Volume of lytic vertebral body metastatic disease quantified using computed tomography-based image segmentation predicts fracture risk after spine stereotactic body radiation therapy. Int J Radiat Oncol Biol Phys. 2017; 97(1): 75-81.

[12] Tanadini-Lang S, Rieber J, Filippi AR, et al. Nomogram based overall survival prediction in stereotactic body radiotherapy for oligo-metastatic lung disease. Radiother Oncol. 2017; 123: 182.

[13] Chang JH, Shin JH, Yamada YJ, et al. Stereotactic body radiotherapy for spinal metastases: what are the risks and how do we minimize them? Spine. 2016; 41(Suppl 20): S238-s245.

[14] Zairi F, Arikat A, Allaoui M, Marinho P, Assaker R. Minimally invasive decompression and stabilization for the management of thoracolumbar spine metastasis. J Neurosurg Spine. 2012; 17(1): 19-23.

[15] Di Martino A, Caldaria A, De Vivo V, Denaro V. Metastatic epidural spinal cord compression. Expert Rev Anticancer Ther. 2016: 1-10.

[16] Bakar D, Tanenbaum JE, Phan K, et al. Decompression surgery for spinal metastases: a systematic review. Neurosurg Focus. 2016; 41(2): E2.

[17] Fourney DR, Gokaslan ZL. Use of "MAPs" for determining the optimal surgical approach to metastatic disease of the thoracolumbar spine: anterior, posterior, or combined. Invited submission from the Joint Section Meeting on Disorders of the Spine and Peripheral Nerves, March 2004. J Neurosurg Spine. 2005; 2(1): 40-49.

[18] Druschel C, Disch AC, Melcher I, et al. Surgical management of recurrent thoracolumbar spinal sarcoma with 4-level total en bloc spondylectomy: description of technique and report of two cases. Eur Spine J. 2012; 21(1): 1-9.

[19] Aoude A, Fortin M, Aldebeyan S, et al. The revised Tokuhashi score; analysis of parameters and assessment of its accuracy in determining survival in patients afflicted with spinal metastasis. Eur Spine J. 2016.

[20] Eap C, Tardieux E, Goasgen O, et al. Tokuhashi score and other prognostic factors in 260 patients with surgery for vertebral metastases. Orthop Traumatol Surg Res. 2015; 101(4): 483-488.

[21] Tokuhashi Y, Matsuzaki H, Oda H, Oshima M, Ryu J. A revised scoring system for preoperative evaluation of metastatic spine tumor prognosis. Spine. 2005; 30(19): 2186-2191.

[22] Laufer I, Zuckerman SL, Bird JE, et al. Predicting neurologic recovery after surgery in patients with deficits secondary to MESCC: systematic review. Spine. 2016; 41(Suppl 20): S224-s230.

[23] Payer M, Sottas C. Mini-open anterior approach for corpectomy in the thoracolumbar spine. Surg Neurol. 2008; 69(1): 25-31; discussion 31-22.

[24] Faciszewski T, Winter RB, Lonstein JE, Denis F, Johnson L. The surgical and medical perioperative complications of anterior spinal fusion surgery in the thoracic and lumbar spine in adults. A review of 1223 procedures. Spine. 1995; 20(14): 1592-1599.

[25] Perry TG, Mageswaran P, Colbrunn RW, Bonner TF, Francis T, McLain RF. Biomechanical evaluation of a simulated T-9 burst fracture of the

thoracic spine with an intact rib cage. J Neurosurg Spine. 2014; 21(3): 481−488.
[26] Mannen EM, Anderson JT, Arnold PM, Friis EA. Mechanical analysis of the human cadaveric thoracic spine with intact rib cage. J Biomech. 2015; 48(10): 2060−2066.
[27] Arana E, Kovacs FM, Royuela A, Asenjo B, Perez-Ramirez U, Zamora J. Spine instability neoplastic score: agreement across different medical and surgical specialties. Spine J. 2016; 16(5): 591−599.
[28] Fourney DR, Frangou EM, Ryken TC, et al. Spinal instability neoplastic score: an analysis of reliability and validity from the spine oncology study group. J Clin Oncol. 2011; 29(22): 3072−3077.
[29] Versteeg AL, Verlaan JJ, Sahgal A, et al. The spinal instability neoplastic score: impact on oncologic decision-making. Spine. 2016; 41(Suppl 20): S231−s237.
[30] Ha KY, Kim YH, Ahn JH, Park HY. Factors affecting survival in patients undergoing palliative spine surgery for metastatic lung and hepatocellular cancer: dose the type of surgery influence the surgical results for metastatic spine disease? Clin Orthop Surg. 2015; 7(3): 344−350.
[31] Zadnik PL, Goodwin CR, Karami KJ, et al. Outcomes following surgical intervention for impending and gross instability caused by multiple myeloma in the spinal column. J Neurosurg Spine. 2015; 22(3): 301−309.
[32] Zadnik PL, Hwang L, Ju DG, et al. Prolonged survival following aggressive treatment for metastatic breast cancer in the spine. Clin Exp Metastasis. 2014; 31(1): 47−55.
[33] Sahgal A, Atenafu EG, Chao S, et al. Vertebral compression fracture after spine stereotactic body radiotherapy: a multi-institutional analysis with a focus on radiation dose and the spinal instability neoplastic score. J Clin Oncol. 2013; 31(27): 3426−3431.
[34] Jawad MS, Fahim DK, Gerszten PC, et al. Vertebral compression fractures after stereotactic body radiation therapy: a large, multi-institutional, multinational evaluation. J Neurosurg Spine. 2016; 24(6): 928−936.
[35] Cunha MVR, Al-Omair A, Atenafu EG, et al. Vertebral compression fracture (VCF) after spine stereotactic body radiation therapy (SBRT): analysis of predictive factors. Int J Radiat Oncol Biol Phys. 2012; 84(3): e343−349.
[36] Wilden JA, Moran SL, Dekutosky MB, Bishop AT, Shin AYS. Results of vascularized rib grafts in complex spinal reconstruction. J Bone Joint Surg Am. 2006; 88-A(4): 832−839.
[37] Kaltoft B, Kruse A, Jensen LT, Elberg JJ. Reconstruction of the cervical spine with two osteocutaneous fibular flap after radiotherapy and resection of osteoclastoma: a case report. J Plast Reconstr Aesthet Surg. 2012; 65(9): 1262−1264.
[38] Elder BD, Ishida W, Goodwin CR, et al. Bone graft options for spinal fusion following resection of spinal column tumors: systematic review and meta-analysis. Neurosurg Focus. 2017; 42(1): E16.
[39] Miller DJ, Lang FF, Walsh GL, Abi-Said D, Wildrick DM, Gokaslan ZL. Coaxial double-lumen methylmethacrylate reconstruction in the anterior cervical and upper thoracic spine after tumor resection. J Neurosurg. 2000; 92(2 Suppl): 181−190.
[40] Hayashi T, Lord EL, Suzuki A, et al. A comparison of commercially available demineralized bone matrices with and without human mesenchymal stem cells in a rodent spinal fusion model. J Neurosurg Spine. 2016; 25(1): 133−137.
[41] Skovrlj B, Guzman JZ, Al Maaieh M, Cho SK, Iatridis JC, Qureshi SA. Cellular bone matrices: viable stem cell-containing bone graft substitutes. Spine J. 2014; 14(11): 2763−2772.
[42] McAnany SJ, Ahn J, Elboghdady IM, et al. Mesenchymal stem cell allograft as a fusion adjunct in one- and two-level anterior cervical discectomy and fusion: a matched cohort analysis. Spine J. 2016; 16(2): 163−167.
[43] Zhou R, Huang Z, Liu X, et al. Kinematics and load-sharing of an anterior thoracolumbar spinal reconstruction construct with PEEK rods: an in vitro biomechanical study. Clin Biomech (Bristol, Avon). 2016; 40: 1−7.
[44] Li Z-J, Wang Y, Xu G-J, Tian P. Is PEEK cage better than titanium cage in anterior cervical discectomy and fusion surgery? A meta-analysis. BMC Musculoskelet Disord. 2016; 17(1): 379.
[45] Pekmezci M, Tang JA, Cheng L, et al. Comparison of expandable and fixed interbody cages in a human cadaver corpectomy model: fatigue characteristics. Clin Spine Surg. 2016; 29(9): 387−393.
[46] Viswanathan A, Abd-El-Barr MM, Doppenberg E, et al. Initial experience with the use of an expandable titanium cage as a vertebral body replacement in patients with tumors of the spinal column: a report of 95 patients. Eur Spine J. 2012; 21(1): 84−92.
[47] Ernstberger T, Kogel M, Konig F, Schultz W. Expandable vertebral body replacement in patients with thoracolumbar spine tumors. Arch Orthop Trauma Surg. 2005; 125(10): 660−669.
[48] Disch AC, Schaser KD, Melcher I, Luzzati A,

Feraboli F, Schmoelz W. En bloc spondylectomy reconstructions in a biomechanical in-vitro study. Eur Spine J. 2008; 17(5): 715-725.

[49] Eleraky M, Papanastassiou I, Tran ND, Dakwar E, Vrionis FD. Comparison of polymethylmethacrylate versus expandable cage in anterior vertebral column reconstruction after posterior extracavitary corpectomy in lumbar and thoraco-lumbar metastatic spine tumors. Eur Spine J. 2011; 20(8): 1363-1370.

[50] Viljoen SV, DeVries Watson NA, Grosland NM, Torner J, Dalm B, Hitchon PW. Biomechanical analysis of anterior versus posterior instrumentation following a thoracolumbar corpectomy: laboratory investigation. J Neurosurg Spine. 2014; 21(4): 577-581.

[51] Liu X, Ma J, Park P, Huang X, Xie N, Ye X. Biomechanical comparison of multilevel lateral interbody fusion with and without supplementary instrumentation: a three-dimensional finite element study. BMC Musculoskelet Disord. 2017; 18(1): 63.

[52] Sundaresan N, Shah J, Foley KM, Rosen G. An anterior surgical approach to the upper thoracic vertebrae. J Neurosurg. 1984; 61(4): 686-690.

[53] Sar C, Hamzaoglu A, Talu U, Domanic U. An anterior approach to the cervicothoracic junction of the spine (modified osteotomy of manubrium sterni and clavicle). J Spinal Disord. 1999; 12(2): 102-106.

[54] Darling GE, McBroom R, Perrin R. Modified anterior approach to the cervicothoracic junction. Spine. 1995; 20(13): 1519-1521.

[55] Lehman RM, Grunwerg B, Hall T. Anterior approach to the cervicothoracic junction: an anatomic dissection. J Spinal Disord. 1997; 10(1): 33-39.

[56] Kraus DH, Huo J, Burt M. Surgical access to tumors of the cervicothoracic junction. Head Neck. 1995; 17(2): 131-136.

[57] Cohen ZR, Fourney DR, Gokaslan ZL, Walsh GL, Rhines LD. Anterior stabilization of the upper thoracic spine via an "interaortocaval subinnominate window": case report and description of operative technique. J Spinal Disord Tech. 2004; 17(6): 543-548.

[58] York JE, Walsh GL, Lang FF, et al. Combined chest wall resection with vertebrectomy and spinal reconstruction for the treatment of Pancoast tumors. J Neurosurg. 1999; 91(1 Suppl): 74-80.

[59] Puvanesarajah V, Lina IA, Liauw JA, et al. Systematic approach for anterior corpectomy through a transthoracic exposure. Turk Neurosurg. 2016; 26(4): 646-652.

[60] Baaj AA, Papadimitriou K, Amin AG, Kretzer RM, Wolinsky J-P, Gokaslan ZL. Surgical anatomy of the diaphragm in the anterolateral approach to the spine: a cadaveric study. J Spinal Disord Tech. 2014; 27(4): 220-223.

16 腰椎转移瘤

斯科特·E.达特,帕特里克·穆迪和约书亚·C.帕特

引言

随着医疗技术和治疗方法的不断发展,全球各类癌症患者的预期生存期几乎都得到了延长[1]。在过去的30年里,癌症患者的5年生存率增加了20%[2]。2017年有170万例新发的癌症患者被确诊,而癌症相关的死亡人数仅为60万。据估计,到2026年癌症幸存者(注:cancer survivors,指被确诊为癌症且目前仍存活的患者,包括带瘤患者和已治愈患者)的人数将超过2 000万[3],同时预估转移性瘤患者的数量也相应增加。我们曾经认为肿瘤骨转移是死亡的重要原因,但随着转移瘤患者的生存期不断延长,对其治疗的方式也需要改变。不同组织分型的肿瘤患者的骨转移发生率不同,纵观转移瘤的总发病率,肿瘤骨转移仅次于肺和肝转移[4]。绝大多数(约80%)骨转移病灶来自乳腺癌、前列腺癌、肾癌、肺癌和甲状腺癌[5]。手术干预通常是缓解骨转移的必要手段,这对医疗保健系统来说是一种经济负担。尽管在美国所有确诊的肿瘤中,骨转移的患病率仅为5.3%,但是据估计其占全国肿瘤治疗总支出的17%[6]。

脊柱是骨转移最常见的部位,尸检研究表明:尽管临床确诊的脊柱转移患者不足14%,但尸检中的占比高达70%[7]。胸椎是最常见的脊柱转移部位,其发病率与胸椎占脊柱总体积的比例成正比。由于胸椎管较小,毗邻脊髓,且易出现脊柱后凸,因此胸椎转移最可能引发神经系统症状。由于胸椎转移具有较高的发病率和死亡率,因此大部分文献报道都集中于此,且主要与脊髓压迫有关。16%～22%的脊柱转移瘤发生在腰椎[8],由于其运动和承重功能,临床上会表现出机械性腰痛。因为最初的影像学表现不典型,所以脊柱转移患者的诊断通常会延迟几个月;除非既往有明确的转移瘤病史,否则根据主诉,往往被误诊为慢性腰痛。当出现神经根症状时,往往需要早期的、精确的影像检查,只有这样才能在症状首发时就做出及时的诊断。腰椎转移患者的主要症状是轴性腰痛、腿痛,这些患者很少出现显著的脊髓功能障碍。

这些患者所需的检查主要视既往检查和当前的诊断而定,因为相比于原发灶未

知的患者，原发灶已知的转移瘤患者所需检查更少。所有患者的治疗计划都应在多学科团队的充分商讨下进行制定。脊柱不稳、神经根病变和顽固性疼痛是腰椎转移常见的手术指证。而马尾综合征和脊髓圆锥综合征是更明确的手术指证。相比于胸椎或颈椎，腰椎的活动度和前凸特征会给手术带来特殊的挑战，因此，充分了解腰椎解剖至关重要。

解剖学

关于肿瘤转移好发于脊柱的相关机制已有不少报道，但其具体机制尚不清楚。无论肿瘤是何种组织分型，脊柱均是骨转移最常见的部位[9,11]。主要的理论包括：① 血性转移：椎体富含造血骨髓[12]，无瓣膜的Batson静脉丛回流[13]；② 种植转移：大脑或小脑肿瘤脱落。后者通常导致硬膜内转移，这在脊柱转移中占少数，而硬膜外病变占所有病变的95%以上[14]。如前所述，16%～22%的脊柱转移瘤发生在腰椎[8]，这与腰椎占脊柱总体积的比例相关。

腰椎拥有独特的解剖结构和生物力学特性，这使其有别于脊柱的其他部分，并影响转移瘤的临床表现和治疗。椎体约占脊椎总骨量的70%，在这些前方结构中发现的脊柱转移瘤也符合这一比例[15]。腰椎的椎管容积很大，由于脊髓圆锥止于L1水平，因此腰椎椎管主要由神经根占据。由于神经周围空间较大，所以相较于颈胸节段，此处较少出现严重的神经压迫。马尾在椎管内呈独特的垂直走行，并从对应椎弓根的下方离开椎管。这使得正中和旁正中占位能够影响走行根，而椎弓根处或椎弓根外侧的任何肿物都会影响出口根[16,17]。

腰椎在矢状面平衡中起着关键作用，脊柱前凸平均为60°，且主要在L4和S1节段之间。腰椎的活动多在矢状面，即屈伸运动。当活动平面从矢状面向冠状面转变时，尾部有轻微旋转[18,19]。即使腰椎具有内在的稳定性，当这些解剖关系被破坏后也会对其造成影响。

临床表现

流行病学研究表明，70%～85%的人都经历过腰痛，而大约30%的人无时无刻不在腰痛[20]。这为医生诊断腰椎转移瘤带来了困难。在90%脊柱转移瘤患者中，腰痛是最普遍、最常见的首发症状[21]。大多数患者表现为症状不明显、非机械性的轴性腰痛，因此，除非有某些"危险信号"，否则在缺少影像学检查的情况下，这些患者通常会因为症状不典型而接受保守治疗。根据美国放射学会适宜性标准[22]，危险信号仅包括肿瘤病史和不明原因的体重减轻，这2种情况下需尽快行影像学检查。这指导我们去寻找更典型的症状，如夜间疼痛和渐进性/持续性疼痛。腰椎转移瘤常常被延误诊断，尤其是当患者既往没有肿瘤病史时，通常会认为他们的疼痛源于退行性疾病。为了确保及时诊断，医生要有质疑精神和敏锐的临床直觉，充分了解患者病史和肿瘤危险因素。

疼痛症状通常比神经症状早几个月出

现，但神经症状的出现更有必要进行影像学检查。大多数神经症状是由胸椎或上腰椎病变压迫脊髓所致，表现为轻度感觉障碍和乏力[23]。腰椎疾病的神经系统症状多表现为神经根病变，这可能是由于肿瘤直接压迫出口根，或椎体附件结构受损导致神经根孔塌陷所致。不巧的是，其临床表现恰好与最好发的腰椎退行性疾病——神经根病相似，因此很容易误诊。与胸椎或上腰椎脊髓压迫类似，腰椎的中央型神经根压迫会导致马尾综合征。转移瘤直接压迫所引起的马尾综合征多为亚急性发病，其最显著的症状包括坐骨神经痛、鞍区感觉障碍、尿便功能障碍[24]。文献中并没有报道其发病率，但大多数病例报道的结果表明，硬膜内转移是导致上述症状更主要的原因[25]。如前所述，腰椎转移瘤常见的表现为非特异性轴性腰痛，或有症状的腰椎不稳。脊柱肿瘤研究小组对脊柱不稳的定义为：在生理负荷下，患者出现疼痛、畸形或神经并发症[26]。

影像学

美国放射学会适宜性标准建议，除非出现危险信号，或至少6周的保守治疗无效，否则无须针对腰痛进行影像学检查。如果患者出现恶性肿瘤的危险信号，包括癌症病史或不明原因的体重减轻，这就需要进行影像学检查[22]。癌症史是最典型的"危险信号"[27]。当考虑恶性肿瘤时，首选的影像学检查是增强MRI扫描[22]，MRI已被证明是诊断脊柱肿瘤最佳的影像学检查，钆增强MRI能更好地显示软组织受累情况，其敏感性为98.5%，特异性为98.9%[28]。在脊柱转移瘤确诊后，建议采集全脊柱的MRI影像，因为有15%的概率出现非连续性病灶[29]。

普通X线片诊断脊柱恶性肿瘤的敏感性较差。研究表明，只有骨小梁受累超过30%~50%时，X线影像上才会有阳性表现[30]。"眨眼猫头鹰"征提示椎弓根溶解，这是脊柱肿瘤的特征，但并不常见。X线片能有效监测疾病进展和脊柱序列变化。直立位与过伸过屈位X线在评估脊柱序列和稳定性方面发挥着重要作用，而且较为经济。因此，X线对这些主诉符合脊柱不稳的患者很有帮助，而脊柱不稳是腰椎转移瘤常见手术指征。对于无法行MRI检查，或怀疑有腰椎塌陷的患者，CT也是一个重要的影像学检查方法。它有助于制定手术计划和评估脊柱稳定性。

检查

当考虑对脊柱转移瘤患者进行手术干预时，多学科团队协作是最佳的治疗策略。患者可能出现的情况有以下3种：既往无肿瘤病史；既往无转移瘤病史；有转移瘤病史。第一种情况需要详细的检查来明确原发性肿瘤的类型，包括全面的病史采集、体格检查以及胸部、腹部和骨盆的CT扫描，此外，还可以补充常规和肿瘤特异性实验室检查。在约85%的病例中，采用这种方法可以明确肿瘤原发灶。活检在诊断中起辅助作用，因为它仅在8%的病例中有帮助,单纯活检在2/3病例中无法诊断原发灶[31]。在其余两种情况的患者中,全面了解转移瘤的侵袭程度对判断预后很重要。肿瘤内科和放射肿瘤学的治疗手段发展迅速,因此应尽早邀请该领域专家共同参与决策。不同组织分型的肿瘤对非手术治疗的敏感性不同,因此其预后也存在差异。

对于已确诊的腰椎转移瘤患者,在为其制定治疗策略时可以融合多种方法。这些方法包括非手术治疗(如皮质类固醇和放疗)和手术治疗(如椎体后凸成形术和创伤性更大的椎体次全切除术)。必须对每位患者进行个体化评估,以权衡治疗方案的风险和收益,并制定最合适的治疗计划。必须结合患者情况,如总体健康状态、肿瘤组织分型、转移程度、一般状态、神经功能和预期生存期[32]。最重要的是患者及家属意愿。

治疗策略

已经存在一些决策系统用于指导脊柱转移瘤的治疗。由德桥和富田首次提出的2个决策系统,根据肿瘤生长速度、转移部位以及患者的一般状态等因素决定治疗方案[33,34]。最近,劳费尔等人提出了NOMS系统,该系统结合了神经学、肿瘤学、生物力学和全身情况[35]。其中根据神经学评估硬膜外脊髓压迫的程度;根据肿瘤学评估放疗敏感性;根据生物力学评估脊柱稳定性;根据全身情况评估肿瘤分期及其对疾病进展的影响[26,36]。

多位学者采用系统性研究方法,制定了改良版决策系统,旨在指导临床医生从患者的角度完成临床决策过程(图16-1)[32,37]。美国国家综合癌症网络(The National Comprehensive Cancer Network, NCCN)也有专门的脊柱转移瘤指南[38]。尽管略有不同,但每种方法本质上都旨在为肿瘤患者制定最佳的个体化疗方案:非手术治疗、手术治疗,或联合治疗。

非手术治疗

皮质类固醇

皮质类固醇具有抗炎作用,可以缓解疼痛,通常是脊柱转移瘤的一线治疗药物。虽然它们仅能在前2周改善神经功能,但这已经为外科医生制定诊疗方案争取了时间。皮质类固醇也对白血病、淋巴瘤、骨髓瘤以及部分乳腺癌有杀伤作用[39]。其最佳用量尚未明确。

化疗

虽然化疗是治疗转移瘤的主要手段,但由于起效较慢,通常用于有症状的脊柱转移瘤的辅助治疗。但也有例外,比如对化疗高度敏感的肿瘤,如淋巴瘤、神经母细胞瘤和精原细胞瘤[7]。对于多节段受累的患者,特别是非连续性病变或者由于其他并发症而不适合手术的患者,化疗可能是最佳的治疗方案。激素抑制剂或阻断剂虽然没有直接的细胞毒性,但对前列腺癌和乳腺癌以及其他对激素敏感的妇科肿瘤都非常有效[40]。同样,激素抑制剂也存在起效慢的问题。

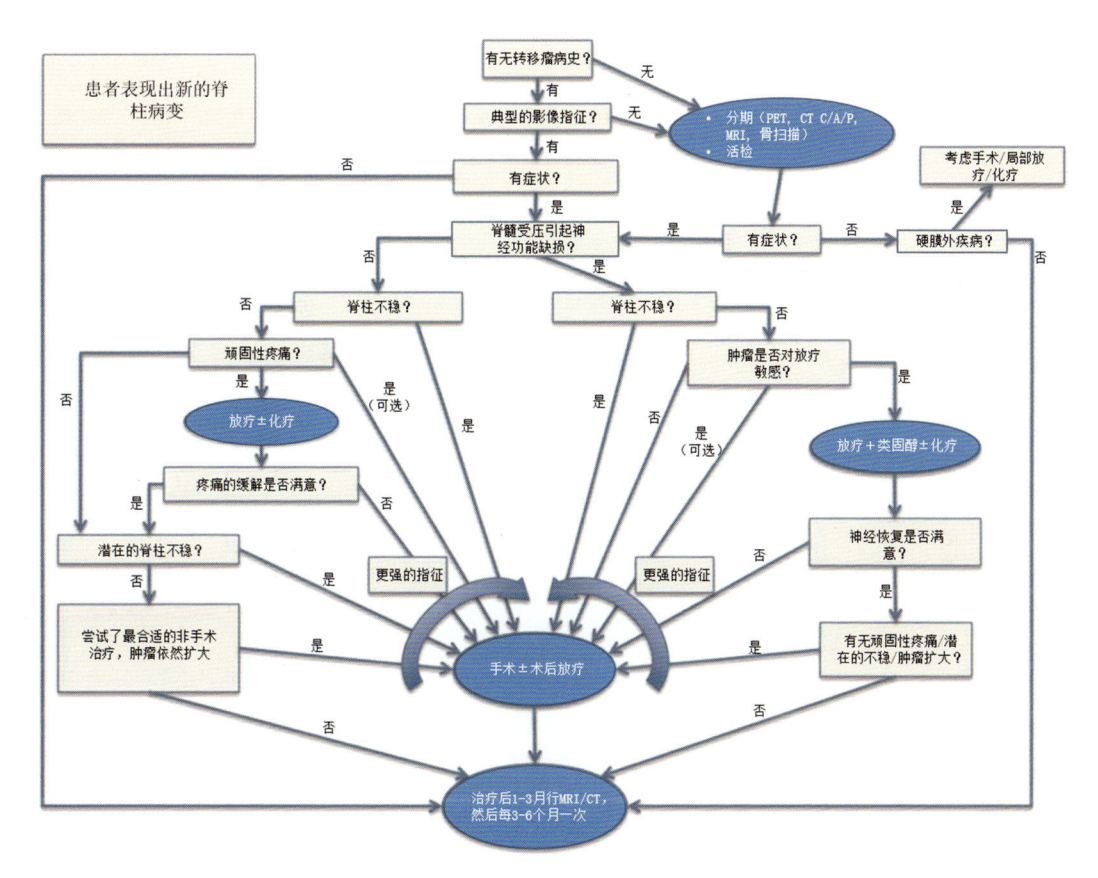

图 16-1 腰椎转移性疾病患者的手术决策流程图［改编自 Phelps K, Patt J. Diagnosis and management of patients with carcinoma metastatic to the spine. Current Orthopaedic Practice. 2014; 25(6): 525-533］

放疗

大多数确诊脊柱转移瘤的患者会接受放疗。放疗通常适用于生存期超过1个月的患者，其治疗目标包括控制疼痛、预防局部进展和病理性骨折以及维持神经功能[41]（图16-2）。一些肿瘤对放疗高度敏感，包括淋巴瘤、骨髓瘤和精原细胞瘤，放疗是这些肿瘤的一线治疗方法。还有一些肿瘤对放疗中度敏感，如乳腺癌和前列腺癌等，而大多数肿瘤对放疗不敏感，如肾细胞癌和肝癌[7]。放疗能有效减轻转移性脊髓压迫，不仅显著缓解了患者的疼痛，还保留甚至恢复其行走能力[29]。肿瘤的组织学分型是影响放疗预后的关键因素。

由于放疗会对脊髓产生影响，其应用受到了限制，据研究，脊髓的安全耐受范围只有3 000～5 000 Gy，传统放疗精准度低，导致其疗效不佳。随着调强适形放疗或脊柱放射手术的发展，可以将有效的放射剂量安全地施加给脊柱转移病灶，而不损害脊髓或其他邻近器官。然而，高剂量的辐射会导致病理性骨折，因此专家们正在探索更理想的放疗方案[42]。

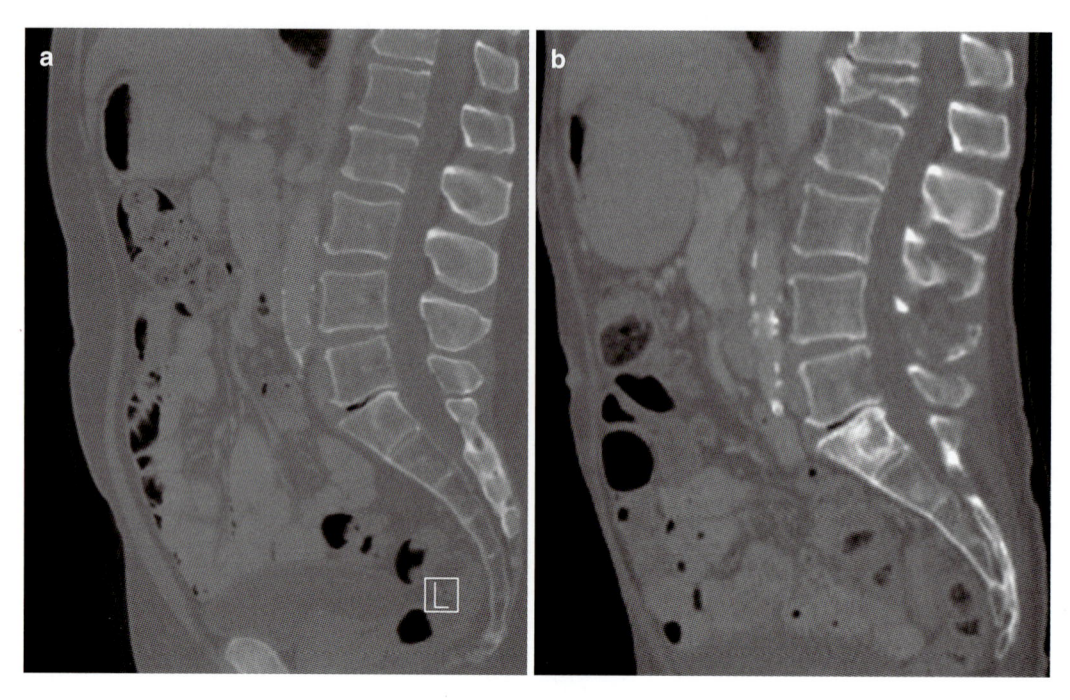

图16-2 （a）63岁男性，肾细胞癌转移至S1。（b）左边的图像是接受姑息性放疗成功5年后的图像，35 Gy（5个分割）。注意该患者因多发腰椎病变而未接受手术治疗

手术治疗

当单纯非手术治疗不能治疗脊柱转移瘤时，需要考虑手术治疗。接受脊柱转移瘤手术的患者应该有至少3个月的预期生存期，并能够承受一次大的手术。要告知患者及家属，手术不能治愈他们的疾病，而是争取缓解疼痛，有时仅能起到姑息治疗的作用。根据适应证的不同，可以选择经皮微创、开放性手术等不同类型的手术。对适应证的判定包括5个方面：神经压迫程度；有无脊柱不稳；组织学检查；局部控制情况；有无顽固性疼痛。此外，在诊断过程中，当不能进行穿刺活检时，可以通过手术获取组织标本。

神经压迫

对于存在神经功能障碍的患者，必须谨慎权衡手术的利弊。脊髓或神经根受累的患者，其神经功能的恢复存在不确定性。但是当脊柱转移瘤患者出现急性神经功能改变时（包括马尾综合征），应尽早治疗。转移性脊髓压迫的患者若在症状出现后48 h内接受手术治疗，其神经功能会恢复地更好[43]。据估计，在肌力减弱的患者中，30%会在1周内发展为截瘫。相比于其他治疗措施，手术治疗起效更快。

2005年，帕特切尔等学者研究发现减压手术联合放疗优于单纯放疗[45]。但因为很多患者的行走能力在术后即得到了

良好的维持或恢复,因此研究被提前终止。在此项研究之前,有其他研究认为手术联合放疗并不能提高放疗的效果[46]。在过去,标准的脊柱转移瘤减压手术是椎板切除术。但大多数脊柱转移发生在椎体[47],椎板切除术减压效果不充分,还可能导致脊柱不稳。而帕特切尔研究的特殊点在于对脊髓周围的肿瘤进行"直接减压",而传统手术(如椎板切除术)追求的是对脊髓间接减压,两者形成鲜明的对比。帕特切尔的研究存在一些局限性,其结论不能直接应用于转移性脊髓压迫的患者。关于帕特切尔研究的局限性,将在"脊柱转移瘤:对当前文献的辩证性评价"一章中进行讨论。

早期研究提出应该使用更为有效的术式。1988年,科斯图克(Kostuik)等人发现与后路减压术相比,前路减压术更有利于神经功能恢复[47]。针对1~2个节段病变或有显著后凸畸形的患者,他们推荐使用骨水泥及内固定进行前路减压和稳定手术。哈林顿同期报道了通过骨水泥和前路牵引棒来增强前路减压和内固定的效果,并取得了良好的疗效[48]。采用前路手术,对于膈肌以上的腰椎,通过分离膈肌后外侧角来暴露术野,而对于膈肌以下的腰椎,则经腹膜后或腹膜内进行操作。由于可能造成血管或上腹下神经丛损伤,因此前路手术曾被认为是非常危险的手术,需要由专业的外科医生进行操作。

30%的患者转移灶累及椎体后方,此时需要进行后路减压。尽管哈林顿注意到了后路内固定手术的并发症,但当前路固定难以实现长期的稳定性、肿瘤破坏椎间关节导致后柱不稳,或病变累及L3及下腰椎时,建议行后路内固定手术[48]。很多时候,为了实现脊髓环形减压,需要行前后联合入路手术。这种情况多发生在三柱受累,多节段椎体/硬膜外肿瘤,或严重的脊柱畸形时[49]。

现在普遍认为应该根据硬膜外压迫的位置来决定手术入路[37]。然而,这并不适用于所有患者。一些需要进行椎体次全切除术或环形减压融合术的患者,由于存在并发症(如肺功能差,既往手术、放疗史,不可切除的前柱椎旁肿瘤或瘢痕),难以对其进行手术。当难以对这些患者实施前路手术时,可以通过单节段后外侧经椎弓根入路实施环形减压和椎体次全切除术。采用这种方法,外科医生可以在切除椎体的同时保留神经根[49]。经腰大肌外侧入路更容易接近腰椎,但受限于骨盆的解剖位置,难以显露L5。微创手术也越来越普遍,其中经肌间隙的Wiltse入路可直接到达关节突和横突之间的连接处,进行背侧减压和部分椎体切除[50]。微创手术能减少并发症,这对于伴有严重并发症的患者很重要。

脊柱不稳

脊柱不稳是导致腰椎转移患者神经压迫的主要原因之一。如前所述,学者们已制定出许多评分系统。其中SINS评分因其在脊柱生物力学评估中的有效性,成为NOMS系统的重要工具。SINS评分同时考虑了临床症状和影像学表现两方面的指标来评估脊柱不稳[26]。在SINS提出之前，医生们主要参考塔内吉等人的研究，该研究指出35%～40%的椎体受累或20%～25%的椎弓破坏可能导致胸、腰椎塌陷，提示需要手术干预[51]。

脊柱不稳的治疗目标是实现刚性固定，但必须要根据减压位置来选择入路。减压术会造成脊柱不稳，尤其是环形减压术。脊柱稳定性涉及前后两部分。前路内固定手术可以通过骨水泥、同种异体移植骨、静态或可膨胀椎间融合器（后者可以采用金属或聚醚醚酮材质）来实现。后路内固定手术则可以通过常见的椎弓根螺钉、椎板钩来实现。可以考虑进行融合手术，但对于大多数患者，因其预期生存期有限而不适用。通常不建议去除骨皮质，因为这样会削弱骨骼强度，并且会破坏阻隔肿瘤扩散的屏障。因此，经皮椎弓根螺钉内固定术是一种不错的选择，它能实现即时的脊柱稳定性，并避免开放手术的并发症[52]（图16-3），尤其适用于晚期癌症患

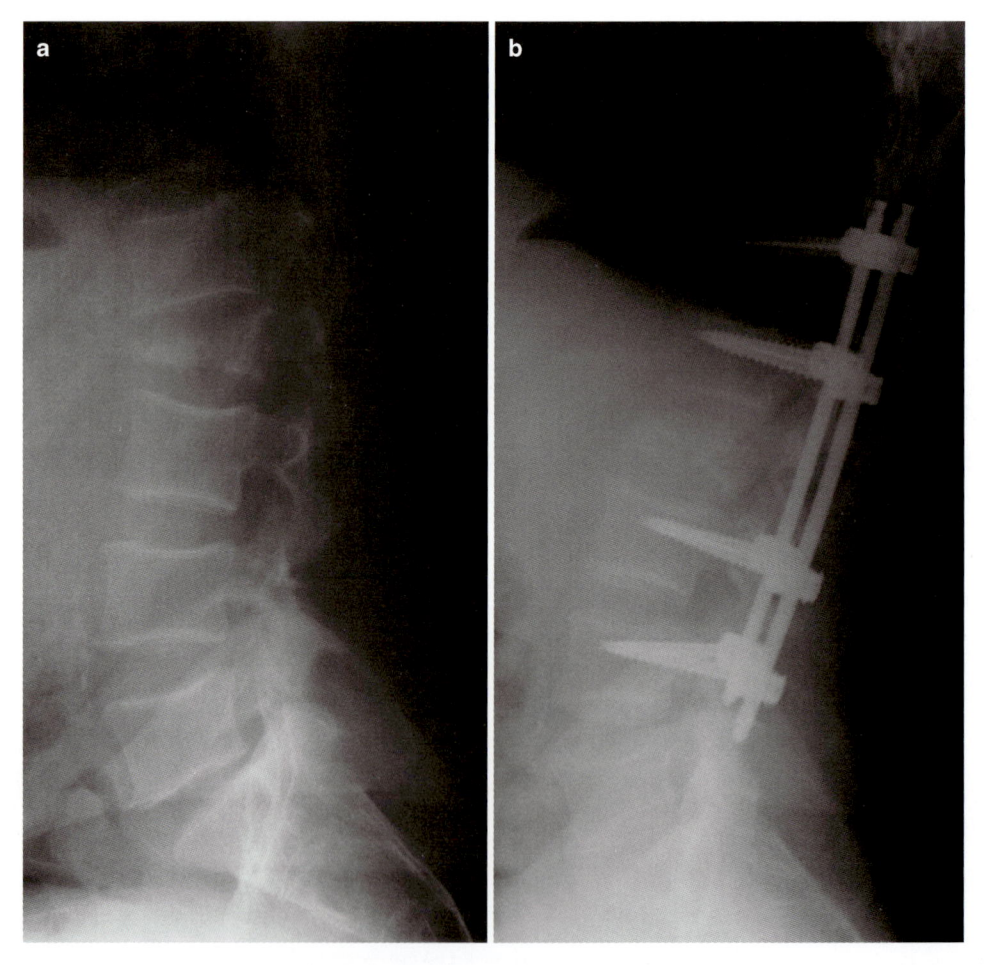

图16-3 （a）术前和（b）术后侧位腰椎X线片，患者是一位65岁的男性，由于转移性小细胞癌导致L2压缩性骨折。采用经皮技术，从T12至L4行后路脊柱内固定融合术

者。但不管显露程度如何，脊柱转移瘤患者一般需要进行长节段固定。为了维持脊柱长期稳定，还必须谨慎选择进钉点。腰椎后路内固定的优点是能够在骶骨和骨盆周围实现固定，其中S2骶髂螺钉的应用越来越广泛，是一种新型的刚性内固定器械[53]。

局部控制

脊柱转移瘤的手术治疗多为瘤内切除，旨在进行神经减压、维持脊柱稳定性以及肿瘤大块切除[7]。很少行肿瘤En-bloc切除术（即连同边缘切除整个肿瘤，甚至是对边缘进行切除）。然而，部分患者出现孤立性转移，且无瘤间期较长，可以对其实施肿瘤En-bloc切除术。Tomita的治疗决策中也考虑了这些情况[33]，对于能够耐受手术并发症的患者，En-bloc切除术效果良好[54]（图16-4），但是对于大多数组织分型的患者，En-bloc切除术并没有显著作用。

疼痛

腰椎转移瘤患者出现疼痛症状可能是单因性或多因性的。如前所述，神经压迫和脊柱不稳会引起剧烈的疼痛。此外，转

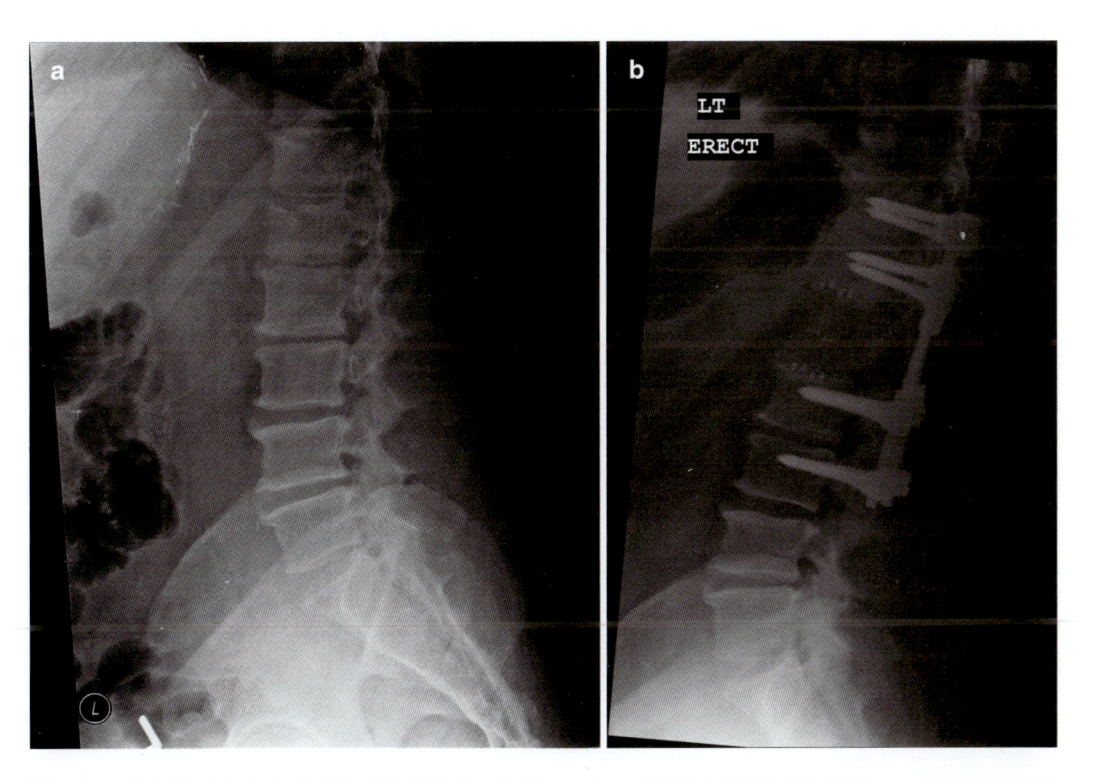

图16-4　（a）术前和（b）术后胸腰椎侧位片，患者是一名62岁男子，Ⅳ期结肠癌导致L1病理性骨折和硬膜外脊髓受压。将对患者行L1 En-bloc切除、T12～L2前路椎间融合、T12～L2椎板切除减压术、T11～L3后路脊柱内固定和融合术

移瘤会破坏骨组织，进而导致病理骨折和微骨折，引起疼痛。椎体压缩性骨折是转移瘤最常见的骨性并发症。放疗、化疗和支持疗法都不能缓解的顽固性疼痛是手术指征。减压术和内固定术用于缓解由神经压迫和脊柱不稳引起的疼痛，而椎体成形术和椎体后凸成形术等用于治疗由病理性骨折引起的疼痛。这些微创手术通常用于治疗骨质疏松性椎体压缩性骨折，通过向椎体注射骨水泥以获得稳定，并恢复脊柱序列。不同之处在于椎体后凸成形术需要放置一个球囊，形成一个空腔，并缓慢地将骨水泥注入其中；而椎体成形术是直接将骨水泥注入骨折的椎体。这些手术已成功地用于椎体压缩性骨折的治疗，达到短期或长期缓解疼痛的目标[55]。

结论

总之，腰椎转移瘤的治疗是一个具有挑战性的问题。腰椎有别于其他上位脊柱节段，最重要的区别在于相较于胸椎（含脊髓），腰椎神经根更能耐受压迫，因此严重的腰椎神经损伤较少见。另一个重要的区别是腰椎更适于非手术或微创手术方法进行治疗。

经过适当的检查（包括影像学检查）后，一旦明确诊断，就应根据决策系统来制订最合适的治疗方案。治疗方案可以是非手术或手术治疗，随着近年来医疗技术的不断发展，对于具体的治疗方法有了更多的选择。虽然不能实现治愈，但可以显著改善患者的生活质量。

参考文献

[1] Luksanapruksa P, et al. Perioperative complications of spinal metastases surgery. Clin Spine Surg. 2017; 30(1): 4–13.

[2] American Cancer Society. Cancer Facts and Figures 2017. Atlanta: American Cancer Society; 2017.

[3] Miller KD, et al. Cancer treatment and survivorship statistics, 2016. CA Cancer J Clin. 2016; 66(4): 271–289.

[4] Disibio G, French SW. Metastatic patterns of cancers: results from a large autopsy study. Arch Pathol Lab Med. 2008; 132(6): 931–939.

[5] Guillevin R, et al. Spine metastasis imaging: review of the literature. J Neuroradiol. 2007; 34(5): 311–321.

[6] Schulman KL, Kohles J. Economic burden of metastatic bone disease in the U.S. Cancer. 2007; 109(11): 2334–2342.

[7] Rose PS, Buchowski JM. Metastatic disease in the thoracic and lumbar spine: evaluation and management. J Am Acad Orthop Surg. 2011; 19(1): 37–48.

[8] Brihaye J, et al. The management of spinal epidural metastases. Adv Tech Stand Neurosurg. 1988; 16: 121–176.

[9] Harrington K. Metastatic disease of the spine. In: Orthopaedic management of metastatic bone disease. St. Louis: Moshy Co.; 1988.

[10] Bos GD, Edersold M, McLeod RA. Lesions of the spine. In: Sim FH, editor. Diagnosis and treatment of metastatic bone disease. New York: Raven Press; 1988.

[11] Boland PJ, Lane JM, Sundaresan N. Metastatic disease of the spine. Clin Orthop Relat Res. 1982; 169: 95–102.

[12] Arguello F, et al. Pathogenesis of vertebral metastasis and epidural spinal cord compression. Cancer. 1990; 65(1): 98–106.

[13] Batson OV. The function of the vertebral veins and their role in the spread of metastases. Ann Surg. 1940; 112(1): 138–149.

[14] Jacobs WB, Perrin RG. Evaluation and treatment of spinal metastases: an overview. Neurosurg Focus. 2001; 11(6): e10.

[15] Bhatt AD, et al. Current and emerging concepts in non-invasive and minimally invasive management of spine metastasis. Cancer Treat Rev. 2013; 39(2): 142–152.

[16] Weinstein PR. The application of anatomy and pathophysiology in the management of lumbar spine disease. Clin Neurosurg. 1980; 27: 517–540.

[17] Crock HV. Normal and pathological anatomy of the lumbar spinal nerve root canals. J Bone Joint Surg Br. 1981; 63B(4): 487–490.

[18] Schneck CD. The anatomy of lumbar spondylosis. Clin Orthop Relat Res. 1985; 193: 20–37.

[19] Ebraheim NA, et al. Anatomic considerations of the lumbar isthmus. Spine (Phila Pa 1976). 1997; 22(9): 941–945.

[20] Andersson GB. Epidemiological features of chronic low-back pain. Lancet. 1999; 354(9178): 581–585.

[21] Gilbert RW, Kim JH, Posner JB. Epidural spinal cord compression from metastatic tumor: diagnosis and treatment. Ann Neurol. 1978; 3(1): 40–51.

[22] Patel ND, et al. ACR appropriateness criteria low back pain. J Am Coll Radiol. 2016; 13(9): 1069–1078.

[23] White AP, et al. Metastatic disease of the spine. J Am Acad Orthop Surg. 2006; 14(11): 587–598.

[24] Korse NS, et al. Cauda Equina syndrome: presentation, outcome, and predictors with focus on micturition, defecation, and sexual dysfunction. Eur Spine J. 2017; 26(3): 894–904.

[25] Kotil K, Kilinc BM, Bilge T. Spinal metastasis of occult lung carcinoma causing cauda equina syndrome. J Clin Neurosci. 2007; 14(4): 372–375.

[26] Fisher CG, et al. A novel classification system for spinal instability in neoplastic disease: an evidence-based approach and expert consensus from the Spine Oncology Study Group. Spine (Phila Pa 1976). 2010; 35(22): E1221–1229.

[27] Henschke N, et al. Red flags to screen for malignancy in patients with low-back pain. Cochrane Database Syst Rev. 2013; (2): CD008686.

[28] Buhmann Kirchhoff S, et al. Detection of osseous metastases of the spine: comparison of high resolution multi-detector-CT with MRI. Eur J Radiol. 2009; 69(3): 567–573.

[29] Maranzano E, Latini P. Effectiveness of radiation therapy without surgery in metastatic spinal cord compression: final results from a prospective trial. Int J Radiat Oncol Biol Phys. 1995; 32(4): 959–967.

[30] Edelstyn GA, Gillespie PJ, Grebbell FS. The radiological demonstration of osseous metastases. Experimental observations. Clin Radiol. 1967; 18(2): 158–162.

[31] Rougraff BT, Kneisl JS, Simon MA. Skeletal metastases of unknown origin. A prospective study of a diagnostic strategy. J Bone Joint Surg Am. 1993; 75(9): 1276–1281.

[32] Phelps KP, Patt JC. Diagnosis and management of patients with carcinoma metastatic to the spine. Curr Orthop Pract. 2014; 25(6): 525–533.

[33] Tomita K. Surgery strategy for spinal metastases. Spine (Phila Pa 1976). 2001; 26(3): 298–306.

[34] Tokuhashi Y, et al. A revised scoring system for preoperative evaluation of metastatic spine tumor prognosis. Spine (Phila Pa 1976). 2005; 30(19): 2186–2191.

[35] Laufer I, et al. The NOMS framework: approach to the treatment of spinal metastatic tumors. Oncologist. 2013; 18: 744–751.

[36] Fourney DR, et al. Spinal instability neoplastic score: an analysis of reliability and validity from the spine oncology study group. J Clin Oncol. 2011; 29(22): 3072–3077.

[37] Walker MP, et al. Metastatic disease of the spine: evaluation and treatment. Clin Orthop Relat Res. 2003; (415 Suppl): S165–175.

[38] National Comprehensive Cancer Network: NCCN Guidelines—Metastatic Spine Tumors. https://www.nccn.org/professionals/physician_gls/pdf/cns.pdf. Retrieved April 30, 2017.

[39] Cole JS, Patchell RA. Metastatic epidural spinal cord compression. Lancet Neurol. 2008; 7(5): 459–466.

[40] Sciubba DM, et al. Diagnosis and management of metastatic spinal disease. J Neurosurg Spine. 2010; 13: 94–108.

[41] Gerszten PC, Mendel E, Yamada Y. Radiotherapy and radiosurgery for metastatic spine disease: what are the options, indications, and outcomes? Spine (Phila Pa 1976). 2009; 34(22 Suppl): S78–92.

[42] Boyce-Fappiano D, et al. Analysis of the factors contributing to vertebral compression fractures after spine stereotactic radiosurgery. Int J Radiat Oncol Biol Phys. 2017; 97(2): 236–245.

[43] Quraishi NA, et al. Effect of timing of surgery on neurological outcome and survival in metastatic spinal cord compression. Eur Spine J. 2013; 22: 1383–1388.

[44] Yalamanchili M, Lesser GJ. Malignant spinal cord compression. Curr Treat Options in Oncol. 2003; 4: 509–516.

[45] Patchell RA, et al. Direct decompressive surgical resection in the treatment of spinal cord compression caused by metastatic cancer: a randomised trial. Lancet. 2005; 366(9486): 643–648.

[46] Young RF, Post EM, King GA. Treatment of spinal epidural metastases. Randomized prospective comparison of laminectomy and radiotherapy. J Neurosurg. 1980; 53: 741–748.

[47] Kostuik JP, et al. Spinal stabilization of vertebral column tumors. Spine (Phila Pa 1976). 1988; 13(3): 250–256.

[48] Harrington KD. Anterior decompression and

[49] Bilsky MH, et al. Single-stage posterolateral transpedicle approach for spondylectomy, epidural decompression, and circumferential fusion of spinal metastases. Spine (Phila Pa 1976). 2000; 25(17): 2240–2249.
[50] Zairi F, et al. Minimally invasive decompression and stabilization for the management of thoracolumbar spine metastasis. J Neurosurg Spine. 2012; 17: 19–23.
[51] Taneichi H, et al. Risk factors and probability of vertebral body collapse in metastases of the thoracic and lumbar spine. Spine (Phila Pa 1976). 1997; 22(3): 239–245.

Reference [48] (partial): stabilization of the spine as a treatment for vertebral collapse and spinal cord compression from metastatic malignancy. Clin Orthop Relat Res. 1988; 233: 177–197.

[52] Lee Y, Kuper M. Percutaneous pedicle screw fixation in the lumbar spine. In: Wang JC, editor. Advanced reconstruction: spine. Rosemont: AAOS; 2011. p. 471–476.
[53] Chang T, et al. Low profile pelvic fixation: anatomic parameters for sacral alar-iliac fixation versus traditional iliac fixation. Spine (Phila Pa 1976). 2009; 34(5): 436–440.
[54] Yao KC, et al. En bloc spondylectomy for spinal metastases: a review of techniques. Neurosurg Focus. 2003; 15(5): 1–6.
[55] Allen RT, Phillips FM. Kyphoplasty and vertebroplasty. In: Wang JC, editor. Advanced reconstruction: spine. Rosemont: AAOS; 2011. p. 651–660.

17 转移瘤的椎体重建

佐耶·张,艾哈迈德·莫耶尔丁和埃胡德·门德尔

引言

脊柱是骨转移瘤最常见的发病部位,5%～10%的肿瘤患者会发生脊柱转移[1]。其中60%～80%位于胸椎。转移的肿瘤细胞会干扰破骨细胞和成骨细胞的正常活动,甚至取代正常骨组织。骨质丢失可导致静息痛的发生,这种疼痛与身体姿势、运动和脊柱负荷无关。当骨转移瘤导致病理性骨折时,患者在运动和负重时会出现疼痛。除了疼痛,病理性骨折还可能造成脊柱不稳,进而导致神经损伤。这将严重影响患者的生活质量,并可能导致关节挛缩、肌肉萎缩、压疮、肺炎和心血管并发症。对患者进行手术干预可显著改善其生活质量。此外,手术还可以获得用于诊断的组织,解除神经压迫,重建脊柱稳定性并矫正畸形。然而,由于手术本身需要切除受侵犯的椎体、椎弓根和小关节,这将导致脊柱的稳定性下降。Denis的三柱理论指出,在胸腰段,三柱中的两柱必须保持完整[2]。因此,重建脊柱稳定性是必要的,可避免脊柱塌陷造成继发的脊髓和神经根损伤。随着新材料的设计和改进,重建脊柱稳定性的方法也在不断改进。尽管每年都有新产品用于试验或临床应用,但基本策略仍然是一样的:固定和强化。

固定

内固定装置也称植入物,具有各种型号和形状。例如螺钉、板、棒、线、椎板钩和椎间融合器。所有的内固定装置的作用都是增强脊柱的稳定性:① 固定不稳定的脊柱,直到发生骨性融合;② 保持椎管不受压迫;③ 恢复椎体高度并重建脊柱的序列;④ 允许患者早期下地并进行康复锻炼。

由金属等材料制成的植入物可以提供刚性支撑,以保持脊柱的稳定。在过去的20年中,已经有了大量的装置可用:哈灵顿,科特雷尔-杜布塞特,卢克,威斯康星州德拉蒙德,佛蒙特州内固定器,AO内固定器,伊索拉,R-F,爱德华兹,前路Moss-Miami固定系统,Z板-前路胸腰椎固定系统,史赛克,美敦力,Globus,K2M,德普伊合成公司,等等。特定的器械装置的选择

取决于手术目的、解剖位置、畸形程度和手术医生的偏好。颈椎常采用带椎间融合器、钢板或螺钉系统的前路器械。胸椎和腰椎[3]前路器械也具有良好的应用价值，但胸部、腹部或腹膜后结构在显露时并发症的发生率较高。后路内固定可使用椎弓根螺钉、杆或钢丝系统进行。此外，横联有助于增强稳定性[4]。螺钉有各种不同的材料、直径和长度。最常用的合金材质包括钛、钴铬和不锈钢。其尺寸则取决于在前路手术中使用还是后路手术中使用。对于骨转移瘤患者的脊柱重建，很少使用经椎板螺钉，因为其体积过小固定强度不足，也是因为椎板通常在减压过程中被移除。合金丝适用于后路手术中协助固定骨性结构，尤其是颈椎。有多种系统可用，包括Wisconsin后路钢丝固定、Hartshill矩形固定和Luque钢丝固定。钢丝通过连接到棘突和椎板或椎板下方来抵抗张力负荷。与钢丝系统类似，椎板钩也是通过固定椎板进行后路固定。椎间融合器：传统的椎间融合器由不同的材料制成，形状和大小也不同。涵盖了从简单的钛笼到碳纤维增强聚醚醚酮（carbon fiber-reinforced polyetheretherketone，CFRP）椎间融合器等多种类型[5]。部分具有可伸缩功能，能适应各种终板角度[6,7]。与移植骨相比，使用椎间融合器的优势在于其具有可调节性，即可根据重建的需求选择最佳直径和高度。其目的是实现良好的组织相容性，辅助移植骨的融合。椎间融合器应用在脊柱前柱的重建是有效的，可以防止后凸畸形的进展。

强化

另一种椎体重建方式是对转移瘤或手术切除引起的骨缺损进行填充。骨水泥是一种常用的填充材料，不同类型的骨水泥具有不同的组织相容性和成骨特性。骨水泥可以以粉末或液体的形式存在。化学成分可以包括正磷酸钙[8]、Norian非放热羟基磷灰石水泥（Norian骨骼修复系统）或聚甲基丙烯酸甲酯。此外，骨水泥可以通过添加其他成分（如纳米羟基磷灰石涂层骨胶原）来增强功能[9]。骨水泥不仅是一种替代材料，而且还能增加椎体强度。例如，硬化后，Norian非放热羟基磷灰石水泥的抗压强度为20～55 MPa。虽然弱于自体皮质骨（50～200 MPa），但强于自体松质骨（2～20 MPa）。而同种异体骨移植物的抗压强度仅为4～13 MPa。骨水泥可经皮注入椎体[10,11]或在开放手术中注入椎体。当骨质强度较弱时，骨水泥也可以强化螺钉固定效果，通过Jamshidi针注入螺钉及周围骨质[12]。在后路手术中，骨水泥也可以作为椎间融合器的替代物[13]。

骨移植物：传统的自体骨来源是患者的髂骨嵴或腓骨[14]。在胸椎手术中也可以直接取肋骨，从而减少供骨部位并发症的发生。在椎体次全切除术中，也可收集椎体或椎板的骨质以供使用；然而，由于可能包含肿瘤细胞，原则上应避免自体移植。同种异体骨移植避免了供区并发症和肿瘤细胞的扩散，而且没有数量和大小的限制。骨制品由不同的公司提供，从脱钙松质骨基质到冷冻保存的活皮质松质骨基质,种类繁多。然而,为了填补椎体切除术中大的缺损,需要更大尺寸的骨块,例如同种异体股骨支柱、腓骨支柱或三面皮质髂嵴骨块[15]。根据不同的需要,上述材料可以单独使用,也可以组合使用,以稳定因骨转移瘤而受损的脊柱。

手术选择

虽然脊柱转移瘤的基本重建技术与创伤或退行性疾病相似,但这个患者群体的手术必要性应当别论。有些患者预期生存期短,并发症多,使得手术风险大,术后骨融合率低。此外还必须综合考虑患者的情况,如肿瘤扩散程度、疾病进展速度、预后和手术耐受性。改良Tokuhashi评分考虑了患者的改良Karnofsky指数、脊髓功能、转移类型和病变可切除性,以确定手术的可行性[16]。Tokuhashi评分与预期生存期(0～4分<3个月,5～8分<6个月,9～12分>6个月)密切相关,有助于确定手术大小,因为只有预期生存期足够长,积极的重建手术才有意义[17]。基于肿瘤间室内/间室外浸润的Tomita转移瘤分型也可用于决定是否手术[18]。尽管如此,癌症免疫治疗的最新进展,特别是靶向程序性死亡受体1(programmed death receptor 1,PD1)的治疗,极大地延长了非小细胞肺癌、黑色素瘤和肾细胞癌患者的生存期[19]。得益于肿瘤分子遗传学的进展,过去预后不佳的患者中约有20%～25%的患者现在可以在免疫治疗中获益。尽管这些患者的Tokuhashi评分很低,且初发时有相当严重的全身性疾病,但也能够从手术治疗中获益。因此应由一个多学科协作的团队决定最终的治疗计划,该团队由肿瘤科医生、放疗科医生、放射科医生、理疗师和脊柱外科医生组成。

影像学研究

X线是脊柱肿瘤的初步评估方法,在特定的病灶中可以起到定位和诊断的作用。然而,通常需要矿物质损失达到30%～60%时,溶骨性病变才能被检测到,因此,X线对肿瘤性病变的筛查效果很差。X线可以识别患者在负重时脊柱后凸和脊柱侧凸畸形,而MRI和CT只能在仰卧位成像,不利于对畸形的检测。影像学技术的进步提高了脊柱原发性和继发性肿瘤的检出率,使得医生的诊断水平以及区分肿瘤和周围组织的能力不断提升。最常用的成像技术包括磁共振成像(magnetic resonance imaging,MRI)、计算机断层扫描(computed tomography,CT)、脊髓造影、正电子发射断层扫描(positron emission tomography,PET)骨骼扫描和血管造影(图17-1)。CT和MRI已经成为确定肿瘤位置和范围的常规检查方法。MRI提供了良好的组织分辨率,并在钆造影剂的协助下分辨肿瘤和周围软组织解剖结构。

CT常与MRI结合使用,用于评估骨质破坏程度和周围骨质结构的质量。在MRI被广泛应用之前,CT脊髓造影是评估脊髓压迫的首选方法。这种成像方式现在通常用于患者因金属异物或植入物而无法进行MRI检查的情况。骨扫描、PET成像和

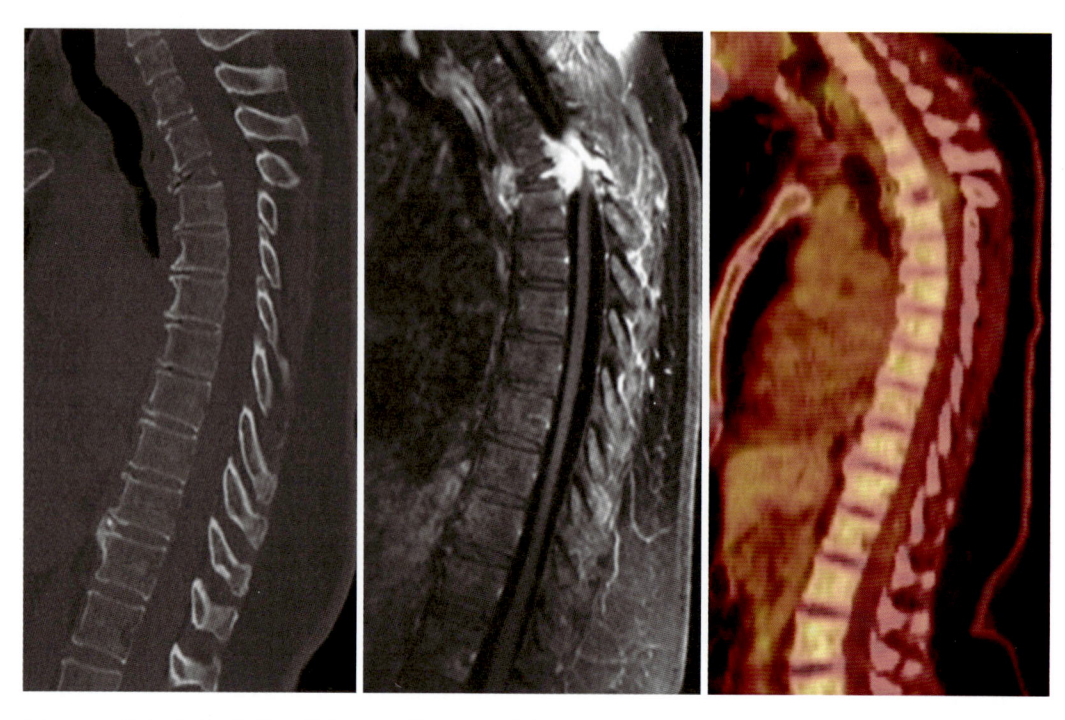

图17-1 从左到右，胸椎矢状位CT扫描显示转移瘤患者在T3出现破坏性溶解过程，椎体高度显著下降，上胸椎后凸畸形。中间图片显示同一患者的T1核磁共振成像显示钆，显示椎管内有大量增强肿块，压迫脊髓。同一病变的PET成像显示可能是高度恶性肿瘤，葡萄糖代谢摄取增加

血管造影术均可以提供更多的信息，以补充MRI和CT数据。使用核示踪剂 ^{99m}锝-亚甲基二磷酸盐的骨扫描可以识别骨生长或骨破坏的区域，因此对肿瘤识别的敏感性强但特异性差。PET检查利用癌细胞对葡萄糖标记放射性示踪剂的异常摄取来成像。这项技术之所以得到推广，是因为它可在一项检查中进行全身监测，并提供准确的肿瘤的解剖和功能信息。血管造影术也用于诊断和治疗。它可以帮助诊断原发性血管性病变，如动脉瘤样骨囊肿或血管瘤。它还可用于栓塞脊柱病灶中的血管，如肾细胞癌、甲状腺癌或黑色素瘤，同时识别肿瘤的主要供血血管。

术前诊断

在进行任何手术干预之前，精准的活检对手术规划至关重要。组织病理学检查的主要方法是CT引导的活检。由于CT引导的经皮脊柱病变活检诊断准确率高达93%，且与低级别病变相比，高级别病变的成功率更高，因此该方法安全、经济且可靠。脊柱转移瘤患者的管理和治疗涉及广泛，需要一个多学科团队，包括脊柱外科医生、肿瘤科医生、放疗科医生、介入科医生和神经血管外科医生。可行的手术包括姑息性手术、脊髓减压等。然而，这些手术都需要考虑患者的总体生存率、预后和疾病负担，所有这些

因素都会使手术的决定变得非常复杂。

大,因为腹腔内存在瘢痕组织。

术前计划和入路

在获得病理诊断后,手术计划取决于几个因素,包括组织学分级、手术可行性、患者症状和病前状况。每种情况都必须单独评估。某些组织学类型更适合采取非手术治疗,如化疗或放疗,这与该肿瘤的放化疗敏感性有关,但如果患者症状较重,或脊柱稳定性差,依然需要手术干预[20]。根据解剖学、脊柱序列和畸形矫正的需要,可以确定入路并规划手术范围。表17-1显示了脊柱各部位可用的入路。权衡手术目标和患者的合并症是很重要的,这可以决定该方案是否适用。例如,如果患者既往接受过经腹手术,其L5病变从前方压迫硬膜囊,与后路手术相比,前路手术的风险更

定位

患者的体位摆放取决于手术的入路。在颈椎后路或上胸椎的手术中,考虑将患者头部固定在Mayfield头架中,使手术台尽可能地向上移动,以允许C臂机或X射线通过手术台的底部。在中段胸椎到腰椎,使用Jackson手术台或带体位垫的手术台以恢复矢状面曲度。最后,由于85%的转移瘤发生在胸椎,因此应考虑与胸外科、普外科或血管外科医生合作。

椎体重建

当椎体发生病理性骨折或存在不稳定,且患者无法耐受大型手术时,应考虑椎体成

表 17-1 手术入路随手术区域而变化

	前路/侧路	后 路	建 议
上颈椎	经口腔 口腔外 远外侧	中线	该区域的前路入路可导致高并发症发病率
颈椎	索斯威克·罗宾逊入路	中线	前入路在C3以上(下颌骨)和C7以下(胸骨)可能具有挑战性
颈胸段	经胸骨 胸腔外侧	中线 经肋横突	
胸椎	开胸 胸腔外侧	经横突 经关节突	
胸腰段	胸腔外侧 腹膜后	中线 后外侧 经椎弓根	由于不能牺牲神经根,L1及以下部位难以经椎弓根入路
腰椎	腹膜后 开腹	中线 后外侧	L5水平髂骨嵴和大血管分叉,腹膜后入路难以实施

形术和后凸成形术以增强脊柱稳定性。包括经皮和开放两种方式。它可以显著减少骨折或不稳定引起的机械性疼痛，提高患者生活质量[21]。后凸成形术可能有助于恢复一定的高度损失[22]。某些病例中存在椎体后壁缺失，骨水泥向后渗漏可能带来脊髓压迫的风险，此时必须更加谨慎。如果肿瘤对放化疗敏感，骨水泥填充可以稳定骨折，改善患者的运动能力，从而使患者能够进行系统治疗。如图17-2所示，一位转移性结肠癌患者出现病理性骨折，伴有机械性胸背痛和神经根压迫引起的根性症状。患者存在多处转移，包括先前的结肠切除术和腹部残留的不愈合切口。对患者进行后路椎板切除和椎间孔减压，以实现硬膜囊和神经根减压。通过后路椎弓根固定缓解其机械性疼痛，同时对病理性骨折的椎体进行椎体成形术。通常，对于此类脊髓腹侧受压的病例，最直接的方式就是椎体切除术。重建措施包括骨移植、椎间融合器或骨水泥。手术术式涵盖了从内镜下经椎弓根椎体次全切除术（随后采用后路内固定）到多节段椎体环形切除术的多种类型[23,24]。

技术要点

在这些患者的手术过程中，应当注意细节，减少并发症的发生，这对于快速康复至关重要。多数患者在术后需要进行全面的化疗和放疗。后路椎弓根螺钉置入是一个重要步骤。推荐使用较长和较粗的螺钉，尤其是对于骨质疏松或椎体内有多发转移灶的患者[25]（图17-3）。椎体本身的重建是恢复前柱支撑、矫正畸形和后路序列的基础。手术过程中，非扩张型椎间融合器的植入有一定难度。为了植入正确尺寸的椎间融合器，我们常在植入前撑开相应节段椎间隙，融合器放置妥当后再进行加压操作。如果放置的椎间融合器太小，可能会导致移位和神经压迫。可扩展的椎间融合器可以避免这些问题。它具有多种形状和尺寸，高度可调节，能适用于几乎所有的椎体次全切术。

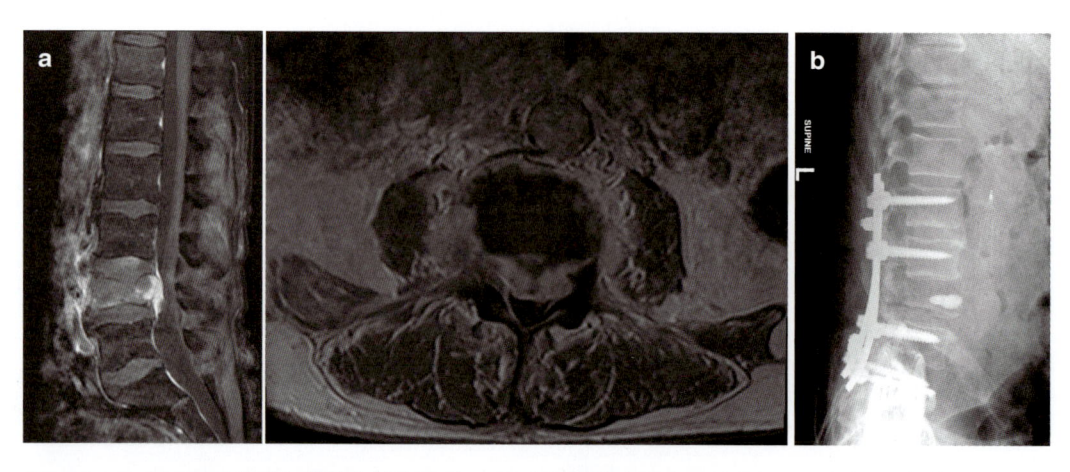

图17-2　（a）MRI对比后矢状位和轴位显示L4转移性结肠癌伴病理性骨折和双侧椎间孔受压。（b）术后侧位X线显示术中注射骨水泥的后方结构

17 转移瘤的椎体重建

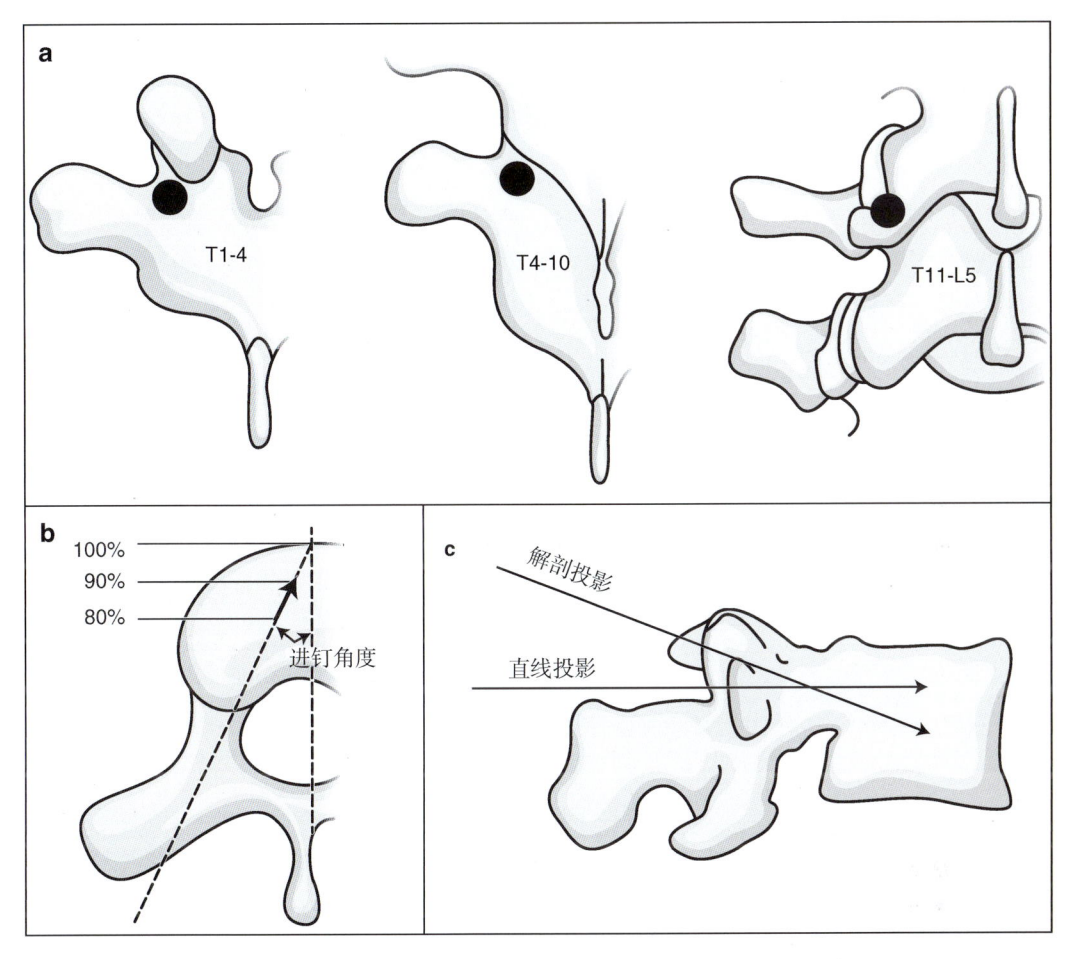

图 17-3 椎弓根螺钉置钉技术:(a) 进钉点用黑点表示。它们通常位于横突和关节突的交叉处,距离边缘 3～5 mm。(b) 穿透皮质后,选择中间角,目标是使椎体中部不进入椎管。如果可能,适当的螺钉长度应达到前皮质。(c) 直线投影和解剖投影均可接受。解剖投影允许置入更长的螺钉;然而,直线投影能带来更好的置入扭矩[26]

然而,医生常根据感觉和经验来调节高度,因此易发生椎间融合器下沉。可以通过处理终板,或使用更大直径的椎间融合器来降低终板表面压强,来降低下沉风险,但通常可以调整融合器的角度使其完美地贴合终板(图17-4)。在脊髓动脉的分水岭区,若转移瘤累及两个或两个以上节段,切断相应的神经根及节段动脉的风险更大[27]。在这一情况下,应考虑经前路完成椎体次全切除和椎间融合器置入。如果没有适合终板大小和角度或椎体高度的融合器,可以考虑使用骨水泥。其可以填充缺损,当骨水泥变硬时,通过冲洗来减少放热反应的影响,并通过按压来确保其不会压迫任何神经结构。骨水泥的缺点是不能应用于前路融合。考虑到患者的并发症和预后,融合更加困难。因此,小关节、椎板、横突等部位的仔细剥离至关重要(图17-5)。这是一种低成本的选

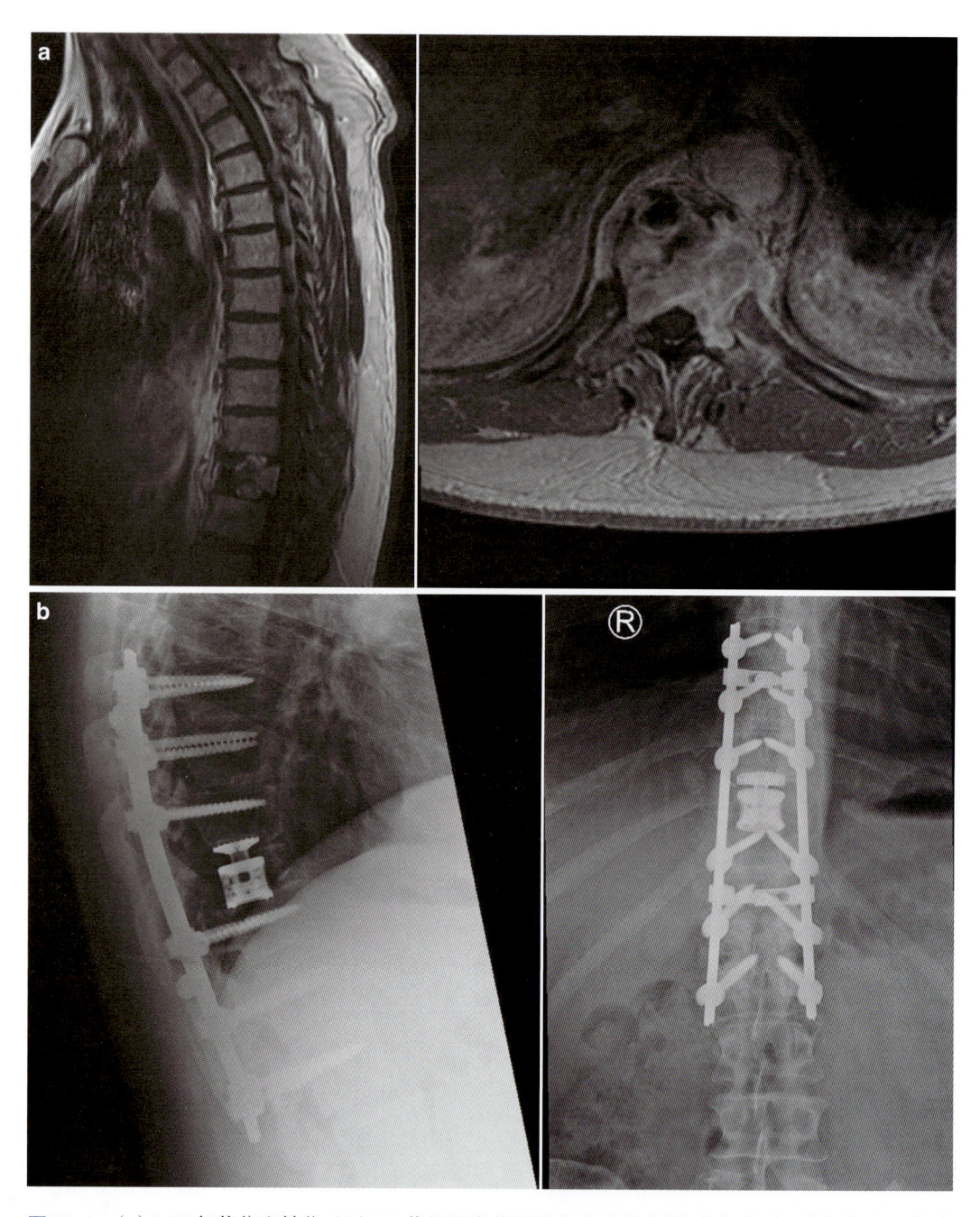

图 17-4 （a）MRI矢状位和轴位显示T11浆细胞瘤伴不稳定病理性骨折。（b）术后X线侧位和正位片显示通过肋横切除术入路进行的内固定装置和椎间融合器放置

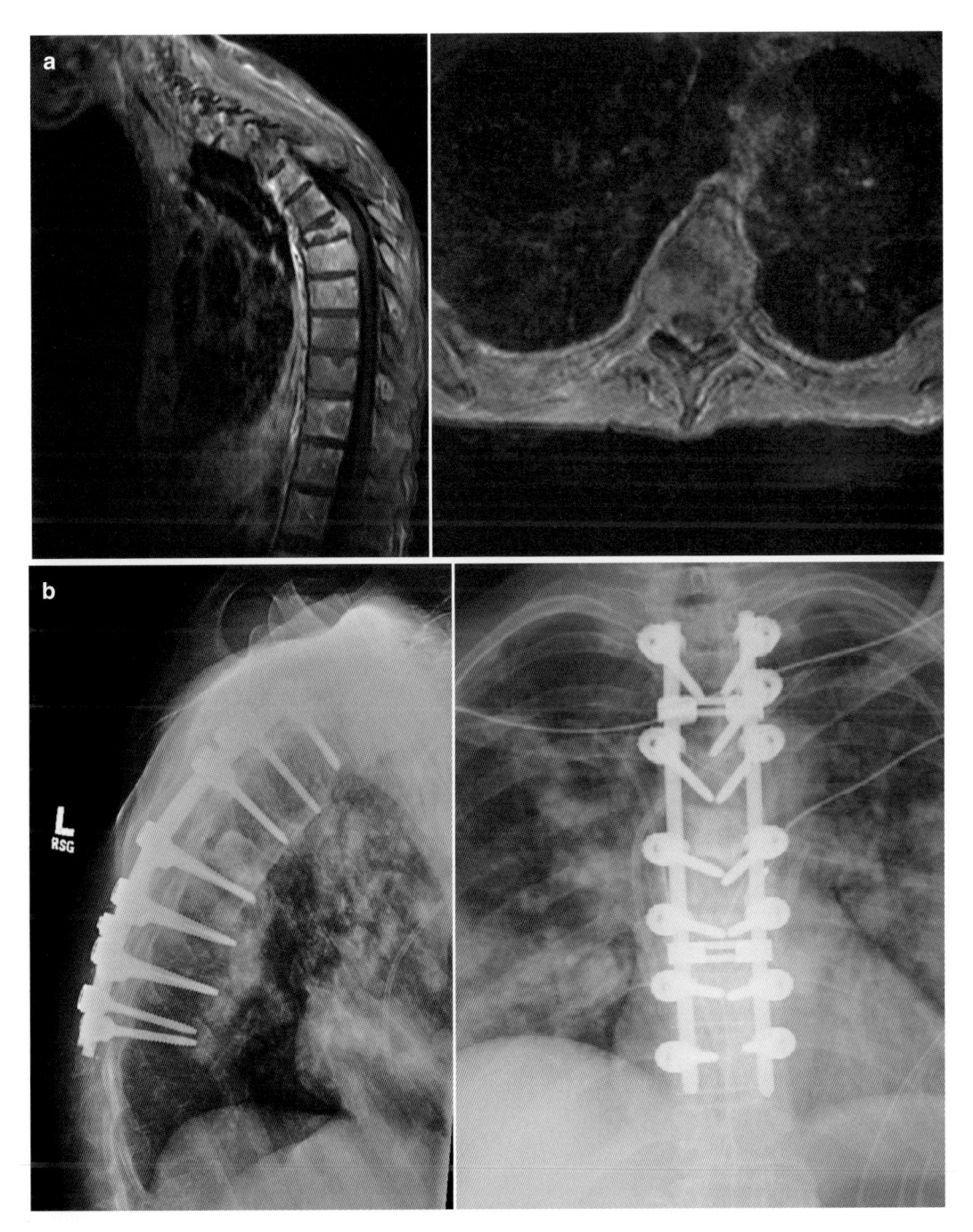

图17-5 （a）矢状位和轴位MRI显示乳腺胸椎转移癌，T6病理性骨折导致脊柱后凸。（b）术后X线侧位和正位片显示后路内固定和甲基丙烯酸甲酯人工椎体

择，能为大多数转移性脊髓压迫患者提供持久的稳定性。此外，骨水泥的大表面积降低了相邻椎体终板上的应力，故沉降发生率比椎间融合器低。PMMA骨水泥的弹性模量更接近相邻椎体的弹性模量，因此与可扩张椎间融合器相比，进一步降低了下沉的可能性。许多作者建议使用针[28]或胸腔引流管[29]稳定骨水泥，以降低骨水泥移位的可能性。

讨论

脊柱转移瘤的重建方式与处理创伤和退行性疾病的重建过程相同。然而，由于骨转移瘤患者的骨病、并发症多和预期生存期短，在治疗骨转移瘤患者时需要考虑更多。常见的挑战包括严重的畸形或不稳定，一般状况较差的患者失血量增加，前期放疗引起的瘢痕，以及融合失败。自体骨移植、自体血回收器和生物活性剂（如骨形态发生蛋白）的使用在此类患者群体中并不常见[30]。

结论

在脊柱转移瘤患者中重建椎体具有挑战性。患者往往体质较差且预后不良，使得手术变得困难，需要充分制定术前计划。根据手术范围，重建手术包括强化、固定，以及使用椎间融合器或骨水泥。

参考文献

[1] Perrin RG, Laxton AW. Metastatic spine disease: epidemiology, pathophysiology, and evaluation of patients. Neurosurg Clin N Am. 2004; 15(4): 365-373.

[2] Denis F. Spinal instability as defined by the three-column spine concept in acute spinal trauma. Clin Orthop Relat Res. 1984; (189): 65-76.

[3] McDonough PW, Davis R, Tribus C, et al. The management of acute thoracolumbar burst fractures with anterior corpectomy and Z-plate fixation. Spine. 2004; 29: 1901-1908.

[4] Krag MH. Biomechanics of thoracolumbar spinal fixation. A review. Spine. 1991; (16): S84-99.

[5] Heary RF, Parvathreddy NK, Qayumi ZS, et al. Suitability of carbon fiber-reinforced polyetheretherketone cages for use as anterior struts following corpectomy. J Neurosurg Spine. 2016; 25(2): 248-255.

[6] Perrini P, Gambaccini C, Martini C, et al. Anterior cervical corpectomy for cervical spondylotic myelopathy: reconstruction with expandable cylindrical cage versus iliac crest autograft. A retrospective study. Clin Neurol Neurosurg. 2015; 139: 258-263.

[7] Hunt T, Shen FH, Arlet V. Expandable cage placement via a posterolateral approach in lumbar spine reconstructions. J Neurosurg Spine. 2006; 5: 271-274.

[8] Dorozhkin SV. Calcium orthophosphate-containing biocomposites and hybrid biomaterials for biomedical applications. J Funct Biomater. 2015; 6: 708-832.

[9] Li T, Weng X, Bian Y, et al. Influence of nano-HA coated bone collagen to acrylic (polymethylmethacrylate) bone cement on mechanical properties and bioactivity. PLoS One. 2015; 10: e0129018.

[10] Christodoulou A, Ploumis A, Terzidis I, et al. Vertebral body reconstruction with injectable hydroxyapatite cement for the management of unstable thoracolumbar burst fractures: a preliminary report. Acta Orthop Belg. 2005; 71: 597-603.

[11] Cho DY, Lee WY, Sheu PC. Treatment of thoracolumbar burst fractures with polymethyl methacrylate vertebroplasty and short-segment pedicle screw fixation. Neurosurgery. 2003; 53: 1354-1360.

[12] Moussazadeh N, Rubin DG, McLaughlin L, et al. Short-segment percutaneous pedicle screw fixation with cement augmentation for tumorinduced spinal instability. Spine J. 2015; 15(7): 1609-1617. https://doi.org/10.1016/j.spinee.2015.03.037.

[13] Alleyne CH Jr, Rodts GE Jr, Haid RW. Corpectomy and stabilization with methylmethacrylate in patients with metastatic disease of the spine: a technical note. J Spinal Disord. 1995; 8: 439-443.

[14] Schnee CL, Freese A, Weil RJ, et al. Analysis of harvest morbidity and radiographic outcome using autograft for anterior cervical fusion. Spine. 1997; 22: 2222-2227.

[15] Bridwell KH, Lenke LG, McEnery KW, et al. Anterior fresh frozen structural allografts in the thoracic and lumbar spine. Do they work if combined with posterior fusion and instrumentation in adult patients with kyphosis or anterior column defects? Spine. 1995; (20): 1410-1418.

[16] O'Toole DM, Golden AM. Evaluating cancer patients for rehabilitation potential. West J Med. 1991; 155: 384-387.

[17] Tokuhashi Y, Matsuzaki H, Toriyama S, et al. Scoring system for the preoperative evaluation of metastatic spine tumor prognosis. Spine (Phila Pa 1976). 1990; 15: 1110-1113.

[18] Aoude A, Amiot LP. A comparison of the modified Tokuhashi and Tomita scores in determining prognosis for patients afflicted with spinal metastasis. Can J Surg. 2014; 57: 188-193.

[19] Topalian SL, Hodi FS, Brahmer JR, et al. Safety, activity, and immune correlates of anti-PD-1 antibody in cancer. N Engl J Med. 2012; 366(26): 2443-2454.

[20] Bartels RH, van der Linden YM, van der Graaf WT. Spinal extradural metastasis: review of current treatment options. CA Cancer J Clin. 2008; 58: 245-259.

[21] Xie P, Zhao Y, Li G. Efficacy of percutaneous vertebroplasty in patients with painful vertebral metastases: a retrospective study in 47 cases. Clin Neurol Neurosurg. 2015; 138: 157-161.

[22] Garfin SR, Yuan HA, Reiley MA. New technologies in spine: kyphoplasty and vertebroplasty for the treatment of painful osteoporotic compression fractures. Spine. 2001; 26: 1511-1515.

[23] Archavlis E, Schwandt E, Kosterhon M, et al. A modified microsurgical endoscopic assisted transpedicular corpectomy of the thoracic spine based on virtual 3D planning. World Neurosurg. 2016; 91: 424-433.

[24] Venkatesh R, Tandon V, Patel N, Chhabra HS. Solitary plasmacytoma of L3 vertebral body treated by minimal access surgery: Common problem different solution! J Clin Orthop Trauma. 2015; 6: 259-264.

[25] Cinotti G, Gumina S, Ripani M, et al. Pedicle instrumentation in the thoracic spine. A morphometric and cadaveric study for placement of screws. Spine. 1999; (24): 114-119.

[26] Benzel EC. Biomechanics of spine stabilization. New York: Thieme Medical Publishers; 2001.

[27] Sugita S, Murakami H, Demura S, et al. Repeated total en bloc spondylectomy for spinal metastases at different sites in one patient. Eur Spine J. 2015; 24: 2196-2200.

[28] Bilsky MH, Boland P, Lis E, et al. Single-stage posterolateral transpedicle approach for spondylectomy, epidural decompression, and circumferential fusion of spinal metastases. Spine (Phila Pa 1976). 2000; 25(17): 2240-2250.

[29] Miller DJ, Lang FF, Walsh GL, et al. Coaxial double-lumen methylmethacrylate reconstruction in the anterior cervical and upper thoracic spine after tumor resection. J Neurosurg Spine. 2000; 92(2): 181-190.

[30] Thawani JP, Wang AC, Than KD, et al. Bone morphogenetic proteins and cancer: review of the literature. Neurosurgery. 2010; 66(2): 233-246; discussion 246. https://doi.org/10.1227/01.NEU.0000363722.42097.C2.

18 腰骶交界部转移瘤

安德鲁·B.凯,雷克斯·A.W.马尔科

引言

腰骶交界部转移瘤的治疗可能需要手术切除、重建和内固定等方式。然而,由于腰骶交界处复杂的解剖结构,特别是其独特的生物力学特征,增加了手术的难度,并增加了严重并发症的发病率。另外两个可能增加并发症发病率的重要因素是较长的手术时间和可能发生的大量失血。腰骶交界处是脊柱转移瘤的罕见部位。转移瘤最常见的部位是胸椎,其次是腰椎,然后是颈椎[1]。主要的原发性恶性肿瘤是乳腺、肺、肾、甲状腺和前列腺的肿瘤[2,3]。其他常见来源包括淋巴瘤、骨髓瘤、黑色素瘤和其他来源不明的肿瘤。骨盆肿瘤可能直接侵犯腰骶交界部,也有原发灶的血行转移。腰骶部病变通常位于椎体前部,但也可能侵犯椎板或椎弓根[4]。疼痛是主要的症状。像尿便失禁、性功能障碍和下肢无力等神经功能障碍,在腰骶交界部病变患者中比在胸椎病变患者中少见[5]。本章涵盖腰骶交界部的解剖和生物力学特征,在该区域进行转移瘤的外科治疗时,必须清楚地了解这些特征。本章还介绍了作者推荐的手术切除、重建和内固定技术。

解剖学与生物力学

腰骶交界部是脊柱中一个独特的区域,活动度大的腰椎在此过渡到相对固定的骶骨和骨盆。尽管它在矢状面(屈伸)的运动范围比任何胸腰椎都大,但腰骶交界部的旋转和侧向弯曲明显减少。这是因为该区域需要支撑比头侧脊柱区域更大的负荷。腰骶椎间盘相对于水平面有更陡峭的角度,这是由于该处正常前凸曲度所致。因此,腰椎相对于骶骨有向前滑动的趋势。L5～S1处冠状面的小关节,连同肌肉和韧带,抵抗向前滑动。通过这种方式,体重通过骶髂关节向下传递到臀部和下肢。由于骶骨向前倾斜,身体的重量被传递到骶骨的腹侧,从而在S2处形成了一个轴向的旋转力。背侧韧带,包括骨间韧带和骶髂背侧韧带,是骶髂关节处最坚固的软组织结构[6]。

神经血管解剖学

腰骶交界部包含重要的神经血管和内

脏结构，这会使手术变得复杂，尤其是前路手术。特别是，主动脉通常在L4椎体下端的中线偏左处分叉，发出髂总动脉，在腰骶部骶髂关节前方分叉形成髂内和髂外动脉之前，髂总动脉从下外侧延伸至腰大肌的内侧表面。髂总静脉同样在L4～L5水平汇合形成下腔静脉。此外，左侧和右侧输尿管穿过腹膜后间隙，在骶髂关节水平向前穿过髂总动脉。交感神经和副交感神经分支穿过此处下行，支配髂总动脉之间的上下腹神经丛，然后继续下行支配骨盆结构，这进一步增加了该区域神经血管解剖的复杂性。这些自主神经纤维对支配顺行射精和勃起功能很重要。其损伤可能导致男性逆行射精[7]。从这一点可以清楚地看出，虽然外科技术突飞猛进，但想通过内固定的方式治疗腰骶交界部疾病，无论是退行性疾病、畸形、创伤和肿瘤，仍有着不小的困难[8-17]。

手术适应证及术前处理

腰骶交界部手术的主要目的是减轻疼痛及神经功能障碍。任何外科治疗都应高度个性化，且通常遵循本书前面描述的MOSS（medical/mental, oncological, stenosis, stability）方法。只有在深入评估患者的医疗和肿瘤状况、是否存在椎管狭窄、椎管狭窄的性质以及该区域脊柱的稳定性后，才能进行手术。术前规划应综合考虑腰骶交界部的解剖、生物力学和神经功能等方面。应进行适当的影像学检查，以发现任何潜在的异常解剖结构或可能影响手术计划的病理改变。因为在这些手术中会大量失血，所以术前应改善患者的血红蛋白水平，以将术中血流动力学不稳定带来的威胁降至最低。血管造影栓塞对于肾癌和甲状腺癌等血管性肿瘤的诊断是有价值的。在这种情况下，需要使用大口径静脉导管建立中心静脉通路，以便在术中根据需要快速补血补液。动脉血压监测有助于液体管理和术中液体复苏。

手术切除

前路手术

前路手术和后路手术均被用于切除椎体转移瘤，但前路手术风险更大，且并发症发病率更高。这一过程需要椎体重建、植骨、骨水泥以及带或不带前路内固定的椎间融合器。前路手术的理论优势在于，它为显露椎体提供了更直接的手术入路，但是，如前所述，这种方式可能会损伤重要的血管、神经和泌尿系统结构。与此同时，由于大血管通常在此水平分叉，因此很难在L4安全地对尾侧终板进行重建。虽然L5～S1椎间盘离分叉点较远，但由于其明显的前凸，在此处的固定操作仍具有挑战性。由于前柱和S1终板之间的剪切力，这种前凸容易移位。此外，S1椎体在这一水平面上的倾斜表面使得前方内固定器械很难产生足够的把持力。伍德等人对40项符合严格纳入标准的研究进行了系统回顾，研究了腰骶交界部前路手术的血管损伤的发生率和其造成的后果。他们发现，尽管血管损伤很少见（<5%），但L4～L5手术似乎比L5～S1手术损伤风险更高，因为L4～L5处主动脉和下腔静脉的分叉非常接近。尽管如此，作者发现血管损伤的后果往往很轻微，只有少数患者较为严重，如致命性酸中毒、室间隔综合征、大量失血和肺栓塞[18]。在一些研究中，多达7%的男性出现了另一种并发症——逆行射精[19,20]。

后路手术

后路手术也可用于切除腰骶交界部椎体转移瘤，避免前路手术带来的相关并发症。通过后外侧入路进行切除也可以充分切除病灶并重建，而无须经前入路。1999年，比尔斯基等人发表了一篇文章，描述了他们通过全后外侧经椎弓根入路切除椎体肿瘤的技术。他们回顾性研究了25例使用该技术治疗的患者。其中23名患者的疼痛明显缓解，神经功能维持或改善。作者得出结论，该技术既有效地减少了患者症状，又避免了前路手术的相关风险[21]。

重建与稳定

骶骨的骨密度较差时，腰骶部切除术通常很难实现充分的固定[22]。为此，常采用多种材料和内固定，包括向骶骨植入三皮质螺钉，骨水泥以及膨胀螺钉[23-25]。为了提高稳定性，外科医生使用S1椎弓根螺钉、骶翼螺钉、骶内螺钉、髂骶螺钉、Galveston杆、髂骨螺钉（螺栓）、经髂骨内固定和S2骶髂螺钉来创建多个近端和远端固定点[9-11, 26-29]。麦科德等人介绍了腰骶肿瘤切除后重建中关于腰骶关节枢轴点的概念，这一点位于L5～S1椎体后缘与后纵韧带之间。他们进一步发现，以该点为参照，内固定物位置越远或越靠前，稳定性越高[30]（图18-1）。坎宁安等人表明，髂骨固定降低了S1螺钉下方发生骶骨骨折的可能性。与此类似，奥布莱恩等人划定骶尾部的3个区域（1～3区），其固定强度逐渐增加[31]（图18-2）。伦布沃尔等人和蒂什等人在牛脊柱模型中对不同类型腰骶固定的强度和可行性进行了体外生物力学研究，并证实了这一概念。作者发现，只有S1远端的固定可以显著降低螺钉张力和峰值失效（peak failure），提高稳定性[32,33]。此外，髂骨螺钉和S2骶髂螺钉均是在麦科德枢轴点的远端和前方固定，同时属于奥布莱恩描述的2区和3区。然而，髂骨螺钉也有一些缺点，外科医生在使用时必须牢记。一是需要更广泛的软组织剥离，这增加了感染的可能性。在使用这些螺钉的81名患者中观察到2年内感染率高达4%[34]。当使用这些螺钉时，坐骨切迹结构在理论上也有损伤的风险，但尚无大样本病例系列研究观察到相关结构（臀上动脉、坐骨神经）损伤发生率的提高[35]。植入物脱出和疼痛是这些手术最常见的并发症，术后2年，有22%的患者需要将螺钉取出[36,37]。如果切除一部分髂骨嵴以减少螺栓突出，能够有效避免该问题的发生。S2骶髂固定技术也可用于预防这种并发症，螺钉以S2骶翼为起点，向髂前下棘方向沿髂骨走行[38]。该技术一大优点是减少螺钉的突起，并将其直接连接到纵向杆，无须连接

图18-1 腰骶关节枢轴点位于L5~S1骨韧带柱的中间。麦科德等人发现，随着内固定装置穿过枢轴点的更远或更前，稳定性增加。改编自McCord D, Cunningham B, Shono Y, et al., Biomechanical Analysis of Lumbosacral Fixation. Spine. 1992 Jan 1; 17

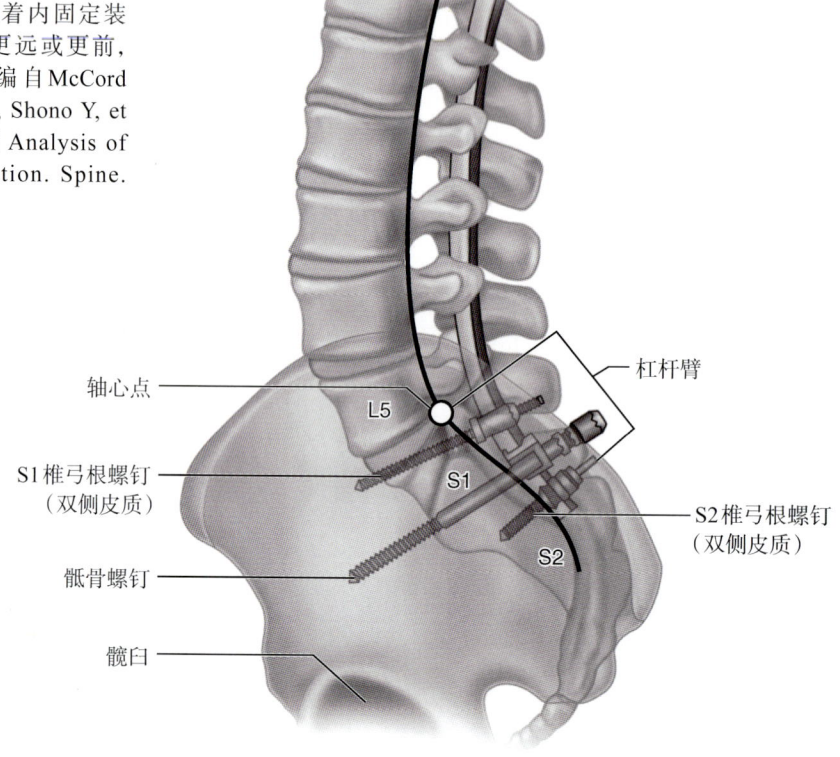

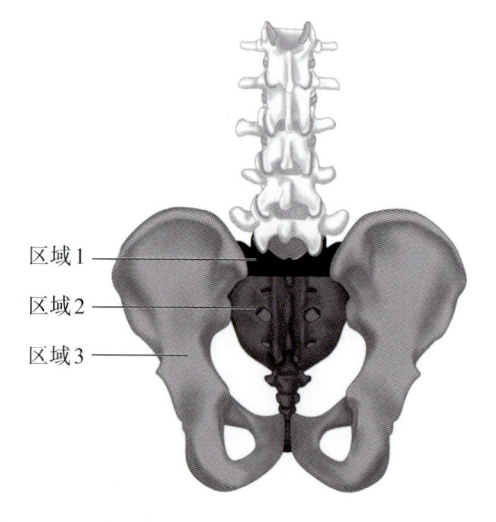

杠杆臂
轴心点
S1椎弓根螺钉（双侧皮质）
S2椎弓根螺钉（双侧皮质）
骶骨螺钉
髋臼

图18-2 盆骶部固定区。固定强度随区域逐渐增加。改编自奥布莱恩M, 库克罗T, 伦克L.《盆骶部内固定：固定的解剖和生物力学区域》。Semin Spine Surg. 2004 Jun 1; 16(2): 76-90. 经Elsevier许可使用

区域1
区域2
区域3

器[39]。需要注意的是，这项技术相对较新，在我们完全了解其效果和并发症发生率之前，需要长期观察。

需要考虑的其他问题是腰骶交界处的生物力学以及器械失效的可能性[40]。为了尽量减少此类问题，沈等人开发了一种新的骨盆重建技术，该技术使用4根纵向杆穿过腰骶关节，用椎弓根螺钉和Galveston螺钉固定在腰骶椎和髂骨上[26]（图18-3）。作者有力地证明了这种重建结构的可行性[26]。凯利等人从生物力学角度研究了一个类似的结构，发现无论在屈曲和伸展期间还是轴向旋转期间（增加横连数量），四杆技术在稳定脊柱方面优于两

水平上脊柱通常是稳定的，且在L4～L5和L5～S1椎管中有足够的空间容纳转移瘤。如果压迫明显，且肿瘤对放射敏感，非手术治疗也仍能缓解压迫。如果需要手术，我们更愿意如沈等人所述，后路切除肿瘤，然后从L3固定到骨盆，每侧可能使用两个骨盆螺钉和两根连接杆[26]。

首先，患者俯卧在横向体位垫上，以保持腰椎前凸。我们对腰椎采用标准的后正中入路。我们首先在L3、L4和S1植入椎弓根螺钉，然后放置髂骨钉。切除L4椎板尾侧2/3和整个L5椎板。

然后行L4下关节突完全切除和L5椎体次全切，显露L5和S1椎弓根。这一过程包括切除上关节突的内侧和头侧部分。接下来，从L5和S1神经根的肩部分离前外侧硬膜外静脉，并使用双极止血。仔细解剖这些血管并止血可最大程度地减少出血，并有助于将硬膜囊从后纵韧带分离。L4～L5和L5～S1椎间盘切除术采用与经椎间孔腰椎椎间融合（transforaminal lumbar interbody fusion，TLIF）相似的技术。使用典型的椎弓根截骨术或TLIF器械包中的环切刮匙[42]。进行椎间盘切除术时，将杆单侧连接至螺钉。保留L4～L5和L5～S1纤维环的前2/3到3/4以避免损伤髂血管。

用垂体咬骨钳切除椎弓根内所有易于切除的肿瘤。在这一步骤中，保留椎弓根内侧壁可保护神经组织。然后，以类似于比尔斯基等人使用的方式，使用反向刮匙、杯状刮匙和枪钳，在硬膜和神经根前方经椎弓根切除肿瘤（图18-4）[21]。再以同

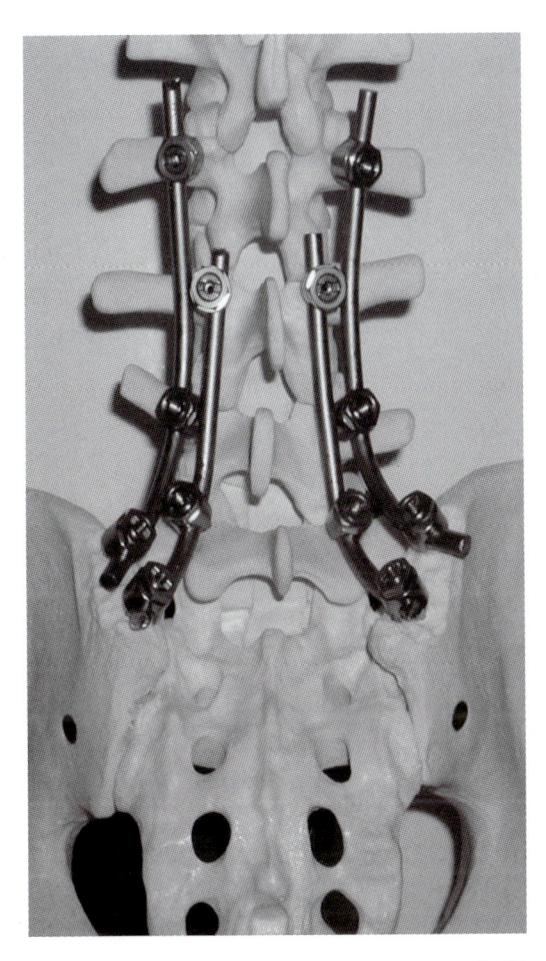

图18-3 沈等人描述的用于腰盆固定的四杆技术骨模型。改编自Shen F, Harper M, Foster W, Marks I, Arlet V. A Novel "Four-Rod Technique" for Lumbo-Pelvic Reconstruction: Theory and Technical Considerations. Spine. 2006 May 20; 31(12)

杆技术。四杆技术还显著减少了屈伸时腰和骨盆连接处的相对运动，有助于促进该节段的融合[41]。

作者推荐的切除和重建手术

由于腰骶交界部手术难度很大，通常建议非手术治疗。这样做的原因是在这个

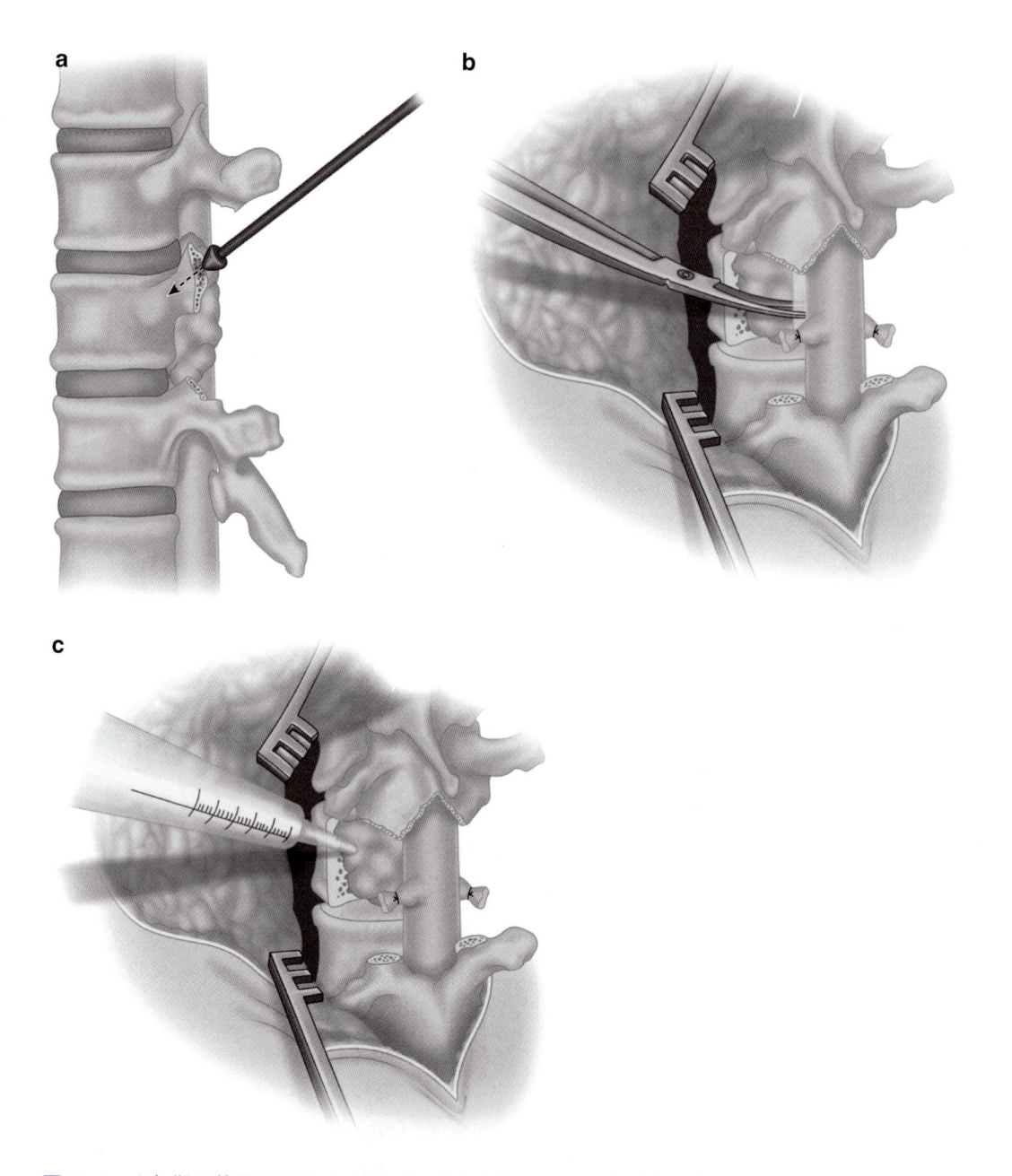

图18-4 比尔斯基等描述的椎弓根技术用于椎体肿瘤切除。椎弓根切除和小关节切除(a)。切断神经根后，切开后纵韧带以固定前边缘(b)。将聚甲基丙烯酸甲酯水泥和销钉置入椎体缺损(c)。改编自Bilsky M, Boland P, Lis E, Raizer J, Healey J. Single-stage Posterolateral Transpedicle Approach for Spondylectomy, Epidural Decompression, and Circumferential Fusion of Spinal Metastases. Spine. 2000 Sep 1; 25(17)

样的技术切除对侧椎弓根上的肿瘤。要尽可能将粘连在硬膜囊的后纵韧带轻轻地剥离，这有助于肿瘤切除和局部肿瘤控制。横切L4～L5和L5～S1中线的后纵韧带也有助于完成后纵韧带与神经组织的分离。有时，后纵韧带与神经组织的粘连会妨碍肿瘤的完全清除，而进行硬膜切开或牵拉可能会妨碍将后纵韧带从硬膜上完全剥离。应尽可能完整地切除肿瘤，同时保持前方皮质和前纵韧带完整。对于血供丰富肿瘤，如骨髓瘤、甲状腺癌和肾细胞癌，建议快速切除肿瘤。术前栓塞有助于减少术中失血。重建首选技术是使用斯坦曼针和聚甲基丙烯酸甲酯（polymethyl methacrylate，PMMA）骨水泥，与钛网或可膨胀椎间融合器相比，它们更经济有效。在此过程中，先切割Steinmann钉，然后将其弯曲成90°的L形。使用直角夹钳穿过L4终板，正好位于硬膜外侧缘，与椎体前后缘等距。使用持针器沿着长轴方向抓握Steinmann钉，短轴方向沿着夹具向内转动。进入L4椎体5 cm后向前推动Steinmann钉长轴，使其平行于L5椎体的前表面，钉尾旋转约80°，远离硬膜囊和L5神经根。第二个钉位于S1椎体内。使用Toomey注射器，将16号脊柱针头的鞘添加到针尖上，将骨水泥注入椎体切除后缺损处。鞘的延伸部分需要切割成3～5 cm的长度，这最有利于PMMA注入。在顶部也有一个小的注射器，上有40 ml标记，以便在注入水泥时排出空气。

如前所述对Toomey注射器进行改装后，将PMMA水泥装入注射器内。然后将柱塞放入注射器中，将带有护套延伸件的针头放入椎体切除缺损的最前面（肿瘤灶的底部）。骨水泥从前向后注入，填充整个病灶。重要的是，注射器的尖端保持在肿瘤灶的最前面，以便从底部向上填充缺陷。一旦骨水泥接触到硬膜囊，注射就应停止。在水泥完全固化之前，应避免骨水泥接触神经组织。

注意确保没有骨水泥在L4或S1椎体后方或L5水平接触神经根或硬膜囊。我们应谨慎去除多余的骨水泥，因为骨水泥的后部会成为L5的支撑部分。成型过程持续进行，直到骨水泥完全固化并膨胀，填充整个切除的椎体和椎间盘，而不压迫神经组织（图18-5）。

作为最后一步，将杆弯曲以匹配患者腰骶交界处的腰椎前凸，在杆进入髂螺钉时会产生轻微的后凸。将这些杆放置在先前插入的椎弓根螺钉和髂骨螺栓中，并在L4～L5和L5～S1处对杆进行压缩，进一步稳定结构。充分冲洗伤口，并放置引流。

术后护理

根据切除的大小和术中并发症的性质，患者最初可能需要在重症监护病房进行护理。由于潜在的失血风险，需要进行持续评估是否需要液体复苏。必要时使用血液制品。应密切观察伤口有无血肿、皮下积液或感染。在拔除所有引流之前，应持续使用抗生素。静脉血栓栓塞的预防方式包括：顺序加压装置，早期下床活动，以

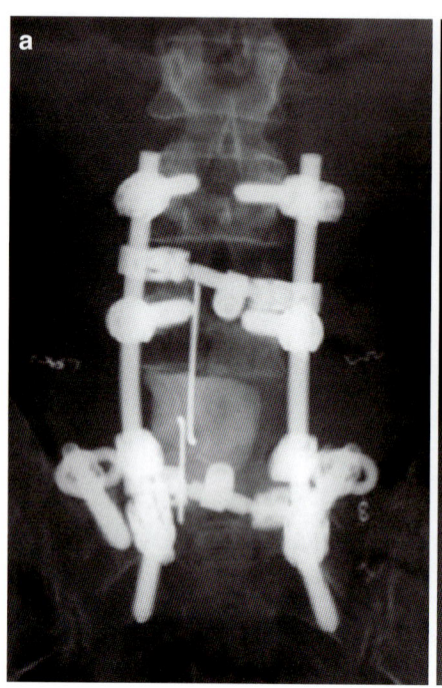

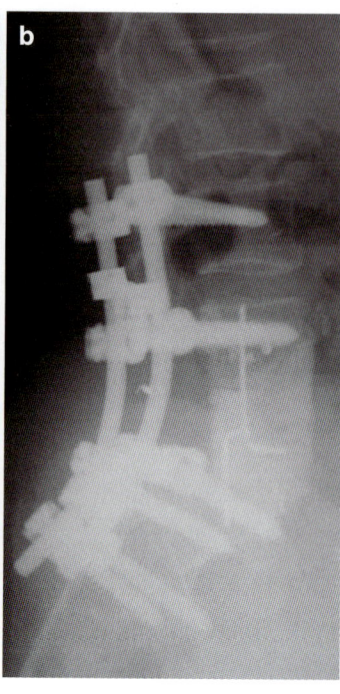

图18-5 经后入路用PMMA骨水泥和斯坦曼针行L5切除和重建。本例未进行髂骨固定

及抗凝药物。化学抗凝使用前需要观察是否有伤口并发症和血肿形成。避免仰卧位，因为仰卧位会对伤口施加直接压力。此外，避免仰卧位也可以减少伤口肿胀，从而降低伤口并发症的发病率。

患者应尽早活动。理疗师和康复医师是治疗团队的重要成员，帮助患者在术后尽早恢复独立活动能力。通常，建议患者至少在术后早期不要弯腰、提重物或旋转腰部。

参考文献

[1] Cummings BJ, Ian Hodson D, Bush RS. Chordoma: the results of megavoltage radiation therapy. Int J Radiat Oncol Biol Phys. 1983; 9(5): 633-642.

[2] Raque GH, Vitaz TW, Shields CB. Treatment of neoplastic diseases of the sacrum. J Surg Oncol. 2001; 76(4): 301-307.

[3] Wuisman P, Lieshout O, Sugihara S, et al. Total sacrectomy and reconstruction: oncologic and functional outcome. Clin Orthopaed Related Res. 2000; 381: 192-203.

[4] Quraishi NA, Giannoulis KE, Manoharan SR, et al. Surgical treatment of cauda equina compression as a result of metastatic tumours of the lumbosacral junction and sacrum. Eur Spine J. 2013; 22(1): 33-37.

[5] Llauger J, Palmer J, Amores S, et al. Primary tumors of the sacrum: diagnostic imaging. Am J Roentgenol. 2000; 174(2): 417-424.

[6] Fourney DR, Gokaslan ZL. Complex lumbosacral resection and reconstruction procedure. In: Cancer in the spine: Humana Press; 2006. p. 265-277.

[7] Gunterberg B, Romanus B, Stener B. Pelvic strength after major amputation of the sacrum: an experimental study. Acta Orthopaed Scand. 1976; 47(6): 635-642.

[8] Chopin D. A new device for pelvic fixation for spinal surgery: the sacral block. Presented at the 8th International Congresson Cotrel-Dubousset instrumentation. Minneapolis, MN; 1991.

[9] D'Ariano GD, Kostuik JP, Carbone JJ. Regional considerations in sacral and iliac fixation techniques. In: Spinal instrumentation. 2nd ed.

Philadelphia, PA: Lippincott Williams Wilkins; 1999. p. 291–301.
[10] Farcy JP, Rawlins BA, Glassman SD. Technique and results of fixation to the sacrum with iliosacral screws. Spine. 1992; 17(6): S190–195.
[11] Jackson RJ, Gokaslan ZL. Spinal-pelvic fixation in patients with lumbosacral neoplasms. J Neurosurg Spine. 2000; 92(1): 61–70.
[12] Kuroki H, Tajima N, Kubo S. Instrument failure after total sacrectomy and reconstruction of the sacrum. Nishinihonsekituikenkyukaisi. 1998; 24: 209–212.
[13] Gaines RW. The use of pedicle-screw internal fixation for the operative treatment of spinal disorders. J Bone Joint Surg Am. 2000; 82(10): 1458–1476.
[14] Miles WK, Chang DW, Kroll SS, et al. Reconstruction of large sacral defects following total sacrectomy. Plast Reconstruct Surg. 2000; 105(7): 2387–2394.
[15] Pihlajamäki H, Myllynen P, Böstman O. Complications of transpedicular lumbosacral fixation for non-traumatic disorders. Bone Joint J. 1997; 79(2): 183–189.
[16] Sar C, Eralp L. Surgical treatment of primary tumors of the sacrum. Arch Orthopaed Trauma Surg. 2002; 122(3): 148–155.
[17] Zhang HY, Thongtrangan I, Balabhadra RS, et al. Surgical techniques for total sacrectomy and spinopelvic reconstruction. Neurosurg Focus. 2003; 15(2): 1–10.
[18] Wood KB, DeVine J, Fischer D, et al. Vascular injury in elective anterior lumbosacral surgery. Spine. 2010; 35(9S): S66–75.
[19] Comer GC, Smith MW, Hurwitz EL, et al. Retrograde ejaculation after anterior lumbar interbody fusion with and without bone morphogenetic protein-2 augmentation: a 10-year cohort controlled study. Spine J. 2012; 12(10): 881–890.
[20] Sasso RC, Burkus JK, LeHuec JC. Retrograde ejaculation after anterior lumbar interbody fusion: transperitoneal versus retroperitoneal exposure. Spine. 2003; 28(10): 1023–1026.
[21] Bilsky MH, Boland P, Lis E, et al. Singlestage posterolateral transpedicle approach for spondylectomy, epidural decompression, and circumferential fusion of spinal metastases. Spine. 2000; 25(17): 2240–2250.
[22] Jackson RP, McManus AC. The iliac buttress: a computed tomographic study of sacral anatomy. Spine. 1993; 18(10): 1318–1328.
[23] Renner SM, Lim TH, Kim WJ, et al. Augmentation of pedicle screw fixation strength using an injectable calcium phosphate cement as a function of injection timing and method. Spine. 2004; 29(11): E212–216.
[24] Turner AW, Gillies RM, Svehla MJ, et al. Hydroxyapatite composite resin cement augmentation of pedicle screw fixation. Clin Orthopaed Related Res. 2003; 406(1): 253–261.
[25] Cook SD, Barbera J, Rubi M, et al. Lumbosacral fixation using expandable pedicle screws: an alternative in reoperation and osteoporosis. Spine J. 2001; 1(2): 109–114.
[26] Shen FH, Harper M, Foster WC, et al. A novel "four-rod technique" for lumbo-pelvic reconstruction: theory and technical considerations. Spine. 2006; 31(12): 1395–1401.
[27] Barber JW, Boden SD, Ganey T, et al. Biomechanical study of lumbar pedicle screws: does convergence affect axial pullout strength? Clin Spine Surg. 1998; 11(3): 215–220.
[28] Boucher HH. A method of spinal fusion. Bone Joint J. 1959; 41(2): 248–259.
[29] Kawahara N, Murakami H, Yoshida A, et al. Reconstruction after total sacrectomy using a new instrumentation technique: a biomechanical comparison. Spine. 2003; 28(14): 1567–1572.
[30] McCord DH, Cunningham BW, Shono Y, et al. Biomechanical analysis of lumbosacral fixation. Spine. 1992; 17: 235–243.
[31] O'Brien MF, Kuklo TR, Lenke LG. Sacropelvic instrumentation: anatomic and biomechanical zones of fixation. Semin Spine Surg. 2004; 16(2): 76–90.
[32] Tis JE, Helgeson M, Lehman RA, et al. A biomechanical comparison of different types of lumbopelvic fixation. Spine. 2009; 34(24): E866–872.
[33] Lebwohl NH, Cunningham BW, Dmitriev A, et al. Biomechanical comparison of lumbosacral fixation techniques in a calf spine model. Spine. 2002; 27(21): 2312–2320.
[34] Kuklo TR, Bridwell KH, Lewis SJ, et al. Minimum 2-year analysis of sacropelvic fixation and L5–S1 fusion using S1 and iliac screws. Spine. 2001; 26(18): 1976–1983.
[35] Kebaish KM. Sacropelvic fixation: techniques and complications. Spine. 2010; 35(25): 2245–2251.
[36] Emami A, Deviren V, Berven S, et al. Outcome and complications of long fusions to the sacrum in adult spine deformity: luque-galveston, combined iliac and sacral screws, and sacral fixation. Spine. 2002; 27(7): 776–786.
[37] Tsuchiya K, Bridwell KH, Kuklo TR, et al. Minimum 5-year analysis of L5–S1 fusion using sacropelvic fixation (bilateral S1 and iliac screws)

for spinal deformity. Spine. 2006; 31(3): 303–308.
[38] O'Brien JR, Warren DY, Bhatnagar R, et al. An anatomic study of the S2 iliac technique for lumbopelvic screw placement. Spine. 2009; 34(12): E439–442.
[39] Chang TL, Sponseller PD, Kebaish KM, et al. Low profile pelvic fixation: anatomic parameters for sacral alar-iliac fixation versus traditional iliac fixation. Spine. 2009; 34(5): 436–440.
[40] Stambough JL. Lumbosacral instrumented fusion: analysis of 124 consecutive cases. J Spinal Disord. 1999; 12(1): 1–9.
[41] Kelly BP, Shen FH, Schwab JS, et al. Biomechanical testing of a novel four-rod technique for lumbo-pelvic reconstruction. Spine. 2008; 33(13): E400–406.
[42] Moskowitz A. Transforaminal lumbar interbody fusion. Orthoped Clin. 2002; 33(2): 359–366.

19 骶骨转移瘤

A.卡里姆·艾哈迈德,C.罗里·古德温和丹尼尔·M.休巴

引言

骶骨肿瘤相对少见,占脊柱肿瘤的 1%～7%[1]。虽然大多数脊柱转移瘤位于胸椎,但骶骨的转移性肿瘤比原发性肿瘤更常见,当怀疑为恶性肿瘤时应考虑是否有骶骨转移灶。治疗骶骨转移瘤时需要考虑到该部位独特的神经功能、解剖学和生物力学特性。全面的诊断,包括影像学检查和活检,有利于制定最佳的治疗方案。治疗方案包括辅助治疗、放疗、手术和骨水泥强化,具体应根据每个患者的临床表现、预后、肿瘤特点、神经功能以及脊柱稳定性来确定。

骶骨解剖

骶骨有多种作用,包括保护盆腔脏器,将负荷从脊柱传递到骨盆,以及容纳运动、感觉和自主神经。因此,在介绍骶骨转移瘤之前,有必要先了解骶骨解剖学。

骶骨由5个融合的椎体组成,其上方通过L5～S1椎间盘、L5～S1关节突关节与第五腰椎连接。下方与尾骨相连,侧面通过骶髂关节与髂骨相连。受骨盆前倾的影响,骶骨岬形成一个转折点。骶骨外侧翼与髂骨连接,形成双侧骶髂关节,该关节相对固定,旋转角度<4°。骶管的下方形成一个后开口,即骶裂孔,终止于成对的骶角。尾骨角向上突出,与骶骨角连接紧密。骶管容纳马尾的骶骨部分,神经根通过双侧骶孔走行。

骶骨是许多韧带和肌肉的附着点。在其他功能中,来自骶结节的韧带(附着于坐骨结节)和骶棘(附着于坐骨棘)韧带将坐骨大孔和小孔分开,并防止尾侧骶骨由于上方质量的向下作用而向上抬起。骨间和骶髂背侧韧带限制骶骨向前旋转。构成盆底的尾肌和肛提肌以及参与髋关节侧向旋转的梨状肌在骶骨上有关键的附着点。

直肠、髂内动脉、子宫或输精管、输尿管和膀胱穿过骨盆入口,由于它们靠近骶骨,因此是重要的解剖标志。腹主动脉通常在L4～L5椎间盘的水平上形成髂总动脉。骶正中动脉从后腹主动脉分支,与骶外侧动脉吻合,供应下腰椎、骶骨和尾骨。骶外侧动脉起源于髂内动脉的后分支,进入骶前孔向骶骨和硬脊膜供血。淋巴引流是通过骶

骨淋巴结和髂内淋巴结实现的——它们负责引流骨盆区域的大部分内脏。

马尾骶部有丰富的神经支配,为骶丛(L4～S4)、盆内脏神经(S2～S4)和尾丛(S4～Co)提供神经根。人体内最大的神经,坐骨神经(L4～S3),分叉形成胫神经和腓总神经,进一步分支形成腓深神经和腓浅神经。胫神经参与大腿后部大部分肌肉、腿后部所有肌肉以及足底所有肌肉的运动神经支配。腓总神经为大腿后部、小腿前部和外侧以及趾短伸肌的其余肌肉提供运动神经支配。坐骨神经支配足部前、外、背侧以及下肢前外侧皮肤。

骶丛还包括阴部神经(S2～S4)、臀上神经(L4～S1)、臀下神经(L5～S2)、闭孔内神经和孖上神经(L5～S2)、股神经和孖下神经(L4～S1)、大腿后皮神经(S1,S3)、梨状肌神经(S1,S2)、穿支皮神经(S2,S3)、盆腔内脏神经(S2～S4)和肛提肌、尾骨、肛门外括约肌神经(S4)。尾骨神经丛(S4～Co)发出肛尾神经。骨盆内脏神经(S2～S4)是节前副交感神经,骶内脏神经来自交感干,连接下腹神经丛。下腹神经丛负责盆腔脏器的自主活动、生殖器勃起(男性和女性)和肠道或膀胱功能。部分盆腔内脏神经(S2～S4)上行构成副交感神经,分布到椎前神经丛的肠系膜下神经节[1-10]。

临床表现和诊断

骶骨肿瘤占脊柱肿瘤的1%～7%[7]。脊柱转移最常见于胸椎,而骶骨转移较少见[7,8,11]。在骶骨部位,转移瘤比原发性肿瘤更常见,当怀疑为恶性肿瘤时应予以考虑。转移到骶骨的最常见原发肿瘤类型为骨髓瘤、乳腺癌、肺癌、肾细胞癌、甲状腺癌和前列腺癌[11]。骶骨转移瘤在生长过程中比原发性肿瘤更隐蔽,61%的病例在诊断时有远处器官受累[8]。转移瘤可通过血源性扩散、种植转移或直接转移发生,如复发性结直肠癌[11-13]。据报道,乳腺癌、肺癌、黑色素瘤、白血病和恶性淋巴瘤可以通过种植转移或软脑膜转移到达骶骨[14]。然而,由于骶外侧动脉的丰富血供,大多数转移到骶骨的病灶来自血源性扩散并伴有骨性受累。

虽然转移性骶骨病变的诊断时间早于原发性骶骨肿瘤,但这些肿瘤在出现症状之前可以迅速生长。巨大的骶管为转移瘤的生长提供了很大的空间,而不会对神经系统造成严重损害。此外,膀胱/肠道、上腹部、骶丛压迫和运动功能障碍直到病程后期才出现症状[11]。

骶骨转移瘤没有统一的临床表现。疼痛是最常见的初始症状,这主要是由于占位效应[15]。椎间孔内的肿瘤常导致硬膜牵拉,进而引起疼痛。肿瘤浸润和骨折也可能导致骨痛。单侧或双侧神经根疼痛可发生在神经根受压时,通常是多神经根性/非特异性的。由于骶丛和坐骨神经提供的神经支配,臀部、会阴、生殖区域、大腿后部、腿部和(或)足部可能出现神经根性疼痛[16]。夜间神经根疼痛更严重,Valsalva动作使疼痛加剧,直腿抬高试验阳性可表明L5～S1受累[10,15]。据报道,L5～S1神经根受累会引起感觉丧失，以及运动、肠道/膀胱和性功能障碍[17]。由于骶前浸润和膀胱直肠的占位效应，也可能发生便秘和尿潴留[16]。

影像学检查和活检

影像学检查是诊断骶骨病变的主要方法。X线检查是首选影像学检查方法；然而，其在诊断骶骨转移瘤中的作用有限[18]。尽管如此，在读X线平片时应特别注意有无骶骨弓状线缺失，这可以为鉴别转移瘤提供帮助[19]。

普通和增强的磁共振成像（MRI）作为识别骶骨病变的工具是不可替代的，其有助于准确评估神经系统损伤和血管形成。此外，MRI可以显示软组织、骶髂关节和硬膜外间隙的肿瘤浸润[20,21]。T1加权和T2加权序列上的低和（或）高信号模式与增强核磁相结合，可以提供有意义的诊断信息。当无法进行MRI检查时，计算机断层扫描（CT）脊髓造影可以作为评估神经根受压的第二选择。作为一种辅助手段，CT在确定骨受累、肿瘤钙化和结构完整性方面发挥着重要作用，并为诊断提供线索。例如，转移性前列腺癌表现出典型的成骨性病变（高密度），而骨髓瘤、甲状腺癌、肾癌、肺癌和大多数转移性癌表现出溶骨性病变（低密度）。转移性乳腺癌为成骨性和溶骨性的混合表现。CT可以提供有关骨性神经压迫和骨质破坏的信息，从而协助治疗[21-23]。

核素骨扫描可以作为已知癌症诊断患者的另一种成像选择，并可以在存在骶骨转移瘤的情况下显示核摄取[22-25]。该成像模式通常与其他成像模式结合使用，作为完整检查的一部分。一种更精确的闪烁扫描技术，即单光子发射计算机断层扫描（SPECT），已被证明能提高检测较小病变的灵敏度和特异性，而这些病变可能在计算机断层扫描（CT）或磁共振成像（MRI）上无法检测到[11,21-26]。正电子发射断层扫描术（PET）[常用核素包括18F-脱氧葡萄糖（18FDG）或18F-氟化物]是另一种诊断骨与软组织转移瘤分期的重要影像技术[27]。

当发现骶骨病变时，在进行任何干预之前，有必要使用CT引导的活检来确定肿瘤病理学和分级，尤其是在诊断未明确的情况下[28]。研究表明，96%的患者在CT引导下进行活检时被诊断为脊柱转移瘤[29,30]。与X线透视引导的活检相比，CT引导的活检有几个优点，如更容易识别椎体病变和记录活检针进入的轨迹，这对于需要进一步手术治疗的病例（如脊索瘤）至关重要[30]。

当诊断不明确且没有活检禁忌证时，应在CT引导下对骶骨病变进行经皮穿刺活检。如果穿刺活检无法诊断或存在安全问题，可进行开放式活检。在条件允许时，可以进行多次穿刺活检，直至获得明确诊断[28-30]。

骶骨转移的治疗

肿瘤的病理诊断是必要的，它可以影响治疗方案；影响因素包括：肿瘤的血运情况、放疗敏感性、是否发生全身转移以及对辅助治疗的反应。

转移到脊柱的淋巴瘤、精原细胞瘤和骨髓瘤被认为是高度放疗敏感性肿瘤,对放射反应良好,无须手术干预。乳腺癌、前列腺癌、卵巢癌和神经内分泌肿瘤对放疗相对敏感。结肠癌、非小细胞肺癌、肝细胞癌和以前治疗过的甲状腺肿瘤放疗不敏感,而未行化疗的转移性肾细胞癌、黑色素瘤和一些肉瘤具有高度的放疗不敏感性[31-35]。对于相对健康的具有放疗耐受肿瘤的患者,如果肿瘤引起了神经根病或疼痛,应考虑手术减压。相反,在没有脊柱不稳的情况下,引起神经系统症状的放疗敏感性肿瘤可以首选放疗而非手术治疗。对于无脊柱不稳且放疗敏感的脊柱转移瘤如淋巴瘤和骨髓瘤,通常采用皮质类固醇和放射疗法。

对于肿瘤引起脊柱不稳的患者,无论放化疗敏感性如何,只要身体状况良好,能够接受手术,就可以通过手术来重建脊柱稳定性[27,33,36-40]。脊柱不稳定性的定义是指脊柱缺乏完整性和活动度过大,从而导致疼痛、畸形或神经功能障碍[35,41]。脊柱不稳定性肿瘤评分(SINS)考虑了多种因素,如位置、疼痛、病变类型、脊柱序列、椎体塌陷和脊柱附件的受累[41]。与S2-S5部分相比,发生在交界处的骶骨转移瘤,如具有更大活动度的L5-S1,更可能导致脊柱不稳定。

在病例(图19-1)中,一名32岁男性因骶骨多发性骨髓瘤,在早期就出现显著疼痛。根据SINS评分系统,综合考虑症状、肿瘤溶骨性病变以及受累部位(L5-S1),认为该患者会出现脊柱渐进性失稳。尽管多发性骨髓瘤为放疗敏感性肿瘤,但仍需要考虑进一步手术治疗(图19-2)。

对于那些可以在辅助下实现负重下地

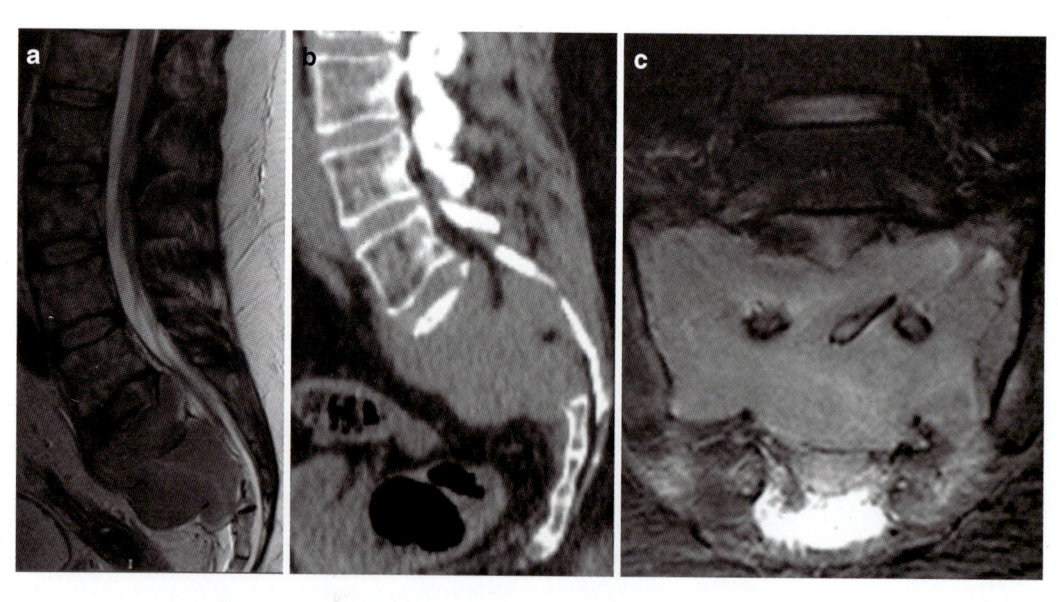

图19-1 一名32岁男性,多发性骨髓瘤骶骨转移;术前影像。(a)矢状位T2 MRI。(b)矢状位CT。(c)冠状位T2 MRI

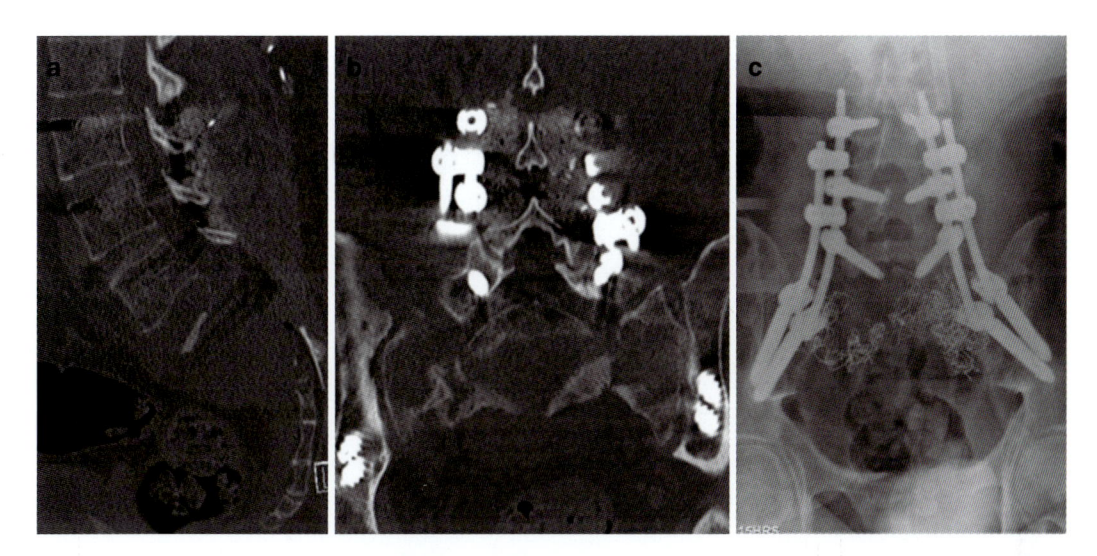

图 19-2　一名 32 岁男性，多发性骨髓瘤骶骨转移；骶骨切除后 L3～S1 骨盆固定的术后影像学检查。(a) 矢状位 T2 MRI。(b) 冠状位 T2 MRI。(c) 前后位平片

的患者，需要充分告知手术干预的风险和益处，因为在这些患者中使用皮质类固醇和放射治疗的非手术治疗可实现同等的中远期疗效。对于一个存在机械性疼痛的患者，在身体条件允许的情况下，如果有早期下床的诉求，同时能够接受手术风险，则可以选择手术治疗以恢复脊柱稳定性。

高度血管化的肿瘤，如转移性肾细胞癌，应在术前进行栓塞，以防止过度失血（图 19-3）[11,42]。然而，骶骨转移瘤的手术通常是姑息性治疗。肿瘤分期和影像学检查结果在整体治疗中起着关键作用。预后不良的患者最好接受创伤性更小的治疗（即非手术治疗或微创手术，而不是传统的开放手术）。虽然没有一致确定的时间，但生存期不到 3 个月的骶骨转移瘤患者通常不适合手术治疗（图 19-4）[27]。

因为手术的目的是缓解症状，所以并发症的发病率应尽量降低，并强调功能的恢复。保留神经也能极大地改善患者的生活质量，即使是一些受粘附性肿瘤侵袭的神经。在骶骨不同节段的神经根，功能上存在很大不同。L5 神经根的损伤可导致踝关节背屈功能受限。切断 S1 神经根时，可能出现跖屈曲无力和足下垂。然而，患者可以在 L4 及以上神经根完整的情况下独立行走——尽管是代偿步态。骶骨中部截骨会损伤 S2 和 S3 神经根，这通常不会导致明显的运动或步态障碍。S2 或 S3 神经根的单侧损伤通常不会导致尿便功能和性功能丧失[11,16]，但也有例外[43,44]。双侧 S2 或 S3 病变会导致完全性尿便失禁、性功能障碍和鞍区麻木，但不会影响运动功能和步态[11,45]。S4、S5 单侧和双侧病变通常不会导致自主神经功能障碍、尿便障碍或异常步态。在半骶骨切除术中，损伤单侧 S1～S5 神经根可能不影响性功能和尿便功能，但会导致单侧运动和感觉缺失[16,45]。

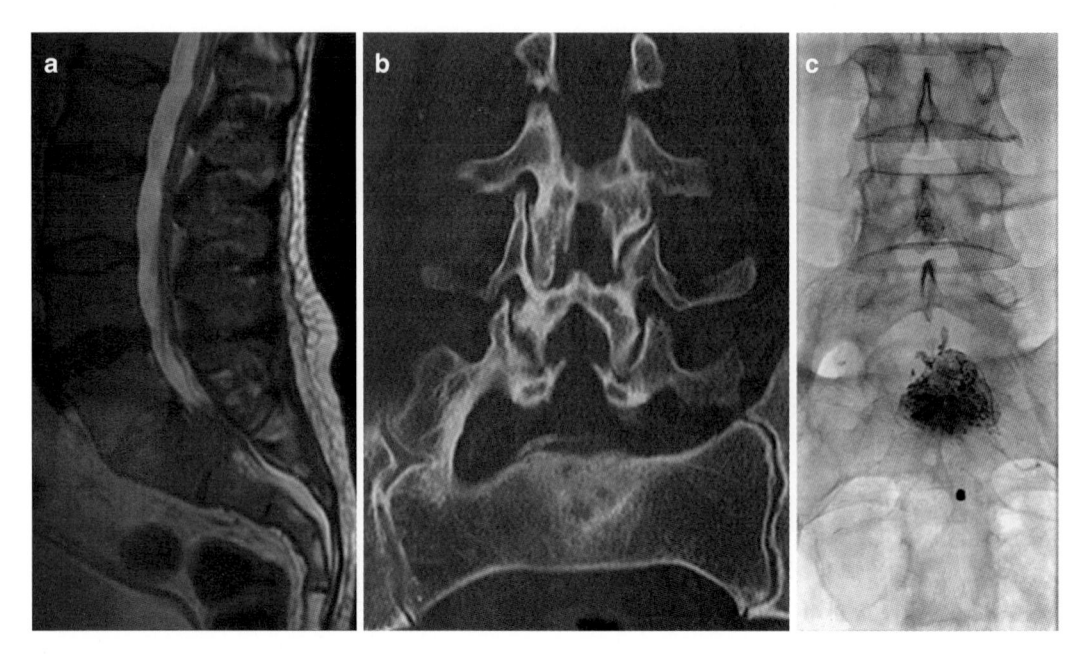

图19-3 一名49岁男性，肾癌骶骨转移；术前影像。(a) 矢状位T2 MRI。(b) 冠状位CT。(c) 术前经骶外侧动脉栓塞治疗肾细胞癌

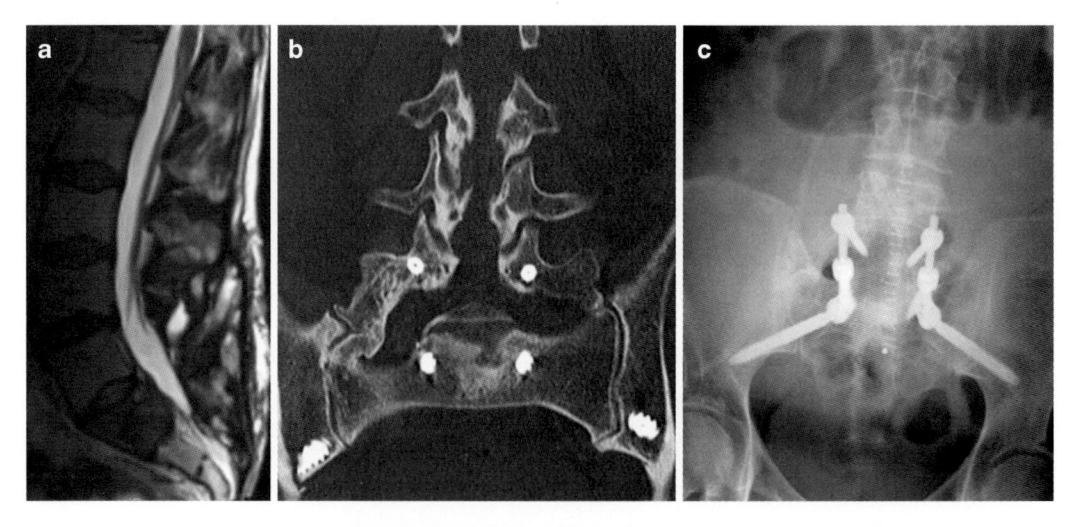

图19-4 一名49岁男性，患有骶骨转移性肾细胞癌；L5～S1骨盆功能的术后成像。(a) 矢状位T2 MRI。(b) 冠状位CT无对比。(c) 腰骶部平片

除神经外，骶骨切除还需要特别注意邻近结构。直接浸润的肿瘤，如结直肠肿瘤，可能需要扩大手术范围以切除一段肠管。骶髂关节切除术可能会对腰骶干（L4和L5神经根）造成医源性损伤，并可能需要复杂的腰骶部重建，例如用内固定重建

脊柱骨盆稳定性[11]。就血管损伤的可能性而言，涉及L5～S1的切除可能导致髂总动脉损伤。髂内动脉、骶外侧动脉和骶中动脉在骶骨上部切除术中存在损伤的风险。此外，S2～S3区域的截骨术可能导致臀上血管受损。手术切除下骶骨S3～S5相对安全，不会对大血管造成损伤从而导致出血[5]。

就涉及手术的治疗时机和顺序而言，在某些情况下，放射治疗最好在手术后进行，而不是在手术前，尽管这只适合具有某些病理学特征的肿瘤。对于许多实体瘤，与单纯手术相比，减压术后放疗可能会带来更好的局部控制[11,16,32]。术前放疗会产生不良影响，包括伤口并发症和内固定失败[46]。脊柱大剂量低分割立体定向放射外科（SRS）具有在小范围内进行放射治疗的优势，这在治疗骶骨转移瘤方面尤其有利，因为骶骨转移瘤靠近盆腔脏器。与常规放射治疗相比，这减少了放射治疗的时间并减少了不良反应[11,32]。在SRS之前，特别是对于有金属植入物的患者，需要进行CT脊髓造影。

与椎体成形术类似，骶骨成形术在治疗病理性骶骨骨折中越来越受欢迎，适用于脊柱稳定和神经功能良好的患者[47]。这可以在CT或X线透视引导下进行，在缓解病理性骶骨骨折相关的疼痛方面显示出良好的效果[48]。

参考文献

[1] Feldenzer JA, McGauley JL, McGillicuddy JE. Sacral and presacral tumors: problems in diagnosis and management. Neurosurgery. 1989; 25: 884–891.

[2] Bogduk N. Clinical anatomy of the lumbar spine and sacrum. 4th ed. Philadelphia, PA: Elsevier; 2005. p. 59–76.

[3] Wang T, Fielding LC, Parikh A, et al. Sacral spinous processes; a morphologic classification and biomechanical characterization of strength. Spine J. 2015; 15(12): 2544–2551.

[4] Sae-Jung S, Khamanarong K, Woraputtaporn W, et al. Awareness of the median sacral artery during lumbosacral spinal surgery: an anatomic cadaveric study of its relationship to the lumbosacral spine. Eur Spine J. 2015; 24(11): 2520–2524.

[5] Zoccali C, Skoch J, Patel A, et al. The surgical neurovascular anatomy relating to partial and complete sacral and sacroiliac resections: a cadaveric, anatomic study. Eur Spine J. 2015; 24(5): 1109–1113.

[6] Woon JT, Stringer MD. The anatomy of the sacrococcygeal corneal region and its clinical relevance. Anat Sci Int. 2014; 89(4): 207–214.

[7] Gray H. Gray's anatomy: descriptive and applied. London, UK: Longmans; 1967. p. 286–547.

[8] Rhee J, Kosztowski TA, Bydon M, et al. Sacral tumors: regional challenges. In: Steinmets MP, Benzel EC, editors. Spine surgery: techniques, complications, avoidance, and management. 4th ed. Philadephia, PA: Elsevier; 2016. p. 1061–1067.

[9] Fourney DR, Gokaslan ZL. Surgical approaches for the resection of sacral tumors. In: Dickman CA, editor. Spinal cord and spinal column tumors: principles and practice. New York: Thieme; 2006. p. 632–636.

[10] Payer M. Neurological manifestation of sacral tumors. Neurosurg Focus. 2003; 1(2): 1–6.

[11] Quraishi NA, Giannoulis KE, Edwards KL, et al. Management of metastatic sacral tumours. Eur Spine J. 2012; 21(10): 1984–1993.

[12] Feiz-Erfan I, Fox BD, Nader R, et al. Surgical treatment of sacral metastases: indications and results. J Neurosurg Spine. 2012; 17: 285–291.

[13] Shah LM, Salsman KL. Imaging of spinal metastatic disease. Int J Surg Oncol. 2011; 2011: 1–12.

[14] Fukushima T, Kasai Y, Kato K, et al. Intradural squamous cell carcinoma of the sacrum. World J Oncol. 2009; 7: 16.

[15] Pain GJ. Extremities and spine-evaluation and differential diagnosis. In: Omer G, Spinner M, Van Beek A, editors. Management of peripheral nerve problems. Philadelphia: WB Saunders; 1980. p. 169.

[16] Sciubba DM, Petteys RJ, Garces-Ambrossi GL, et al. Diagnosis and management of sacral tumors. J Neurosurg Spine. 2009; 10: 244−256.

[17] Norstrom CW, Kernohan JW, Love JG. One hundred primary caudad tumors. JAMA. 1961; 178: 1071−1077.

[18] Diel J, Ortiz O, Losada RA, et al. The sacrum: pathologic spectrum, multimodality imaging, and subspecialty approach. Radiographics. 2001; 21(1): 83−104.

[19] Amorosa JK, Weintraub S, Amorosa LF, et al. Sacral destruction: foraminal lines revisited. AJR. 1985; 145(4): 773−775.

[20] Fourney DR, Gokaslan ZL. Sacral tumors: primary and metastatic. In: Dickman CA, Fehlings MG, Gokaslan ZL, editors. Spinal cord and spinal column tumors: principles and practice. New York: Thieme; 2006. p. 404−419.

[21] Gerber S, Ollivier L, Leclere J, et al. Imaging of sacral tumours. Skelet Radiol. 2008; 37(4): 277−289.

[22] Algra PR, Bloem JL, Tissing H, et al. Detection of vertebral metastases: comparison between MR imaging and bone scintigraphy. Radiographics. 1991; 11(2): 219−232.

[23] Galasko CS. Mechanisms of lytic and blastic metastatic disease of bone. Clin Orthop Relat Res. 1982; (169): 20−27.

[24] Horger M, Bares R. The role of sing-photon emission computed tomography/computed tomography in benign and malignant bone disease. Semin Nucl Med. 2006; 36(4): 286−294.

[25] Savelli G, Chiti A, Grasselli G, et al. The role of bone SPECT study in diagnosis of single vertebral metastases. Anticancer Res. 2000; 20: 1115−1120.

[26] Bushnell DL, Kahn D, Huston B, et al. Utility of SPECT imaging for determination of vertebral metastases in patients with known primary tumors. Skelet Radiol. 1995; 24: 13−16.

[27] Laufer I, Sciubba DM, Madera M, et al. Surgical management of metastatic spinal tumors. Cancer Control. 2012; 19(2): 122−128.

[28] Babu NV, Titus VT, Chittaranjan S, et al. Computed tomographically guided biopsy of the spine. Spine. 1994; 19: 439−444.

[29] Kattapuram SV, Khurana JS, Rosenthal DI. Percutaneous needle biopsy of the spine. Spine. 1992; 17: 561−564.

[30] Lis E, Bilsky MH, Pisinski L, et al. Percutaneous CT-guided biopsy of osseous lesion of the spine in patients with known or suspected malignancy. AJNR Am J Neuroradiol. 2004; 25: 1583−1588.

[31] Talamo G, Dimaio C, Abbi KKS, et al. Current role of radiation therapy for multiple myeloma. Front Oncol. 2015; 5(40): 1−6.

[32] Gerszten PC, Mendel E, Yamada Y. Radiotherapy and radiosurgery for metastatic spine disease: what are the options, indications, and outcomes? Spine. 2009; 34: S78−92.

[33] Laufer I, Rubin DG, Lis E, et al. The NOMS framework: approach to the treatment of spinal metastatic tumors. Oncologist. 2013; 18(6): 744−751.

[34] Maranzano E, Bellavita R, Rossi R, et al. Short-course versus split-course radiotherapy in metastatic spinal cord compression: results of a phase III, randomized, multicenter trial. J Clin Oncol. 2005; 23: 3358−3365.

[35] Fisher CG, DiPaola CP, Ryken TC, et al. A novel classification system for spinal instability in neoplastic disease: an evidence-based approach and expert consensus from the Spinal Oncology Study Group. Spine. 2010; 35(2): E1221−1229.

[36] Bacci G, Savini R, Calderoni P, et al. Solitary plasmacytoma of the vertebral column: a report of 15 cases. Tumori. 1982; 68(3): 271−283.

[37] Patchell RA, Ribbs PA, Regine WF, et al. Direct decompressive surgical resection in the treatment of spinal cord compression caused by metastatic cancer: a randomized trial. Lancet. 2005; 366(9486): 643−648.

[38] Bilsky MH, Laufer I, Burch S. Shifting paradigms in the treatment of metastatic spine disease. Spine. 2009; 34(22): S101−107.

[39] Cybulski GR. Methods of surgical stabilization for metastatic disease of the spine. Neurosurgery. 1989; 25: 240−252.

[40] Founrey DR, Gokaslan ZL. Spinal instability and deformity due to neoplastic conditions. Neurosurg Focus. 2003; 14(1): E8.

[41] Fourney DR, Frangou EM, Ryken TC, et al. Spinal instability neoplastic score: an analysis of reliability and validity from the spine oncology study group. J Clin Oncol. 2011; 29(22): 3072−3077.

[42] Langdon J, Way A, Heaton S, et al. The management of spinal metastases from renal cell carcinoma. Ann R Coll Surg Engl. 2009; 91(8): 649−652.

[43] Stener B, Gunterberg B. High amputation of the sacrum for extirpation of tumors. Principles and technique. Spine (Phila Pa 1976). 1978; 3(4): 351−366.

[44] Althausen PL, Schneider PD, Bold RJ, et al. Multimodality management of a giant cell tumor arising in the proximal sacrum: a case report. Spine. 2002; 27(15): E361−365.

[45] Biagini R, Ruggieri P, Mercuri M, et al. Neurologic

deficit after resection of the sacrum. Chir Organi Mov. 1997; 82(4): 357-372.
[46] Ghogawala Z, Mansfield FL, Borges LF. Spinal radiation before surgical decompression adversely affects outcomes of surgery for symptomatic metastatic spinal cord compression. Spine. 2001; 26(7): 818-824.
[47] Zhang J, Wu C, Gu Y, Li M. Percutaneous sacroplasty for sacral metastatic tumors under fluoroscopic guidance only. Korean J Radiol. 2008; 9(6): 572-576.
[48] Whitlow CT, Mussat-Whitlow BJ, Mattern CWT, et al. Sacroplasty versus vertebroplasty: comparable clinical outcomes for the treatment of fracture-related pain. AJNR Am J Neuroradiol. 2007; 28: 1266-1270.

20 脊柱转移瘤的放射治疗

瓦卡尔·哈克和本·S.泰赫

约有10%的原发肿瘤患者和40%转移瘤患者会发生骨转移[1-3]。脊柱疾病的常见症状是背部疼痛，脊柱转移瘤还可导致感觉障碍、放射痛、肌力减弱、尿便功能障碍，甚至瘫痪。脊柱转移瘤引起的脊髓压迫可导致永久性神经损伤，需急诊手术。疑似脊柱转移瘤患者需进行全面的神经系统检查，包括直肠指诊，疼痛评估，尿便功能检查，以及全脊髓的磁共振检查。治疗方法有手术、体外放射治疗、放射性核素治疗、化疗、皮质类固醇治疗、镇痛治疗（如非甾体抗炎药、麻醉剂）、后凸成形术和椎体成形术。本章节将介绍脊柱转移瘤的放射性治疗，包括放射性核素疗法以及两种不同的体外照射放射治疗（external beam radiation therapy，EBRT）技术，包括传统体外放射治疗（conventional external beam radiation therapy，CEBRT）和脊柱立体定向放射治疗（stereotactic body radiation therapy，SBRT）。

放射性核素治疗即通过静脉注射将放射性元素注射到血液中，并与骨基质结合在一起。研究表明，放射性核素治疗可以缓解骨转移瘤的疼痛感，常见的放射性核素包括β发射体磷-32，锶-89，钐-153，铼-186和铼-188，以及α发射体镭-223[4]。放射性核素治疗的适应证包括骨扫描中见弥漫性骨转移、镇痛效果差，以及激素不敏感[4]。放射性核素治疗通常用于成骨性骨转移瘤患者，如前列腺癌或乳腺癌，在60%～92%的患者中，疼痛缓解的中位时长为6个月[5,6]。一项随机试验表明，对于转移性前列腺癌患者，与体外照射放射治疗相比，使用锶-89治疗的患者症状缓解的程度相同，但接受体外照射放射治疗治疗的患者寿命更长[7]。镭-223已被证明可以改善总生存率，降低去势抵抗的前列腺癌患者发生骨转移的风险[8]。放射性核素治疗最严重的不良反应是骨髓抑制，最常见的表现是血小板降到基线以下40%～60%，伴有恶心、稀便、血尿和心悸[4]。

EBRT是脊柱转移瘤患者姑息治疗的常规方法之一。传统体外照射放射治疗可用于控制疼痛、缓解脊髓压迫以及减少骨转移，该方法常被用于转移瘤终末期的治疗或术后治疗。脊柱转移瘤患者如果符合ASTRO（American Society for Radiation Oncology）指南规定的标准（表20-1），应

表 20-1 考虑脊髓减压术后放射治疗患者的 ASTRO 标准

类别	有利于手术减压后行 CEBRT 的因素
影像学	1. 肿瘤孤立性进展 2. 无内脏及脑转移 3. 脊柱不稳
患者	1. 年龄＜65岁 2. KPS ≥ 70 3. 预期寿命＞3个月 4. 神经症状进展缓慢 5. 有行走功能 6. 失去行走功能＜48 h
肿瘤	1. 放疗耐受性肿瘤（如黑色素瘤） 2. 原发灶无疼痛（如前列腺癌、肾癌、乳腺癌）
治疗	EBRT 治疗失败

来自 Lutz S, Berk L, Chang E et al. Palliative radiotherapy for bone metastases: an ASTRO evidence-based guideline. Int J Radiat Oncol Biol Phys. 2011; 79: 965−976. With permission from Elsevier.

在手术后接受 EBRT。

在一项随机试验中，脊髓压迫患者接受直接减压手术治疗，然后以 30 Gy/10 次分割或 30 Gy 单次照射的 EBRT 进行放射治疗。手术组的每个临床结局指标都有显著改善：重新行走的患者量（62% vs. 19%）、行走功能维持时间（122 天 vs. 13 天）和总生存期（122 天 vs. 100 天）[9]。多项随机试验已经证明，脊髓受压患者仅接受放疗情况下，只有 19%～30% 的患者能重新恢复行走能力[10-12]。最常用的 EBRT 方案是 30 Gy/10 次分割。目前还没有评估单次放疗（single-fraction treatment，SFT）情况的临床试验。

CEBRT 也可用于晚期、不符合 ASTRO 指南规定的手术切除条件的脊柱转移瘤患者。多个随机试验对 CEBRT 最佳方案进行了探究。第一项相关的临床试验是由放射治疗肿瘤学组（Radiation Therapy Oncology Group，RTOG）进行的，对孤立性转移瘤患者进行了 40.5 Gy/20 次分割和 20 Gy/5 次分割的比较，对多处转移患者进行了 30 Gy/10 次分割和 15 Gy，20 Gy，25 Gy/5 次分割的对比，结果显示，组间对比疼痛控制效果没有区别，多因素分析表明，分割次数越多疼痛完全缓解的可能性越大[13,14]。此后多个随机试验表明，进行姑息性脊柱转移瘤的 EBRT 治疗时 SFT 和多分割治疗（multi-fraction treatment，MFT）效果相同，疼痛的完全缓解或部分缓解率为 53%～88%[15-20]。最新的 ASTRO 指南指出，与 MFT 相比，8 Gy 单次分割方案对脊柱转移瘤疼痛缓解效果并不差，而且由于其便利性，适合用于预期生存期较短的患者[21]。

对于初次接受 EBRT 治疗后出现复发性脊柱疼痛的患者，再次使用 CEBRT 仍是安全的，前提是距离初始疗程结束至少 1 个月，并且应该需要遵守脊髓的正常组织剂量[21]。一项多中心随机试验表明，在既往接受脊柱放疗的患者中，再次给予 8 Gy 单次或 20 Gy/5 次分割的放疗是安全的，但是只对 28%～32% 的患者有效[22]。放疗科医生在实施 EBRT 时应使得脊髓的生物等效照射剂量低于 60 Gy。有学者进行了一项针对骨转移瘤放射治疗的荟萃分析，其中36%为脊柱转移瘤患者,结果表明,再次放疗是安全的,反应率为58%,且未见放疗所致脊髓损伤的病例[23]。对于既往接受过放疗再次出现脊髓压迫者,手术联合术后放疗的治疗效果优于单纯放疗。因此,应该进行多学科评估,以确定首选治疗方案是手术还是直接放疗。直接放疗会进一步破坏周围的软组织,可能会增加后期手术出现切口并发症的风险。

CEBRT通常是使用光子线性加速器。不同的病变部位有不同的靶区规划特点。在脊柱转移瘤治疗中,全椎体、横突、棘突和脊髓均包含在治疗区域内。在颈椎,最佳的照射方式是两个相对的侧向线束,以减小对食管的损伤。对于胸椎,可用单个后-前方式的照射,以减小对前纵隔器官的损害。腰椎的病变通常使用前-后/后-前方式进行治疗。治疗中,放疗部位应包含病椎和上下相临椎体,有利于治疗微小转移灶。通常在治疗前进行CT模拟,以辅助制定治疗方案,在这个过程中,患者躺在治疗床上,并用真空垫固定,但在紧急情况下,可将患者放在直线加速器的治疗床上,无须三维计划设计即可进行临床治疗。在治疗当天,患者通过CT模拟过程中所做的标记路径,并在治疗前拍摄千伏(kV)图像,以确保准确。每一次治疗都需进行图像采集,以确保患者位置准确。

医生最关注的脊柱放疗副作用是脊髓损伤。临床正常组织效应定量分析(Quantitative Analysis of Normal Tissue Effects in the Clinic, QUANTEC)报告表明,当脊髓受到的最大放射剂量为50 Gy、60 Gy和69 Gy时,其脊髓损伤风险分别为0.2%、6%和50%[24]。因为脊髓损伤可导致非常严重的后果,放射肿瘤科医生应尽可能预防这种并发症,推荐脊髓的最大放疗剂量为45 Gy。其他不良反应还包括吞咽困难、吞咽痛、皮肤过敏、放射性纤维化、神经损伤、骨折或淋巴水肿。

放射治疗技术日新月异,如图像融合、高强度体位固定装置,计算机辅助、图像引导、调强放疗和亚毫米波精准治疗等,使放射科医生能够实施更适形、剂量更高,分割更少的体外照射,即SBRT[25]。SBRT由颅内SBRT技术发展而来[26],采用较大的剂量,以一个或几个分割的形式输送到具有陡峭剂量梯度的适形靶区。数据表明,与EBRT相比,SBRT使用更高的消融剂量,可获得更好的治疗效果[27,28]。事实上,由于EBRT的治疗效果差,使得SBRT被试验性用于脊柱转移瘤的治疗。

卢茨等人首次在ASTRO指南中提出了行脊柱SBRT的适应证,见表20-2[12]。

匹兹堡大学有着丰富的脊柱转移瘤SBRT经验,他们进行了单中心前瞻性的非随机队列研究,共500例脊柱转移瘤患者接受了单次SBRT,平均剂量为20 Gy[29],结果表明,90%的患者获得了长期局部控制,86%的患者实现了疼痛缓解(图20-1)。

此外,与CEBRT不同,脊柱SBRT可直接减少硬膜外脊髓压迫。在亨利福特医院(Henry Ford Hospital)的Ⅱ期研究中,对62名转移性硬膜外脊髓压迫的患者进行中位剂量为16 Gy的脊柱SBRT,其中有些是放疗耐受的肿瘤,如肾细胞癌等[30]。研究表

表 20-2　适合脊柱 SBRT 患者的 ASTRO 纳入和排除标准

类别	纳入	排除
影像学	1. MRI 见脊柱或椎旁转移灶 2. 连续转移灶不超过2个，间断转移灶不超过3个	1. 无法行脊柱 MRI 2. 硬膜外脊髓或马尾压迫 3. 椎管变窄＞25% 4. 需要手术干预的脊柱不稳 5. 肿瘤距脊髓＜5 mm
患者	1. 年龄≥18岁 2. KPS≥40～50 3. 无法耐受手术（或患者拒绝手术）	1. 活动性结缔组织病 2. 进展性神经功能障碍 3. 无法于平卧位行 SBRT 4. 患者预期寿命＜3个月
肿瘤	1. 组织学证实的恶性肿瘤 2. 首次怀疑转移时对脊柱病变进行活检 3. 转移灶较少或单纯骨性转移	1. 放疗敏感性肿瘤如多发性黑色素瘤 2. 脊柱转移瘤以外的严重疾病
诊疗史	1. 既往 EBRT 总量＜45 Gy 2. 既往该节段手术失败 3. 手术后病灶残留	1. 接受过同等剂量的 SBRT 2. 30天内接受过核素放射治疗 3. SBRT 前90天内接受过 ERBT 4. SBRT 前30天接受过化疗

来自 Rades D, Fehlauer F, Stalpers LJ et al. A prospective evaluation of two radiotherapy schedules with 10 versus 20 fractions for the treatment of metastatic spinal cord compression: final results of a multicenter study. Cancer. 2004; 101: 2687-2692.经爱思唯尔许可使用

明，在治疗后的2个月内，硬膜外肿瘤的体积平均减少了65±14%，硬膜囊通畅率从55±4%提高到76±-3%（$P＜0.001$）。此外，在神经功能障碍的患者中，74%（20/27）的患者神经功能获得改善或维持现状；在神经功能良好的患者中，94%（33/35）的患者在治疗后仍表现出良好的神经功能，这表明，脊柱SBRT治疗硬膜外脊髓压迫是有效的。除了单次放疗，还可以通过脊柱SBRT进行多次放疗。在安德森癌症中心（MD Anderson）的一项Ⅰ/Ⅱ期试验中，对患者进行27～30 Gy/3次分割的放疗，结果表明，54%的患者在6个月时疼痛完全缓解，81%的患者的肿瘤在1年内实现局部控制[31]。脊柱SBRT对既往接受过放射治疗的患者同样有效。在多伦多大学（University of Toronto）的一项研究中，研究人员对既往接受过放疗的脊柱转移患者再次行24Gy/3次分割的放疗，结果显示1年局部控制率为96%，且未见放疗所致的脊

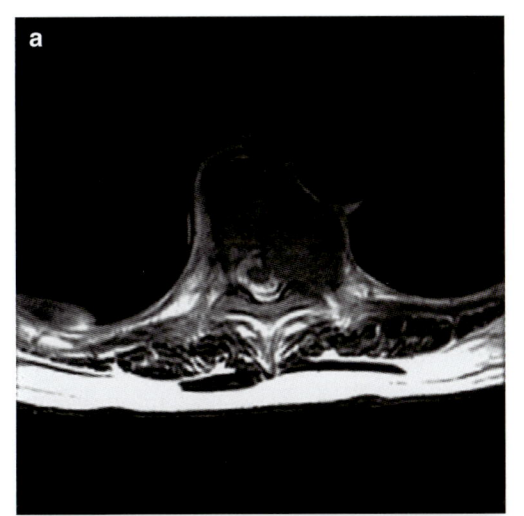

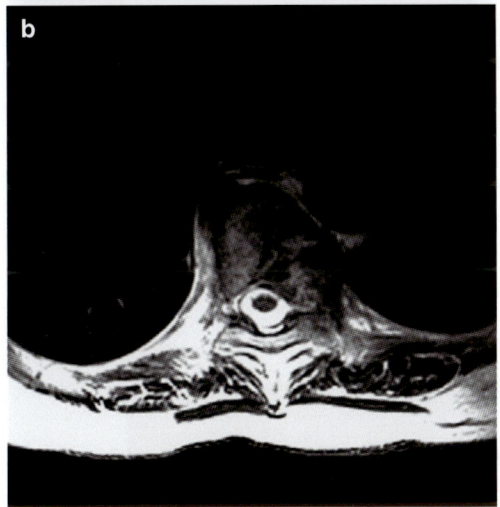

图20-1 结直肠癌转移患者在单分割21 Gy治疗后8周,表现出肿瘤的硬膜外和椎旁病灶缩小。(a)治疗前。(b)治疗后3个月。来自Yamada Y, Bilsky MH, Lovelock M et al. Highdose, single-fraction image-guided intensity-modulated radiotherapy for metastatic spinal lesion. Int J Radiat Oncol Biol Phys. 2008; 71: 484–490.经爱思维尔许可使用

髓损伤[32]。

目前,SSRS的最佳剂量是一个备受关注的问题。仅有间接证据表明治疗效果可能与放疗剂量有关。在Henry Ford的Ⅰ期试验中,当SSRS剂量从10 Gy到20 Gy以2 Gy递增时,有一个非统计学意义上的疼痛缓解趋势,80%的患者报告疼痛缓解的剂量≥16 Gy,这一结果与匹兹堡大学(University of Pittsburgh)的一项研究相似:86%的患者疼痛缓解[29,33,34]。事实上,在佛罗里达大学(University of Florida)的单中心报告中,以剂量为15 Gy脊柱SBRT进行治疗时,只有43%的患者疼痛缓解[35]。在多中心Ⅱ/Ⅲ期试验RTOG 0631中,研究人员采用了16 Gy/单次分割的方案,Ⅱ期试验结果展示出了安全性和有效性[36]。

SSRS和SBRT也可以在脊柱转移瘤的术后进行。专家共识给出了适合术后行SBRT的标准:原发肿瘤放疗耐受的患者、仅1~2个相邻节段病变的患者、既往接受过放疗的患者[37]。目前,术后脊柱SBRT的最佳剂量仍尚未明确,但现有数据表明,单分割或多分割的高剂量SBRT比低剂量SBRT更能实现局部控制。在凯特琳癌症中心(Memorial Sloan Kettering)的回顾性研究中,186例硬膜外脊髓压迫患者接受手术减压,术后分别给予脊柱SBRT(24 Gy/单次分割)、高剂量低分割SBRT(24~30 Gy/3次分割)、低剂量高分割SBRT(18~36 Gy/5~6次分割)。结果表明,高剂量SBRT组局部进展率为4.1%,而低剂量SBRT组的局部进展率为22.6%[38]。多伦多大学(University of Toronto)对脊柱转移瘤术后SBRT进行了二次回顾性研究,结果表明,与低剂量SBRT(18~26 Gy/1~2次分割)相比,使用高剂量SBRT(18~40 Gy/3~5次分割)治疗的患者有更好的局部控制效果[39]。

高剂量SBRT治疗肿瘤时需考虑到危及器官（adjacent organs at risk，OAR）的耐受剂量，应给予陡峭的剂量梯度，因此，进行SBRT治疗时需具有高精准度。治疗的精准度应在1～2 mm范围内，因为2～3 mm的偏移就会使脊髓受到的辐射明显增多[40,41]。进行精准治疗的首要步骤是CT模拟，这是脊柱SBRT的前提。对患者进行CT扫描以获得内部解剖结构的三维图像，同时将患者置于固定装置中，以保证患者放疗体位的固定性和可重复性。最常用到的装置是无创的、刚性的立体框架，可以使放疗时患者的移动最小化[42]（图20-2）。

如图20-2所示，BodyFIX装置（Medical Intelligence；Schwabmuenchen，Germany）由一个密封的全身真空垫、一个透明的塑料箔包装和一个碳纤维底组成。该装置包括2个真空系统，一个产生均匀压力的真空密封覆盖患者；另一个排出缓冲装置中的空气使其符合患者的独特解剖结构。当使用传统线性加速器进行SBRT时，需要使用BodyFIX装置固定患者，而使用CyberKnife（Accuray；CA，USA）设备时则不需要，因为它能够进行实时的图像引导。MRI更利于显示病变的整体情况和亚临床转移瘤，靶区轮廓的界定通常需要将增强前后T1和多平面T2的MRI图像与CT模拟图像融合[43,44]。国际脊柱放射外科协会（International Spine Radiosurgery Consortium）已经制定了关于脊柱SBRT靶区划定的指南。大体肿瘤靶区（gross tumor volume，GTV）包括椎体、椎旁和硬膜外。临床靶区（clinical target volume，CTV）包括任何异常的骨髓信号及其向正常骨组织浸润的部分，以确保亚临床病灶也得

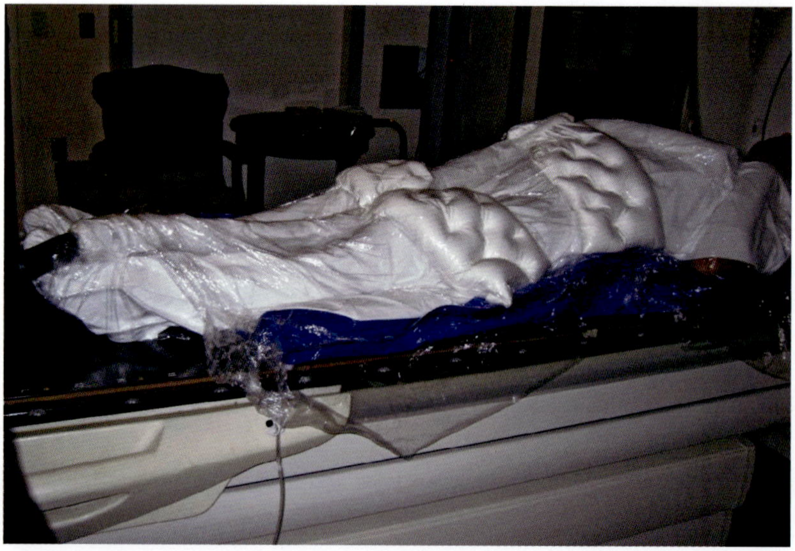

图20-2　BodyFIX®系统（医学智能：施瓦明兴，德国）。来自Lo SS, Sahgal A, Teh BS, Gerszten PC, Chang EL. Stereotactic Body Radiation Therapy for Spinal Metastases. London, UK: Future Medicine; 2014

到治疗。国际脊柱放射外科协会推荐使用WBB（Weinstein Boriani Biagini）系统将脊柱分为6个解剖区域，这样可以在临床靶区中选择相邻的正常骨组织来界定轮廓[45,46]。计划治疗靶区（planning treatment volume，PTV）是CTV外放一定间距形成的靶区，其作用是确保靶点接受足够的放射剂量，同时需要考虑到患者的个体差异。CTV-PTV的外放间距应该≤3mm，同时避开脊髓和马尾。由于需要确保PTV的剂量不影响OAR，特别是脊髓，最好使用逆向放射治疗计划系统来规划OAR周围的剂量，具体的方法包括调强放射治疗（IMRT）和容积旋转调强放疗（VMAT），VMAT可缩短治疗时间，提高患者舒适度，并避免患者在治疗期间移动[47,48]（图20-3）。

脊柱SBRT可以使用传统的直线加速器或CyberKnife装置。现有数据表明，两种治疗方法的临床效果接近。图像引导放射治疗（Image-guided radiotherapy，IGRT）对于精准治疗至关重要。对于传统的线性加速器，根据室内激光和CT模拟过程中产生的标记，先将患者固定于治疗床上的固定设备中。摆放好体位后，使用机架上的成像系统，如锥束CT或平面kV X线，轨道上的移动CT扫描仪或地面上的立体kV X线（探测器面板固定于天花板上）（ExacTrac，Brainlab），完成患者图像采集。对比患者治疗前图像与CT模拟图像，以确保患者体位相同。CyberKnife设备是一种机器人放射外科系统，它在进行放射治疗的同时，还可使用正交X线成像，并达到亚毫米精度，用于治疗中图像引导[48-51]。在治疗期间，每30~60 s拍一次正交X线片，与在CT模拟过程获得的图像进行比较，任何体位变化都会传送给机器人，机器人能够自动调整光束，而不需要重新改变患者位置。

脊柱SBRT的不良反应包括放射性脊髓炎、神经根病、神经丛损伤，椎体压缩性骨折，以及疼痛。因为放疗引起的脊髓损伤是非常严重的并发症，所以必须考虑到脊髓的耐受剂量。多中心研究RTOG 0631表明，肿瘤和脊髓之间的安全距离至少为3 mm[36]。在本试验中，脊髓安全剂量的标准为：① 以靶区上下6 mm范围为界，受照射的脊髓体积小于横断面10%，剂量<10 Gy；② 受照射的脊髓体积的绝对值<0.35 cm^3。在另一项脊柱SBRT专家共识中还根据有无既往放疗史，给出了低分割SBRT的脊髓安全剂量范围[37]。

SBRT治疗脊柱转移瘤的几个重要优势，包括快速、持久的疼痛缓解，治疗部位骨髓量减少，和脊髓减压；也有缺点，如并发症严重和花费高[50]。与传统体外照射放射治疗相比，SBRT是否有更好的姑息性治疗和局部控制效果需要进一步研究[52]。我们正在等待RTOG 0631的Ⅱ/Ⅲ期试验的结果，他们已经完成Ⅱ期的部分结果，并且在多中心试验中证明了脊柱SBRT的可行性和安全性；现在他们正在比较单分割16 Gy的SBRT与8 Gy的EBRT的治疗效果[36]。我们预计脊柱SBRT可能成为无法手术治疗的脊柱转移瘤患者的标准治疗方法，将被纳入脊髓压迫患者的微创或无创治疗方法[52-55]。

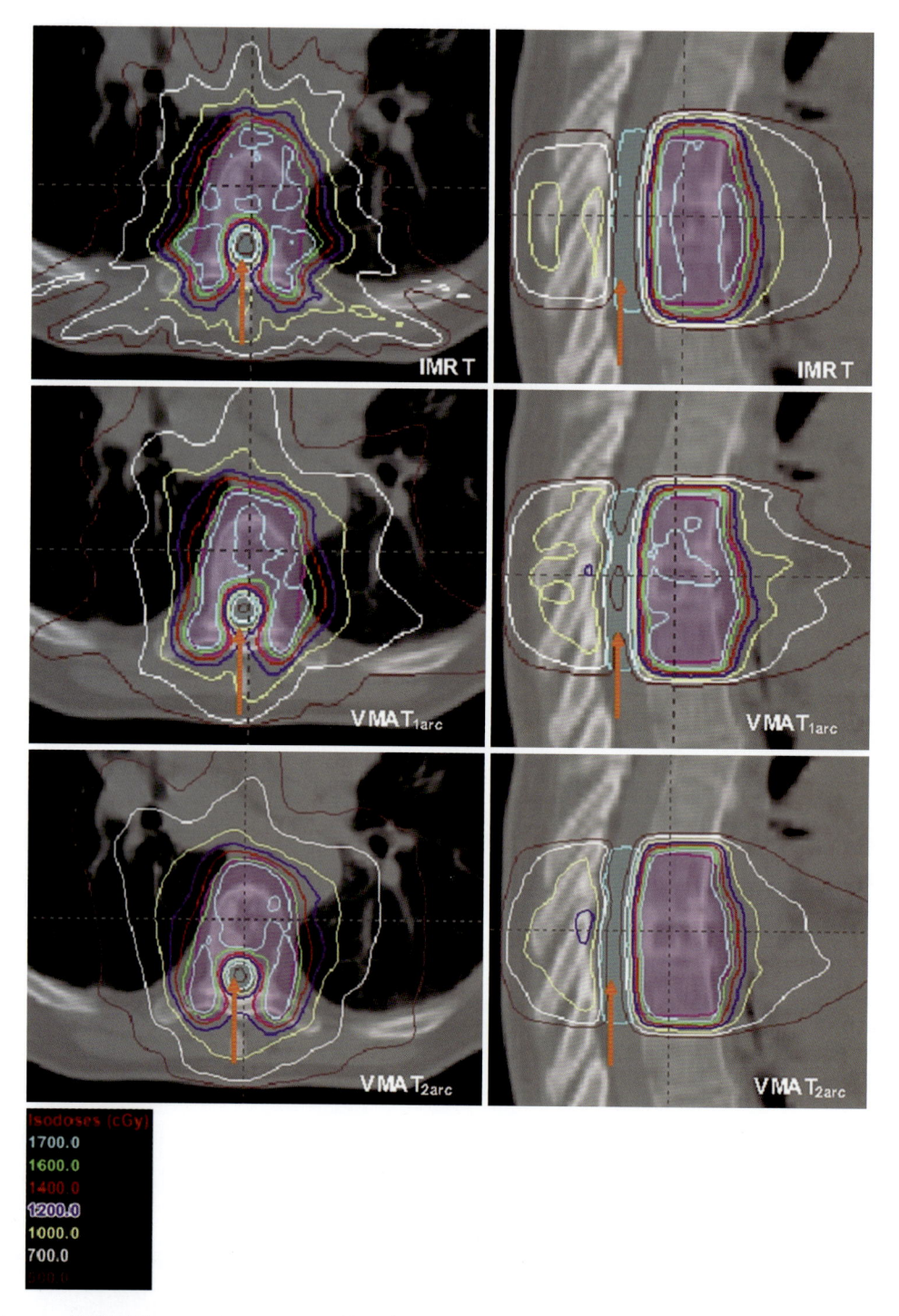

图20-3 图像显示IMRT和VMAT可以控制脊髓的剂量分布。来自Wu QJ, Yoo S, Kirkpatrick JP et al. Volumetric arc intensity-modulated therapy for spine body radiotherapy comparison with static intensity-modulated treatment. Int J Radiat Oncol Biol Phys 2009; 75: 1596-1604.经爱思维尔许可使用

参考文献

[1] Fornasier VL, Horne JG. Metastases to the vertebral column. Cancer. 1975; 36(2): 590−594.

[2] Grant R, Papadopoulos SM, Greenberg HS. Metastatic epidural spinal cord compression. Neurol Clin. 1991; 9(4): 825−841.

[3] Hatrick NC, Lucas JD, Timothy AR, et al. The surgical treatment of metastatic disease of the spine. Radiother Oncol. 2000; 56(3): 335−339.

[4] Tomblyn M. The role of bone-seeking radionuclides in the palliative treatment of patients with painful osteoblastic skeletal metastases. Cancer Control. 2012; 19: 137−144.

[5] Fuster D, Herranz D, Vidal-Sicart S, et al. Usefulness of strontium-89 for bone pain palliation in metastatic breast cancer patient. Nucl Med Commun. 2000; 21: 623−626.

[6] Gunawardana DH, Lichtenstein M, Better N, et al. Results of strontium-89 therapy in patients with prostate cancer resistant to chemotherapy. Clin Nucl Med. 2004; 29: 81−85.

[7] Oosterhof GO, Roberts JT, de Reijke TM, et al. Strontium(89) chloride versus palliative local field radiotherapy in patients with hormonal escaped prostate cancer: a phase III sstudy of the European Organisation for Research and Treatment of Cancer, Genitourinary Group. Eur Urol. 2003; 44: 519−526.

[8] Parker C, Nilsson S, Heinrich D, et al. Alpha Emitter Radium-223 and survival in metastatic prostate cancer. N Engl J Med. 2013; 369: 213−223.

[9] Patchell RA, Tibbs PA, Regine WF, et al. Direct decompressive surgical resection in the treatment of spinal cord compression caused by metastatic cancer: a randomized trial. Lancet. 2005; 366: 643−648.

[10] Maranzano E, Bellavita R, Rossi R, et al. Short-course versus split-course radiotherapy in metastatic spinal cord compression: results of a phase III, randomized, multicenter trial. J Clin Oncol. 2005; 23: 3358−3365.

[11] Maranzano E, Trippa F, Casale M, et al. 8Gy single-dose radiotherapy is effective in metastatic spinal cord compression: results of a phase III randomized multicenter Italian trial. Radiother Oncol. 2009; 93: 174−179.

[12] Rades D, Fehlauer F, Stalpers LJ, et al. A prospective evaluation of two radiotherapy schedules with 10 versus 20 fractions for the treatment of metastatic spinal cord compression: finals results of a multicenter study. Cancer. 2004; 101: 2687−2692.

[13] Tong D, Gillick L. The palliation of symptomatic osseous metastases final results of the study by the radiation therapy group. Cancer. 1982; 50: 893−899.

[14] Blitzer PH. Reanalysis of the RTOG study of the palliation of symptomatic osseous metastasis. Cancer. 1985; 55: 1468−1472.

[15] Steenland E, Leer JW, van Houwelingen H, et al. The effect of a single fraction compared to multiple fractions on painful bone metastases: a global analysis of the Dutch Bone Metastasis Study. Radiother Oncol. 1999; 52: 101−109.

[16] 8 Gy single fraction radiotherapy for the treatment of metastatic skeletal pain: randomized comparison with a multifraction schedule over 12 months of followup. Bone Pain Trial Working Party. Radiother Oncol. 1999; 52: 111−121.

[17] Meeuse JJ, van der Linden YM, van Tienhoven G, et al. Efficacy of radiotherapy for painful bone metastases during the last 12 weeks of life: results from the Dutch Bone Metastasis Study. Cancer. 2010; 116: 2716−2725.

[18] Majumder D, Chatterjee D, Bandyopadhyay A, et al. Single fraction versus multiple fraction radiotherapy for palliation of painful vertebral bone metastases: a prospective study. Indian J Palliat Care. 2012; 18: 202−206.

[19] Howell DD, James JL, Hartsell WF, et al. Single-fraction radiotherapy versus multifraction radiotherapy for palliation of painful vertebral bone metastasesequivalent efficacy, less toxicity, more convenient: a subset analysis of Radiation Therapy Oncology Group trial 97−14. Cancer. 2013; 119: 888−896.

[20] Gutierrez Bayard L, Salas Buzon Mdel C, Angulo Pain E, et al. Radiation therapy for the management of painful bone metastases: results from a randomized trial. Rep Pract Oncol Radiot. 2014; 19: 405−411.

[21] Lutz S, Balbone T, Jones J, et al. Palliative radiation therapy for bone metastases: update of an ASTRO evidence-based guideline. Pract Radiat Oncol. 2017; 7(1): 4−12.

[22] Chow E, van der Linden Y, Roos D, et al. Single versus multiple fractions of repeat radiation for painful bone metastases: a randomized, controlled, non-inferiority trial. Lancet Oncol. 2014; 15: 164−171.

[23] Huisman M, van den Bosch MA, Wijlemans JW, et al. Effectiveness of reirradiation for painful bone metastases: a systematic review and meta-analysis. Int J Radiat Oncol Biol Phys. 2012; 84: 8−14.

[24] Marks LB, Yorke ED, Jackson A, et al. Use of normal tissue complication probably models in

[25] Sahgal A, Roberge D, Schellenberg D, et al. The Canadian Association of Radiation Oncology Scope of Practice guidelines for lung, liver and spine stereotactic body radiotherapy. Clin Onco (R Coll Radiol). 2012; 24: 629-639.
[26] Leksell L. The stereotaxic method and radiosurgery of the brain. Acta Chir Scand. 1951; 102: 316-319.
[27] Flickinger JC, Kondziolka D, Lunsford LD. Radiobiological analysis of tissue responses following radiosurgery. Technol Cancer Res Treat. 2003; 2: 87-92.
[28] Jhaveri PM, Teh BS, Paulino AC, et al. A dose-response relationship for time to bone pain resolution after stereotactic body radiotherapy (SBRT) for renal cell carcinoma (RCC) bony metastases. Acta Oncol. 2012; 51: 584-588.
[29] Gerszten PC, Burton SA, Ozhasoglu C, et al. Radiosurgery for spinal metastases: clinical experience in 500 cases from a single institution. Spine (Phila Pa 1976). 2007; 32(2): 193-199.
[30] Ryu S, Rock J, Jain R, et al. Radiosurgical decompression of metastatic epidural spine metastasis. Cancer. 2010; 116: 2250-2257.
[31] Wang XS, Rhines LD, Shiu AS, et al. Stereotactic body radiation therapy for management of spinal metastases in patients without spinal cord compression: a phase 1-2 trial. Lancet Oncol. 2012; 13: 395-402.
[32] Ryu S, Jin JJ, Jin RY, et al. Partial volume tolerance of spinal cord and complication of single dose radiosurgery. Cancer. 2007; 109: 628-636.
[33] Sahgal A, Ames C, Chou D, et al. Stereotactic body radiotherapy is effective salvage therapy for patients with prior radiation of spinal metastases. Int J Radiat Oncol Biol Phys. 2009; 74: 723-731.
[34] Ryu S, Jin R, Jin JJ, et al. Pain control by image-guided radiosurgery for solitary spinal metastasis. J Pain Sympt Manage. 2008; 35: 292-298.
[35] Amdur RJ, Bennett J, Olivier K, et al. A prospective, phase II study demonstrating the potential value and limitation of radiosurgery for spine metastases. Am J Clin Oncol. 2009; 32(5): 515-520.
[36] Ryu S, Pugh SL, Gerszten PC, et al. RTOG 0631 phase 2/3 study of image guided stereotactic radiosurgery for localized (1-3) spinal metastases: phase 2 results. Pract Radiat Oncol. 2014; 4: 76-81.
[37] Redmond KJ, Lo SS, Soltys SG, et al. Consensus guidelines for postoperative stereotactic body radiation therapy for spinal metastases: results of an international survey. J Neurosurg Spine. 2016; 26(3): 299-306.
[38] Laufer I, Iorgulescu JB, Chapman T, et al. Local disease control for spinal metastases following "separation surgery" and adjuvant hypofractionated or high-dose single-fraction stereotactic radiosurgery: outcome analysis in 186 patients. J Neurosurg Spine. 2014; 18: 207-214.
[39] Al-Omair A, Masucci L, Masson-Cote L, et al. Surgical resection of epidural disease improves local control following postoperative spine stereotactic body radiotherapy. Neuro-Oncology. 2013; 15: 1413-1419.
[40] Lo SS, Sahgal A, Wang JZ, et al. Stereotactic body radiation therapy for spinal metastases. Disc Med. 2010; 9: 289-296.
[41] Chang EL, Shiu AS, Lii MF, et al. Phase I clinical evaluation of near-simultaneous computed tomographic image-guided stereotactic body ariotherapy for spinal metastases. Int J Radiat Oncol Biol Phys. 2004; 59: 1288-1294.
[42] Guckenberger M, Meyer J, Wilbert J, et al. Precision of image-guided radiotherapy (IGRT) in six degrees of freedom and limitations in clinical practice. Strahlenther Onkol. 2007; 183: 307-313.
[43] Lo SS, Sahgal A, Teh BS, et al. Stereotactic body radiation therapy for spinal metastases. London, UK: Future Medicine; 2014.
[44] Dahele M, Zindler JD, Sanchez E, et al. Imaging for stereotactic spine radiotherapy: clinical considerations. Int J Radiat Oncol Biol Phys. 2011; 81: 321-330.
[45] Cox BW, Spratt DE, Lovelock M, et al. International spine radiosurgery consortium consensus guidelines for target volume definition in spinal stereotactic radiosurgery. Int J Radiat Oncol Biol Phys. 2012; 83: e597-605.
[46] Boriani S, Weinstein JN, Biagini R. Primary bone tumors of the spine. Terminology and surgical staging. Spine. 1997; 22: 1036-1044.
[47] Yin FF, Ryu S, Ajlouni M, et al. A technique of intensity-modulated radiosurgery (IMRS) for spinal tumors. Med Phys. 2002; 29: 2815-2822.
[48] Wu QJ, Yoo S, Kirkpatrick JP, et al. Volumetric arc intensity-modulated therapy for spine body radiotherapy comparison with static intensity-modulated treatment. Int J Radiat Oncol Biol Phys. 2009; 75: 1596-1604.
[49] Kilby W, Dooley JR, Kuduvalli G, et al. The CyberKnife robotic radiosurgery system in 2010. Technol Cancer Res Treat. 2010; 9: 433-452.
[50] Ho AK, Fu D, Cotrutz C, et al. A study of the accuracy of cyberknife spinal radiosurgery using skeletal structure tracking. Neurosurgery. 2007; 60: 147-156.
[51] Fürweger C, Drexler C, Kufeld M, et al. Patient

motion and targeting accuracy in robotic spinal radiosurgery: 260 single-fraction fiducial-free cases. Int J Radiat Oncol Biol Phys. 2010; 78: 937-945.

[52] Haley ML, Gerszten PC, Heron DE, et al. Efficacy and cost-effectiveness analysis of external beam and stereotactic body radiation therapy in the treatment of spine metastases: a matched-pair analysis. J Neurosurg Spine. 2011; 14: 537-542.

[53] Tatsui CE, Stafford RJ, Li J, et al. Utilization of laser interstitial thermotherapy guided by real-time thermal MRI as an alternative to separation surgery in the management of spinal metastasis. J Neurosurg Spine. 2015; 23: 400-411.

[54] Massicotte E, Foote M, Reddy R, et al. Minimal access spine surgery (MASS) for decompression and stabilization performed as an out-patient procedure for metastatic spinal tumours followed by spine stereotactic body radiotherapy (SBRT): first report of technique and preliminary outcomes. Technol Cancer Res Treat. 2012; 11: 15-25.

[55] Gerszten PC, Monaco EA 3rd. Complete percutaneous treatment of vertebral body tumors causing spinal canal compromise using a transpedicular cavitation, cement augmentation, and radiosurgical technique. Neurosurg Focus. 2009; 27: E9.

21 皮瓣修复重建

德米特里·扎夫林和迈克尔·J.克莱布克

背景

皮瓣重建在脊柱转移瘤的治疗中起着重要作用。预防性使用皮瓣可以显著降低切口并发症和内固定器械外露的发生率[1]。皮瓣在复杂术后的创面治疗中,具有消除无效腔,增强局部灌注,促进胶原合成以及彻底清创和抗菌的重要作用。皮瓣的选择主要根据创面位置、创面大小、血供特点以及供体部位而定[2,3]。

脊柱是实体肿瘤骨转移最常见的部位,非手术治疗无效的患者通常会出现进行性顽固性疼痛、肌力下降、病理性骨折和尿便失禁。手术干预有可能显著提高该患者群体的生活质量;然而,在接受脊柱转移瘤切除术的患者中,高达52%的人可能发生严重的并发症[4]。脊柱转移性肿瘤的切除范围通常较广泛,并产生复杂的软组织缺损和脊柱不稳定,需要使用内固定。患者通常是患有多种并发症的老年人,并且既往可能接受过放化疗,会导致不同程度的免疫抑制和营养不良[5]。这些都是引起创面相关并发症的主要危险因素,会造成严重后果。切口破裂,内固定器械外露和感染会增加脑膜炎和败血症的风险[6]。治疗通常需要多次清创、长时间静脉注射抗生素,这会导致住院时间延长,并增加再次入院的风险。如取出内固定器械,将增加脊柱不稳伴随进行性神经功能恶化的风险[3,7]。良好切口愈合对于保证脊柱转移瘤患者术后的生活质量至关重要。若出现手术切口并发症,整形外科医生在多学科团队中的作用就变得更加关键,有助于获得良好治疗效果[8]。

在脊柱转移瘤患者的多学科治疗中,修复重建手术治疗的主要作用是提供稳定、血供良好的皮瓣覆盖,进而预防切口并发症。皮瓣修复、手术干预时机、身体状况调整到最佳状态以及创口愈合策略都决定着患者预后。

皮瓣修复的原则

使用局部皮肤和不带肌肉组织的筋膜皮瓣,可以有效处理轻度污染的浅表切口。然而,浅表切口在脊柱转移瘤术后患者中很少见,大多数患者的切口较深且复杂,同时内固定器械上常伴有细菌定植。

在这种恶劣的创口环境中,肌瓣或肌皮瓣覆盖已被证明比局部皮肤和筋膜皮瓣有更稳定的软组织覆盖效果。肌瓣较柔韧,可以有效地消除无效腔,并有助于防止血肿形成。与皮瓣和筋膜皮瓣相比,肌瓣能够更好地改善血流量和创口氧合效果。血流灌注量增加会提高白细胞活性和抗生素的局部含量,从而促进胶原合成的同时,利于更快地清除细菌[9]。胸背部有多处可用于修复的肌瓣(即斜方肌、背阔肌、棘旁肌和臀肌)。在选择皮瓣时,采用区域性方法,应仔细考虑肌肉的形状、体积和因使用肌瓣造成的功能缺陷。对于既往接受过放射治疗的患者,重要的是重建所用的肌瓣没有受过放射治疗,且创口上覆盖着血管分布良好的未受辐射的组织。肌瓣血管蒂不应位于受损组织范围内,必须仔细考虑既往的切口和放疗史,因为这些因素可能对血管蒂造成损伤。深部切口通常需要双皮瓣重建,一个皮瓣用于消除无效腔,另一个皮瓣用于修复皮肤缺损。较浅的切口选择筋膜皮瓣即可。无论如何,用血供良好的软组织完全覆盖所有脊柱内固定器械至关重要。如果这一目标已经实现,那么一般可以通过局部创口护理来处理局部浅表裂开的切口,避免因内固定器械暴露而进行二次手术。

手术时机和切口并发症的危险因素

术前,通过评估一些危险因素,可以预测复杂脊柱手术后的切口感染情况。多项研究表明,脊柱内固定器械置入、既往脊柱手术史、脊柱恶性肿瘤、术前放疗和化疗以及高龄是手术切口出现并发症的危险因素。许多基础疾病也被认为是影响切口愈合的危险因素,包括糖尿病、高血压、冠状动脉疾病、慢性阻塞性肺病、病态肥胖、瘫痪、吸烟史和长期使用类固醇药物[6,10]。一些研究表明,在这些"高危"患者群体中预防性使用肌瓣可显著减少术后切口相关并发症的发生率[1]。加维等人报道了52名高危患者在接受脊柱肿瘤切除术后立即进行软组织重建,即预防性的肌瓣覆盖策略[11]。结果显示,切口相关并发症的发生率为12%,之前文献表明未行预防性肌瓣覆盖患者切口相关并发症的发生率为38%,且前者中无一人需要取出内固定器械,所有切口均愈合良好。同样,斯佩克特等人也报道了类似研究,该研究对96名患者进行了预防性肌瓣覆盖治疗[12]。行预防性肌瓣覆盖治疗的风险组和高风险组切口并发症发生率分别为0和6.8%,与未行肌瓣覆盖治疗的对照组相比有显著优势,对照组切口并发症发生率高达30%。杜曼尼及其同事也证明了预防性皮瓣覆盖在高危患者中的价值,他们发现立即接受皮瓣覆盖治疗的患者未发生切口相关并发症,而延迟覆盖组的发生率为26%[13]。因此,在肿瘤切除后立即进行软组织重建可以促进切口的愈合,这已经成为脊柱转移瘤患者手术治疗的共识。

复杂脊柱切口延迟处理的策略

除了预防性的软组织覆盖外,肌肉皮

瓣在复杂创口治疗中发挥着重要作用。感染和内固定器械外露经常需要二次手术，术中探查切口，取软组织送检培养，并经验性静脉输注广谱抗生素。最后仔细清创，去除所有失活组织，这通常是整形外科和脊柱外科医生合作完成的。水刀系统，例如Versajet（Smith & Nephew Plc，伦敦，英国），可用于精确地、分层清除组织，并使用聚维酮碘脉冲灌洗来处理外露的内固定器械[14]。在没有脑脊液漏的情况下，可以使用抗生素链珠[15,16]或负压切口疗法来实现临时性切口覆盖。由含有万古霉素、妥布霉素和（或）伏立康唑的聚甲基丙烯酸甲酯制成的抗生素珠可能在局部产生较高的有效抗菌浓度，最高可达最小抑菌浓度（MIC）的100倍，并且全身吸收有限（图21-1）。研究表明，该方法在减少细菌定植和促进切口愈合方面有重要价值[17]。另外，负压创面疗法（negative pressure wound therapy，NPWT）在切口反复清创过程中能够提供有效的创面覆盖。NPWT可去除创口中多余的液体，减少水肿，增强局部血流，刺激肉芽组织的形成[18]。

不同部位的皮瓣选择

脊柱后方切口可以根据分区选择皮瓣，上1/3的范围为C1-T7，中间1/3的范围为T7-L1，下1/3的范围为L1-S5。根据皮瓣的使用频率，其选择也可以分为一级、二级和三级选择。根据脊柱切口分区不同，表21-1和图21-2、图21-3和图21-4提供了不同的重建治疗策略。

上1/3缺损（C1-T7）最常使用斜方肌皮瓣治疗[19]。肌肉的下部由颈横动脉的降支供血，可用作旋转、推进或翻转。标准的肌瓣垂直分离应终止于肩胛骨水平，以保持肌肉附着，防止肩下垂。活动的肌肉段将到达颈椎和颅底；然而，肌瓣可以向近端分离，以进一步扩大其覆盖范围。皮瓣设计中可以加入皮岛。然而，它应该位于肌肉上方，并适当的越过肌肉边界，尽可能地提高成功率。切除脊柱转移瘤所产生的缺损通常很深，且空间结构复杂。斜方肌经常被用于消除无效腔，而皮肤覆盖是通过第二个肌皮瓣实现的（筋膜皮瓣、背阔肌皮瓣、肩胛旁皮瓣、游离穿支皮瓣）[3]。背阔肌旋转推进皮瓣是脊柱上1/3皮肤缺损修复的另一个主要选择，通常选择松解背阔肌在肱骨上的止点以扩大其覆盖范围（图21-5）[20]。

空间结构不太复杂的切口可以使用旋肩胛动脉供血的肩胛旁筋膜皮瓣来处理[21]。此外，胸腰部有成簇的皮肤穿支血管，可用于设计局部皮瓣[22,23]。胸背部区域，在距

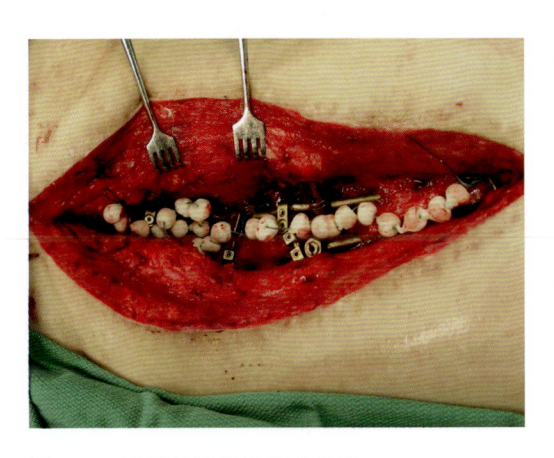

图21-1 重建前放置抗生素珠子

表 21-1　各类脊柱手术相关的皮瓣技术概述

脊柱区域	一级方案	二级方案	三级方案
C1-T7	• 斜方肌 • 背阔肌 • 肌皮瓣和筋膜皮瓣用于深部伤口	• 肩胛骨旁筋膜皮瓣 • 自由式穿支皮瓣、梯形皮瓣	• 自由皮瓣
T7-L1	• 背阔肌旋转前进式或v-y式皮瓣 • 反向背阔肌皮瓣 • 脊柱旁肌肉皮瓣 • 椎旁肌和背阔肌联合皮瓣 ± 皮筋膜用于深层伤口的推进	• 肋间神经血管皮瓣 • 自由式穿支皮瓣、梯形皮瓣	• 带蒂网膜皮瓣 • 自由皮瓣 ± A-V环
L1-S5	• 反向背阔肌皮瓣 • 椎旁肌肉皮瓣 • 臀部上动脉穿支（SGAP）皮瓣	• 大腿后侧皮瓣 • 腰部动脉穿支皮瓣 • 复合背阔肌和分段式臀大肌肌皮瓣 • 节段性臀大肌肌皮瓣 • 自由式穿支皮瓣、梯形皮瓣	• 带蒂网膜皮瓣 • 自由皮瓣 ± A-V环 • 经腹VRAM皮瓣

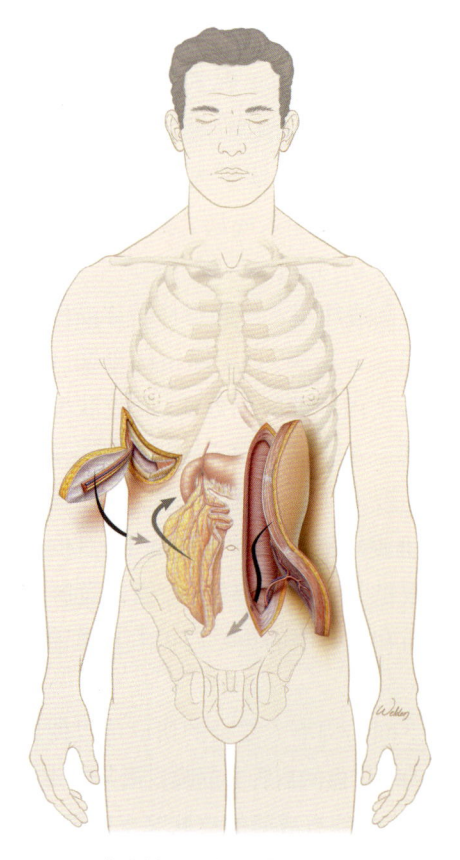

图 21-2　肌肉皮瓣和巩膜皮瓣的划定。躯干前视图

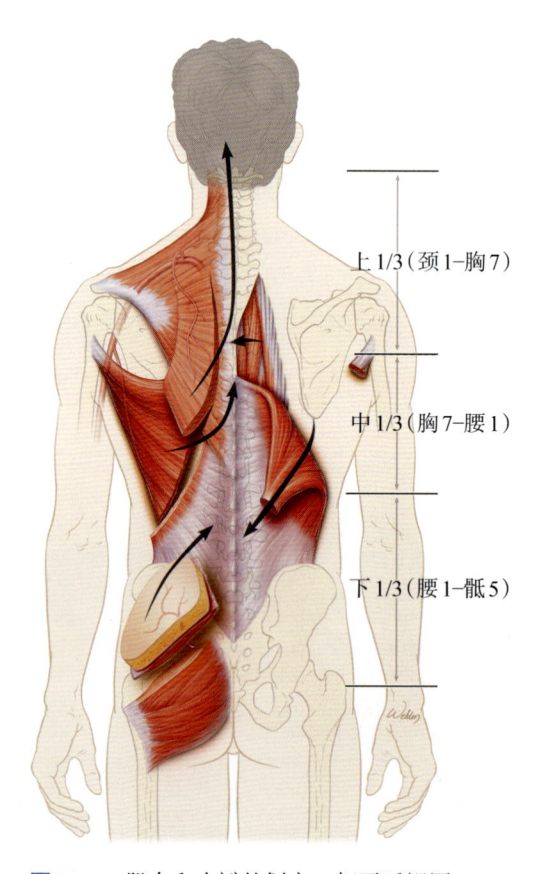

图 21-3　肌肉和皮瓣的划定。躯干后视图

上 1/3（颈1-胸7）

中 1/3（胸7-腰1）

下 1/3（腰1-骶5）

21 皮瓣修复重建

表缺损[24]。

在上1/3分区的缺损中，也可以采用游离皮瓣重建。但被认为是三级选择，其中例外的是游离腓骨皮瓣[25,26]，后者可在放疗部位促进骨愈合。

在中1/3分区的缺损中，(逆行)背阔肌皮瓣和棘旁肌瓣是最常用的(图21-6和图21-7)[20,27,28]。背阔肌皮瓣在该区域提供了一种多功能的治疗选择，可作为肌肉旋转推进皮瓣或反向翻转皮瓣来填补无效腔。逆行背阔肌皮瓣的血液供应来自从第9、第10和第11肋间动脉分支的3个大血管蒂，位于中线外侧约5 cm处。在皮瓣游离过程中，结扎血管之前，胸背血管暂时用"bulldog clamps"(动脉血管夹的一种)夹闭，以验证皮瓣具有足够的逆行血液灌注。联合皮岛组织或将肌皮瓣行VY推进，可为血管蒂提供良好的皮肤覆盖条件。可为血管蒂提供良好的皮肤覆盖条件。棘旁肌瓣用于消除无效腔，背阔肌皮瓣用于覆盖皮肤。如果该区域皮肤足够松弛，则可用背阔肌皮瓣或棘旁肌皮瓣来处理无效腔，双侧筋膜皮瓣可用于覆盖皮肤。充分的筋膜皮瓣活动度可通过携带肌皮穿支血管来实现，然后垂直切开穿支外侧的筋膜，使其更大程度地向中线移动。

该分区的二级皮瓣选择包括自由式穿支皮瓣[29]和拱顶石皮瓣。学者有时会遇到已使用一级皮瓣，并且胸椎后方区域存在广泛瘢痕，使得皮瓣选择受限。在这种情况下，肋间血管皮瓣能够从邻近区域提供血运通畅、活性良好的组织，可以为复杂问题提供最优的解决策略[30,31]。该皮瓣

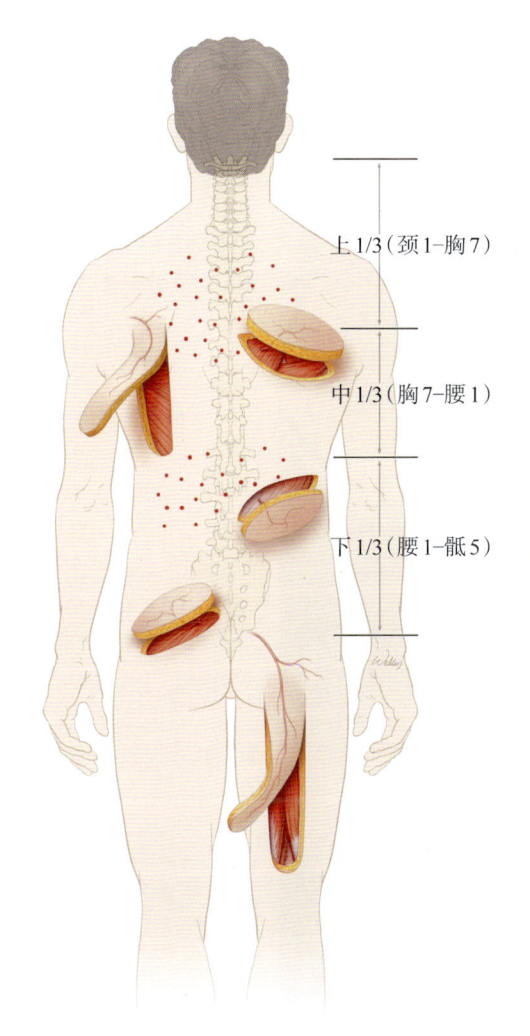

图21-4 筋膜皮瓣的划定。躯干后视图

离正中线10 cm和C7下方15 cm的区域内可见高密度的穿支血管。在腰背部区域有两根穿支血管，距离尾骨10～20 cm和中线10 cm处。"自由式"皮瓣或筋膜皮瓣可以围绕一个或多个皮肤穿支血管进行设计，皮瓣通常垂直于中线，以最大程度地增加与穿支血管的连接。这些皮肤穿支可以合并到改良的VY推进皮瓣或"梯形"皮瓣中，从而在全部3个分区中覆盖更多的浅

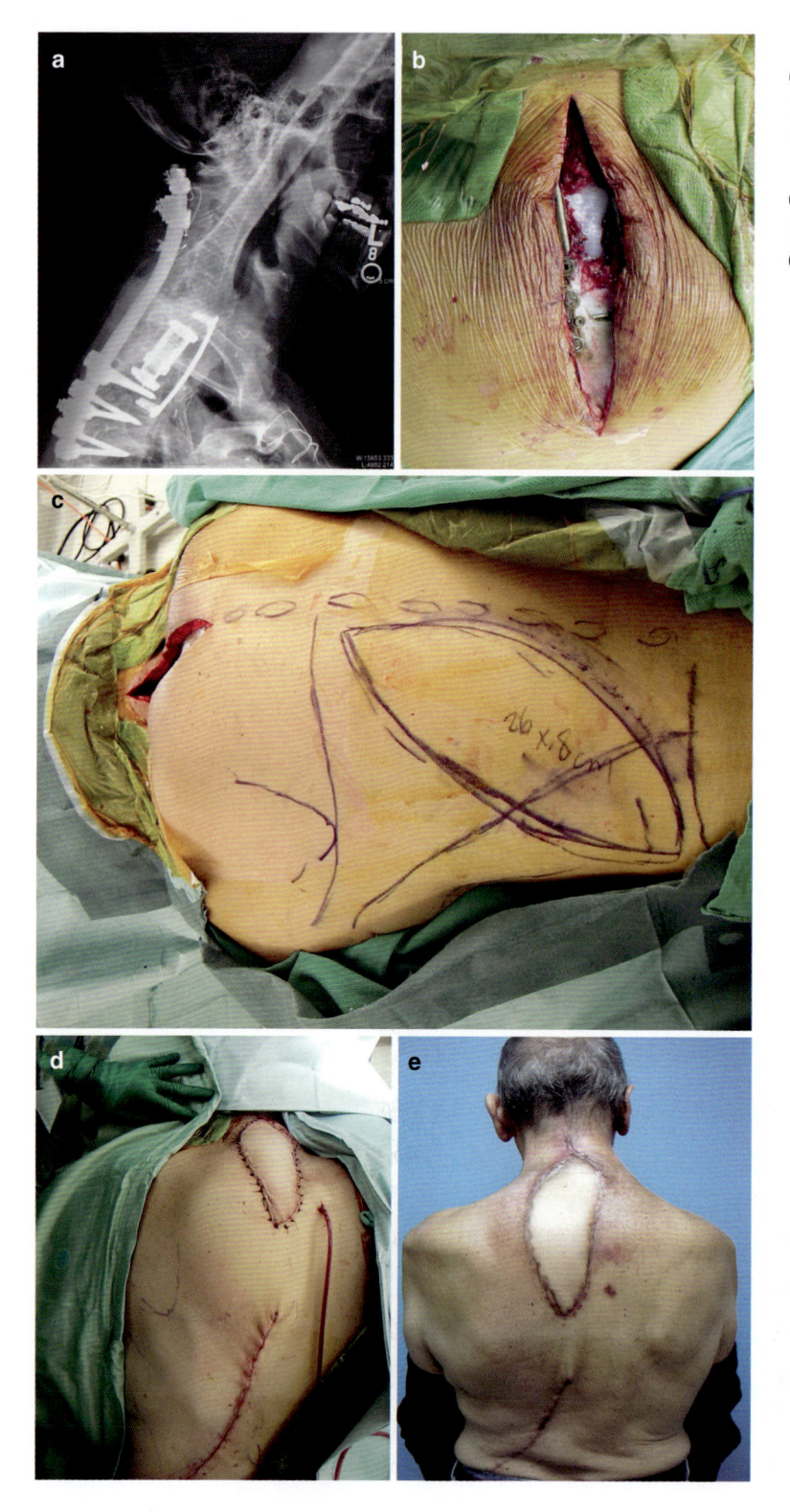

图 21-5 背阔肌皮瓣。(a) 颈椎转移瘤切除和术后放疗后的脊柱器械X线片。(b) 修复后的复杂颈椎后部伤口。(c) 背阔肌皮瓣的手术计划。(d) 初始皮瓣插图。(e) 术后3个月的随访

21 皮瓣修复重建　　265

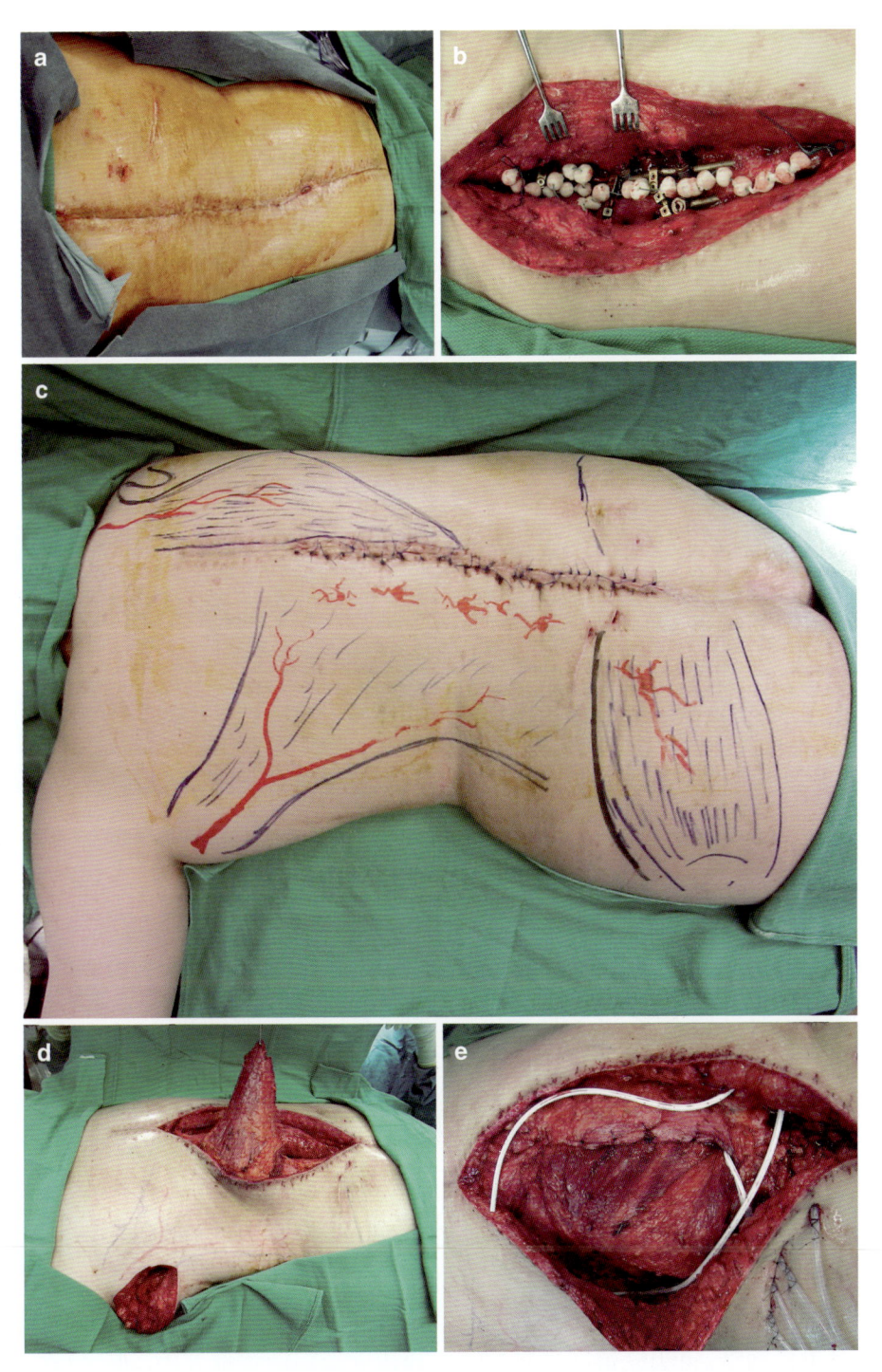

图21-6　反向背阔肌皮瓣与棘突肌皮瓣。(a) 脊柱转移性肾细胞癌切除后的引流窦道。(b) 清理和放置抗生素珠以治疗甲氧西林敏感的金黄色葡萄球菌(MSSA)定植。(c) 规划肌肉皮瓣覆盖。(d) 提起反向背阔肌肌皮瓣。(e) 左侧背阔肌肌皮瓣和右侧椎旁肌皮瓣覆盖无效腔,并完全覆盖内固定装置

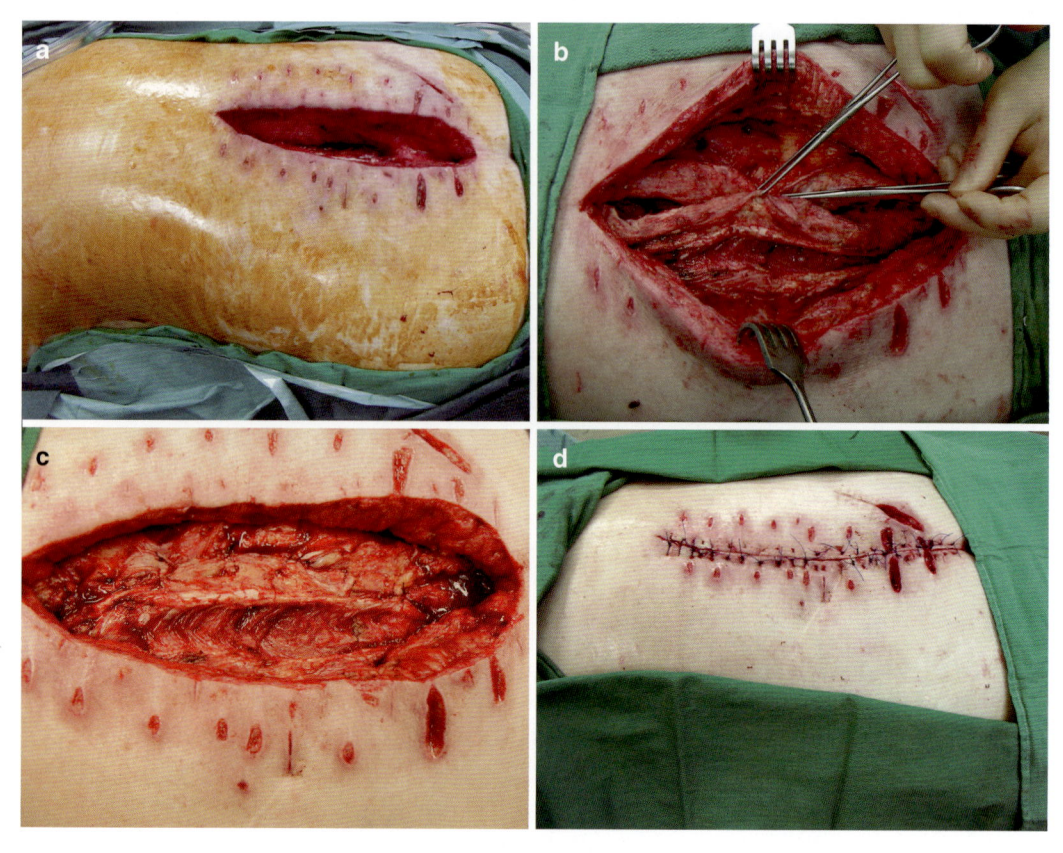

图21-7　双侧椎旁肌皮瓣(a)连续清创后的复杂背部伤口(中间1/3)。(b)调动双侧椎旁肌肉皮瓣。(c)消除无效腔,肌肉完全覆盖在椎体上。(d)双侧筋膜推进皮瓣用于皮肤覆盖

设计在第9、第10或第11肋间后动脉周围,并在腋中线合并外侧皮支,可形成一个非常大的岛状皮瓣。节段性切除头侧肋骨可增强旋转弓,使皮瓣到达胸背中部区域。

尽管很少使用大网膜瓣,但它仍然是一个重要的补救选择,并且对于那些大而复杂的伤口及既往手术限制了皮瓣选择的伤口,大网膜瓣是个有效方法[32,33]。大网膜具有较大的表面积(~25 cm×30 cm)和密集的淋巴网络,可为已污染的创口提供良好的抗炎作用。皮瓣可以以右胃网膜动脉或左胃网膜动脉为蒂来设计,并通过释放其内部血管弓,进一步增强其覆盖范围。大网膜瓣可以通过腹腔镜或开腹手术来获得。无论如何,使用大网膜瓣时需要在术中改变位置,并在后外侧腹壁建立一个通道,但需注意有形成疝的风险。如果缺损附近组织的松弛度达不到原生皮肤水平,则需要进行皮肤移植覆盖。游离组织移植为胸中段区域提供了一个额外的三级选择。在人体的许多区域,游离皮瓣是重建皮肤缺损的首选方法。但是,在胸背部游离皮瓣的利用率较低,原因如下:① 有其他多种优质局部皮瓣可供选择;② 游离

皮瓣术后存在受压以及缺乏吻合血管等。当需要进行游离皮瓣重建时，第四腰椎动静脉背侧支可以作为受区血管。该血管通常垂直于第四腰椎头端的骶棘肌外侧缘。位置较低的缺损也可用臀上动脉和臀上静脉作为供区血管。使用由隐静脉或头静脉形成的动静脉袢可以极大地增加后胸中段和下 1/3 段的游离皮瓣重建的范围和灵活性。同理，胸背血管、旋肩胛血管和臀上血管都可应用。

下 1/3 缺损（L1-S5）通常可以单独使用背阔肌逆行皮瓣或与棘旁肌皮瓣联合修复[20,34]。棘旁肌肉可用作翻转皮瓣，或者可以结扎内侧肋间穿支，形成以外侧肋间穿支供血的双蒂推进皮瓣[28]。臀上动脉穿支皮瓣（superior gluteal artery perforator flap, SGAP）适合用于下 1/3 缺损，在临床工作中已很大程度上取代了臀大肌皮瓣[35,36]。虽然利用臀大肌的近端部分对活动度几乎无影响，但保留肌肉的皮瓣设计在有活动能力的患者中非常实用。可以以臀上动脉发出的一个或两个穿支设计一个大的筋膜瓣。臀上动脉穿支血管分出的肌支被结扎并剥离，沿臀大肌的臀肌纤维平行分离，无须切断肌纤维。充分游离穿支血管后可显著提高活动度，并可以使皮瓣向内侧推进，从而在骶骨区域提供无张力闭合。然后以 VY 方式闭合皮瓣供区的创面，不需要植皮。或者，皮岛可以横向延伸，皮瓣旋转，使其到达 T12-L1 区域。腰横动脉穿支皮瓣在该区域也具有重要的应用价值[22]。该皮瓣本质上是筋膜皮瓣，最常被 L3 和 L4 水平的腰动脉末端分支灌注。

其优势穿支的平均直径为 2.8 mm，通常可以在进入中线 67 cm 的皮下组织中寻找到。穿支血管走行于竖脊肌和腰方肌之间的间隙。充分游离这个间隙和分离侧支可增加血管蒂的长度和皮瓣的旋转角度，同时降低血管蒂扭转的风险。此外，穿过背阔肌的胸背穿支与臀上动静脉之间存在丰富的血管交通网。这些血管连接提高了大的复合肌（背阔肌臀大肌）皮瓣移植的成功率[37,38]。在背阔肌和胸腰筋膜下游离皮瓣，并向侧面延伸以提高皮瓣的活动度。为了达到预期的效果，可能需要侧方切口减张和供区植皮。

此外，大腿后侧皮瓣是治疗下 1/3 分区缺损的另一种可靠方法，并能在骶骨区提供良好的血供和皮肤覆盖[39]。大腿后侧皮瓣为轴型筋膜皮瓣，以臀下动脉降支为中心，形成一个面积可达 34 cm × 15 cm 的巨大皮岛。皮瓣保留了股后皮神经，有利于重建皮肤感觉。与中 1/3 缺损类似，带蒂网膜皮瓣和游离组织移植也在该区域发挥一定作用。

经腹腹直肌肌皮瓣（vertical rectusabdominis myocutaneousflap, VRAM）的使用率较低，但在骶骨区是一种重要的软组织覆盖方案（图21-8）[40]。骶骨切除术治疗恶性骨肿瘤时，常常结扎髂内血管，导致许多区域皮瓣的血液供应中断。在骶骨切除术中，通常髂外动脉不受影响，腹直肌在上腹部形成一个纵向的肌皮瓣，消除盆腔无效腔的同时还可提供有效的皮肤覆盖。将游离好的腹直肌皮瓣固定在无菌塑料袋上，以便于经腹部（腹膜内）转移到骨盆。与该区

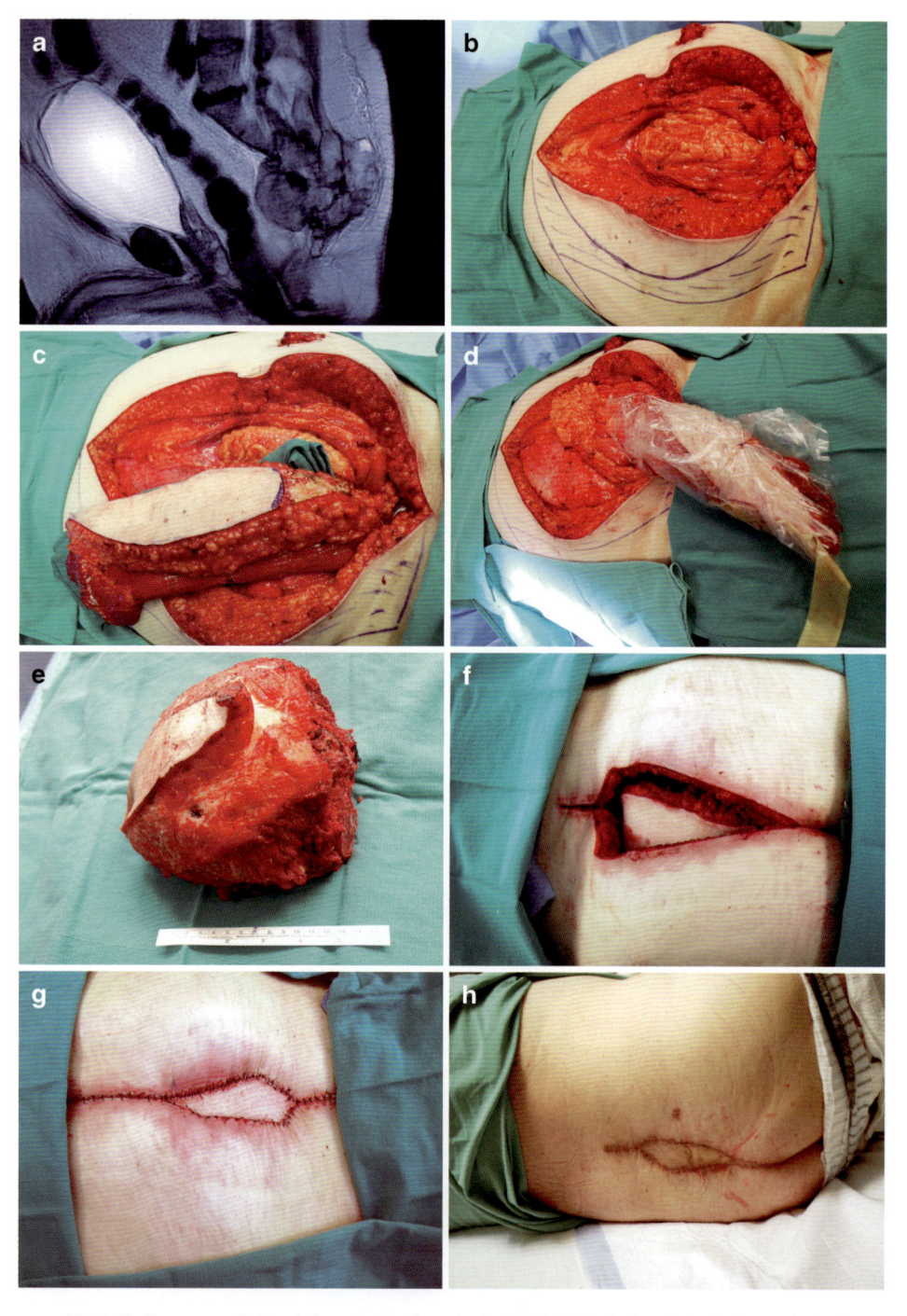

图 21-8　脚趾状的VRAM皮瓣。(a) MRI显示一个大的骶骨脊索瘤。(b) 右侧垂直腹直肌肌皮 (VRAM) 的手术计划。(c) 转位前的VRAM。(d) 通过经腹途径输送VRAM，以闭合一个骶骨切除后的无效腔。使用塑料盖以方便移动。(e) 脊索瘤标本。(f) VRAM填充骶骨无效腔并提供皮肤覆盖。(g) 初始皮瓣插图。(h) 术后12周的随访

域的许多皮瓣重建一样，减张和术后体位对于手术成功至关重要。

气流式床，如Clinitron（HillRom, Chicago, IL），可以产生低于末端毛细管压力的静止表面。即使患者处于卧位，也可以进行皮瓣灌注，并且不需要频繁翻身和改变体位。还可以采用其他保守方法来尽可能减少术后切口并发症，如监测前白蛋白水平，积极营养支持，充分利用闭式引流以防止血肿的形成，以及在处理复杂的骶骨会阴创面时使用临时分流结肠造口术。在创面愈合的最初几周内，应用氰基丙烯酸酯组织黏合剂也可以有效地实现防水密封和保护缝合线。

总结

皮瓣修复在脊柱转移瘤的治疗中至关重要。预防性使用皮瓣能显著降低与转移性肿瘤切除相关的切口并发症，以及内固定外露的发生率。在复杂的术后切口处理中，皮瓣重建、彻底清创和抗菌治疗均在创面愈合中发挥重要作用。根据切口的位置、大小、血液供应等情况来选择皮瓣，能提高切口愈合的成功率。进一步分类将重建技术分为一级、二级和三级，这取决于其使用频率和复杂性。

参考文献

[1] Glassman SD, Dimar JR, Puno RM, et al. Salvage of instrumental lumbar fusions complicated by surgical wound infection. Spine. 1996; 21(18): 2163-2169.

[2] Behr B, Wagner JM, Wallner C, et al. Reconstructive options for oncologic posterior trunk defects: a review. Front Oncol. 2016; 6: 51.

[3] Chieng LO, Hubbard Z, Salgado CJ, et al. Reconstruction of open wounds as a complication of spinal surgery with flaps: a systematic review. Neurosurg Focus. 2015; 39(4): E17.

[4] Dunning EC, Butler JS, Morris S. Complications in the management of metastatic spinal disease. World J Orthop. 2012; 3(8): 114-121.

[5] Mericli AF, Tarola NA, Moore JH Jr, et al. Paraspinous muscle flap reconstruction of complex midline back wounds: risk factors and postreconstruction complications. Ann Plast Surg. 2010; 65(2): 219-224.

[6] Chaudhary SB, Vives MJ, Basra SK, et al. Postoperative spinal wound infections and postprocedural diskitis. J Spinal Cord Med. 2007; 30(5): 441-451.

[7] Hochberg J, Ardenghy M, Yuen J, et al. Muscle and musculocutaneous flap coverage of exposed spinal fusion devices. Plast Reconstr Surg. 1998; 102(2): 385-389; discussion 90-92.

[8] Epstein NE. When does a spinal surgeon need a plastic surgeon? Surg Neurol Int. 2013; 4(Suppl 5): S299-300.

[9] Calderon W, Chang N, Mathes SJ. Comparison of the effect of bacterial inoculation in musculocutaneous and fasciocutaneous flaps. Plast Reconstr Surg. 1986; 77(5): 785-794.

[10] Chang DW, Friel MT, Youssef AA. Reconstructive strategies in soft tissue reconstruction after resection of spinal neoplasms. Spine. 2007; 32(10): 1101-1106.

[11] Garvey PB, Rhines LD, Dong W, et al. Immediate soft-tissue reconstruction for complex defects of the spine following surgery for spinal neoplasms. Plast Reconstr Surg. 2010; 125(5): 1460-1466.

[12] Cohen LE, Fullerton N, Mundy LR, et al. Optimizing successful outcomes in complex spine reconstruction using local muscle flaps. Plast Reconstr Surg. 2016; 137(1): 295-301.

[13] Dumanian GA, Ondra SL, Liu J, et al. Muscle flap salvage of spine wounds with soft tissue defects or infection. Spine. 2003; 28(11): 1203-1211.

[14] Chang FY, Chang MC, Wang ST, et al. Can povidone-iodine solution be used safely in a spinal surgery? Eur Spine J. 2006; 15(6): 1005-1014.

[15] Chen JF, Lee ST. Antibiotic-polymethylmethacrylate strut: an option for treating cervical pyogenic spondylitis. Case report. J Neurosurg Spine. 2006; 5(1): 90-95.

[16] Lee BJ, Lee SR, Kim ST, et al. Spinal epidural abscess with pyogenic arthritis of facet joint treated with antibiotic-bone cement beads—a case report. Asian Spine J. 2007; 1(1): 61-64.

[17] Khan NR, Thompson CJ, DeCuypere M, et al. A meta-analysis of spinal surgical site infection and vancomycin powder. J Neurosurg Spine. 2014; 21(6): 974–983.

[18] Adogwa O, Fatemi P, Perez E, et al. Negative pressure wound therapy reduces incidence of postoperative wound infection and dehiscence after long-segment thoracolumbar spinal fusion: a single institutional experience. Spine J. 2014; 14(12): 2911–2917.

[19] Mathes SJ, Nahai F. Trapezius flap. In: Reconstructive surgery: principles, anatomy & technique, vol. 1. New York: Churchill Livingston Inc.; 1997. p. 651–678.

[20] Mathes SJ, Nahai F. Latissimus dorsi flap. In: Reconstructive surgery: principles, anatomy & technique, vol. 1. New York: Churchill Livingston Inc.; 1997. p. 565–616.

[21] Mathes SJ, Nahai F. Scapular flap. In: Reconstructive surgery: principles, anatomy & technique, vol. 1. New York: Churchill Livingston Inc.; 1997. p. 617–642.

[22] Hamdi M, Craggs B, Brussaard C, et al. Lumbar artery perforator flap: an anatomical study using multidetector computed tomographic scan and surgical pearls for breast reconstruction. Plast Reconstr Surg. 2016; 138(2): 343–352.

[23] Aho JM, Laungani AT, Herbig KS, et al. Lumbar and thoracic perforators: vascular anatomy and clinical implications. Plast Reconstr Surg. 2014; 134(4): 635e–645e.

[24] Behan FC. The keystone design perforator island flap in reconstructive surgery. ANZ J Surg. 2003; 73(3): 112–120.

[25] Moran SL, Bakri K, Mardini S, et al. The use of vascularized fibular grafts for the reconstruction of spinal and sacral defects. Microsurgery. 2009; 29(5): 393–400.

[26] Saltzman BM, Levy DM, Vakhshori V, et al. Free vascularized fibular strut autografts to the lumbar spine in complex revision surgery: a report of two cases. Korean J Spine. 2015; 12(3): 185–189.

[27] Saint-Cyr M, Nikolis A, Moumdjian R, et al. Paraspinous muscle flaps for the treatment and prevention of cerebrospinal fluid fistulas in neurosurgery. Spine. 2003; 28(5): E86–92.

[28] Wilhelmi BJ, Snyder N, Colquhoun T, et al. Bipedicle paraspinous muscle flaps for spinal wound closure: an anatomic and clinical study. Plast Reconstr Surg. 2000; 106(6): 1305–1311.

[29] Lecours C, Saint-Cyr M, Wong C, et al. Freestyle pedicle perforator flaps: clinical results and vascular anatomy. Plast Reconstr Surg. 2010; 126(5): 1589–1603.

[30] Mathes SJ, Nahai F. Intercostal flap. In: Reconstructive surgery: principles, anatomy & technique, vol. 1. New York: Churchill Livingston Inc.; 1997. p. 537–564.

[31] Wong MC, Allison K, Yap LH, et al. The pedicled intercostal neurovascular island skin flap for lumbosacral trunk reconstruction. Br J Plast Surg. 2004; 57(6): 520–524.

[32] Mathes SJ, Nahai F. Omental flap. In: Reconstructive surgery: principles, anatomy & technique, vol. 2. New York: Churchill Livingston Inc.; 1997. p. 1141–1160.

[33] O'Shaughnessy BA, Dumanian GA, Liu JC, et al. Pedicled omental flaps as an adjunct in the closure of complex spinal wounds. Spine. 2007; 32(26): 3074–3080.

[34] Mericli AF, Mirzabeigi MN, Moore JH Jr, et al. Reconstruction of complex posterior cervical spine wounds using the paraspinous muscle flap. Plast Reconstr Surg. 2011; 128(1): 148–153.

[35] Verpaele AM, Blondeel PN, Van Landuyt K, et al. The superior gluteal artery perforator flap: an additional tool in the treatment of sacral pressure sores. Br J Plast Surg. 1999; 52(5): 385–391.

[36] Blondeel PN, Van Landuyt K, Hamdi M, et al. Soft tissue reconstruction with the superior gluteal artery perforator flap. Clin Plast Surg. 2003; 30(3): 371–382.

[37] Strauch B. Bilateral interconnected latissimus dorsi-gluteus maximus musculocutaneous flaps for closure of large lumbosacral meningomyelocele defects. In: Grabb's encyclopedia of flaps. 3rd ed. Philadelphia: Lippincott Williams & Wilkins; 2009. p. 1318–1321.

[38] Mathes SJ, Nahai F. Gluteus maximus—gluteal thigh flap. In: Reconstructive surgery: principles, anatomy & technique, vol. 1. New York: Churchill Livingston Inc.; 1997. p. 501–536.

[39] Friedman JD, Reece GR, Eldor L. The utility of the posterior thigh flap for complex pelvic and perineal reconstruction. Plast Reconstr Surg. 2010; 126(1): 146–155.

[40] Miles WK, Chang DW, Kroll SS, et al. Reconstruction of large sacral defects following total sacrectomy. Plast Reconstr Surg. 2000; 105(7): 2387–2394.

22 并发症

汉娜·莫尔豪斯和阿德达约·O.阿沙纳

引言

术前不准确的评估和诊断是脊柱转移瘤术后并发症的常见原因。因为错误的治疗决策会增加并发症的发生率。对于首诊的患者，应先对其进行详细的病史采集和体格检查，在这一过程中，可能会发现其他病症[1]。影像学和实验室检查在明确诊断和肿瘤分期方面起着重要的作用，但活检仍是确诊的必要手段。准确的活检技术和最终的治疗方案应根据病变的性质、部位以及患者的状态而制定。由影像学医生、病理学医生、外科医生、内科医生和放射肿瘤学医生组成的多学科团队，能优化患者的治疗。脊柱转移瘤的手术目的包括控制疼痛，维持或改善神经功能，维持脊柱稳定性，以及获得正常脊柱序列。为了减少脊柱手术并发症的发生率，应该密切关注诊疗细节，并严格把握治疗指征。这个章节将讨论脊柱转移瘤治疗过程中的相关并发症及其防治措施。

术前计划

充分的术前评估可避免许多并发症的发生。详细采集病史有助于鉴别背痛是否为肿瘤病变所致。肿瘤性疼痛的典型特点是反复发作、渐进性加剧、夜间加重、休息时也可出现。患者年龄有助于缩小鉴别诊断的范围。有恶性肿瘤病史者，更应考虑脊柱转移瘤的可能性。

体格检查应该包含一般检查，可以发现来源于乳腺、前列腺、肺、直肠或者甲状腺的原发性肿瘤。老年患者的新发持续性背痛，应该进行全面评估以排除肿瘤或者感染。仔细的体格检查有助于早期发现肿瘤，并提高患者生存率。全面的神经系统检查，有利于早期发现脊髓受压的症状。脊髓压迫的症状和体征包括持续性背痛，平衡性差，宽大步态，短距离行走后疲劳，大小便失禁，皮肤感觉异常以及四肢无力。脊髓压迫的早期诊断和治疗可预防永久性神经损伤。

全面的实验室检查有助于鉴别炎症和肿瘤，也有助于诊断原发性肿瘤。当怀疑存在原发性肿瘤时，应进一步行脊柱转移瘤的相关检查，如钼靶片，胸部或腹部CT。虽然转移瘤是脊柱最常见的肿瘤，但原发性肿瘤（包括良恶性骨肿瘤，椎管内肿瘤）

和囊肿也应在鉴别诊断的考虑范围内。代谢性疾病，如骨质疏松症和Paget病，也是脊柱转移瘤需鉴别的病变，而且代谢性疾病和转移瘤的病变特征高度相似。脊柱感染也需与脊柱肿瘤相鉴别，特别是免疫功能低下的患者。有时一个患者可能同时存在感染和肿瘤[2]。

影像学检查对于脊柱转移瘤的进一步诊断和治疗非常重要。平片用于初步评估病变节段，局部解剖和整个脊柱序列。CT可用于进一步明确骨结构的完整性，而MRI可用于评估软组织和神经系统受累的情况。此外，MRI在鉴别脊柱恶性肿瘤，感染和良性压缩性骨折中的价值重大[3-6]。椎体骨髓炎通常累及椎间隙和邻近椎体终板，然而脊柱肿瘤通常不侵及椎间隙。与良性压缩性骨折相比，脊柱病理性骨折更容易表现为骨质破坏，以及椎弓根和硬膜外软组织受累。

术前血管造影术对于血管肿瘤，尤其是转移性肾细胞癌，具有重要价值。术前血管栓塞能够有效减少围术期出血量并缩短手术时间，同时不影响并发症的发生率[7,8]。血管造影术有助于观察受肿瘤侵及的脊髓动脉供血情况。此外，如果肿瘤靠近大动脉，也能通过血管造影观察到。

病理组织活检

病理组织活检的结果是选择合理治疗方案的重要依据。如患者已明确是脊柱转移瘤而且影像学特征明显，可延期活检。全面的治疗计划和谨慎的活检操作有助于减少不良反应的产生。与开放性活检相比，图像引导下大口径穿刺针活检通常减少了肿瘤播散和血肿形成的风险[9]。如果穿刺活检不能明确诊断，或者患者出现脊髓压迫需要急诊减压时，可行开放活检。对于孤立性病灶且脊髓受压严重的患者，急诊穿刺或开放活检有利于判断肿瘤的病理性质。淋巴瘤，骨髓瘤或者恶性上皮瘤的患者，通常采用皮质类固醇联合放疗的治疗方案。活检结果提示原发恶性骨肿瘤的患者可行En-bloc。如果有必要，可行急诊减压，尽量减少对软组织的污染和对小关节的破坏，避免脊柱不稳。如果开放活检的快速冰冻切片病理结果提示脊柱转移瘤，可同时行姑息手术。如冰冻切片病理结果未能明确病变性质或提示原发性骨肿瘤时需谨慎选择治疗方案。在这种情况下，应先等待病理检查结果，并进一步对肿瘤进行临床分期，经多学科协作共同制定治疗方案。冰冻活检结果不明确时，建议在送检组织中进行细菌、真菌和分枝杆菌的培养。

颈椎、胸椎、腰椎和骶椎穿刺活检通常在超声、MRI、内镜、X线或者CT引导下进行[10-18]。活检过程中，应密切监视患者有无出血并发症。穿刺活检有关的并发症包括神经损伤、血肿、感染、气胸、脑膜炎、肿瘤扩散，甚至死亡[12-14,16,17]。与MRI相比，CT引导下的活检穿刺准确率更高，花费更少，并发症发生率更低[13]。

除非需行急诊减压，或脊柱内固定术，一般很少做开放性活检。过去，学者认为经皮穿刺胸椎活检存在一定风险，大多采用开放性或小切口取病理，但在影像学技术迅速发展的背景下，这些传统创伤性大的方法已不再适用[17]。如果活检后不进行同期手术，那么在缝合皮肤切口前需仔细止血，以避免血肿形成。

手术方案和入路

脊柱转移瘤在接受药物治疗的同时，可行手术评估。一旦确诊为原发性肿瘤，每一个肿瘤病灶都必须单独处理。每一次干预，无论是放疗、化疗、椎体后凸成形术，还是开放性手术，都有发生并发症的风险。总的来说，在具有手术指征的患者中（不包括放疗敏感性肿瘤），直接手术减压比单独放疗治疗效果更好[19]。

在进行手术前，必须明确患者的手术适应证。脊柱转移瘤的手术适应证包括严重的神经损伤，脊柱畸形，保守治疗无效。手术前需要评估患者的全身状态和预后情况。

目前有几种评分系统来评估脊柱转移瘤患者的预后[20]。改良Tokuhashi评分系统由6个指标组成，包括一般情况，脊柱外骨转移灶数量，脊柱转移灶数量，有无内脏器官转移，原发癌类型以及瘫痪情况，这些因素与患者生存期密切相关[21,22]。Tomita评分系统则基于原发癌恶性程度、内脏转移和骨转移这3个因素[23-25]。每一个评分系统都试图根据患者的全身疾病状态来预测其生存期。理论上，患者的并发症越多，其手术风险就越高。村上隆等人对老年人的预后进行了评估（>70岁），这类人群有更多并发症，但该研究并未仅根据年龄而决定En-bloc手术的可行性[25]。

Boriani评分系统则没有考虑多节段病变，该评分系统主要评估原发性骨肿瘤[26]。它可以为局限于单一节段的脊柱肿瘤提供手术治疗的指导方案。沃兰等人提出的传统治疗方案推荐：预期生存期＜3个月，采用非手术的支持性治疗；预期生存期＞3个月且一般状况良好，则采取手术治疗[27]。

手术入路的选择取决于肿瘤的类型和位置。大部分脊柱转移瘤位于椎体内，因此通常选择前路或侧路行椎体次全切除术。无论采取哪种手术入路，后纵韧带都为脊柱转移瘤提供了明显的解剖标志。条件允许的情况下推荐En-bloc，因为该术式可以避免术后放疗[20,24,28]。脊柱稳定性重建包括确保神经无受压，脊柱序列良好，前柱支撑良好以及后柱稳定。因为脊柱转移瘤手术主要是姑息性的，防止假关节形成和获得高融合率相对不那么重要。后路内固定可最大程度地提高脊柱稳定性。熟悉颈椎、胸椎、腰椎的解剖结构和手术入路，对预防术中并发症至关重要。

体位

患者摆放体位后应避免眼部受压。术中巡回护士和麻醉师需要定期检查眼部情况，防止角膜擦伤甚至失明。还可以使用硅胶头枕或Mayfield头架防止眼部受压。

术中定位可避免许多并发症。将肩关节外展控制在80°内可预防臂丛神经牵拉性损伤。保护肘部可预防尺神经挤压伤。减少腹腔外部压力有利于保持下腔静脉血流通畅,可降低硬膜外静脉丛的血流量,从而减少术中失血量,有助于拓宽手术视野并缩短手术时间。侧卧位时使用一个腋卷可以预防臂丛神经损伤。大转子和膝盖下方放置缓冲软垫有助于防止这些部位皮肤压疮。保护腓骨头可预防腓总神经损伤。

合理的手术节段和入路

术中查体和X线片可定位脊柱节段。在术中颈椎侧位片上,很容易观察到下颌骨和锁骨。这些椎体前方的特征性结构有助于定位颈椎节段:舌骨位于C3前,甲状软骨附着在C4和C5前,环状软骨附着在C6前。前入路手术中,可在椎间盘内插入预弯的注射器针头定位颈椎节段。注射器针头折弯可防止插入过深而进入椎管。

胸腹入路手术时,触诊最后一根肋骨并逐一计数有助于定位胸椎节段。后路手术时,侧位片、触诊L1横突和最后一根肋骨有助于定位胸腰段交接处。髂嵴触诊和骶骨触诊结合术中X线片,有助于定位腰椎节段[29]。最后,软组织肿块、肿瘤、局部骨破坏和椎体塌陷也可作为术中定位的参考。

并发症

神经损伤

脊柱转移瘤手术治疗的目的是改善神经功能状态,但对于术前存在长期神经功能障碍的患者,术后可能出现神经功能恶化的情况。据报道,腰椎神经损伤的发生率高达5.6%,在颈椎中更高。对颈椎肿瘤患者行气管插管时,应避免颈椎过度后伸。

术中轻柔操作,小心地切除钩椎关节侧角处的肿瘤、骨和椎间盘,有助于避免神经根损伤。沿后纵韧带小心使用磨钻也有利于肿瘤切除。有时在显微镜下才能观察到附着于后纵韧带的微小病灶,所以,切除后纵韧带可改善患者预后并降低局部复发率。后外侧减压包括切除受累节段的椎板,以及受累节段相邻椎间盘周围的骨性结构,如关节突。

术中有意外穿入椎管的风险,引起不同程度的神经损伤。影像学可显示骨质的薄弱区,增宽的椎板间隙和其他骨缺损。在较大的椎间隙或后环缺损处,手术器械可能会造成脊髓或神经损伤,所以使用宽钝的手术工具比尖锐的工具更安全。在显露背侧结构的过程中,建议轻柔剥离压迫脊髓的软组织,使脊髓的挤压和牵拉程度最小化。术中可通过侧位片观察移植物、融合器或骨水泥的深度和位置。术后出现神经损伤症状时,应及时行X线片或CT脊髓造影,检查椎间融合器的位置。怀疑有血肿或内植物移位时,需立即手术探查。

医源性神经损伤非常罕见,最常见的原因是占位性损伤,如血肿或内植物的机械压迫。术中神经功能监测有助于降低脊柱手术神经损伤的风险,并使术者时刻了解患者神经功能状态,尤其是在出血和肿瘤浸润,以及术中的解剖结构不清时[30,31]。体感诱发电位(somatosensory evoked potentials, SSEP)和经颅电刺激运动诱发电位(transcranial electrical stimulation of motor evoked potentials, Tce-MEP)可分别用于监测脊髓的感觉和运动神经束,动态监测神经功能状态[30-32]。还具有更多监测模式，可以帮助在特定手术中提供信息。

交感神经链损伤可导致霍纳综合征。颈交感神经链位于颈长肌的腹侧，颈动脉鞘的背侧[33]。骨膜下剥离有助于防止交感神经链损伤。霍纳综合征通常是暂时性的，一项研究发现，出现永久性霍纳综合征的概率不到1%[34]。在少数情况下，霍纳综合征是脊柱转移瘤的主要症状，应在术前进行密切评估[35]。腰交感神经链位于腰大肌肌束的内侧。横断此结构通常导致同侧肢体血管扩张。

硬膜囊破裂

硬膜囊破裂的发生率约为3.1%，不同术式间存在差异。在有既往手术史或放疗史的患者中，其发病率较高[36-38]。颈椎硬膜囊破裂发生率为1%，腰椎为1%～16%[36,39,40]。硬膜囊破裂可导致脑脊液漏、神经损伤、假性硬脑膜膨出、脑膜炎以及影响切口愈合。游离硬膜周围粘连组织的过程最容易损伤硬膜囊，切除黄韧带时也可能撕裂硬膜。硬膜囊破裂常用处理方法是直接闭合，以防止脊髓或马尾漂浮受到牵拉。紧密修补（封闭脑脊液）有助于预防术后并发症，然而紧密修补可能会压迫相应节段的脊髓，需要权衡。术后脊髓液漏和硬脊膜膨出提示可能发生小穿孔。术前放疗增加了伤口裂开和脑脊液漏的发生率。如果通过床边小手术不能迅速改善，建议探查伤口并修复硬膜。

目前，硬膜撕裂的术后处理尚无共识，最终的治疗方案取决于医生的修复水平。一些医生建议卧床休息，选择合适的体位，让硬膜撕裂处的压力最小化（腰椎硬膜囊破裂时平躺，颈椎硬膜囊破裂则采取坐姿）。还有研究报道，不卧床休息也取得了良好结果[41]。不管是否进行了修复，硬膜囊破裂的症状都可能会在术后持续几天，但应该向患者说明硬膜囊破裂通常不会造成长期后遗症[39-41]。

脊柱内固定物的相关并发症

脊柱内固定物的相关并发症包括神经损伤、椎弓根螺钉失效和交界性后凸。腹侧脊柱内固定可引起内脏或血管结构的损伤。此外还有内固定物侵入椎管或椎间融合器移位等并发症。因为多数时候脊柱转移瘤患者接受的是姑息性治疗[20]，内固定的目的是重建脊柱稳定性，以便早期活动和维持脊柱序列。预计生存期长的患者，由于融合率更高，获益更多。

内脏损伤

颈前路手术可能发生食管穿孔。鼻胃管有助于术中识别食管。若怀疑食管损伤，建议术中请头颈或普外科医生会诊，并立即修复[42]。如果存在食管穿孔，而术中未发现，患者术后可表现为脓肿、气管食管瘘或纵隔炎，需积极治疗，如静脉滴注抗生素、切开引流以及手术修复。

肺损伤也可能发生，特别是在前外侧或后外侧入路脊柱手术中，显露肋骨或肋颈交界处时。仔细地将肋骨从骨膜下剥离，这样通常可以显露肋骨而不损伤壁层胸膜。经胸入路时，在进入胸膜前保持通气并使用双腔气管插管可降低前路术中肺损伤的风险。行前路和侧路手术后，应放置胸腔闭式引流管。

直肠在骶骨手术和尾骨切除术中有受损风险。横断肛尾韧带可使直肠与骶骨较好地分离。也可以通过肛管识别直肠，以避免术中直肠受损。

肺部并发症

肺部并发症通常发生在癌症患者脊柱重建的手术后。肺不张、肺炎、气胸和误吸最常见。其他并发症包括肺水肿、急性呼吸窘迫综合征和输血相关性急性肺损伤[43]。多种方法可用于预防肺不张，包括拔管前扩张肺、深呼吸、咳嗽和早期活动。肺炎应积极治疗，如进行肺部灌洗、早期活动、应用抗生素，还有支气管镜检查。小范围的心尖部气胸常在胸导管拔除后发生，但通常不经治疗即可痊愈。然而，大范围的、持续的或有症状的气胸可能需要胸腔闭式引流。这些患者的误吸风险随着活动量减少和恶心呕吐而增加。可以通过抬高床头、积极控制恶心呕吐、减少休息甚至考虑鼻胃吸引术来预防误吸。

泌尿生殖系统并发症

输尿管损伤通常发生在髂总血管分叉处腹膜后剥离的过程中。术中识别、移动和保护输尿管可降低损伤风险。逆行性输尿管支架便于术中识别和保护输尿管。如果在上骶骨腹侧剥离时，上腹下交感神经丛受损，可能发生逆行射精[44]。因为邻近内脏结构，在全骶骨切除术后，肠功能、膀胱功能和性功能障碍相对常见。

吞咽困难和声音嘶哑

吞咽困难是颈前路手术术后的常见并发症之一，其原因是出血、水肿、喉返神经损伤或伤口感染。吸烟和翻修手术是术后持续性吞咽困难的危险因素[45]。血肿是紧急情况，尤其出现在颈椎术后，可引起气道阻塞或脊髓压迫。通过细致的止血，特别是识别并结扎甲状腺上或下动脉，放置引流管，术后抬高头部，可以降低血肿的风险。气道阻塞可能发生在拔管后，需要密切监测。术中长时间牵拉软组织可导致咽后水肿。可以考虑术后插管和使用皮质类固醇，直到水肿减轻，但由于证明疗效的证据有限，而且伤口愈合不良的比例增加，因此使用皮质类固醇治疗是有争议的[46,47]。

如果存在持续性吞咽困难，应考虑钡餐或内镜检查。颈前路术后轻微的声音沙哑或咽喉痛通常是由水肿或气管插管引起的。有时，喉神经麻痹也可引起声音嘶哑[48]。喉上神经的外支沿着甲状腺上动脉走行支配环甲肌。这条神经损伤可引起声音嘶哑，说话易疲劳等症状。左侧喉返神经在左侧气管食管沟中受到保护，而右侧喉返神经从锁骨下动脉进入右侧气管食管沟时易受损。如果颈椎前路手术后声音嘶哑持续超过6周，可以做喉镜检查来评估声带和喉部肌肉状态。对于喉下神经麻痹，可以观察其功能能否自发恢复[49]。若麻痹持续存在，可能需要耳鼻喉科医生采取进一步的治疗或手术。

肠梗阻/消化道并发症

任何脊柱手术都有胃肠道并发症的风险，特别是胸腰椎的前路手术。胃肠道穿孔是脊柱转移瘤术中罕见的并发症，出现后，建议由专科医生进行修复。术后梗阻可发生在脊柱手术后，特别是在胸腰段、腰椎或骶骨水平的腹侧手术后。肠梗阻通常采用鼻胃管吸引、静脉输液和禁食，直到肠道功能恢复[50]。奥格尔维（Ogilvie）综合征又称急性假性结肠梗阻，是一种严重的并发症，如果不及时治疗可能会致命。治疗手段取决于患者的临床情况和是否穿孔，很可能需要手术干预而不只是监测观察[51,52]。

血管损伤

在脊柱手术中，血管损伤是一种可能威胁生命的并发症。颈前入路时可能损伤颈总动脉、椎动脉和颈内静脉[53]。椎动脉和静脉通常位于C2～C6的横突孔内。椎静脉通常位于动脉内侧，比椎动脉更容易受损。止血通常用较温和的血栓剂填塞。持续出血可能需要进一步减压和显露血管，随后进行双极电凝、修补或血管结扎。结扎椎动脉会增加神经损伤的风险。因此，如有可能，首选修补[54]。如果手术靠近动脉，决定手术方案过程中需考虑优势椎动脉，并且可以通过术前CT血管造影进行评估。牺牲两根腹侧动脉中较小的一根，比牺牲较大的动脉带来的神经损伤风险要小。

椎动脉从C2横突孔出来，然后在C1上段椎动脉沟内向内侧走行。在成人椎体中，C1中线到沟内侧的距离在背侧为12～23 mm，在前侧为8～13 mm[42,55,56]。C1椎体背侧剥离应保持在中线外侧12mm以内，向前方剥离的深度应保持在中线的8 mm以内，以最小化椎动脉损伤的风险。

胸椎和腰椎手术中可能发生严重的血管并发症。在通过低位颈椎或胸椎正中入路显露C7-T3节段肿瘤时，有损伤主动脉弓、无名动脉、左颈总动脉、左锁骨下动脉分支，以及左右头臂静脉的风险[57]。在从T4-L4的左腹侧入路中，有损伤降主动脉的风险；而在L1～L4的手术中，有损伤下腔静脉的风险[58,59]。可用牵开器来保护主动脉、下腔静脉、奇静脉和半奇静脉，以防止这些血管受损。结扎节段血管，然后轻柔剥离椎体，有助于识别前纵韧带和大血管之间的平面。小心地使用刮匙和咬骨钳，结合使用剖腹手术垫或牵开器保护血管，有助于防止大血管损伤。髂腰静脉的识别和结扎有助于显露下腰椎，并增加髂总静脉的灵活性。结扎或移动髂内血管及其分支有助于减少全骶骨和部分骶骨切除术时的失血量。当采用复杂的术式治疗脊柱转移瘤时，血管外科医生的协同参与可以显著减少预计失血量、手术时间和住院时间[60]。

Adamkiewicz根动脉参与脊髓前动脉组成，并且是下方脊髓的主要血供动脉。它通常起源于左侧的节段动脉，与T9、T10或T11的腹侧神经根伴行，也可起源于T5～L5的任一部位[61]。结扎椎体中部的节段血管可以降低Adamkiewicz根动脉损伤的风险。在肋横关节和肋椎关节的椎间孔和离断的关节附近进行剥离或电凝操作可能损伤动脉或重要的侧支血管。如果行单侧血管结扎，并且麻醉状态下的血压正常，那么节段性血管结扎很少导致截瘫[1]。

主动脉、奇静脉、下腔静脉和髂血管损伤可发生于脊柱后路手术。这些血管的损伤大部分发生在椎间盘切除过程中，所以需注意咬骨钳和刮匙进入的深度。迟发性出血可能的原因是血管侵蚀、渗漏，或假性动脉瘤形成，也与金属植入物移位损伤血管有关。

胸导管损伤

胸导管在腹侧入路的脊柱手术中有损伤风险[62,63]。乳糜池是胸导管的起点，通常位于右膈脚和主动脉之间的第二腰椎表面。胸导管在胸椎下部位于主动脉和奇静脉之间，然后在T5左右穿行到左侧。胸导管上行至颈部C6平面，然后降至颈内静脉和锁骨下静脉交界处附近进行排空。如果胸导管受损，应在近端和远端进行双结扎，防止形成乳糜胸。对于持续性漏液，可采用胸腔闭式引流，静脉输入营养液和禁止经口进食[63]。如果保守治疗失败，则需要手术探查并结扎胸导管。

血栓栓塞性并发症

由于癌症容易形成血栓，所以脊柱转移瘤患者发生血栓的风险较高。然而，预防性抗凝治疗的有效性和安全性一直存在争议。术后致命性肺栓塞很少见[64,65]。与药物抗凝相关的并发症包括创面血肿、切口深部感染、上消化道出血、继发于硬膜外血肿的马尾综合征和截瘫，这些问题引起了学者对抗凝治疗的重视。发生肺栓塞或严重深静脉血栓的患者可优先使用腔静脉过滤器治疗而不是抗凝治疗。预防性药物抗凝的安全时机尚不清楚。应鼓励这些患者多下床活动，并在术后穿弹力靴和弹力袜，以预防下肢静脉血栓。

感染

与其他脊柱手术相比，脊柱转移瘤术后伤口的感染率更高。此外，手术部位感染会影响患者的术后生存期[66-68]。温斯坦等人报道了脊柱转移瘤患者术后切口感染率为20%，而非肿瘤患者经椎板切除脊柱融合术（有或无移植物）后的感染率为0.4%～3.2%[69]。后路手术切口感染的发生率是前路的2.5倍。早期蜂窝织炎可用抗生素治疗，但如果有持续的感染迹象，就需要进行探查。脓性引流需要探查、冲洗和清创。一般情况下不取出内固定物，但是经过适当冲洗和清创后仍有感染，则需取出内固定物。通常情况下，留置引流管后封闭切口，但特殊情况下，会遇到切口留有空隙，则需延期闭合切口。应继续使用广谱抗生素，直到药敏实验结果允许调整用药。静脉注射抗生素一般持续6周。

切口并发症

放疗、化疗、术前栓塞、营养不良、制动等均可增加脊柱转移瘤患者伤口并发症的发生率。与后路正中切口手术相比，前路减压手术是通过开胸、胸腰段或腹膜后入路完成，可降低手术切口并发症的发生率[70,71]。

感染的危险因素包括白蛋白＜3.5,淋巴细胞计数＜1 000 mm³,以及术前服用皮质类固醇[72]。术前一周内接受放疗会增加手术切口并发症的发生率[73]。

降低切口张力可预防切口并发症。早期翻身、活动和使用定制床垫可以减少手术切口的受压时间。背阔肌或斜方肌的局部皮瓣可预防或治疗与突出的内固定物有关的切口并发症[9,73]。对于翻修的病例,整形外科医生可提供有价值的创面修复意见,有助于减少术后切口并发症[72]。

放疗相关并发症

放疗是治疗症状性脊柱转移瘤和降低局部复发率的一种有效辅助性治疗手段。术前放疗增加了术后切口并发症的发生率[70]。但是,新技术(放疗手术和图像引导的高剂量、低分割放疗)减少了放疗引起的切口并发症[74]。使用局部皮瓣和小切迹内固定可减少切口并发症。术后放疗需在术后2～4周后进行,以降低切口并发症的发生率。

与使用皮质类固醇相关的并发症

皮质类固醇常用于脊髓压迫患者。高剂量和中剂量地塞米松改善神经功能的作用类似,而中剂量地塞米松并发症更少[75]。放射治疗开始后也可使用类固醇,但应与H_2受体拮抗剂一起使用,以防止发生类固醇相关的应激性溃疡[76]。类固醇也可引起精神障碍,可用精神安定剂治疗[77]。接受长期皮质类固醇治疗的患者免疫系统能力较弱,更容易出现机会性感染。

畸形

肿瘤累及椎体时,患者发生后凸畸形的风险增加。如果采用非手术治疗,可使用塑形式胸腰椎矫形器防止放疗期间的椎体塌陷。单纯椎板切除仅适用于病变累及背侧附件结构的患者。将椎板切除术用于椎体受累的患者,可增加病理性骨折和后凸畸形的风险,需要行坚固的内固定手术以防止术后畸形[78]。

体液和电解质失衡

对于脊柱手术,术中和术后监测体液和电解质状态是至关重要的。虽然看起来不严重,但水电解质紊乱会导致肺充血、脱水和心律失常。广泛性脊柱转移瘤的患者可出现高钙血症,并伴有恶心、呕吐、腹痛或心脏方面的并发症。早期下床活动、补液并使用双磷酸盐可以预防或治疗高钙血症。

结论

在评估和治疗脊柱转移瘤的过程中,每一步都可能出现并发症。降低并发症风险首先要对每位患者进行正确的术前病情评估,包括合适的治疗决策并获得组织学诊断,然后施以精细的手术操作和术后护理。

参考文献

[1] Wise JJ, Fischgrund JS, Herkowitz HN, et al. Complication, survival rates, and risk factors of surgery for metastatic disease of the spine. Spine.

1999; 24(18): 1943-1951.
[2] Eismont FJ, Green BA, Brown MD, et al. Coexistent infection and tumor of the spine. A report of three cases. J Bone Joint Surg Am. 1987; 69: 452-458.
[3] An HS, Vaccaro AR, Dolinskas CA, et al. Differentiation between spinal tumors and infections with magnetic resonance imaging. Spine. 1991; 16: S334-338.
[4] An HS, Andreshak TG, Nguyen C, et al. Can we distinguish between benign versus malignant compression fractures of the spine by magnetic resonance imaging? Spine. 1995; 20: 1776-1782.
[5] Wang B, Fintelmann FJ, Kamath RS, et al. Limited magnetic resonance imaging of the lumbar spine has high sensitivity for detection of acute fractures, infection, and malignancy. Skelet Radiol. 2016; 45(12): 1687-1693.
[6] Kato S, Hozumi T, Yamakawa K, et al. META: an MRI-based scoring system differentiating metastatic from osteoporotic vertebral fractures. Spine J. 2015; 15(7): 1563-1570.
[7] Awad AW, Almefty KK, Ducruet AF, et al. The efficacy and risks of preoperative embolization of spinal tumors. J Neurointervent Surg. 2016; 8: 859-864.
[8] Olerud C, Jonsson H Jr, Lofberg AM, et al. Embolization of spinal metastases reduces perioperative blood loss. 21 patients operated on for renal cell carcinoma. Acta Orthop Scand. 1993; 64: 9-12.
[9] Ayala AG, Raymond AK, Ro JY, et al. Needle biopsy of primary bone lesions. M.D. Anderson experience. Pathol Annu. 1989; 24: 219-251.
[10] Davis TM. Spinal biopsy techniques. In: McGraw JK, editor. Interventional radiology of the spine. Totowa, NJ: Humana Press; 2004. p. 181-196.
[11] Kang M, Gupta S, Khandelwal N, et al. CT-guided fine-needle aspiration biopsy of spinal lesions. Acta Radiol. 1999; 40: 474-478.
[12] Rajeswaran G, Malik Q, Saifuddin A. Image-guided percutaneous spinal biopsy. Skelet Radiol. 2013; 42(1): 3-18.
[13] Tehranzadeh J, Tao C, Browning CA. Percutaneous needle biopsy of the spine. Acta Radiol. 2007; 48(8): 860-868.
[14] Rimondi E, Staals EL, Errani C, et al. Percutaneous CT-guided biopsy of the spine: results of 430 biopsies. Eur Spine J. 2008; 17(7): 975-981.
[15] Gupta RK, Gupta S, Tandon P, et al. Ultrasound-guided needle biopsy of lytic lesions of the cervical spine. J Clin Ultrasound. 1993; 21(3): 194-197.
[16] Mankin HJ, Mankin CJ, Simon MA. The hazards of the biopsy, revisited. Members of the Musculoskeletal Tumor Society. J Bone Joint Surg Am. 1996; 78: 656-663.
[17] Clamp JA, Bayley EJ, Ebrahimi FV, et al. Safety of fluoroscopy guided percutaneous access to the thoracic spine. Eur Spine J. 2012; 21: 207-211.
[18] McLain RF. Spinal cord decompression: an endoscopically assisted approach for metastatic tumors. Spinal Cord. 2001; 39: 482-487.
[19] Patchell RA, Tibbs PA, Regine WF, et al. Direct decompressive surgical resection in the treatment of spinal cord compression caused by metastatic cancer: a randomised trial. Lancet. 2005; 366: 643-648.
[20] Rose PS, Buchowski JM. Metastatic disease in the thoracic and lumbar spine: evaluation and management. J Am Acad Orthop Surg. 2011; 19: 37-48.
[21] Tokuhashi Y, Matsuzaki H, Oda H, et al. A revised scoring system for preoperative evaluation of metastatic spine tumor prognosis. Spine. 2005; 30(19): 2186-2191.
[22] Tokuhashi Y, Matsuzaki H, Toryama S, et al. Scoring system for the preoperative evaluation of metastatic spine tumor prognosis. Spine. 1990; 15(11): 1110-1103.
[23] Tomita K, Kawahara N, Baba H, et al. Total en bloc spondylectomy: a new surgical technique for primary malignant vertebral tumors. Spine. 1997; 22(3): 324-333.
[24] Tomita K, Kawahara N, Kobayashi T, et al. Surgical strategy for spinal metastases. Spine. 2001; 26(3): 298-306.
[25] Murakami H, Kawahara N, Demura S, et al. Perioperative complications and prognosis for elderly patients with spinal metastases treated by surgical strategy. Orthopedics. 2010; 33(3). https://doi.org/10.3928/01477447-20100129-10.
[26] Boriani S, Weinstein JN, Biagini R. Primary bone tumors of the spine. Terminology and surgical staging. Spine. 1997; 22(9): 1036-1044.
[27] Verlaan JJ, Choi D, Versteeg A, et al. Characteristics of patients who survived <3 months or >2 years after surgery for spinal metastases: can we avoid inappropriate patient selection? J Clin Oncol. 2016; 34(25): 3054-3061.
[28] Yao KC, Boriani S, Gokaslan ZL, et al. En bloc spondylectomy for spinal metastases: a review of techniques. Neurosurg Focus. 2003; 15(5): E6.
[29] Ebraheim NA, Inzerillo C, Zu R. Are anatomic landmarks reliable in determination of fusion level in posterolateral lumbar fusion? Spine. 1999; 24: 973-974.
[30] Devlin VJ, Schwartz DM. Intraoperative neurophysiologic monitoring during spinal surgery. J

[31] Avila EK, Elder JB, Singh P, et al. Intraoperative neurophysiologic monitoring and neurologic outcomes in patients with epidural spine tumors. Clin Neurol Neurosurg. 2013; 115: 2147–2152.

[32] Ney JP, van der Goes DN, Nuwer MR. Does intraoperative neurophysiologic monitoring matter in noncomplex spine surgeries? Neurology. 2015; 85: 2151–2158.

[33] Civelek E, Karasu A, Cansever T, et al. Surgical anatomy of the cervical sympathetic trunk during anterolateral approach to the cervical spine. Eur Spine J. 2008; 17: 991–995.

[34] Flynn TB. Neurologic complications of anterior cervical interbody fusion. Spine. 1982; 7(6): 536–539.

[35] Zhao CQ, Jiang SD, Jiang LS, et al. Horner syndrome due to a solitary osteochondroma of C7. A case report and review of the literature. Spine. 2007; 32(16): E471–474.

[36] Cammisa FP, Girardi FP, Sangani PK, et al. Incidental durotomy in spine surgery. Spine. 2000; 25(20): 2663–2667.

[37] O'Neill KR, Neuman BJ, Peters C, et al. Risk factors for dural tears in the cervical spine. Spine. 2014; 39(17): E1015–1020.

[38] Espiritu MR, Rhyne A, Darden BV. Dural tears in spine surgery. J Am Acad Orthop Surg. 2010; 18: 537–545.

[39] Hannallah D, Lee J, Khan M, et al. Cerebrospinal fluid leaks following cervical spine surgery. J Bone Joint Surg Am. 2008; 90(5): 1101.

[40] Wang JC, Bohlman HH, Riew KD. Dural tears secondary to operations on the lumbar spine. Management and results after a two-year-minimum follow-up of eightyeight patients. J Bone Joint Surg Am. 1998; 80: 1728–1732.

[41] Hodges SD, Humphreys SC, Eck JC, et al. Management of incidental durotomy without mandatory bed rest: a retrospective review of 20 cases. Spine (Phila Pa 1976). 1999; 24(19): 2062–2064.

[42] Grabowski G, Cornett CA, Kang JD. Esophageal and vertebral artery injuries during complex cervical spine surgery — avoidance and management. Orthop Clin North Am. 2012; 43(1): 63–74.

[43] Swann MC, Hoes KS, Aoun SG, et al. Postoperative complications of spine surgery. Best Pract Res Clin Anaesthesiol. 2016; 30: 103–120.

[44] Lindley EM, McBeth ZL, Henry SE, et al. Retrograde ejaculation after anterior lumbar spine surgery. Spine. 2012; 37(20): 1785–1789.

[45] Olsson EC, Jobson M, Lim MR. Risk factors for persistent dysphagia after anterior cervical spine surgery. Orthopedics. 2015; 38(4): e319–323.

[46] Joaquim AF, Murar J, Savage JW, et al. Dysphagia after anterior cervical spine surgery: a systematic review of potential preventative measures. Spine J. 2014; 14(9): 2246–2260.

[47] Siasios I, Fountas K, Dimopoulos V, et al. The role of steroid administration in the management of dysphagia in anterior cervical procedures. Neurosurg Rev. 2018; 41(1): 47–53.

[48] Tan TP, Govindarajulu AP, Massicotte EM, et al. Vocal cord palsy after anterior cervical spine surgery: a qualitative systematic review. Spine J. 2014; 14(7): 1332–1342.

[49] Jung A, Schramm J, Lehnerdt K, et al. Recurrent laryngeal nerve palsy during anterior cervical spine surgery: a prospective study. J Neurosurg Spine. 2005; 2(2): 123–127.

[50] Doorly MG, Senagore AJ. Pathogenesis and clinical and economic consequences of postoperative ileus. Surg Clin N Am. 2012; 92: 259–272.

[51] Feldman RA, Karl RC. Diagnosis and treatment of Ogilvie's syndrome after lumbar spinal surgery. Report of three cases. J Neurosurg. 1992; 76: 1012–1016.

[52] Fineberg SJ, Nadyala SV, Kurd MF, et al. Incidence and risk factors for postoperative ileus following anterior, posterior, and circumferential lumbar fusion. Spine J. 2014; 14(8): 1680–1685.

[53] Hans SS, Shepard AD, Reddy P, et al. Iatrogenic arterial injuries of spine and orthopedic operations. J Vasc Surg. 2011; 53: 407–413.

[54] Lunardini DJ, Eskander MS, Even JL, et al. Vertebral artery injuries in cervical spine surgery. Spine J. 2014; 14(8): 1520–1525.

[55] Schroeder GD, Hsu WK. Vertebral artery injuries in cervical spine surgery. Surg Neurol Int. 2013; 4(Suppl 5): S362–367.

[56] Heary RF, Albert TJ, Ludwig SC, et al. Surgical anatomy of the vertebral arteries. Spine. 1996; 18: 2074–2080.

[57] Sundaresan N, Shah J, Foley KM, et al. An anterior surgical approach to the upper thoracic vertebrae. J Neurosurg. 1984; 61: 686–690.

[58] Hamdan AD, Malek JY, Schermerhorn ML, et al. Vascular injury during anterior exposure of the spine. J Vasc Surg. 2008; 48(3): 650–654.

[59] Baker JK, Reardon PR, Reardon MJ, et al. Vascular injury in anterior lumbar surgery. Spine. 1993; 18: 2227–2230.

[60] Zahradnik V, Lubelski D, Abdullah KG, et al. Vascular injuries during anterior exposure of the thoracolumbar spine. Ann Vasc Surg. 2013; 27(3): 306–313.

[61] Alleyne CH, Cawley CM, Shengelaia GG, et al.

[62] Verhoeven W, Low CO, See HF, et al. Massive chylothorax after anterior fusion of the thoracic spine. Ann Acad Med Singap. 1996; 25(2): 286–288.

[63] Colletta AJ, Mayer PJ. Chylothorax: an unusual complication of anterior thoracic interbody spinal fusion. Spine. 1982; 7: 46–49.

[64] Cheng JS, Arnold PM, Anderson PA, et al. Anticoagulation risk in spine surgery. Spine. 2010; 35(9): S117–124.

[65] Schulte LM, O'Brien JR, Bean MC, et al. Deep vein thrombosis and pulmonary embolism after spine surgery: incidence and patient risk factors. Am J Orthop. 2013; 42(6): 267–270.

[66] Atkinson RA, Davies B, Jones A, et al. Survival of patients undergoing surgery for metastatic spinal tumours and the impact of surgical site infection. J Hosp Infect. 2016; 94: 80–85.

[67] Demura S, Kawahara N, Murakami H, et al. Surgical site infection in spinal metastasis: risk factors and countermeasures. Spine. 2009; 34: 635–639.

[68] Omeis IA, Dhir M, Sciubba DM, et al. Postoperative surgical site infections in patients undergoing spinal tumor surgery: incidence and risk factors. Spine (Phila Pa 1976). 2011; 36: 1410–1419.

[69] Weinstein MA, MCCabe JP, Cammisa FP Jr. Postoperative spinal wound infection: a review of 2,391 consecutive index procedures. J Spinal Disord. 2000; 13: 422–426.

[70] Ghogawala Z, Mansfield FL, Borges LF. Spinal radiation before surgical decompression adversely affects outcomes of surgery for asymptomatic metastatic spinal cord compression. Spine. 2001; 26: 818–824.

[71] McPhee IB, Williams RP, Swanson CE. Factors influencing wound healing after surgery for metastatic disease of the spine. Spine. 1998; 23: 726–732.

[72] Mesfin A, Sciubba DM, Dea N, et al. Changing the adverse event profile in metastatic spine surgery: evidence-based approach to target wound complications and instrumentation failure. Spine. 2016; 41(20): S262–270.

[73] Itshayek E, Yamada J, Bilsky M, et al. Timing of surgery and radiotherapy in the management of metastatic spine disease: a systematic review. Int J Oncol. 2010; 36: 533–544.

[74] Gerszten PC, Mendel E, Yamada Y. Radiotherapy and radiosurgery for metastatic spine disease: what are the options, indications and outcomes? Spine. 2009; 34(225): S78–92.

[75] Heimdal K, Hirschberg H, Slettebo H, et al. High incidence of serious side effects of high-dose dexamethasone treatment in patients with epidural spinal cord compression. J Neuro-Oncol. 1992; 12: 141–144.

[76] Barletta JF, Bruno JJ, Buckley MS, et al. Stress ulcer prophylaxis. Crit Care Med. 2016; 44(7): 1395–1405.

[77] Kenna HA, Poon AW, de los Angeles CP, et al. Psychiatric complications of treatment with corticosteroids: review with case report. Psychiatry Clin Neurosci. 2011; 65(6): 549–560.

[78] Kim HJ, Buchowski JM, Moussallem CD, et al. Modern techniques in the treatment of patients with metastatic spine disease. J Bone Joint Surg Am. 2012; 94: 944–951.

23 经皮射频消融术治疗脊柱转移瘤

亚历山大·特洛吉斯,杰克·詹宁斯和雅各布·M.布乔斯基

背景

2016年,美国约有170万人被诊断为恶性肿瘤[1]。未来20年内,新发癌症的确诊人数预计将上升至2 200万[1]。其中30%～70%的患者会发生骨转移[2,3]。由于脊柱具有丰富的血供和富血管红骨髓以及椎体静脉丛与胸腔和盆腔深静脉存在无瓣膜性相通,所以脊柱是最常见的骨转移部位[2,4]。由于脊柱转移瘤患者临床表现不同,需要多学科协作治疗,通常由放射和肿瘤内科医生、介入放射科医生、神经外科医生和骨科医生组成。

脊柱转移瘤患者的治疗主要是姑息性的全身疗法,包括化疗、激素治疗[5-7]、放射性药物[8-10]和双磷酸盐治疗[11-15],这些都是针对无症状性脊柱病变,目的是局部控制肿瘤,预防疼痛、骨折和脊髓压迫[2]。虽然这些干预措施能有效减少骨相关并发症,但许多患者仍会出现症状,这可能会导致严重的生理和心理疾病[2,16-19]。出现疼痛和脊柱不稳(伴或不伴神经功能损伤)的脊柱转移瘤病灶可通过SINS进行评估[20-21],常采用内固定手术治疗。标准分次放射治疗(即EBRT和最新的SBRT)是治疗生物力学稳定或无神经损伤症状的脊柱转移瘤患者的主要方法[19,22-38]。传统放疗具有一定的局限性,许多患者的疼痛不能完全缓解[37]。在对疼痛性骨转移瘤患者进行的一项姑息性放疗试验的Meta分析研究中,周等人发现部分缓解率为60%,完全缓解率仅为23%[37]。在一项对接受放疗的脊柱转移瘤患者的研究中也发现,接受放射治疗30天后,平均VAS评分仅下降1.1分(放射治疗前5.7分;放射治疗后4.6分)[26]。也有学者发现放疗后1个月疼痛未见明显缓解[26,38,39],但不会持续很长的时间[26,39-41]。在一项对320名接受放疗并存活时间超过52周的患者的研究中,报告了49%的患者出现了疼痛进展[40,41]。研究证实,脊柱转移瘤接受再次放疗有效率仅为40%,并且可能因放射性脊髓损伤的风险而无法接受再次放疗[41,42]。然而,最新研究数据表明,SBRT能实现复发性脊柱转移瘤的局部控制[23,24,43,44]。常等人在54名接受SBRT治疗的复发性脊柱转移瘤患者的队列研究中,通过影像学检查发现6个月时的局部控制率为96%,12个月时为

81%，24个月时为79%[43]。重要的是，未发现放射性脊髓损伤的病例[43]。除SBRT外，还有两种可有效缓解脊柱转移瘤患者疼痛的替代方案，如射频消融术和冷冻消融术。

本章将讨论目前射频消融术和冷冻消融术治疗脊柱转移瘤的适应证，以及具体手术操作步骤。此外，我们还介绍了两种手术方式在治疗脊柱转移患者疗效方面的最新进展，以及补充了骨水泥强化术对治疗和预防病理性骨折的重要性。最后，我们还将讨论射频消融术和冷冻消融术的局限性和风险性。

基本概念

射频消融术和冷冻消融术是一种图像引导下的经皮微创技术，依靠产生的极端温度来诱导细胞死亡。射频消融术使用电极产生热能和极高的温度（>50℃），导致组织凝固性坏死[45]。相反，冷冻消融术是通过降温和复温（<-40℃）来诱导细胞凋亡[46-48]。这些肿瘤消融方式的有效性首先在原发性和转移性内脏肿瘤（即肝、肾、肺）的成功治疗中得到认可[49-51]。最近发现，这些肿瘤消融方式能明显缓解患者疼痛并对骨肿瘤进行局部控制[16,42,45,48,52-65]。例如，2002年科斯克罗姆等人首次证明，采用射频消融术治疗溶骨性转移瘤后，4周以内可显著缓解疼痛，减少阿片类药物的使用量，以及改善神经功能障碍[55]。科斯克罗姆等人报道了冷冻消融术对治疗溶骨性转移瘤也有类似的疗效[59]。鉴于上述令人满意的疗效的报道以及技术的提升，射频消融术和冷冻消融术的适应证已经扩展到转移瘤的治疗。

适应证和术前规划

在脊柱转移性瘤中，射频消融术和冷冻消融术的适应证：① 有放疗禁忌证、脊柱生物力学稳定且无神经功能障碍的患者；② 放疗后仍有持续性疼痛或影像学见肿瘤进展；③ 对放疗不敏感肿瘤患者行消融和放疗联合治疗[66]。

是否采用射频消融术或冷冻消融术主要取决于以下因素：骨质质量、肿瘤位置以及肿瘤大小。上述因素都是通过术前CT和（或）MRI确定的。在骨质质量方面，单纯溶骨性和混合性转移瘤（如溶骨性和成骨性）适合射频消融治疗，而单纯成骨性转移瘤最好采用冷冻消融术治疗，因为硬化骨阻碍了射频消融探针在电阻作用下产生细胞杀伤温度的能力[66]。肿瘤位置也是采用哪种消融技术需要考虑的重要因素。累及骨外软组织的肿瘤主要采用冷冻消融术，因为CT能够更好地发现冷冻消融术产生的消融边缘[66]。脊椎皮质骨内（即椎体、椎弓根、椎板）的肿瘤可采用射频消融术或冷冻消融术来治疗。椎体前部和后外侧的肿瘤可以使用直探头经椎弓根入路进入[66]。然而，椎体中央-后方的肿瘤不能使用传统的直探头进入，需要使用新式探头经椎弓根进入[3]（图23-1）。除了难以到达病灶位置外，位于椎管后方1cm以内或椎体后壁破坏的病变采用消融治疗是不安全的,可能会造成神经损伤[3,45]。努尔等人发现,在猪的模型中,在椎弓根和在椎体后方行射频消融术时,术后猪立即出现了神经根性病变和截瘫[67]。已证实在温度≥45℃时可迅速导致广泛性的神经损伤[68-71],使用更先进的双极电极探头,结合热保护和热监测,使椎体后方病变的消融成为可能[2,3,41,42,45,72]。杜比等人首先报道了4例椎管附近肿瘤患者,均接受内部冷却的射频消融探针治疗[70]。在硬膜外间隙观察到的最高温度为44℃,没有患者出现新发的神经功能障碍[70]。在另一项研究中,10名位于椎管1 cm内的脊柱转移瘤患者接受射频消融治疗,并记录椎管内温度。中塚等人[73]注意到,1例患者在椎管内温度上升到48℃后出现了短暂的神经

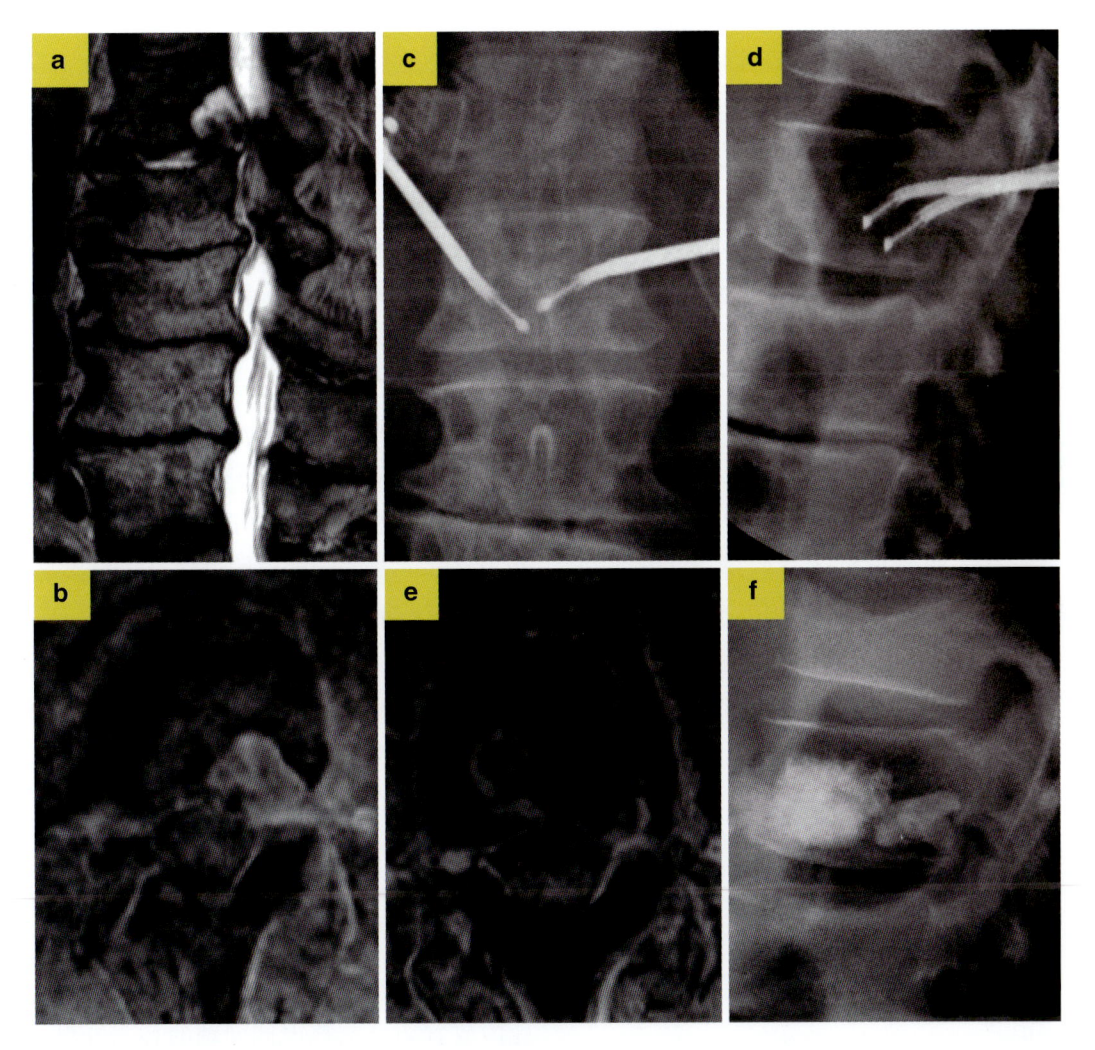

图23-1 78岁男性,鳞状细胞癌L2椎体后外侧转移(a,b)。肿瘤占据了椎体后壁的50%以上。因此,患者通过双侧椎弓根入路进行射频消融术(c,d)和骨水泥强化术(f),以避免出现病理性骨折。值得注意的是射频消融术后2个月,MRI造影未见病灶增强(e)

损伤，其他9例患者的椎管温度均＜45℃，且无一例患者出现新的神经系统症状[73]。此后，又进行了多项研究，证实椎体后方病变可以安全消融[2,3,41,42,45,72]（图23-1）。因此，脊柱转移性瘤多学科协作组2015年的建议指出，"当后方椎体骨皮质被肿瘤侵袭时，并不是消融术的禁忌证；但是，当硬膜外肿瘤紧邻或包绕脊髓时，不能安全地进行消融"[2]。

术前通过影像学检查评估肿瘤的大小也很重要。局限于椎体一侧的小肿瘤，可采用单侧椎弓根入路。相比之下，占据椎体两侧的大肿瘤，最好采用双侧椎弓根入路。当椎体后壁受肿瘤累及＞50%时，通常也需要采用双侧椎弓根入路[3]（图23-1）。如果椎弓根太小无法进入椎体（如胸椎），可采用椎弓根旁入路。

技术操作

介入放射科医生在门诊手术室可在图像引导下完成大部分消融手术。虽然这些手术大多可以在清醒镇静和局部麻醉下进行，但必要时可能需要全麻，尤其是在需要神经监测的情况下。麻醉成功后，患者俯卧于手术台。对于神经损伤风险高的病例，需进行神经监测[66,74]。在冷冻消融过程中，CT的一个优点是它可以将冷冻组织作为一个低衰减的病变来观察（图23-2）。这一点特别重要，因为它能直接观察到肿瘤消融。

在影像引导下，首先建立一个通往目标区域的手术入路。然后通过椎弓根入路将导管放置在合适的路径上，为放置消融探头提供手术通道。可以用导航式截骨刀和（或）骨活检针来辅助建立穿刺通道，有利于置入射频消融探头[41]。在进行射频消融和冷冻消融时，可以使用各种探针。对于冷冻消融，探针的长度、直径和冰球大小各不相同，可从Endocare（Perc-15、Perc-17和Perc-24）和Galil（BTG）（IceRod，IceSeed）中选择[48,57,63]。探针放置应相隔2 cm，距离病灶边缘约1 cm[48]。为了冷冻组织，探针输送氩气，在从探针的绝缘轴过渡到非绝缘尖端时，由于气体膨胀，氩气可以达到−140℃[46-48]。冷冻一段时间后，可通过注入氦气被动或主动解冻组织[46-48]。为了加强细胞杀伤效果，建议至少进行2个10 min的冷冻期，间隔1个5～10 min的解冻期[46-48,61,62,64]。在−20℃和−40℃下，组织呈完全性损伤，据报道，距离"冰球"边缘3～5 mm，温度为0℃[65]。对于射频消融来说，其探针的不同之处在于其模式和射频类型（即直式和铰接式；单极和双极）。现代射频消融探针包含2个热电偶，可以实时监测消融区外围（距离消融区中心10～15 mm）的温度[41]。了解消融区是很重要的，因为它不仅决定了需要多少次消融才能覆盖整个肿瘤，而且明确了探头和重要的神经血管之间的安全距离。

当用射频消融术和冷冻消融术处理靠近椎管或神经根孔的肿瘤时，需要进行热保护。热保护技术是在硬膜外间隙或神经孔内放置一个与热电偶同轴的18号探针。当射频消融温度超过45℃或冷冻消融温度低于10℃时，可以注入二氧化碳并灌注5%葡

23 经皮射频消融术治疗脊柱转移瘤　　287

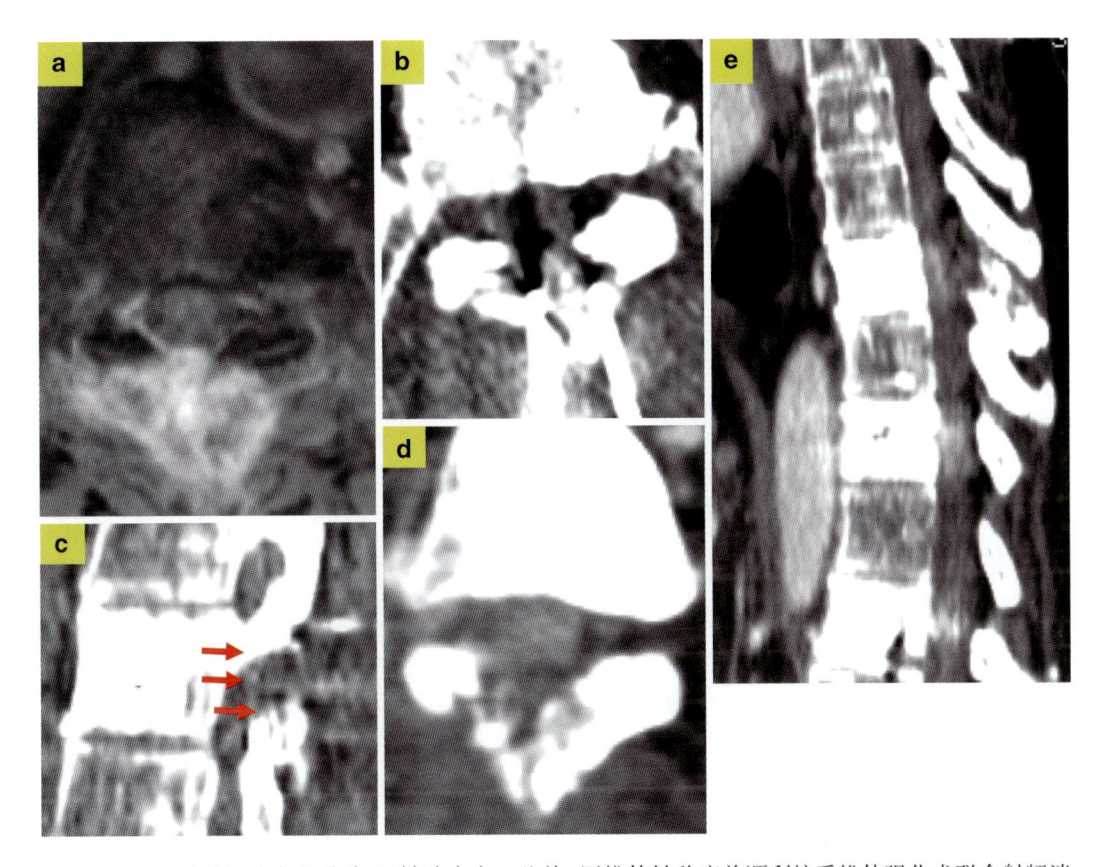

图 23-2　58岁男性,有肾细胞癌T9转移病史。此前,因椎体转移瘤曾顺利接受椎体强化术联合射频消融术治疗,但在他的脊柱后方出现了一个症状性病灶(a)。他接受了冷冻消融术(b,c)——标注的是进入椎管内的低衰减冰球(c,红色箭头)。考虑到病变接近椎管,在硬膜外间隙使用二氧化碳保护脊髓(b)。没有出现神经功能损伤。冷冻消融术后19个月,T9无疾病进展(d),椎管内无肿瘤(e)

萄糖溶液进行神经绝缘[3,41,66,75](图23-2)。由于生理盐水离子含量高,会产生等离子场,导致预期消融区扩大,因此在射频消融中不使用生理盐水作为冷却剂。

缓解疼痛是射频消融的重要目标,同时应避免神经损伤。累及连续多节段椎体的转移瘤应在一次手术中完成消融。此外,应消融整个病灶。这可以通过消融MRI上的骨髓强化信号或T_2高信号、CT上的骨溶解和(或)PET-CT上氟代脱氧葡萄糖(^{18}F-fluorodeoxyglucose,FDG)高代谢区

域来实现[41]。考虑到肿瘤的微观扩散,在病变周边的3 mm范围内也应进行消融[41]。此外,还应进行多次重叠消融,这对于较大的病灶尤为重要[3]。由于冷冻消融技术可同时使用多个探针,与需要连续多次使用同一探针的射频消融相比,冷冻消融可以在更短的时间内消融更大的肿瘤。

消融完成后,建议对肿瘤椎体进行骨水泥填充,以治疗病理性骨折,并预防可能发生的压缩性骨折(图23-1)。在一份病例报告中,华莱士等人报道了一名46岁患

有平滑肌肉瘤来源的L4转移瘤的女性患者，在接受了射频消融治疗后未进行骨水泥强化术治疗，术后4个月发生了椎体压缩性骨折[76]。在一项脊柱转移瘤射频消融术的回顾性研究中，60%（3/5）未接受椎体骨水泥强化术治疗的患者，在治疗后12个月内出现压缩性骨折[41]。此外，在一项大样本、多中心回顾性分析中，50%未使用骨水泥的肿瘤患者，在射频消融治疗后3个月内发生椎体骨折[45]。目前，单纯采用冷冻消融术治疗后发生椎骨骨折的病例尚无报道。然而，学者认为冷冻消融较大的肿瘤（>50%）后，需要进行椎体骨水泥强化术[63]。虽然对较大肿瘤进行骨水泥强化术治疗是很明确的，但对较小的肿瘤是否有必要尚不明确。由于骨水泥灌注可能会造成严重的并发症（如肺栓塞、脊髓热坏死、渗漏），因此，在较小的肿瘤消融后是否使用骨水泥填充需要谨慎考虑。

治疗疗效

当前文献一致表明，射频消融术和冷冻消融术可显著改善脊柱转移瘤患者的疼痛和生活质量[41,42,45,52,54,72,77,78]。格瓦尔格兹等人对41名胸腰椎无法切除原发肿瘤（n=2）或继发肿瘤（n=39），且均对放化疗不敏感的患者进行了回顾性研究，经射频消融治疗，结果发现，术后6周时，疼痛缓解的患者占36%，6个月时疼痛缓解的患者占50%[54]。在6周和6个月的功能活动评分也有明显改善[54]。此外，85%的患者未见肿瘤进展[54]。贝格拉等人在对50名椎体转移瘤患者的多中心、前瞻性临床系列研究中发现，从基线到所有干预后的时间间隔，疼痛、残疾（ODI）和癌症健康相关生活质量（癌症治疗功能评估-7；癌症治疗功能评估-骨痛患者生活质量测量）的平均得分都有显著改善[79]。格林伍德等人发现62%的脊柱转移瘤患者在射频消融术联合放射治疗1个月后，止痛药物使用量更少，81%的患者功能活动得到改善[42]。在另一项采用射频消融治疗脊柱转移瘤的研究中，格罗内迈尔等人报道的90%患者疼痛缓解，平均相对疼痛减轻74.4%[77]。与背部疼痛有关的残疾平均减少了27%，50%的患者的总体健康状况改善明显[77]。术后，MRI显示肿瘤没有进一步进展[77]。安查拉等人在对128例脊柱转移性肿瘤患者进行的大样本、多中心、回顾性研究中指出，与术前评分（平均7.51分）相比，术后1周（平均1.73分）、1个月（平均2.25分）和6个月（平均1.73分）的VAS评分有明显改善[45]。据报道，在这项研究中最大的机构，54%的患者减少了止痛药物的使用量[45]。仅对椎体后方病变进行的调查研究显示此结果是有意义的[3,72,73]。在12名接受射频消融术和椎体成形术治疗的脊柱肿瘤患者中，所有患者都减少了止痛药物的使用量，VAS评分也有明显的改善（术前，17.33±2.46；术后1周，9.25±4.81；术后3个月，7.00±5.26）[72]。在一项关于47例累及脊柱椎体后方转移瘤的射频消融手术的单中心研究中，希伦等人也发现50%的患者减少了止痛药物的使用量，整个研究队列在术后1周（平均2.82）和1个月

（平均3.30）的VAS评分与术前（平均7.82）相比有明显改善[3]。未见永久性的神经损伤[3]。华莱士等人也用射频消融术联合椎体骨水泥强化术治疗脊柱转移瘤，获得了类似结果[41]。

据报道，冷冻消融术治疗脊柱转移瘤的有效性和安全性不及射频消融术。在一份病例报道研究中，德弗雷塔斯等人报道了一名55岁的女性患者，诊断为Ⅳ期非小细胞肺癌转移至T9和S2的椎体，并接受了冷冻消融术治疗[60]。手术后，没有发生手术相关的并发症，患者不需要再服用止痛药，也没有出现疼痛[60]。马萨拉等人对23例接受冷冻消融术和椎体成形术治疗的孤立性椎体转移瘤（单椎体转移瘤）患者进行了回顾性分析，发现VAS评分（基线，8.6±1.1；1周，2.9±1.2；1个月，2.51.0；6个月，2.1±1.1）和ODI评分（基线，60.65±8.36；3个月，25.60±4.35；6个月，22.43 4.12）得到显著改善[63]。库鲁普等人在一项对冷冻消融术治疗复发性骶尾部肿瘤（5例脊索瘤，1例黏液乳头状室管膜瘤）的单中心研究中，发现1名患者疼痛完全缓解，另1名患者疼痛缓解良好（VAS 6分改善至2分），其手术目的是缓解疼痛[64]。在其他4个接受局部控制治疗的肿瘤患者中，15个月的随访中都没有肿瘤复发的证据[64]。托马斯安等人进行了一项最大样本量的系列研究[56]，关于冷冻消融术治疗脊柱转移瘤，该系列研究的14名患者中有31处脊柱转移病灶（腰椎，14；胸椎，8；骶骨，6；尾椎，2；颈椎，1；椎体，12；椎弓根，5；椎板，5；棘突，2），术后1周、1个月和3个月疼痛评分和中位止疼药使用量显著降低[56]。此外，在10个月的中位随访中，96.7%的肿瘤实现了局部控制[56]。虽然这些研究专门报道了冷冻消融术治疗脊柱转移瘤，但冷冻消融术治疗肌肉骨骼肿瘤的其他研究，也取得了成功的结果[57-59,61,62]。

手术风险和局限性

射频消融术和冷冻消融术相对安全。然而，它们也有手术风险和并发症。虽然上述研究显示对于疼痛和局部肿瘤控制有显著改善效果，但有效率也不是100%。此外，如前所述，进行脊髓和神经根周围的肿瘤消融时存在神经损伤的风险。尽管热保护技术可将神经损伤的风险降至最低，但并不能完全预防。在格瓦尔格兹等人对41例接受射频消融治疗的脊柱肿瘤患者中，他们进行了上述分析，发现2例患者出现了射频消融相关的并发症[54]，一名患者出现了新发的单侧神经根病变，通过椎间孔内注射皮质类固醇成功治愈[54]，另一名患者因不完全性热损伤导致截瘫以及疼痛，经椎管内注射皮质类固醇后12 h内疼痛缓解[54]。希伦等人在一项26例累及椎体后方的脊柱转移瘤患中，发现4名患者有椎弓根受累，在接受射频消融术后出现了新发的神经根放射痛[3]，所有患者均接受皮质类固醇注射治疗，无永久性神经功能障碍[3]。格瓦尔格兹等人还报告了2名患者，他们在冷冻消融术后出现短暂的单侧下肢神经根病变和肌无力，经椎间孔神经根阻滞后得到解决[56]。值得注意的是，由于脊髓对低温的敏感性更高,冷冻消融比射频消融术更容易引起神经根损伤[56,80](我们增加了新的参考文献来证实这一说法)。

其他潜在的风险包括椎弓根旁入路穿刺过程中对节段动脉的损伤、感染、出血、皮肤烧伤、射频消融术后综合征和冷冻休克[48,53]。射频消融术后综合征的特征是低热≤37.8℃/(100 ℉)、肌肉酸痛和不适,可在术后持续1周[53]。冷冻休克最常见于肝脏冷冻消融术后(约1%),导致各种细胞因子释放,从而引发严重凝血病、弥漫性血管内凝血病和多器官衰竭[48]。大约1/3患者因此而死亡;所有原因导致的总体死亡率接近1.5%[48]。虽然冷冻休克在肌肉骨骼冷冻消融术后未见相关报道,但这是一个值得注意的问题,因为它可能威胁生命。医生应该术前与患者进行沟通,告知相关风险。

总之,射频消融术和冷冻消融术是治疗脊柱转移瘤的重要手段。射频消融术或冷冻消融术主要适用于脊柱生物力学稳定且无神经功能障碍的患者,有放射治疗禁忌证的患者,经放射治疗后仍有持续疼痛或影像学提示肿瘤进展的患者,或者计划对放疗不敏感的肿瘤进行消融联合放射治疗的患者[66]。冷冻消融术通常适用于成骨性病变和有椎旁软组织成分的病变,而射频消融术可用于完全溶骨性和混合性病变,尤其适用于伴有椎体中后方受累的病变,并且使用射频消融探针具有的独特优势。这两种技术都可以在控制疼痛方面取得满意的效果,并对肿瘤进行局部控制。为了达到最理想的疗效,术前评估肿瘤大小、位置和性质至关重要。此外,椎体骨水泥强化术对(稳定的病理性骨折很重要)病理性骨折的稳定性重建很重要,同时应在消融术后进行,以预防病理性骨折。此外,需要对脊柱解剖学知识有基本了解,以及对消融原理和技术操作有扎实的实践经验,才能安全地开展这些技术。

参考文献

[1] National Cancer Institute. Cancer statistics. National Institutes of Health; 2016.

[2] Wallace A, Robinson C, Meyer J, et al. The metastatic spine disease multidisciplinary working group algorithms. Oncologist. 2015; 20(10): 1205-1215.

[3] Hillen T, Anchala P, Friedman M, et al. Treatment of metastatic posterior vertebral body osseous tumors by using a targeted bipolar radiofrequency ablation device: technical note. Radiology. 2014; 273(1): 261-267.

[4] Wiltse L, Fonseca A, Amster J, et al. Relationship of the dura, Hofmann's ligaments, Batson's plexus, and a fibrovascular membrane lying on the posterior surface of the vertebral bodies and attaching to the deep layer of the posterior longitudinal ligament. An anatomical, radiologic, and clin. Spine (Phila Pa 1976). 1993; 18(8): 1030-1043.

[5] Stopeck A, Lipton A, Body J, et al. Denosumab compared with zoledronic acid for the treatment of bone metastases in patients with advanced breast cancer: a randomized, double-blind study. J Clin Oncol. 2010; 28(35): 5132-5139.

[6] Fizazi K, Carducci M, Smith M, et al. Denosumab versus zoledronic acid for treatment of bone metastases in men with castration-resistant prostate cancer: a randomised, double-blind study. Lancet. 2011; 377(9768): 813-822.

[7] Henry D, Costa L, Goldwasser F, et al. Randomized, double-blind study of denosumab versus zoledronic acid in the treatment of bone metastases in patients with advanced cancer (excluding breast and prostate cancer) or multiple myeloma. J Clin Oncol. 2011; 29(9): 1125-1132.

[8] Harrison M, Wong T, Armstrong A, et al. Radium-223 chloride: a potential new treatment for castration-resistant prostate cancer patients

with metastatic bone disease. Cancer Manag Res. 2013; 5: 1-14.
[9] Quilty P, Kirk D, Bolger J, et al. A comparison of the palliative effects of strontium-89 and external beam radiotherapy in metastatic prostate cancer. Radiother Oncol. 1994; 31(1): 33-40.
[10] Serafini A, Houston S, Resche I, et al. Palliation of pain associated with metastatic bone cancer using samarium-153 lexidronam: a double-blind placebo-controlled clinical trial. J Clin Oncol. 1998; 16(4): 1574-1581.
[11] Wong M, Stockler M, Pavlakis N. Bisphosphonates and other bone agents for breast cancer. Cochrane Database Syst Rev. 2012; 2: CD003474.
[12] Yuen K, Shelley M, Sze W, et al. Bisphosphonates for advanced prostate cancer. Cochrane Database Syst Rev. 2006; 4: CD006250.
[13] Lopez-Olivo M, Shah N, Pratt G, et al. Bisphosphonates in the treatment of patients with lung cancer and metastatic bone disease: a systematic review and meta-analysis. Support Care Cancer. 2012; 20(11): 2985-2998.
[14] Hortobagyi G, Theriault R, Porter L, et al. Efficacy of pamidronate in reducing skeletal complications in patients with breast cancer and lytic bone metastases. Protocol 19 Aredia Breast Cancer Study Group. N Engl J Med. 1996; 335(24): 1785-1791.
[15] Conte P, Latreille J, Mauriac L, et al. Efficacy of pamidronate in reducing skeletal complications in patients with breast cancer and lytic bone metastases. Protocol 19 Aredia Breast Cancer Study Group. J Clin Oncol. 1996; 14(9): 2552-2559.
[16] Goetz M, Callstrom M, Charboneau J, et al. Percutaneous image-guided radiofrequency ablation of painful metastases involving bone: a multicenter study. J Clin Oncol. 2004; 22(2): 300-306.
[17] Massie M, Holland J. The cancer patient with pain: psychiatric complications and their management. J Pain Symptom Manag. 1992; 7(2): 99-109.
[18] Spiegel D, Sands S, Koopman C. Pain and depression in patients with cancer. Cancer. 1994; 74(9): 2570-2578.
[19] Kim J, Losina E, Bono C, et al. Clinical outcome of metastatic spinal cord compression treated with surgical excision ± radiation versus radiation therapy alone: a systematic review of literature. Spine (Phila Pa 1976). 2012; 37(1): 78-84.
[20] Fisher C, DiPaola C, Ryken T, et al. A novel classification system for spinal instability in neoplastic disease: an evidence-based approach and expert consensus from the Spine Oncology Study Group. Spine (Phila Pa 1976). 2010; 35(22): E1221-1229.
[21] Fourney D, Frangou E, Ryken T, et al. Spinal instability neoplastic score: an analysis of reliability and validity from the spine oncology study group. J Clin Oncol. 2011; 29(22): 3072-3077.
[22] Gerszten P, Burton S, Ozhasoglu C, et al. Radiosurgery for spinal metastases: clinical experience in 500 cases from a single institution. Spine (Phila Pa 1976). 2007; 32(2): 193-199.
[23] Choi C, Adler J, Gibbs I, et al. Stereotactic radiosurgery for treatment of spinal metastases recurring in close proximity to previously irradiated spinal cord. Int J Radiat Oncol Biol Phys. 2010; 78(2): 499-506.
[24] Ahmed K, Stauder M, Miller R, et al. Stereotactic body radiation therapy in spinal metastases. Int J Radiat Oncol Biol Phys. 2012; 82(5): e803-809.
[25] Ryu S, Yoon H, Stessin A, et al. Contemporary treatment with radiosurgery for spine metastasis and spinal cord compression in 2015. Radiat Oncol J. 2015; 33(1): 1-11.
[26] Valesin Filho E, de Abreu L, Lima G, et al. Pain and quality of life in patients undergoing radiotherapy for spinal metastatic disease treatment. Int Arch Med. 2013; 6(1): 6.
[27] Tong D, Gillick L, Hendrickson F. The palliation of symptomatic osseous metastases; final results of the study by the radiation therapy oncology group. Cancer. 1982; 50(5): 893-899.
[28] Madsen E. Painful bone metastasis: efficacy of radiotherapy assessed by the patients: a randomized trial comparing 4 Gy X 6 versus 10 Gy X 2. Int J Radiat Oncol Biol Phys. 1983; 9(12): 1775-1779.
[29] Blitzer P. Reanalysis of the RTOG study of the palliation of symptomatic osseous metastasis. Cancer. 1985; 55(7): 1468-1472.
[30] Price P, Hoskin P, Easton D, et al. Prospective randomised trial of single and multifraction radiotherapy schedules in the treatment of painful bony metastases. Radiother Oncol. 1986; 6(4): 247-255.
[31] Arcangeli G, Micheli A, Giannarelli D, et al. The responsiveness of bone metastases to radiotherapy: the effect of site, histology and radiation dose on pain relief. Radiother Oncol. 1989; 14(2): 95-101.
[32] Cole D. A randomized trial of a single treatment versus conventional fractionation in the palliative radiotherapy of painful bone metastases. Clin Oncol (R Coll Radiol). 1989; 1(2): 59-62.
[33] Poulter C, Cosmatos D, Rubin P, et al. A report of RTOG 8206: a phase III study of whether the addition of single dose hemibody irradiation to standard fractionated local field irradiation is more effective than local field irradiation alone in the treatment of symptomatic osseous metastases. Int J Radiat Oncol Biol Phys. 1992; 23(1): 207-214.
[34] Arcangeli G, Giovinazzo G, Saracino B, et

al. Radiation therapy in the management of symptomatic bone metastases: the effect of total dose and histology on pain relief and response duration. Int J Radiat Oncol Biol Phys. 1998; 42(5): 1119-1126.
[35] Ratanatharathorn V, Powers W, Moss W, et al. Bone metastasis: review and critical analysis of random allocation trials of local field treatment. Int J Radiat Oncol Biol Phys. 1999; 44(1): 1-18.
[36] Chow E, Harris K, Fan G, et al. Palliative radiotherapy trials for bone metastases: a systematic review. J Clin Oncol. 2007; 25(11): 1423-1436.
[37] Chow E, Zeng L, Salvo N, et al. Update on the systematic review of palliative radiotherapy trials for bone metastases. Clin Oncol (R Coll Radiol). 2012; 24(2): 112-124.
[38] Agarawal J, Swangsilpa T, van der Linden Y, et al. The role of external beam radiotherapy in the management of bone metastases. Clin Oncol (R Coll Radiol). 2006; 18(10): 747-760.
[39] Lo S, Sahgal A, Hartsell W, et al. No the treatment of bone metastasis with highly conformal radiation therapy: a brave new world or a costly mistake? Clin Oncol (R Coll Radiol). 2009; 21(9): 662-664.
[40] Van der Linden Y, Steenland E, van Houwelingen H, et al. Patients with a favourable prognosis are equally palliated with single and multiple fraction radiotherapy: results on survival in the Dutch Bone Metastasis Study. Radiother Oncol. 2006; 78(3): 245-253.
[41] Wallace A, Greenwood T, Jennings J. Radiofrequency ablation and vertebral augmentation for palliation of painful spinal metastases. J Neuro-Oncol. 2015; 124(1): 111-118.
[42] Greenwood T, Wallace A, Friedman M, et al. Combined ablation and radiation therapy of spinal metastases: a novel multimodality treatment approach. Pain Physician. 2015; 18(6): 573-581.
[43] Chang U, Cho W, Kim M, et al. Local tumor control after retreatment of spinal metastasis using stereotactic body radiotherapy; comparison with initial treatment group. Acta Oncol. 2012; 51(5): 589-595.
[44] Masucci G, Yu E, Ma L, et al. Stereotactic body radiotherapy is an effective treatment in reirradiating spinal metastases: current status and practical considerations for safe practice. Expert Rev Anticancer Ther. 2011; 11(12): 1923-1933.
[45] Anchala P, Irving W, Hillen T, et al. Treatment of metastatic spinal lesions with a navigational bipolar radiofrequency ablation device: a multicenter retrospective study. Pain Physician. 2014; 17(4): 317-327.
[46] Theodorescu D. Cancer cryotherapy: evolution and biology. Rev Urol. 2004; 6(Suppl 4): S9-S19.
[47] Gage A, Baust J. Cryosurgery for tumors. J Am Coll Surg. 2007; 205(2): 342-356.
[48] Ullrick S, Hebert J, Davis K. Cryoablation in the musculoskeletal system. Curr Probl Diagn Radiol. 2008; 37(1): 39-48.
[49] McGhana J, Dodd G 3rd. Radiofrequency ablation of the liver: current status. AJR Am J Roentgenol. 2001; 176(1): 3-16.
[50] Hoffmann R, Jakobs T, Trumm C, Helmberger T, Reiser M. RFA of renal cell carcinoma in a solitary kidney. Abdom Imaging. 2008; 33(2): 230-236.
[51] Brace C. Radiofrequency and microwave ablation of the liver, lung, kidney, and bone: what are the differences? Curr Probl Diagn Radiol. 2009; 38(3): 135-143.
[52] Lane M, Le H, Lee S, Young C, et al. Combination radiofrequency ablation and cementoplasty for palliative treatment of painful neoplastic bone metastasis: experience with 53 treated lesions in 36 patients. Skelet Radiol. 2011; 40(1): 25-32.
[53] Thanos L, Mylona S, Galani P, et al. Radiofrequency ablation of osseous metastases for the palliation of pain. Skelet Radiol. 2008; 37(3): 189-194.
[54] Gevargez A, Groenemeyer D. Image-guided radiofrequency ablation (RFA) of spinal tumors. Eur J Radiol. 2008; 65(2): 246-252.
[55] Callstrom M, Charboneau J, Goetz M, et al. Painful metastases involving bone: feasibility of percutaneous CT- and US-guided radiofrequency ablation. Radiology. 2002; 224(1): 87-97.
[56] Tomasian A, Wallace A, Northrup B, et al. Spine cryoablation: pain palliation and local tumor control for vertebral metastases. AJNR Am J Neuroradiol. 2016; 37(1): 189-195.
[57] Prologo J, Passalacqua M, Patel I, et al. Image-guided cryoablation for the treatment of painful musculoskeletal metastatic disease: a single-center experience. Skelet Radiol. 2014; 43(11): 1551-1559.
[58] Thacker P, Callstrom M, Curry T, et al. Palliation of painful metastatic disease involving bone with imaging-guided treatment: comparison of patients' immediate response to radiofrequency ablation and cryoablation. AJR Am J Roentgenol. 2011; 197(2): 510-515.
[59] Callstrom M, Atwell T, Charboneau J, et al. Painful metastases involving bone: percutaneous image-guided cryoablation — prospective trial interim analysis. Radiology. 2006; 241(2): 572-580.
[60] De Freitas R, de Menezes M, Cerri G, et al. Sclerotic vertebral metastases: pain palliation using percutaneous image-guided cryoablation. Cardiovasc Interv Radiol. 2011; 34(Suppl 2):

S294-299.
[61] Callstrom M, Dupuy D, Solomon S, et al. Percutaneous image-guided cryoablation of painful metastases involving bone: multicenter trial. Cancer. 2013; 119(5): 1033-1041.
[62] McMenomy B, Kurup A, Johnson G, et al. Percutaneous cryoablation of musculoskeletal oligometastatic disease for complete remission. J Vasc Interv Radiol. 2013; 24(2): 207-213.
[63] Masala S, Chiocchi M, Taglieri A, et al. Combined use of percutaneous cryoablation and vertebroplasty with 3D rotational angiograph in treatment of single vertebral metastasis: comparison with vertebroplasty. Neuroradiology. 2013; 55(2): 193-200.
[64] Kurup A, Woodrum D, Morris J, et al. Cryoablation of recurrent sacrococcygeal tumors. J Vasc Interv Radiol. 2012; 23(8): 1070-1075.
[65] Rodriguez Castañeda W, Callstrom M. Effective pain palliation and prevention of fracture for axial-loading skeletal metastases using combined cryoablation and cementoplasty. Tech Vasc Interv Radiol. 2011; 14(3): 160-169.
[66] Wallace A, Greenwood T, Jennings J. Use of imaging in the management of metastatic spine disease with percutaneous ablation and vertebral augmentation. AJR Am J Roentgenol. 2015; 205(2): 434-441.
[67] Nour S, Aschoff A, Mitchell I, et al. MR imaging-guided radio-frequency thermal ablation of the lumbar vertebrae in porcine models. Radiology. 2002; 224(2): 452-462.
[68] Froese G, Das R, Dunscombe P. The sensitivity of the thoracolumbar spinal cord of the mouse to hyperthermia. Radiat Res. 1991; 125(2): 173-180.
[69] Letcher F, Goldring S. The effect of radiofrequency current and heat on peripheral nerve action potential in the cat. J Neurosurg. 1968; 29(1): 42-47.
[70] Dupuy D, Hong R, Oliver B, et al. Radiofrequency ablation of spinal tumors: temperature distribution in the spinal canal. AJR Am J Roentgenol. 2000; 175(5): 1263-1266.
[71] Yamane T, Tateishi A, Cho S, et al. The effects of hyperthermia on the spinal cord. Spine (Phila Pa 1976). 1992; 17(11): 1386-1391.
[72] Van der Linden E, Kroft L, Dijkstra P. Treatment of vertebral tumor with posterior wall defect using image-guided radiofrequency ablation combined with vertebroplasty: preliminary results in 12 patients. J Vasc Interv Radiol. 2007; 18(6): 741-747.
[73] Nakatsuka A, Yamakado K, Takaki H, et al. Percutaneous radiofrequency ablation of painful spinal tumors adjacent to the spinal cord with real-time monitoring of spinal canal temperature: a prospective study. Cardiovasc Interv Radiol. 2009; 32(1): 70-75.
[74] Kurup A, Morris J, Boon A, et al. Motor evoked potential monitoring during cryoablation of musculoskeletal tumors. J Vasc Interv Radiol. 2014; 25(11): 1657-1664.
[75] Rybak L, Gangi A, Buy X, et al. Thermal ablation of spinal osteoid osteomas close to neural elements: technical considerations. AJR Am J Roentgenol. 2010; 195(4): W293-298.
[76] Wallace A, Vyhmeister R, Hsi A, et al. Delayed vertebral body collapse after stereotactic radiosurgery and radiofrequency ablation: case report with histopathologic-MRI correlation. Interv Neuroradiol. 2015; 21(6): 742-749.
[77] Grönemeyer D, Schirp S, Gevargez A. Image-guided radiofrequency ablation of spinal tumors: preliminary experience with an expandable array electrode. Cancer J. 2002; 8(1): 33-39.
[78] Ha K, Kim Y, Yoo T. Intraoperative radiofrequency ablation for metastatic spine disease: report of 4 cases and review. Eur J Orthop Surg Traumatol. 2013; 23(Suppl 2): S129-134.
[79] Bagla S, Sayed D, Smirniotopoulos J, et al. Multicenter prospective clinical series evaluating radiofrequency ablation in the treatment of painful spine metastases. Cardiovasc Interv Radiol. 2016; 39(9): 1289-1297.
[80] Zwart J, Sand T, Unsgaard G. Warm and cold sensory thresholds in patients with unilateral sciatica: C fibers are more severely affected than A-delta fibers. Acta Neurol Scand. 1998; 97(1): 41-45.

24 脊柱微创手术治疗脊柱转移瘤

约瑟夫·H.施瓦布

引言

目前普遍认为肿瘤将超过心血管疾病,成为美国的头号死因。每2个男性和每3个女性中就会有1个人在其一生中患肿瘤疾病。肺癌、乳腺癌和前列腺癌等肿瘤均易发生骨骼转移。在美国,每年因这些肿瘤导致死亡的人数超过20万人[1]。据估计,约80%的肿瘤死亡患者会发生脊柱转移瘤。很多患者还会出现病理性骨折以及脊髓受压导致的神经系统损伤。不幸的是,脊柱转移瘤通常难以治愈,且治疗脊柱转移瘤可能存在高复发风险,因此需要注意的是,转移瘤患者的预期生存期通常较短。与治疗相关的肿瘤复发正逐渐得到重视。采用微创手术技术,比如经皮螺钉和经皮骨水泥强化术,结合辅助治疗的改进,有望降低肿瘤复发率。复发率低意味着恢复的更快,这对于肿瘤患者来说至关重要,尤其是预期生存期仅几个月的患者。

生存期

50%脊柱转移瘤患者接受手术治疗后生存期不足1年[2,3]。肺癌脊柱转移患者术后的中位生存期约为3个月[4]。大多数临床医生认为患者不应该把最后的时光全用在术后康复上。换言之,手术应在术后能够康复的前提下才考虑。若患者手术后康复周期超过了预期生存期,则应考虑手术治疗是否必要。若肿瘤复发率低,微创手术技术可能是较好的选择。然而,医生必须能够准确地预测存活率,以便于衡量手术相关的复发率,即使采用微创手术也是如此。但是,临床医生预测骨转移瘤患者生存期的能力就像掷硬币一样充满随机性[5]。因此预测转移瘤患者的生存期不应依赖于医生,而是借助目前可用的各种预测评分系统。最准确的评分系统能利用列线图计算出3个月、6个月和12个月的生存概率[6]。列线图纳入了生存期预测相关的重要因素,例如原发肿瘤的组织学、骨转移的数量和内脏转移的数量等。但是与其他评分系统不同,列线图能够预测出患者存活的概率。虽然临床医生不能因此做出决策,但是列线图确实提供了辅助临床决策的有用信息,能够在一定程度上准确地预测存活率,还可能对部分临床决策产生影响,例如是否进行手术以及是否采用侵入性较小的手术。

生活质量

由于脊柱转移瘤是无法治愈的,因此手术的首要目标是维持或提高患者的生活质量。第一个问题就是手术是否改善了肿瘤患者的生活质量。一项超过900名患者的大样本前瞻性研究显示,EQ-5D评分表明术后患者的生活质量显著改善[2]。对于术前生活质量较好的患者接受手术后生活质量得以进一步提高。此外,术前身体状况较好的患者接受手术治疗后身体状况也更好。生活质量这类指标似乎在一个范围内。虽然这些患者的生活质量指标都处于Ⅳ期,但他们处于癌症发展的不同阶段。相比于脊柱转移瘤晚期患者,早期患者在生活质量和生存率方面会表现得更好。对于那些存活的患者来说,生活质量的改善似乎是持久的[7]。自然而然地,随着患者进入临终阶段,他们的生活质量也会逐渐降低。我们通常认为再次入院并不会对生活质量产生积极影响。最近的一项研究显示,其再入院率为57%。有27%的患者再入院是由于手术并发症。另有1/3的患者会因为疾病进展再次入院,其余1/3的患者会因内科原因而入院[8]。显然,就维持生活质量而言,其首要目的是避免再次入院,更不用说总体费用了。问题是微创手术能否在更低复发率的基础上改善生活质量。虽然此问题在既往文献中尚无定论,但有研究表明,微创手术在治疗效果和疼痛改善等方面具有优势。微创手术组中患者的住院时间缩短了近50%。遗憾的是,该研究并未对2组的再入院率进行探讨[9]。

辅助治疗

转移瘤造成的脊髓压迫是采取手术干预的主要适应证之一。立体定向放射外科手术等辅助疗法的改进推动了那些侵袭性较小的手术的开展。立体定向放射手术是一种精准度高的放疗技术,能够在邻近脊髓的区域传输更高的生物有效剂量。此技术主要依赖于几个关键技术的进步。首先是实时轴向成像技术的发展和应用,例如CT扫描。其次是辐射的传输方法。许多医疗中心没有使用宽束辐射,而是使用2号铅笔大小的窄束辐射。可以对辐射中的每一束射线进行调节,以优化肿瘤接收的辐射量,同时最大程度地减少正常组织所受的辐射量。患者通常使用合适的模具固定体位,最大程度地减少活动以保护正常组织结构。这些方法能够让放疗科医生在保护脊髓的同时尽可能增加辐射剂量。脊髓无法耐受超过55 Gy的辐射量。通过上述方法,能够传输至肿瘤更高的生物有效剂量,同时确保正常组织结构(如脊髓)所受到的辐射剂量更低。然而,即便是射线传输技术的进步,开展肿瘤与脊髓的分离手术也是有必要的。放疗科医生通常仅需要重建硬膜囊,就能够安全地实施放射治疗。分离手术意味着重建硬膜囊,然后再进行立体定向放射治疗。在肿瘤的局部控制方面,这种治疗方法已取得了令人满意的疗效[10]。分离手术无须对肿瘤进行大面积的剥离，因此可以通过微创手术实施。部分医疗中心针对高度脊髓压迫的患者采用立体定向放射治疗，而不进行分离手术[11]。通过比较分离手术和立体定向减压放疗的治疗效果，有助于明确从这些干预措施中受益的患者类型。

脊柱转移瘤的其他辅助治疗也逐渐得到认可。与放疗相似，安全性是这些疗法的关键。大多数消融技术在杀灭肿瘤细胞方面相当有效，但同时也会对神经系统造成损害。因此，必须对这些技术操作进行谨慎评估，以保证其安全性。众所周知，肿瘤冷冻术是杀灭肿瘤细胞的一种方法。最初在开放手术中使用液氮进行冷冻[12]；如今，微创冷冻手术技术已经发展成熟。该技术通常采用经皮金属导管注入氩气。当氩气离开导管时会膨胀，快速膨胀的氩气会快速冷却，并形成冰珠[13,14]，冰珠在肿瘤细胞内形成晶体，通常经过3个冻融循环周期来裂解细胞。细胞裂解是一个机制复杂的过程，包括细胞膜的破坏。经皮冷冻手术的优势在于可通过计算机断层扫描观察到冰珠，在软组织中尤为明显，而在骨组织中则不那么明显。当在脊髓周围使用这种技术时，可见性冰珠可保障手术的安全性。然而，在硬膜外间隙使用此技术具有潜在的危险，可能会发生脊髓损伤。一些医疗中心已经掌握了该技术的专业知识，在肿瘤和脊髓之间注入空气或其他阻隔剂，以便更安全地开展冷冻手术，通常还会在全身麻醉的情况下进行神经监测[13]。微波消融和射频消融均是灭活肿瘤细胞的优秀技术。然而，由于其热区范围难以评估，这些技术在脊柱治疗中的安全性尚不能明确[15-17]。因此，医生在神经结构周围操作时须尤为谨慎。更新的技术是术中利用磁共振成像来评估热量变化，这提供了一份安全保障。作者还介绍了SLITT或脊柱激光间质热疗技术，据文献报道，虽然这种技术耗时长、技术要求高，但是对部分肿瘤的消融效果和安全性很好[18]。

骨水泥椎体强化术

骨水泥椎体强化术主要治疗脊柱病理性骨折。尽管仅一项研究成功取得了一级证据，但是有许多研究探究了椎体成形术和椎体后凸成形术中使用骨水泥强化的临床疗效。最新一项研究共纳入了2 545名接受椎体成形术以及1 690名接受椎体后凸成形术的患者。研究表明，在椎体成形术或椎体后凸成形术术后48 h内，患者的疼痛明显改善。此外，阿片类药物的使用剂量也显著减少。而且患者的残疾评估结果也显著改善[19]。在一项单因素前瞻性随机对照研究中，对比椎体后凸成形术与常规护理的疗效，结果表明椎体后凸成形术在改善疼痛、残疾和生活质量方面更胜一筹。其主要结果是在术后1个月评估的，而疗效甚至可以持续1年[20]。此外，椎体强化术的安全性似乎也很好。尽管有一些关于骨水泥渗漏导致神经系统损害的相关报告，但骨水泥渗漏通常是无症状的[19]。

后路经皮固定术

有症状的病理性椎体压缩骨折一般

不采用外科固定，单纯放射治疗通常能够缓解疼痛。如前所述，对于有症状的病理性椎体压缩骨折患者，骨水泥强化术是一种能够迅速改善疼痛的有效方法。对于部分有症状的病理性椎体压缩骨折患者，放射治疗并不敏感，则骨水泥强化术也存在较高风险。例如，当椎体后壁不完整时，应用骨水泥强化术具有较大的潜在风险。此外，由于某些肿瘤（如多发性骨髓瘤）存在骨破坏以及缺乏完整的骨小梁结构，骨水泥无法弥散、附着，从而骨水泥强化术可行性不高。对于以上情况，需考虑采用经皮椎弓根螺钉固定手术。小样本的病例研究表明，微创椎弓根螺钉固定手术能够改善功能[21]。目前，经皮椎弓根螺钉固定手术已被普遍接受和推广。在脊柱转移瘤的治疗中，经皮椎弓根螺钉固定术通常与脊柱减压术联合应用。其主要原因是改良后的骨水泥强化术足以维持脊柱稳定性，无须行椎弓根螺钉固定手术。

微创减压术

随着时间的推移，微创技术在脊柱退行性疾病的经验基础上得到了极大改善。脊柱退行性疾病的治疗经验也可以借鉴到脊柱转移瘤的治疗中。如上所述，微创技术与辅助疗法的进步是同步进行的。对于脊柱转移瘤的手术技术，其主要的技术革新是分离手术的应用，分离手术与微创技术相得益彰，因此产生了燕尾效应。微创技术进行脊柱减压时需注意既往血供丰富的肿瘤，包括肾细胞癌、甲状腺癌和肝细胞癌。虽然所有肿瘤都具有丰富的血运，但这3种肿瘤通常比其他肿瘤的出血风险更高。从止血角度来看，另一种比较难处理的肿瘤是骨髓瘤。骨髓瘤与上述3种肿瘤的主要区别是：骨髓瘤一般没有大血管供血，仅发生小血管出血。这一点很重要，因此对骨髓瘤进行术前栓塞的效果往往不好。如果考虑采用微创技术，那么对于这3种肿瘤一定要考虑术前栓塞。有学者认为，由于这些肿瘤的血供丰富，所以不适合采用微创技术。但显然，医生必须提前做好应对术中出血的准备，若出血量过大，无法完成微创手术，那么就必须做好手术切开减压的准备。如果计划行栓塞手术，则栓塞后应尽快行手术治疗，以尽可能将栓塞的疗效最大化[22]。

微创减压技术主要取决于外科医生的操作习惯。多种牵开器可辅助微创侧方入路手术，此外，还有几种牵开器可以辅助后外侧入路手术。虽然部分外科医生仍倾向于使用操作简单、功能多样的管状牵开器，但是其可选择性很多，主要取决于外科医生的操作习惯。在某些情况下，需要联合两种手术入路对脊髓进行环状减压。再次强调，须时刻牢记手术目标，通常情况下分离手术是主要目标，在这种情况下，肿瘤的位置决定了最佳的手术方式。例如，如果肿瘤主要位于脊髓背侧，那么采用后方入路更合适。对于存在360°脊髓压迫的情况，须采用较长的正中入路或多个切口。我们更倾向于采用后外侧入路显露脊柱。若仅一侧脊髓受到侧向压迫，通常会采用脊柱旁切口进行肋骨横突切除术。然而，如果脊髓两侧都需要处理，可行更长的正中切口，以便从两侧接近脊髓，或做两个脊柱旁切口。

案例1

一位55岁女性患者，既往有乳腺癌骨转移病史，表现为严重的胸腰部疼痛和右大腿疼痛。她在5年前被诊断患有乳腺癌，并已接受化疗和上腰椎放疗。还存在肺转移以及无症状的多处脊柱转移。即使疼痛剧烈，但她仍坚持工作，并保持积极的心态。她的血红蛋白计数是12，白细胞计数是10。右大腿麻木，上腰椎中线处存在明显的疼痛和压痛。我们预测其3个月的生存率超过90%，1年生存率为73%[3]。鉴于她预期生存率相对较高，如果手术能够实现她的预期生存目标，那么她就是一个很好的手术人选。其腰椎有一处病理性骨折，可能需要行骨水泥强化术（图24-1）。

然而，她还患有硬膜外脊髓压迫（图24-2），并已经接受了局部放疗。我们考虑过立体定向放射手术治疗，但我们的多学科团队认为肿瘤和脊髓之间没有足够的安全间隙。因此，我们选择进行分离手术。在正中线处行小切口开放手术，以便接近脊髓的两侧（图24-3）。我们决定采用经皮椎弓根螺钉固定术。然而，椎体后凸成形术可能也是可行的（图24-4a～c）。

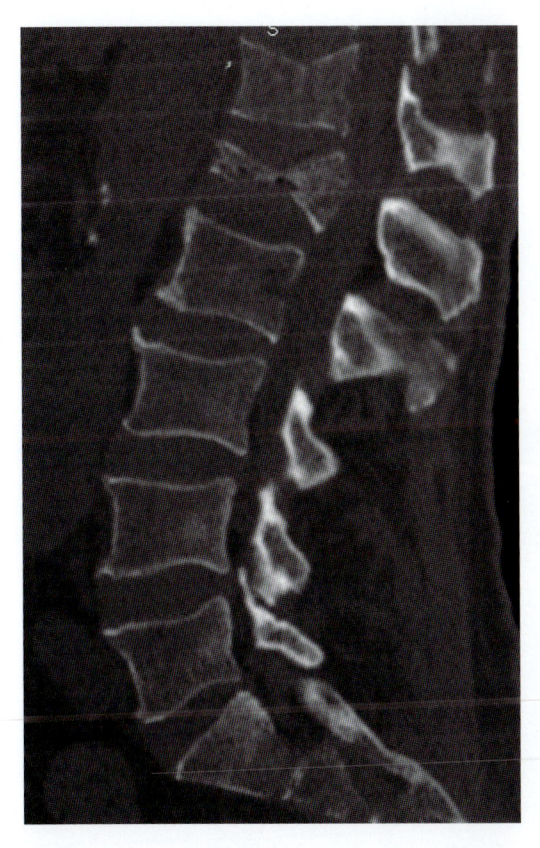

图24-1 矢状位CT图像显示第一腰椎的病理性骨折

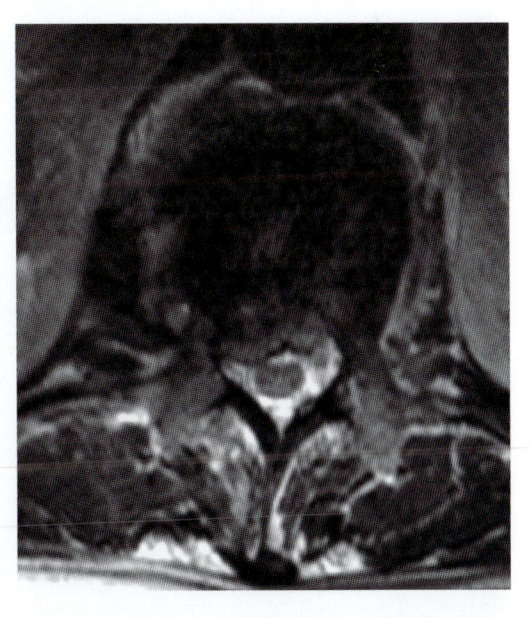

图24-2 腰椎轴向T_2加权图像，可见硬膜外脊髓压迫。脊髓没有移位，但与肿瘤接触。因此没有足够的空间安全地进行立体定向放射治疗

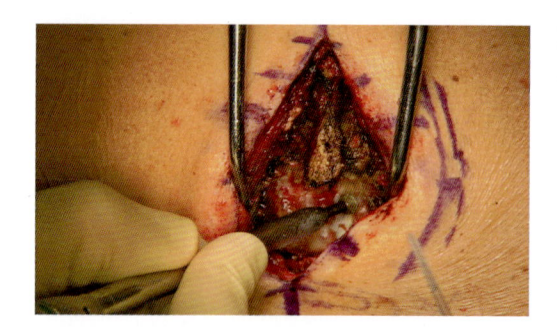

图 24-3　第一腰椎手术外像，使用高速磨钻磨除后方结构

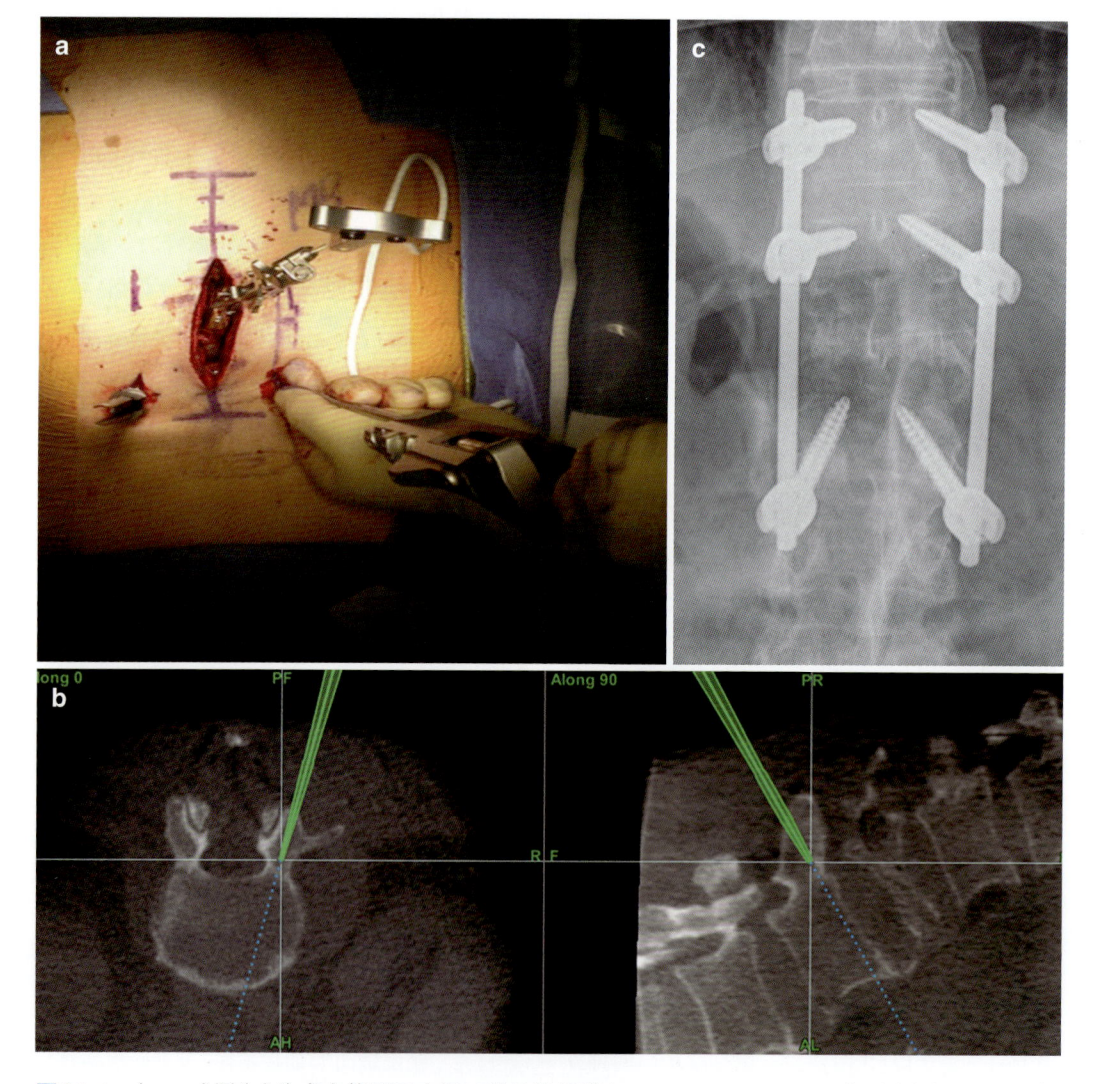

图 24-4　(a～c) 图 (a) 为术中使用于小切口的导航仪器 (Stryker, Kalamazoo, MI)。图 (b) 显示用于插入椎弓根螺钉的导航显示屏，图 (c) 显示螺钉和杆固定到位后的图像

参考文献

[1] American Cancer Society 2013 [Internet]; 2013 [cited November 4]. www.cancer.org.

[2] Choi D, Fox Z, Albert T, et al. Prediction of quality of life and survival after surgery for symptomatic spinal metastases: a multicenter cohort study to determine suitability for surgical treatment. Neurosurgery. 2015; 77(5): 698−708.

[3] Paulino Pereira NR, Janssen SJ, van Dijk E, et al. Development of a prognostic survival algorithm for patients with metastatic spine disease. J Bone Joint Surg Am. 2016; 98(21): 1767−1776.

[4] Goodwin CR, Khattab MH, Sankey EW, et al. Factors associated with life expectancy in patients with metastatic spine disease from adenocarcinoma of the lung. Global Spine J. 2015; 5(5): 417−424.

[5] Nathan SS, Healey JH, Mellano D, et al. Survival in patients operated on for pathologic fracture: implications for end-of-life orthopedic care. J Clin Oncol. 2005; 23(25): 6072−6082.

[6] Paulino Pereira NR, Mclaughlin L, Janssen SJ, et al. The SORG nomogram accurately predicts 3- and 12-months survival for operable spine metastatic disease: external validation. J Surg Oncol. 2017; 115(8): 1019−1027.

[7] Choi D, Fox Z, Albert T, et al. Rapid improvements in pain and quality of life are sustained after surgery for spinal metastases in a large prospective cohort. Br J Neurosurg. 2016; 30(3): 337−344.

[8] Abu-Bonsrah N, Goodwin CR, De la Garza-Ramos R, et al. Readmissions after surgical resection of metastatic tumors of the spine at a single institution. World Neurosurg. 2017; 101: 701.e1.

[9] Hansen-Algenstaedt N, Kwan MK, Algenstaedt P, et al. Comparison between minimally invasive surgery and conventional open surgery for patients with spinal metastasis: a prospective propensity score-matched study. Spine (Phila Pa 1976). 2017; 42(10): 789−797.

[10] Laufer I, Iorgulescu JB, Chapman T, et al. Local disease control for spinal metastases following "separation surgery" and adjuvant hypofractionated or high-dose single-fraction stereotactic radiosurgery: outcome analysis in 186 patients. J Neurosurg Spine. 2013; 18(3): 207−214.

[11] Ryu S, Rock J, Jain R, et al. Radiosurgical decompression of metastatic epidural compression. Cancer. 2010; 116(9): 2250−2257.

[12] Marcove RC, Miller TR. Treatment of primary and metastatic bone tumors by cryosurgery. JAMA. 1969; 207(10): 1890−1894.

[13] Rose PS, Morris JM. Cryosurgery/cryoablation in musculoskeletal neoplasms: history and state of the art. Curr Rev Musculoskelet Med. 2015; 8(4): 353−360.

[14] McMenomy BP, Kurup AN, Johnson GB, et al. Percutaneous cryoablation of musculoskeletal oligometastatic disease for complete remission. J Vasc Interv Radiol. 2013; 24(2): 207−213.

[15] Ha KY, Kim YH, Yoo TW. Intraoperative radiofrequency ablation for metastatic spine disease: report of 4 cases and review. Eur J Orthop Surg Traumatol. 2013; 23(Suppl 2): S129−134.

[16] Adachi A, Kaminou T, Ogawa T, et al. Heat distribution in the spinal canal during radiofrequency ablation for vertebral lesions: study in swine. Radiology. 2008; 247(2): 374−380.

[17] Simon CJ, Dupuy DE. Image-guided ablative techniques in pelvic malignancies: radiofrequency ablation, cryoablation, microwave ablation. Surg Oncol Clin N Am. 2005; 14(2): 419−431.

[18] Tatsui CE, Nascimento CNG, Suki D, et al. Image guidance based on MRI for spinal interstitial laser thermotherapy: technical aspects and accuracy. J Neurosurg Spine. 2017; 26(5): 605−612.

[19] Health Quality Ontario. Vertebral augmentation involving vertebroplasty or kyphoplasty for cancer-related vertebral compression fractures: a systematic review. Ont Health Technol Assess Ser. 2016; 16(11): 1−202.

[20] Berenson J, Pflugmacher R, Jarzem P, et al. Balloon kyphoplasty versus non-surgical fracture management for treatment of painful vertebral body compression fractures in patients with cancer: a multicentre, randomised controlled trial. Lancet Oncol. 2011; 12(3): 225−235.

[21] Schwab JH, Gasbarrini A, Cappuccio M, et al. Minimally invasive posterior stabilization improved ambulation and pain scores in patients with plasmacytomas and/or metastases of the spine. Int J Surg Oncol. 2011; 2011: 239230.

[22] Hong CG, Cho JH, Suh DC, et al. Preoperative embolization in patients with metastatic spinal cord compression: mandatory or optional? World J Surg Oncol. 2017; 15(1): 3.

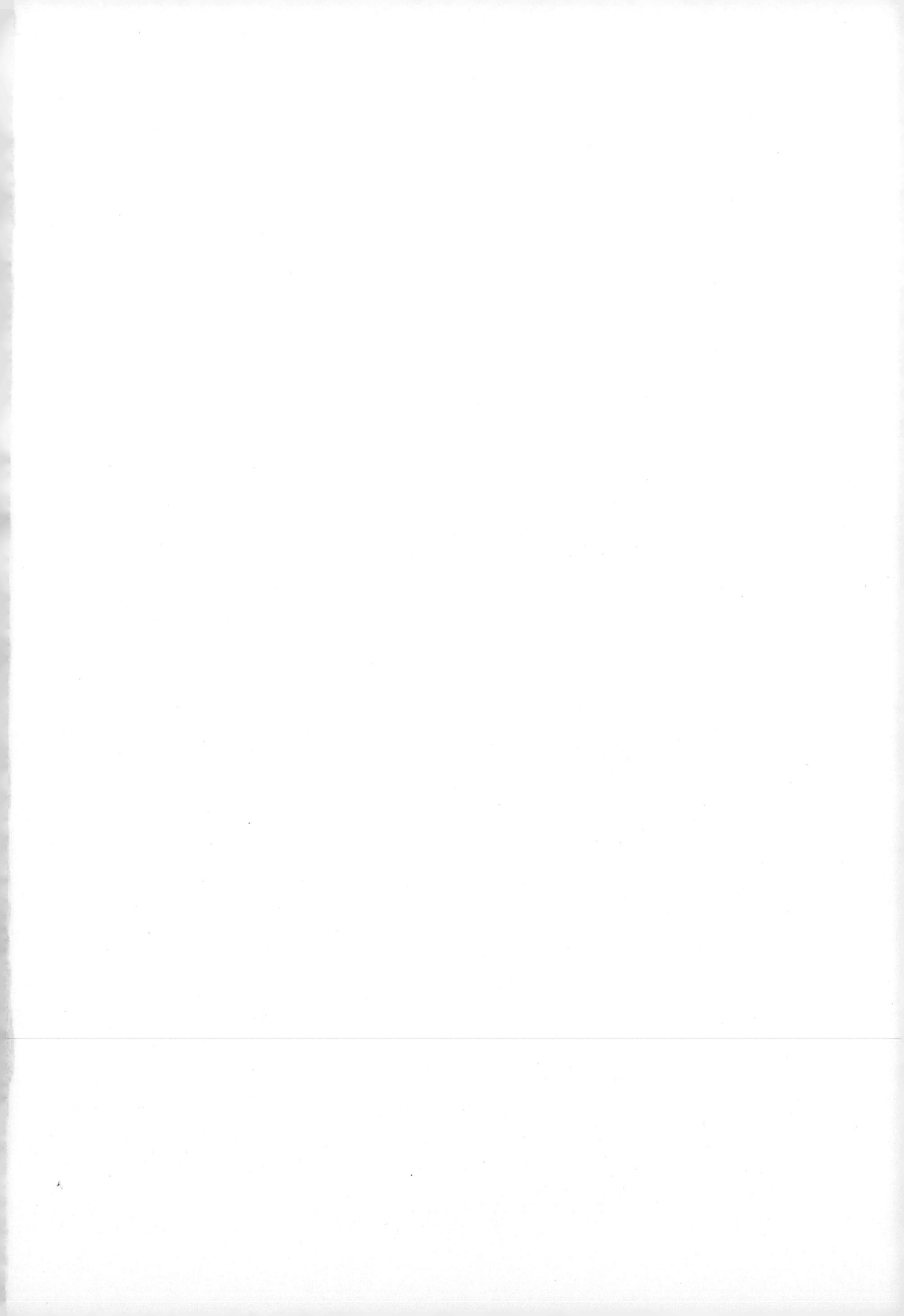